専門医のための
眼科診療クオリファイ

シリーズ総編集
大鹿哲郎
筑波大学
大橋裕一
愛媛大学

27

視野検査とその評価

編集
松本長太
近畿大学

中山書店

シリーズ刊行にあたって

　21世紀はquality of life（生活の質）の時代といわれるが，生活の質を維持するためには，感覚器を健康に保つことが非常に重要である．なかでも，人間は外界の情報の80％を視覚から得ているとされるし，ゲーテは「視覚は最も高尚な感覚である」（ゲーテ格言集）との言葉を残している．視覚を通じての情報収集の重要性は，現代文明社会・情報社会においてますます大きくなっている．

　眼科学は最も早くに専門分化した医学領域の一つであるが，近年，そのなかでも専門領域がさらに細分化し，新しいサブスペシャリティを加えてより多様化している．一方で，この数年間でもメディカル・エンジニアリング（医用工学）や眼光学・眼生理学・眼生化学研究の発展に伴って，新しい診断・測定器機や手術装置が次々に開発されたり，種々のレーザー治療，再生医療，分子標的療法など最新の技術を生かした治療法が導入されたりしている．まさにさまざまな叡智が結集してこそ，いまの眼科診療が成り立つといえる．

　こういった背景を踏まえて，眼科診療を担うこれからの医師のために，新シリーズ『専門医のための眼科診療クオリファイ』を企画した．増え続ける眼科学の知識を効率よく整理し，実際の日常診療に役立ててもらうことを目的としている．眼科専門医が知っておくべき知識をベースとして解説し，さらに関連した日本眼科学会専門医認定試験の過去問題を"カコモン読解"で解説している．専門医を目指す諸君には学習ツールとして，専門医や指導医には知識の確認とブラッシュアップのために，活用いただきたい．

　　　　　　　　　　　　　　　　　　　　　　　　大鹿　哲郎
　　　　　　　　　　　　　　　　　　　　　　　　大橋　裕一

序

　視野検査は，眼科日常診療にとって欠かすことのできない重要な検査である．視野検査が対象とする疾患は，緑内障のみならず網膜疾患，神経眼科疾患を含め非常に多岐にわたる．また，視覚障害判定基準，運転免許など社会的なQOLを評価する指標としても重要である．本巻では，この"視野"をテーマとし，眼科専門医が理解しておくべき視野に関わる幅広い領域を網羅することを目指した．

　はじめに，視野検査に必用な基礎知識として，視野の定義，視野測定で扱う各種単位の解説，網膜神経節細胞の受容野の概念を解説した．次に，動的視野測定としては，Goldmann視野計を用いた測定方法，自動視野計を用いた半自動動的視野測定について述べた．また，静的視野測定としては，Humphrey視野計，Octopus視野計の測定プログラムの基本原理，測定結果ならびに信頼性の評価法について解説した．

　また，機能選択的視野検査として Short-wavelength automated perimeter (SWAP), Frequency doubling technology (FDT)，フリッカ，Flicker-defined form (FDF) perimetry について，その測定原理，ならびに各種網膜神経節細胞の機能的特性との関連性について解説した．一方，機能と構造の対応に関しては，眼底視野計，眼底対応視野計について，その測定原理から臨床応用まで解説した．また，QOLと深く関わり合いのある両眼開放視野の考えかたについても述べた．他覚的視野測定としては，瞳孔視野，Multifocal ERG，Multifocal VEPについて，その原理を紹介した．さらに変視症の評価として，Amslerチャート，M-CHARTS® にも触れた．

　次に，各論として各種網膜疾患，緑内障，神経眼科疾患の視野の特徴ならびに評価方法，さらに心因性（機能性）視覚障害，詐病についてもそれぞれの分野に精通された先生がたに執筆をお願いした．また，最近話題となっている視覚障害認定，運転免許，ロービジョンなど社会生活を背景としたQOL評価における視野検査の役割についても整理した．本巻を通して，視野に対する理解が少しでも深まり，日々の診療のお役に立てば幸いである．

2015年5月

近畿大学医学部眼科学教室／教授
松本　長太

専門医のための眼科診療クオリファイ
27 ■ 視野検査とその評価
目次

1 視野検査に必要な基礎知識

視野の定義	松本長太	2
視野の測定方法	松本長太	5
視野検査で用いる単位のまとめ　カコモン読解 18一般14	西田保裕	8
視標輝度，視標サイズ，視標呈示時間，背景輝度	西田保裕	11
[SQ] 網膜神経節細胞の密度と受容野について教えてください	西田保裕	15

2 動的視野測定

Goldmann 視野計　カコモン読解 19臨床15 23一般77	橋本茂樹	20
Octopus GKP，その他の自動視野計を用いた動的視野測定	橋本茂樹	25
[CQ] Goldmann 視野計の臨床における利点，問題点について教えてください	橋本茂樹	28

3 静的視野測定

Humphrey 視野計／測定プログラムとストラテジ　カコモン読解 20臨床40	小川俊平，中野 匡	32
Humphrey 視野計／測定結果の解釈	野呂隆彦，中野 匡	39
Octopus 視野計／測定プログラムとストラテジ	高田園子	45
Octopus 視野計／測定結果の解釈	高田園子	49

カコモン読解　過去の日本眼科学会専門医認定試験から，項目に関連した問題を抽出し解説する"カコモン読解"がついています．（凡例：21臨床30→第21回臨床実地問題30問，19一般73→第19回一般問題73問）
　　試験問題は，日本眼科学会の許諾を得て引用転載しています．本書に掲載された模範解答は，実際の認定試験において正解とされたものとは異なる場合があります．ご了承ください．

[SQ] "サイエンティフィック・クエスチョン"は，臨床に直結する基礎知見を，ポイントを押さえて解説する項目です．

[CQ] "クリニカル・クエスチョン"は，診断や治療を進めていくうえでの疑問や悩みについて，解決や決断に至るまでの考えかた，アドバイスを解説する項目です．

CQ	測定プログラムとストラテジの使い分けをどのようにしたらよいのでしょうか？	高田園子	54
測定結果の信頼性／測定結果に影響を及ぼす諸因子 カコモン読解 21臨床39		奥山幸子	57
CQ	自動視野計を用いて信頼性の高い測定結果を得るには，どうすればよいのでしょうか？	奥山幸子	66

4 その他の視野検査

short-wavelength automated perimetry (SWAP)	山崎芳夫	70
frequency doubling technology (FDT)	高橋現一郎	73
フリッカ視野 カコモン読解 19一般74	高田園子	76
flicker-defined-form perimetry	江浦真理子	80
SQ	網膜神経節細胞の種類と機能選択的視野検査について教えてください	松本長太	83
CQ	機能選択的視野検査は，どのような時に有用ですか？	高田園子	87
眼底視野計（MP-1, maia™）	山下彩奈	91
眼底対応視野（コーワ AP-6000, コーワ AP-7000™）	宇田川さち子，大久保真司	95
Amsler チャート，M-CHARTS® カコモン読解 18一般24	小池英子	99
CQ	変視症と QOL について教えてください	小池英子	108
瞳孔視野	吉冨健志	110
多局所 ERG カコモン読解 23臨床23	近藤峰生	113
多局所 VEP	島田佳明	117
CQ	他覚的視野はどのような症例に有効ですか？	吉冨健志	121
両眼視野	若山曉美	124

5 視野障害のパターン

視野障害のパターンと原因疾患の鑑別 …… 奥山幸子 130

6 網膜疾患の視野

網膜色素変性，黄斑変性
カコモン読解 18臨床19 18臨床25 21臨床46 22一般20 23臨床5 24臨床15 …… 國吉一樹 136
中心性漿液性脈絡網膜症 …… 飯島裕幸 147
網膜静脈閉塞症 …… 飯島裕幸 151
加齢黄斑変性 カコモン読解 20臨床18 …… 飯島裕幸 154
AZOOR など盲点拡大症候群 カコモン読解 20一般38 21臨床24 23一般42 …… 國吉一樹 158

黄斑上膜，黄斑円孔 [カコモン読解] 19臨床17 23臨床50	岡本史樹	166
癌関連網膜症 [カコモン読解] 21一般45	大黒　浩，渡部　恵	172
[CQ] 網膜疾患を評価するのに適した視野検査法を教えてください	飯島裕幸	175

7 緑内障の視野

緑内障性視野障害の特徴 [カコモン読解] 23一般82	鈴村弘隆	180
緑内障視野の病期分類	鈴村弘隆	186
緑内障性視野障害の判定	鈴村弘隆	191
画像診断と視野の関係 [カコモン読解] 22臨床37	大久保真司	195
視野進行評価 [カコモン読解] 24一般70	石山由佳子，間山千尋	202
[EV] 緑内障多施設共同前向き研究と視野評価法について教えてください	石山由佳子，間山千尋	208
[CQ] 各種進行判定プログラムの使い分けと視野検査の頻度について教えてください	吉川啓司	214
[EV] FDTを用いたスクリーニングにおける緑内障性視野障害の感度，特異度を教えてください	岩瀬愛子	220
[CQ] 進行した視野障害を有する後期緑内障患者の視野評価法について教えてください	橋本茂樹	223

8 視神経，視路疾患の視野

視神経，視交叉 [カコモン読解] 18一般53 20臨床36 22一般66 22一般70 22一般71 23一般72 24臨床28 24臨床36	柏井　聡	228
視索，外側膝状体 [カコモン読解] 20一般66	柏井　聡	245
視放線，後頭葉 [カコモン読解] 19一般69 21臨床33	柏井　聡	253
高次脳機能障害	仲泊　聡	263
[CQ] 神経眼科疾患を評価するのに適した視野検査法について教えてください	藤本尚也	268

9 その他の視野障害

| 心因性視覚障害（機能性視覚障害）と詐病 | 松下賢治 | 274 |

[EV] "エビデンスの扉"は，関連する大規模臨床試験など，これまでの経過や最新の結果報告を解説する項目です．

10 視野とQOL

運転免許と視野　カコモン読解 20一般19 ……………………………………………… 国松志保　292

視覚障害判定と視野　カコモン読解 18一般17 19臨床5 21一般19 21臨床7 22臨床6 23一般22 …… 萱澤朋泰　296

ロービジョンと視野 ……………………………………………………………………… 田中恵津子　304

文献*　311

索引　325

＊"文献"は，各項目でとりあげられる引用文献，参考文献の一覧です．

編集者と執筆者の紹介

シリーズ総編集	大鹿	哲郎	筑波大学医学医療系眼科
	大橋	裕一	愛媛大学大学院医学系研究科視機能外科学分野（眼科学講座）
編集	松本	長太	近畿大学医学部眼科学教室
執筆者 (執筆順)	松本	長太	近畿大学医学部眼科学教室
	西田	保裕	滋賀医科大学医師臨床教育センター
	橋本	茂樹	近畿大学医学部眼科学教室
	小川	俊平	東京慈恵会医科大学眼科学講座
	中野	匡	東京慈恵会医科大学眼科学講座
	野呂	隆彦	東京慈恵会医科大学眼科学教室
	高田	園子	小島眼科医院分院
	奥山	幸子	近畿大学医学部眼科学教室
	山崎	芳夫	日本大学医学部眼科学教室
	高橋現一郎		東京慈恵会医科大学葛飾医療センター眼科
	江浦真理子		近畿大学医学部眼科学教室
	山下	彩奈	香川大学医学部眼科学講座
	宇田川さち子		金沢大学医薬保健研究域医学系視覚科学（眼科学）
	大久保真司		金沢大学医薬保健研究域医学系視覚科学（眼科学）
	小池	英子	近畿大学医学部堺病院眼科
	吉冨	健志	秋田大学大学院医学系研究科医学専攻病態制御医学系眼科学講座
	近藤	峰生	三重大学大学院医学系研究科臨床医学系講座眼科学
	島田	佳明	藤田保健衛生大学坂文種報徳会病院眼科
	若山	曉美	近畿大学医学部眼科学教室
	國吉	一樹	近畿大学医学部眼科学教室
	飯島	裕幸	山梨大学大学院総合研究部眼科学
	岡本	史樹	筑波大学医学医療系眼科
	大黒	浩	札幌医科大学医学部眼科学講座
	渡部	恵	札幌医科大学医学部眼科学講座
	鈴村	弘隆	すずむら眼科
	石山由佳子		東京大学大学院医学系研究科眼科学
	間山	千尋	東京大学大学院医学系研究科眼科学
	吉川	啓司	吉川眼科クリニック
	岩瀬	愛子	たじみ岩瀬眼科
	柏井	聡	愛知淑徳大学健康医療科学部視覚科学
	仲泊	聡	国立障害者リハビリテーションセンター病院第二診療部眼科
	藤本	尚也	大木眼科クリニック／おおあみ眼科
	松下	賢治	大阪大学大学院医学系研究科眼科学
	国松	志保	東北大学大学院医学系研究科視覚先端医療学講座
	萱澤	朋泰	近畿大学医学部眼科学教室
	田中恵津子		杏林アイセンター

1．視野検査に必要な基礎知識

視野の定義

視野の歴史

　視野の歴史は古い．ここでは，その代表的な事柄について順を追ってみていきたい．視野の歴史において，最も古い記載は紀元前にさかのぼる．BC 5 世紀には，すでに Hippocrates により半盲の存在が示されていた．視野測定に関しては AD 150 年に，Claudius Ptolemy が初めて水平方向と垂直方向の視野の広がりについて詳しく述べたとされている．彼の著書である『Optics』はすでにアレクサンドリア図書館の火災で消失しており，アラビア語版のみが存在している．175 年には Claudius Galen が視野感度の不均一性を記述した．1510 年に Leonárdo da Vínci は，彼の手稿である『Paris Manuscript D, folio 8 verso』に耳側視野が 90°を超えることを図説している．1602 年には Marcus Antonius Ulmus が初めての視野図を記述した．その後，1668 年に Edmé Mariotte により視野における盲点の存在が発見された[1-3]．1800 年に入ると Thomas Young により初めて正確な視野測定が行われ，その広がりは上方 50°，下方 70°，鼻側 60°，耳側 90°と記述されている．そして 1825 年には Johannes Evangelista von Purkinje による色視野の測定が行われた[2]．1856 年には Albrecht von Graefe により臨床的な平面視野測定法が考案された[4]．そして 1869 年に初めて，進行した緑内障症例の視野が報告された．1857 年には Hermann Rudolph Aubert と Carl Friedrich, Richard Förster が半弓状視野計を開発し，周辺視野の測定に貢献した[5]．その後，1889 年に Bjerrum 暗点で有名な Jannik Peterson Bjerrum は，自分の診察室のドアに設置した 2 m の平面視野計を用い中心視野を測定することで，緑内障の弓状暗点を検出した[6]．さらに 1909 年に鼻側階段を最初に記述した Henning Rønne により，イソプタの概念が確立した[7]．1927 年には Harry Moss Traquair が"視野の島"の概念を発表した[8]．1945 年には Hans Goldmann により Goldmann 視野計が開発され，半世紀にわたり動的視野検査の標準器として世界中で広く用いられた[9]．1950 年代に入り Heins Heinrich Harms と

文献は p.311 参照．

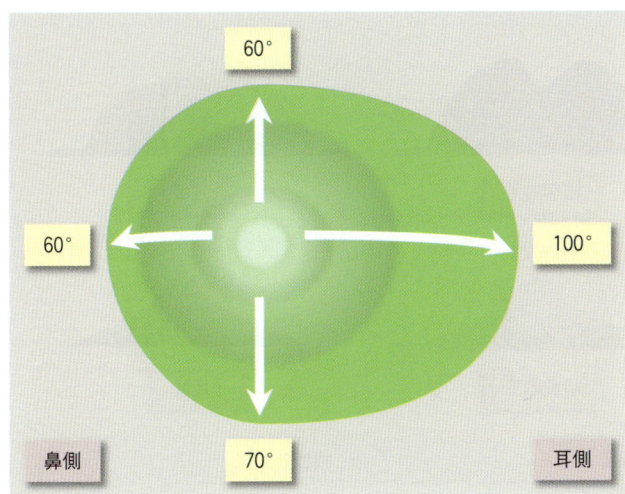

図1 視野の広がり（右眼）

Elfriede Aulhorn により開発された Tübinger 視野計により，静的視野測定による多くの基礎研究がなされた[10]．その後，1971 年に Franz Fankhauser らにより投影式完全自動視野計 Octopus 201 のプロトタイプが開発され，1976 年の第 2 回 国際視野学会にて製品として発表され，視野測定の自動化は確立し，臨床導入されるまでにいたった[11]．そして，1982 年に，Octopus と同じ投影式を採用した Humphrey Field Analyzer が開発され，多くの施設で用いられるようになった[12]．

視野の定義

　眼科における視野の定義は，古典的には"片眼で一点を見つめたときに見える範囲"とされている．この場合の視野の広がりは，上方約 60°，下方 70°，耳側 100°，鼻側 60° であることが知られている（図1）．しかしながら，視機能の面から視野を考える場合，広がりだけでは，その特徴を十分に把握できない．実際，同じ視野の広がりを有しても，内部の見えかたによって，その視機能には大きな違いがある．たとえば視野の中心部が見えない場合は，同じ視野の広がりがあっても，日常生活における quality of vision（QOV）はまったく異なる．そこで近年では，視野を感度としてとらえる量的視野が普及し，広がりよりむしろ内部の感度の分布に重点を置いた"視覚の感度分布"が視野の定義とされている．

　ヒトの視覚の感度分布は，固視点近傍で最も高く，周辺に向かうにつれ低下する不均一な分布をもっている．これは，網膜において視細胞や網膜神経節細胞の密度が，黄斑部に高密度に分布するため

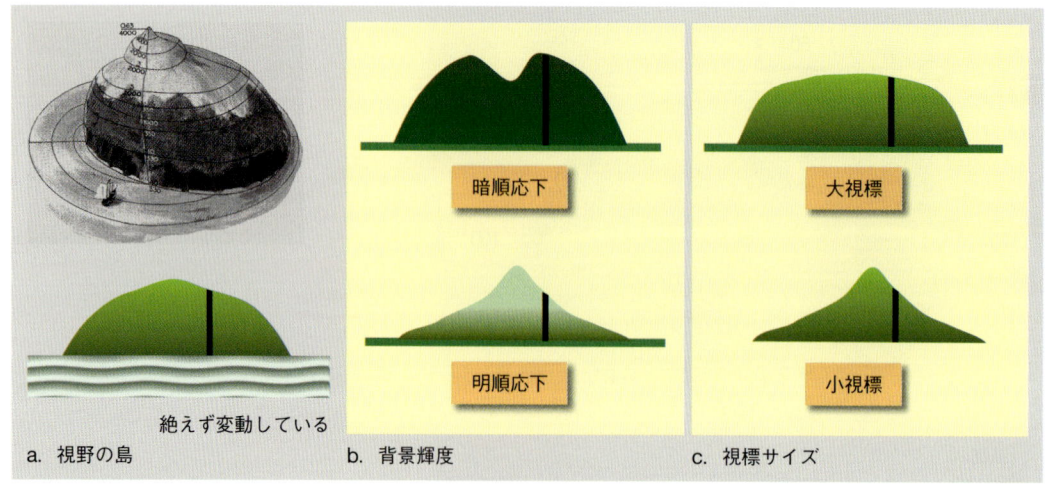

図2 視覚の感度分布
(aの上図/Harrington DO：The visual fields. A textbook and atlas of clinical perimetry. 5th ed. St. Louis：Mosby；1981.)

である．そのためヒトの視野は，固視点で最も感度が高く，周辺に向かうにつれ感度が低下する山型の分布を呈している．また，固視点から鼻側15°付近には，Mariotte盲点と呼ばれる，生理的な暗点が存在する．これは，眼球内の網膜神経線維の出口である視神経乳頭に対応する部位で，この部位には視細胞がないため光を感じることはできない．この視野をx軸y軸方向の空間的広がりにz軸方向の感度を加えて表現することで，3次元で表現することができる（図2）[13]．これに最初に着目したのがTraquairで，彼は視野を"Island of vision surrounded by a sea of blindness"という言葉を用い表現した[8]．

　視野の形状は，測定条件で変化する．暗順応では杆体優位になり，正常でも中心暗点を呈し，明順応下では，より固視点が突出した形状になる．また検査の視標サイズが小さいと，固視点が突出した形状になるが，サイズが大きくなると，よりなだらかな形状となる．また閾値には変動があるため，実際の視野の島は常に浮き沈みしていることになる．

　視野とは，網膜から視中枢に至る視覚伝導路の投影である．眼球から視中枢までの一連の視覚情報処理の流れが，何らかの原因により障害されると，視野異常として現れてくる．このため，視野を測定することで，さまざまな疾患の診断，経過観察を行うことが可能となる．

〈松本長太〉

視野の測定方法

測定法の種類

視野検査では,"視覚の感度分布"を定量的に測定し評価する．視野の測定方法には，検査視標の呈示方法により大きく分けて動的視野検査と静的視野検査の2種類がある（図1）．

動的視野測定：Goldmann視野計に代表される検査手法で，検査視標の輝度，サイズを一定にして，視標を基本的には見えないところから見えるところへ動かして（視野の周辺から中心，暗点の内部から外部へなど）被検者から応答のあった部位を記録し，イソプタ（等感度曲線）を描いていく方法である．実際の測定では，複数の視標サイズと視標輝度の組み合わせにてイソプタを描き，視野の島の形状を描出していく．検査機器としては，手動のGoldmann視野計（図2）が標準器として用いられている．さらに最近では，Octopus視野計（図3）などの自動視野計に内蔵されている半自動動的視野

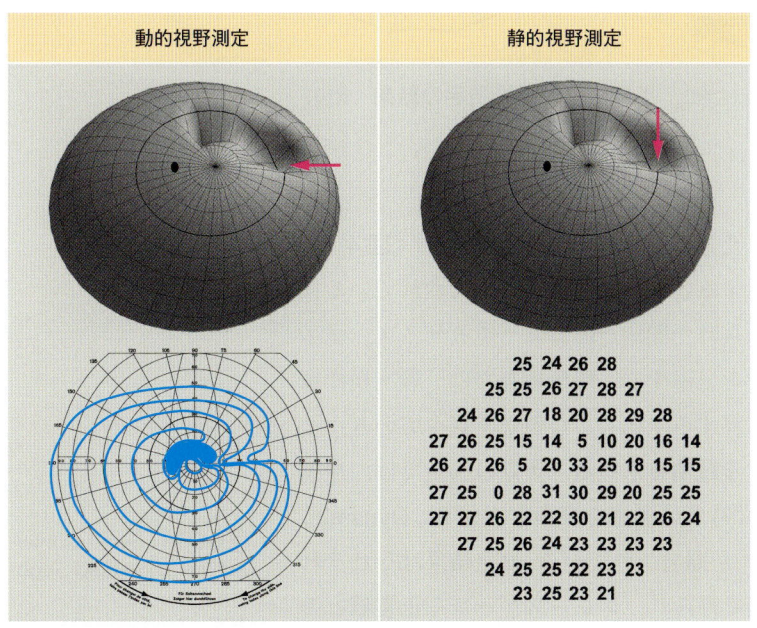

図1　動的視野測定と静的視野測定（矢印：検査視標）

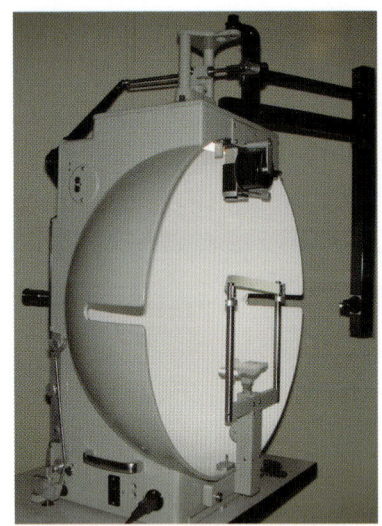

図 2　Goldmann 視野計

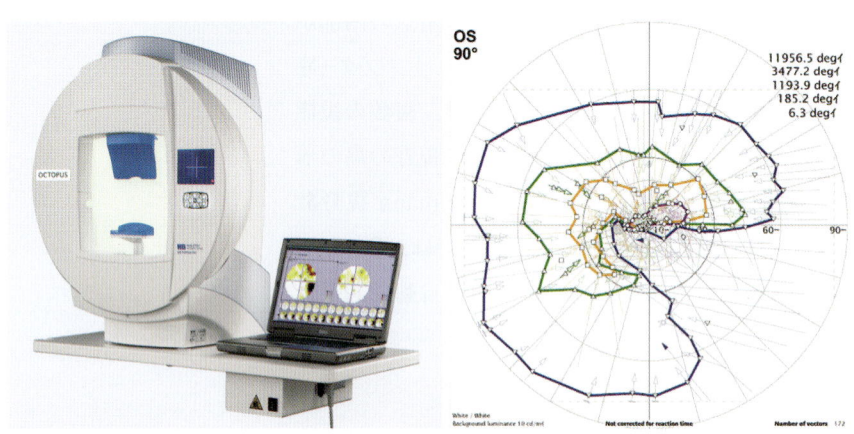

図 3　Octopus 視野計 900（左図），半自動動的視野測定の結果（右図）

測定プログラムがある．

静的視野測定：現在広く普及している Humphrey 視野計（図 4）や Octopus 視野計をはじめとする各種自動視野計に導入されている検査手法で，あらかじめ定められた測定点配置に，視標サイズ，呈示時間を一定にした検査視標を呈示する．閾値検査では，順次視標輝度を変えながら被検者が応答するか応答しないかを調べていき，その結果より各測定点における閾値を求める．実際の測定では，視標輝度を効率よく変化させ，短時間に閾値を探索する SITA, Dynamic, TOP などのアルゴリズム[*1]が開発されている．測定結果はそれぞれの測定点で dB 単位の数値で得られ，グレースケールや正常値との比較，各種統計学的解析，各種信頼性の指標などがプリントアウト

[*1] SITA：Swedish Interactive Threshold Algorithm.
TOP：Tendency-Oriented Perimetry.

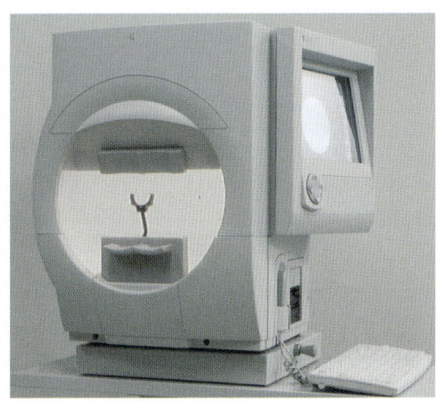

図4 Humphrey視野計700シリーズ

される.

動的視野測定と静的視野測定の特徴

　Goldmann視野計を用いた手動による動的視野測定は，自動視野計が普及する以前は標準的な視野検査法であった．しかし，測定結果が検者の技量に大きく影響される，結果の数値化が難しい，などの問題点があった．今日では，検者の技量の影響が少ないコンピュータ制御を用いた自動視野計による静的視野測定が，視野検査の標準として普及している．静的視野検査は，特に視野の中心部（中心30°内，10°内など）の評価に優れ，測定結果がdBで定量的に評価されているため，種々の統計解析，経過観察に適している．また，静的視野測定の場合，測定点が配置されている部位は確実に閾値を求めることができる.

　では，自動視野計による静的視野測定が，Goldmann視野計による動的視野測定にすべての面で勝っているかというと決してそうではない．Goldmann視野計は，周辺視野を含めた視野全体の形状をパターンとして評価するうえで非常に優れており，神経眼科疾患や網膜疾患，後期の緑内障の評価には今でも不可欠である．また，小児や高齢者などでは，検者とコミュニケーションをとりながら手動で測定できるGoldmann視野計が有利な場合も多い．現在，Octopus視野計など一部の自動視野計では，静的視野測定に加え半自動の動的視野測定法の導入が進められている．

〈松本長太〉

視野検査で用いる単位のまとめ

光の強度を表す用語

　視野検査ではその刺激手段として光を用いるため，光の強度を表現する用語とその単位の理解が必要である．

　そして，光の強度を表す用語として，"光度"，"照度"，"輝度"がある．光度は光源が発する光の強度，照度はある面を照らす光の強度，輝度は照らされた光を反射して生じる面の明るさを表す．光源であるプロジェクターと光源に照らされているスクリーンで例えると，プロジェクターが発する光の強度が"光度"，プロジェクターからスクリーンに照射される光の強度が"照度"，照射された光がスクリーンで反射する光の強度が"輝度"となる．

光の量を表す単位"ルーメン"：心理物理学の分野では，光源から出る光の量を"光束"という概念で表す．そして，光束の単位はルーメン（lumen；lm）である．1ルーメンを一般のエネルギー単位であるワットに換算すると，555nmの単色光の場合，683分の1ワットに相当する．

光度の単位（図1）：光度の単位には，カンデラ（candela；cd）が用いられる．1カンデラは立体角1ステラジアン（steradian；sr）あたり，1ルーメンの光束を照射する光源の強さを表す．すなわち，1m離れた面に1m^{2}あたり，1ルーメンの光束を照射する光源となる．

照度の単位（図2）：照度は単位面積あたりに照射される光束で表し，その単位はルクス（lux；lx）で，1ルクスは1m^{2}あたりに1ルーメンの光束が照射されているときの照度である．

輝度の単位（図2）：輝度は，その面の照度とその面の反射率で決定される．すなわち，ある面に一定の照度で光束が照射され，その光束をその面がある反射率で反射させることで，その面の明るさ，すなわち輝度が決定される．眼科では輝度の単位にアポスチルブ（apostilb；asb）を用いることが多い．1asbとは，面が完全拡散面でその照度が1ルクス，反射率1.0（100％）のときの輝度である．完全拡散面の輝度は"その面の照度（lx）"×"反射率"で算出される．

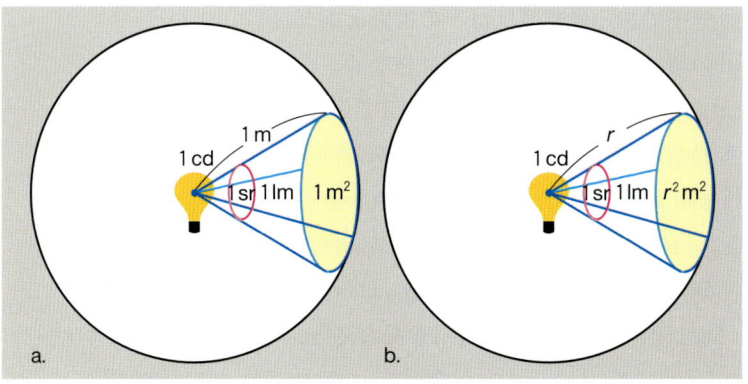

図1 光度の単位カンデラと光束の単位ルーメン
a, bとも,空間を球に想定し,その中心に1cdの光源が位置していることを表した図である.1cdの光源では,aの図の半径1mの球面の面積1m²あたりに1lmの光束が照射されることになる.これは,bの図で示す半径rmの球ではr²m²の球の表面積に1lmの光束が照射されることと同様である.両図の小円内に"1sr"と示しているsrは,立体角の単位であるステラジアンである.立体角とは,ある球の表面積を占めるための空間の角度で,(表面積)/(半径)² で求められ,全立体角は $4\pi r^2/r^2 = 4\pi$ ステラジアン(sr)となる.

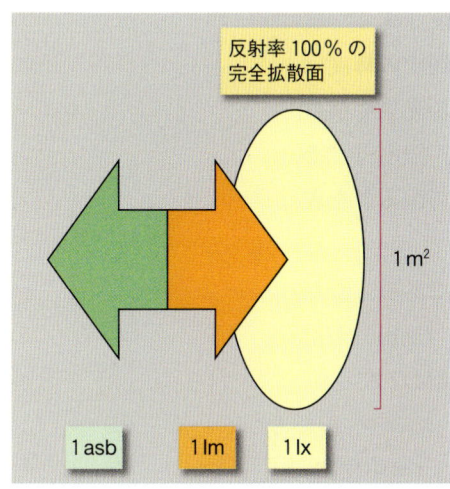

図2 照度と輝度
図で示すように,1ルクス(lx)とは,1m²あたりに1ルーメン(lm)の光束が均一に照射されている面の照度を表す.また,1アポスチルブ(asb)とは,照度1ルクスで反射率100%の完全拡散面である場合のその面の輝度を表す.

たとえば,照度300ルクスで反射率が0.7の完全拡散面の輝度は $300 \times 0.7 = 210$ asbとなる.

網膜感度を表すデシベル

網膜感度は感覚の尺度の一つであるため,対数で表現される.そして,網膜感度の対数表示としてデシベルがある.デシベル(decibel;dB)は $10 \times \log_{10}$(視野計の最高輝度)/(閾値輝度)で求められる.対数の底は10である.視野計の最高輝度は定数のため,変数としては閾値輝度のみで,閾値輝度の計測によりデシベル値が求められる.閾値輝度が分母にあるため,閾値が低いほど網膜感度のデシ

ベル値は高くなる．ただし，分子である最高輝度はその視野計本体で決まる定数であり，視野計の機種により最高輝度値は異なる．このため同じ閾値輝度でも，最高輝度の異なる視野計で計測すると，網膜感度であるデシベル値も異なることを銘記する必要がある．

たとえば，最高輝度 10,000 asb の視野計で，閾値輝度が 10 asb の場合，その網膜感度は $10 \times \log_{10} 10,000/10 = 30\,dB$，一方，最高輝度 1,000 asb の視野計で，閾値輝度が同じく 10 asb の場合，$10 \times \log_{10} 1,000/10 = 20\,dB$ となる．すなわち，同じ閾値輝度でも，視野計が異なると，デシベル値は異なる．

カコモン読解 第18回 一般問題14

cd/m^2 が単位として用いられるのはどれか．
a 輝度　　b 光度　　c 彩度　　d 照度　　e 明度

【解説】　光の強さを表す用語として，光度，照度，輝度がある．また色を表す用語として，色相，彩度，明度がある．設問中の輝度は"その面の明るさを表す用語"，光度は"光源が照射する光束の強さを表す用語"，彩度は"その色の鮮やかさを表す用語"，照度は"その面に照射される光束の強さを表す用語"，明度は"色の明るさを表す用語"である．

設問中の"cd/m^2"は，輝度に用いられる国際単位である．ただし，眼科の分野では輝度の単位として，"アポスチルブ（asb）"が用いられることが多い．両単位は $1\,cd/m^2 = \pi\,asb$ の関係になる．

【模範解答】　a

（西田保裕）

視標輝度，視標サイズ，視標呈示時間，背景輝度

　視野検査の際に用いる刺激光である視標は，その輝度，大きさ，呈示時間がその刺激量に関連してくる．本項ではこれらの刺激条件の解説とともに，それに関する各種の法則についても解説する．

感覚の一般的な法則

Weberの法則：視覚のみならず，感覚全般に関する代表的かつ重要な法則として，Weberの法則がある．この法則では刺激の強さをR，その刺激の違いが識別できる最小差，すなわち差域をΔRとすると，両者の比である$\Delta R/R$は一定となる[*1]．

Weber-Fechnerの法則：このWeberの法則をさらに発展させたのが，Weber-Fechnerの法則である．感覚強度をE，刺激強度をRとすると$E=K\log R+C$の式が成り立ち，K，Cはその感覚の種類によって決まる定数である．この式から感覚強度は刺激強度の対数に比例することがわかる．また，この式から，刺激強度が2倍になっても感覚強度とは決して正比例関係は成り立たないこともわかる．このため，視野での網膜感度を眼科では対数であるデシベルで表示するのは，この法則によるものである．

Stevensの法則：また，Stevensの法則は$E=K\cdot R^n$の式で表現され，感覚強度は刺激強度のべき関数に比例することを示している．この式の左右を対数化すると，$\log E=n\log R+K'$となり，上記のWeber-Fechnerの法則に比較して，感覚強度Eも対数化したことになる．そしてStevensの法則はWeber-Fechnerの法則に比較しても，より幅広い刺激に対応できるとされている．

　図1のグラフ横軸が刺激強度，縦軸が感覚強度を示し，いずれの軸も対数軸である．このグラフに各種感覚をプロットしている．いずれの感覚もほぼ直線に配列しており，Stevensの法則で導かれた$\log E=n\log R+K'$の式が成り立っているのがわかる．そして，光覚は他の感覚の直線よりも傾きが低く，刺激強度の変化に鈍い感覚であることがわかる．

[*1] たとえば，ある感覚の刺激の強さが1,000のときの差域が70の場合，刺激の強さが100のときの差域は7となり，70/1,000＝7/100で両者の比は等しくなる．すなわち，刺激が小さいと差域も小さく，変化に鋭敏になる．一方，刺激が大きいと差域も大きく，変化に鈍くなる．

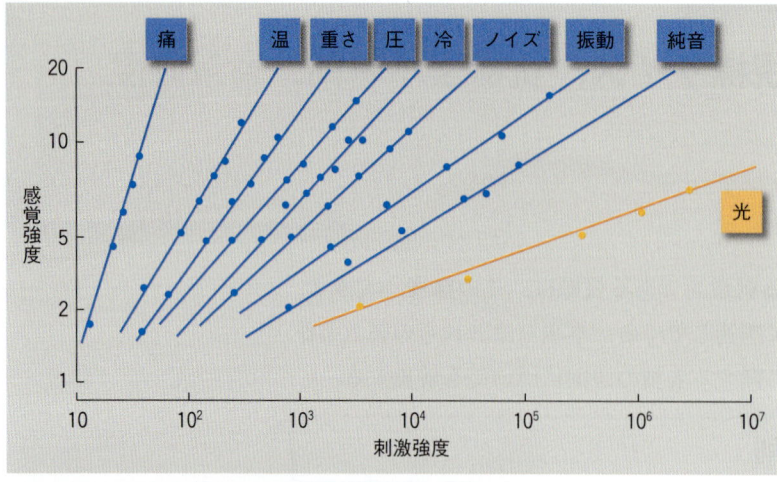

図1 Stevens の法則での刺激強度と感覚強度の関係

横軸の刺激強度、縦軸の感覚強度とも対数軸である。すなわち、各感覚のプロットはほぼ直線に配列し、光覚はその直線の傾きが低く、刺激強度の変化に鈍い感覚といえる。

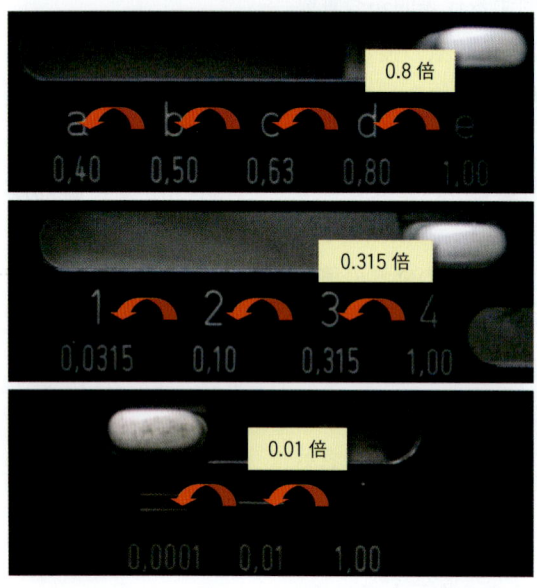

図2 Goldmann 視野計の減光フィルタ

上図は "e" から "a" のフィルタで、"e" から1段階ごとに 0.8 倍、すなわち 1 dB ステップの減光が可能である。中図の "4" から "1" のフィルタは、"4" から1段階ごとに 0.315 倍、すなわち 5 dB ステップの減光が可能である。下図は 0.01 倍、すなわち 20 dB ステップの減光が可能である。それぞれのフィルタの下の数字は、減光の割合を示している。

視標輝度，視標サイズ，視標呈示時間

視標輝度：Goldmann 視野計の最高視標輝度は 1,000 アポスチルブ (asb)，Humphrey の自動視野計では 10,000 asb である．そして，視標輝度は対数値であるデシベル値に準じて最高輝度から減光フィルタで減光される．図2は，Goldmann 視野計の検者側の背面にある減光フィルタバーである．"e" から "a" に，つまり右から左にフィルタバーを移動させると数字で示すように 0.8 倍ごとの減光となり，0.8 倍は 1 dB に相当し，1 dB ステップの減光が可能となる（図2上図）．"4" から "1" にフィルタバーを移動させると 0.315 倍ずつ減光し，0.315 倍は 5 dB に相当し，5 dB ステップの減光が可能とな

る（**図2**中図）．**図2**下図に示すフィルタバーでは0.01倍ずつの減光となり，0.01倍は20 dBに相当し，20 dBステップの減光が可能となる．一方，背景輝度はGoldmann視野計，Humphrey視野計とも31.5 asbである．

視標サイズ：Goldmann視標はサイズ番号0からVの6種類のサイズがあり，0：$1/16 mm^2$，I：$1/4 mm^2$，II：$1 mm^2$，III：$4 mm^2$，IV：$16 mm^2$，V：$64 mm^2$と4倍ごとに変化する．Humphrey視野計も，この視標サイズに準じているが，IIIの視標サイズを用いるのが一般的である．

空間和：ある視標サイズでは閾値に達していない輝度でも，輝度を変えず視標サイズを大きくすることで認知される現象である．視標面積が大きくなることで，興奮する視細胞が増加し，神経節細胞への入力量が増加するためである．空間和に関しては周辺視野で成立するとされるRiccoの法則と，中心視野で成立するとされるPiperの法則がある．Riccoの法則では輝度×面積＝一定という関係が成り立ち，輝度値と面積値の積が同じ場合，その刺激効果も同じとなる．たとえば，輝度が0.5倍となる場合には，面積を2倍にすれば同じ刺激効果が得られる．一方，Piperの法則では輝度×面積$^{1/2}$＝一定という関係が成り立つ．たとえば，輝度が0.5倍となる場合には，面積を4倍にすれば刺激効果は同じになる．Goldmann視野計では，空間和を全視野で輝度×面積$^{0.8}$＝一定とした．すなわち，Riccoの法則の面積の指数1.0とPiperの法則0.5のほぼ中間値である0.8を指数としている．そして，この空間和の関係により，Goldmann視野計の視標サイズと5 dBの減光フィルタの間には密接な関係がある．たとえば視標輝度を5 dB暗くすることは，実際の輝度値は$10^{-0.5}≒0.315$倍となり，一方，視標サイズを4倍にした場合に面積$^{0.8}$は$4^{0.8}≒3.03$倍となる．両者の積は$0.315×3.03≒1$となる．すなわち，輝度を5 dB下げた場合には，面積を4倍にすればほぼ同じ刺激となる．同じく，輝度を5 dB上げた場合には，面積を1/4倍にすればほぼ同じ刺激となる．**図3**は視標サイズ番号と減光フィルタ番号の和を示した表である．同じ和の数字の組み合わせの視標サイズと輝度では，ほぼ同じ刺激効果となる．すなわち，Goldmann視野計では，ほぼ同じイソプタが描かれることになる．

時間和：刺激効果には視標輝度，視標サイズだけでなく，視標呈示時間も関与する．すなわち，視標面積を一定として，視標輝度と視標呈示時間を変化させた場合，視標輝度と視標呈示時間の積が一定であれば，同じ刺激効果となるものである．ただし，この関係が成

		視標サイズ番号					
		0	I	II	III	IV	V
フィルタ番号	1	1	2	3	4	5	6
	2	2	3	4	5	6	7
	3	3	4	5	6	7	8
	4	4	5	6	7	8	9

図3 Goldmann視野計の視標サイズ番号とフィルタ番号

表内には視標サイズ番号とフィルタ番号の和が記載されており，その和が等しい両者の組み合わせでは，ほぼ同じ刺激効果となり，同様のイソプタになる．

り立つのは視標呈示時間が0.1秒未満とされている．このため，0.1秒以上の視標呈示時間ではその長短にかかわらず，刺激効果としては等しくなる．

自動視野計での視標呈示時間：静的視野計側での計測データは閾値輝度であり，そのデータから網膜感度であるデシベル値が求められる．このため，視標サイズも多くの視野計では標準化され，Humphrey視野計ではGoldmannの視標サイズIIIが用いられることが多い．そして，視標呈示時間は，時間和の影響を受けない0.1秒以上が用いられ，呈示時間の上限としては衝動性眼球運動潜時である0.2秒が用いられる．時間分解能の影響がない0.1秒以上から，中心固視が悪く，かつ呈示視標を固視しようとする前に消灯する0.2秒以下までの呈示時間が採用されている．

背景輝度

Goldmann視野計，Humphrey視野計など多くの視野計では，背景輝度を31.5 asbに設定している．この背景輝度は中心窩付近に局在する錐体の感度測定に適している．すなわち，明所視下の視野測定（photopic perimetry）の条件となり，錐体の局在を反映した視野中心に感度のピークがある．一方，背景輝度をさらに低下させ，0.1 asb以下で行う薄明下の視野測定（mesopic perimetry）では錐体とともに周辺に存在する杆体の機能を反映するため，中心から周辺にかけて均一な感度パターンとなる．背景輝度を0 asbで行う暗所視下の視野測定（scotopic perimetry）では，周辺に存在する杆体機能を反映する．このため錐体が存在する中心は低い感度となり，杆体が存在する周辺は高い感度となるため，中心がくぼんだ感度パターンとなる．

視野計側での背景輝度の相違により，網膜の感度分布，パターンも異なることになる．

（西田保裕）

サイエンティフィック・クエスチョン

網膜神経節細胞の密度と受容野について教えてください

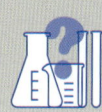

Answer 網膜神経節細胞，特に視野計測に深く関与するY細胞の受容野は，隣接する細胞同士で重なっており，そのため細胞の障害などで受容野に欠損があっても，視野異常として検出されることは困難となります．また，視野の中心部には網膜神経節細胞のほとんどが分布していることから，周辺部に比べて重要な測定部位といえます．

視野検査と網膜神経節細胞の関連

視野検査とは，"網膜の受容野の感度分布"を評価する視機能検査である．受容野とは，一つの網膜神経節細胞が光刺激に応答する領域である．

網膜神経節細胞はその受容野特性からX，Y，W細胞に分類される．このなかでY細胞はX，Wの細胞に比較して大型で，X，Wの二つの細胞が網膜中心に局在しているのに対して，Y細胞は網膜周辺も含め，均等に広く分布している．

そして，X細胞は一定の光刺激強度で持続的に反応し，詳細な形態や色情報を処理する，いわゆる小細胞系機能に深く関与する神経節細胞である．一方，Y細胞は光視標の速い動きや，光刺激強度の速い変化に鋭敏に反応する，いわゆる大細胞系機能に深く関与する神経節細胞である．

Goldmann視野計の動的視野計測や，一般の自動視野計での静的視野計測では，主にY細胞が関与している大細胞系機能を評価していることになる．すなわち，動的視野計測では，周辺から中心に接近してくる視標の認知限界，すなわちイソプタで表示される．一方，静的視野計測では，計測部位のある箇所から瞬時で短時間に光が点灯し，その光刺激の閾値を求め，網膜感度であるデシベル値で表現される．いずれの計測法も視標の動き，視標の瞬時の点灯によりY細胞の機能が深く関与しているのが理解できる．

受容野の密度分布

コンピュータによるシミュレーション：図1は健常眼のY細胞受容

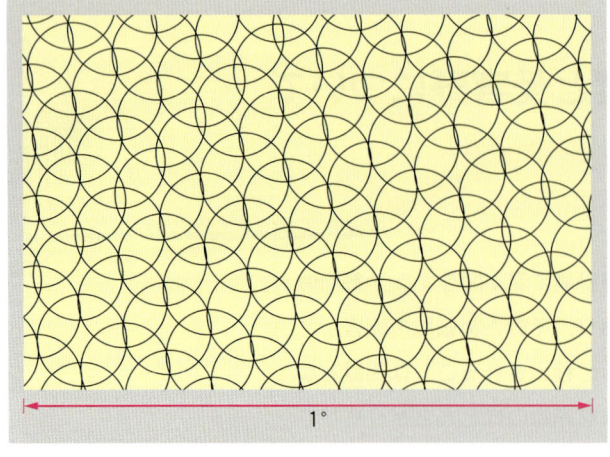

図1 偏心10°でのY細胞の健常受容野分布

Y細胞の受容野分布をコンピュータシミュレーションで表現している．各正円が一つの受容野を示す．
（資料提供：滋賀医科大学名誉教授　可児一孝先生．）

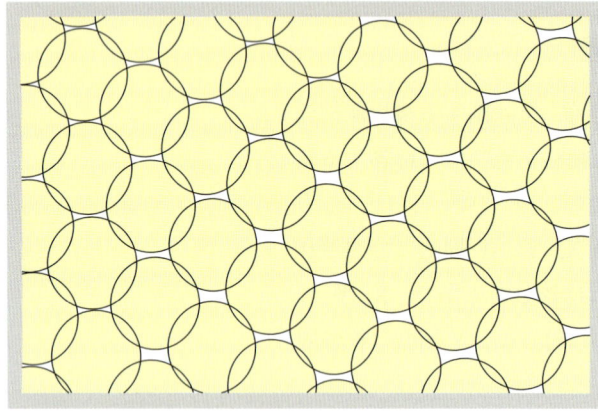

図2 Y細胞が50％欠損した場合の受容野分布

Y細胞が均一に50％欠損した場合でも，受容野の欠損はわずかである．
（資料提供：滋賀医科大学名誉教授　可児一孝先生．）

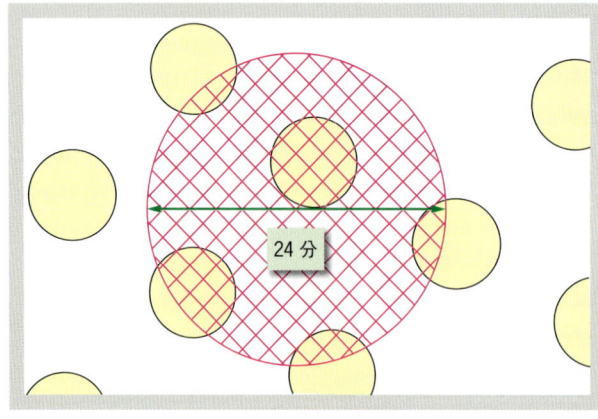

図3 Y細胞が90％欠損した場合の受容野分布と視標サイズの関係

Y細胞が均一に90％欠損した場合でも，自動視野計の直径24分の視標（GoldmannのサイズⅢの視標に相当）では，いずれかの受容野に刺激が及ぶことになる．
（資料提供：滋賀医科大学名誉教授　可児一孝先生．）

野の密度分布をコンピュータシミュレーションで表現したものである．健常の受容野は隣接する受容野と互いに広い重なりを維持しながら，分布しているのがわかる．図2のようにY細胞が均等に50％欠損したとしても，隣接する受容野間で欠損する領域はわずかで，欠損の規模に比較して網膜感度は維持されることになる．初期の緑

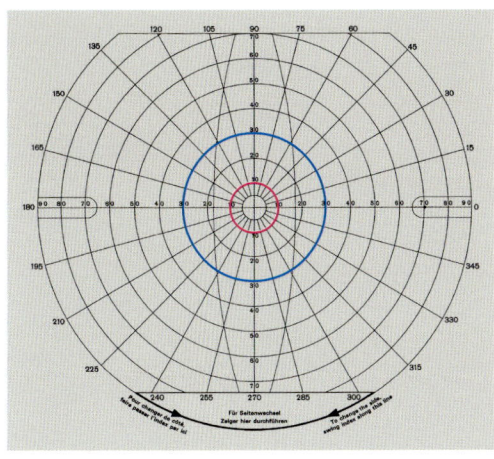

図4　中心視野での神経節細胞の局在
Goldmann視野計の計測用紙の赤丸は半径10°の円，青丸が半径30°である．半径10°の視野に相当する網膜には40％の神経節細胞が，半径30°では80％の神経節細胞が局在する．

内障で視野異常が検出困難な原因の一つとして，この受容野同士の広い重なりが挙げられる．

　図3は受容野が均等に90％欠損した場合のシミュレーション分布である．そして，網かけの円は，Humphrey視野計で多用される視角直径24分の視標を示している．受容野サイズに比較して，視標サイズはきわめて大きく，いずれかの受容野を刺激することになる．

Goldmann視野計の場合：図4はGoldmann視野計の計測用紙を示し，赤の円は半径10°，青の円は半径30°を示している．この半径10°の視野に存在する網膜神経節細胞は全体の40％，半径30°では80％を占めている．視野計測の記録用紙に比較して，いずれの円の面積も小さいが，神経節細胞の密度（受容野密度）から，中心は周辺より，重要な計測部位となる．このため，自動視野計の計測範囲は半径30°が主流であり，さらには半径10°も設定されている．

まとめ

　視野検査を実施するにあたり，豊富に重なり合った受容野の分布，視野検査で用いられる視標サイズと受容野の関係，受容野の局在を眼科の医療従事者は理解しておく必要がある．

（西田保裕）

2. 動的視野測定

Goldmann 視野計

　視野測定法には，視標のサイズ，輝度を固定し視標を動かしてイソプタ（等感度曲線）を求める動的視野測定法と，視標の呈示位置を固定し輝度を変え測定点ごとの視感度を求める静的視野測定法の2種類がある．近年，静的視野測定は各種自動視野計を用いて測定が行われているが，一方，動的視野測定では主に Goldmann 視野計（図1）を用いて手動にて測定が行われている．Goldmann 視野計は，1945年にスイス Bern 大学の Goldmann の考案で Haag-Streit 社が開発した投影式球面視野計であり[1]，動的視野検査の標準器として広く用いられている．また，その検査条件（背景輝度，視標サイズ，輝度）は現在の自動視野計の基準にもなっており，Goldmann 視野計を用いた動的視野検査は，短時間で全視野を効率よく測定できることより，臨床における重要性は高い．残念なことに現在 Haag-Streit 社のオリジナルの Goldmann 視野計は製造中止となっている．

文献は p.311 参照．

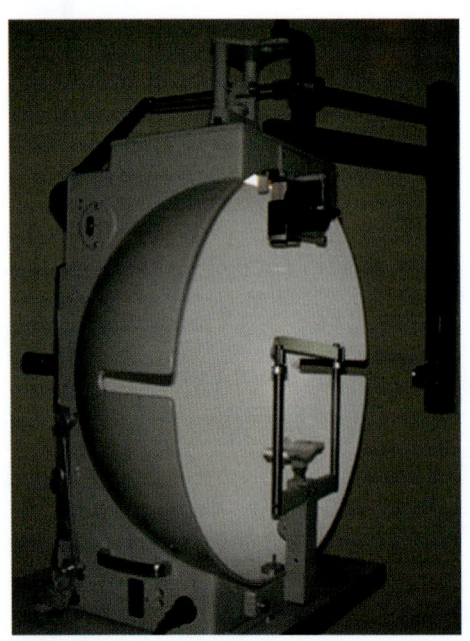

図1　Goldmann 視野計（Haag-Streit）

2. 動的視野測定

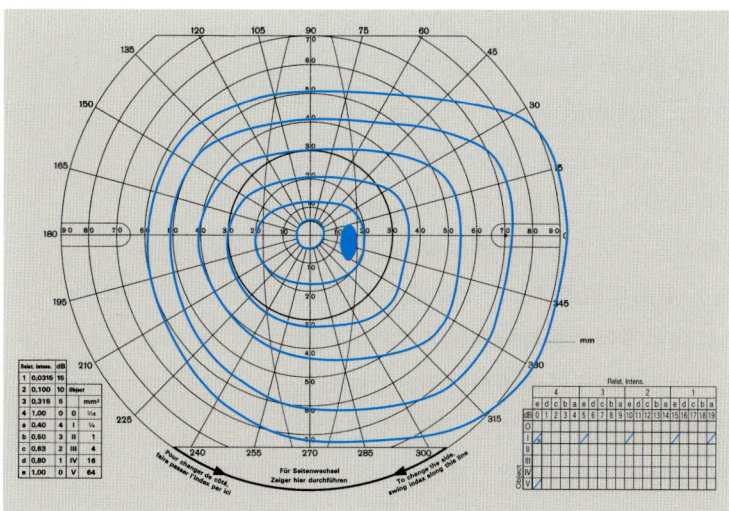

図2 Goldmann視野計を用いた右眼の正常視野

測定方法

　視標面積には，大きいほうからV（64mm²），IV（16mm²），III（4mm²），II（1mm²），I（1/4mm²），0（1/16mm²）の6種類がある．視標輝度は明るい4から1までのフィルタがあり，一段階変化させると輝度が5dB変化する．さらにeからaのフィルタを用いると，輝度を1dBずつ変化させることができる．通常はV-4e，I-4e，I-3e，I-2e，I-1eの視標を使用．イソプタの間隔が開いた場合は，中間イソプタを測定する．Mariotte盲点は通常I-4eとMariotte盲点を囲む最小のイソプタで測定する．視標は，周辺の見えないところから中心に向かって求心性に動かして測定する．欠損や沈下が予測されるときは，予測されるイソプタに対して垂直に視標を呈示して測定する．また暗点の有無については，静的に視標を呈示しスポットチェックを行う．反応がなければ遠心性に視標を動かし，暗点の広さを測定する．暗点の深さは，見えない視標のなかで明るいものから測定する．視標を変えて次のイソプタを測定するときは，前の測定点と同じ経線上にならないように，少しずらして測定を行う．視標を動かす速度は周辺では1秒間に5°，中心部は1秒間に3°が原則となっている．

正常視野

　視野の広さは視線を基準とした角度（視角）で表現され，正常視

野の範囲（片眼）は，上方60°，下方75°，耳側90〜100°，鼻側60°程度である．Goldmann視野計を用いた動的視野測定では，イソプタの基本的な広さは視標サイズ，輝度の組み合わせで決定される．図2にGoldmann視野計を用いた右眼の正常視野を示す．耳側に拡大した楕円の形状を示し，固視点から15°耳側やや下方にMariotte盲点（blind spot）が認められる．イソプタの範囲は視標の移動スピード，年齢によって変化し，一般的に視標スピードを速くすると，視野は狭く測定される．さらに高齢者ほど視標の移動スピードに影響を受けやすいとされている[2]．このように動的視野測定では測定条件によりイソプタの範囲が全体的に変化するため，障害を定量的にとらえるより，むしろ視野の全体のパターンとして評価したほうが臨床上有用であると考えられる．

視野異常

視野異常は網膜から視神経，視中枢に至るどの部位の障害においても起こりうる．視野検査を行うことにより，病態の診断，障害部位の診断，病状の経過観察に有益な情報を得ることができる．視野障害には暗点（scotoma），狭窄（constriction），沈下（depression）がある．暗点は，見える範囲内にある孤立した見えない領域を示す．視野計の最高輝度の視標が見えない暗点を絶対暗点（absolute scotoma），感度低下はあるが視野計の最高輝度が見えるものを比較暗点（relative scotoma）という．狭窄は，視野範囲が正常よりも中心に寄って狭くなった状態である．中心に向かって全周性に狭窄した状態を，求心性視野狭窄（concentric contraction）と呼び，緑内障末期，網膜色素変性，ヒステリーなどで生じる．沈下は，視野の範囲は保たれるが，正常より感度が低下している状態であり，全体的沈下（general depression）と局所的沈下（local depression）がある．

> **カコモン読解** 第19回 臨床実地問題15

25歳の女性．左眼の霧視を訴えて来院した．視力は右1.2（矯正不能），左0.6（矯正不能）．左眼眼底写真を図に示す．必要な検査はどれか．3つ選べ．
a ERG
b Goldmann視野
c 暗順応
d 頭部CT
e フルオレセイン蛍光眼底造影

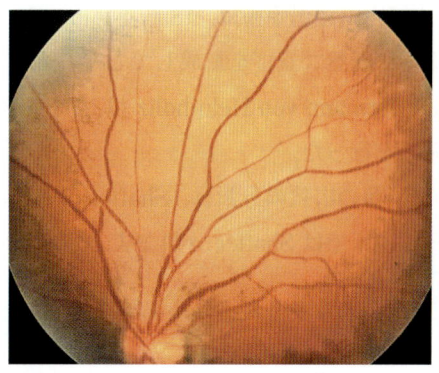

> **解説** 眼底の後極部から赤道部にかけて，白斑が散在性に認められる．若年女性の片眼発症，眼底所見より多発一過性白点症候群（multiple evanescent white dot syndrome；MEWDS）が最も疑われる．MEWDSは，網膜色素上皮の障害によると考えられており，ERG（electroretinogram；網膜電図），EOG（electro-oculogram；眼球電図）の電気生理検査で異常が認められる．また黄斑部に顆粒状の変化が認められると，視野検査にて，Mariotte盲点の拡大，中心暗点が認められる．網膜色素上皮細胞の障害により，フルオレセイン蛍光眼底造影では，造影早期より過蛍光を示し，後期では更なる過蛍光を示す．一般的に予後は良好で，数週間で白斑は消失し視力も改善する．暗順応検査において異常なく，頭部にも異常所見は認められない．

> **模範解答** a, b, e

> **カコモン読解** 第23回 一般問題77

人名と業績の組合せで誤っているのはどれか．
a Jonas S Friedenwald ――――― 健常眼圧
b Hans Goldmann ――――― 視野計
c Albrecht von Graefe ――――― 線維柱帯切除術
d Hermann von Helmholtz ――――― 検眼鏡
e Robert N Shaffer ――――― 隅角開大度分類

解説　a. Jonas S Friedenwald は，1957 年に圧入眼圧計における，へこみと眼圧との相互関係について報告した．

b. 1945 年に Hans Goldmann は，手動式の投影式球面視野計 Goldmann perimeter（ゴールドマン視野計）を開発した．

c. 緑内障濾過手術は，1856 年 Albrecht von Graefe が行った虹彩切除術に偶然ブレブを形成してしまったことから始まっている．

d. Hermann von Helmholtz は，ドイツの生理物理学者で検眼鏡の発明を行った．

e. 隅角の広狭の分類は，Shaffer, Scheie, Spaeth 分類などがある．日常臨床では Shaffer 分類がよく用いられる．

模範解答　c

（橋本茂樹）

Octopus GKP，その他の自動視野計を用いた動的視野測定

動的視野測定の現状

　機器の製造販売が一部で中止されたことや，高い技術をもつ検査員を確保することが困難になってきていることもあり，現在 Goldmann 視野計を有する施設は減少傾向にある．一方，自動視野計の普及により中心視野を主に測定する静的視野測定が視野検査の主流となってきている．しかしながら，中心を含めた全視野を短時間で測定することができ，またその測定結果は視野全体を一目で把握できるなどの利点より，動的視野測定は今日においても必要不可欠なものである．実は，自動視野計による動的視野測定は Perimetron[1,2]をはじめ自動視野計の開発当初から長期にわたり試みられてきた．しかし，患者応答のばらつきや測定アルゴリズムの問題により，その測定結果は経験豊かな医師や検査員が Goldmann 視野計を用いて手動で測定した結果と比べ，満足のいくものでなく[3]，今日においても自動視野計による動的視野測定は普及していない．そこで近年は機械に頼る完全自動ではなく，測定時に検者の手動操作を加えた半自動で動的測定を行う傾向になってきている．その代表的なものに，2003 年に Haag-Streit 社が発売した Octopus GKP（Goldmann Kinetic Perimetry）がある（**図 1a**）．

文献は p.311 参照．

Octopus GKP の特徴

　Goldmann 視野計とほぼ完全互換のコンピュータ支援による半自動動的視野測定プログラムである．Octopus 101，Octopus 900 視野計を外部コンピュータより制御し測定が行われる（**図 2，3**）．**図 1a**に測定画面を示す．測定方法は視標速度，サイズ，輝度を選択した後，ペンタッチあるいはマウスにて視標呈示位置（始点と終点）を測定画面上で選択すると，視標がドーム内を定速で移動する．被検者が視標を認めボタンを押すと応答点が画面上に表示され，最終的に検者が手動で各測定点を結びイソプタを描く．被検者の応答点座標および視標呈示のすべての過程が自動で記録される．固視監視に

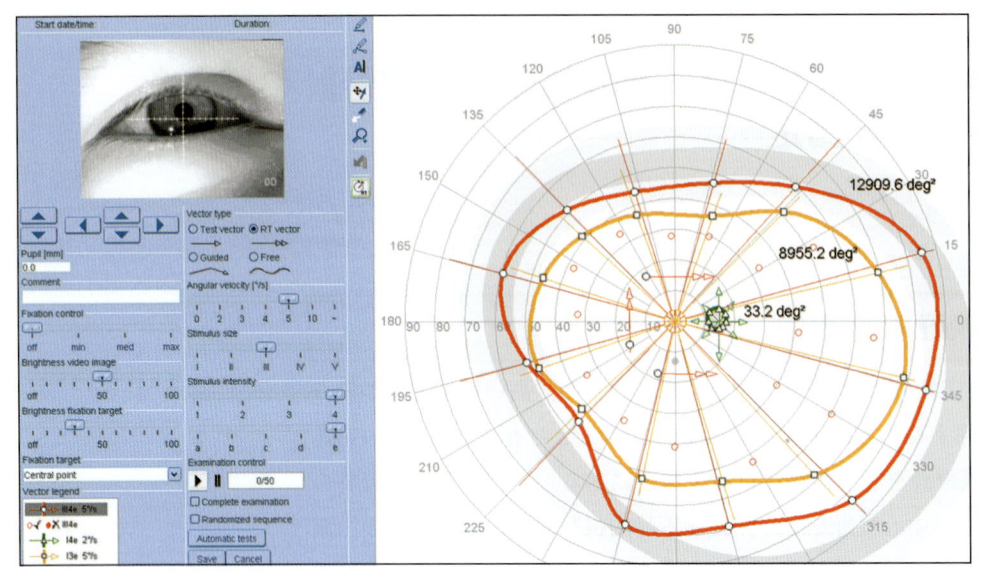

a. 測定画面

b. 測定結果

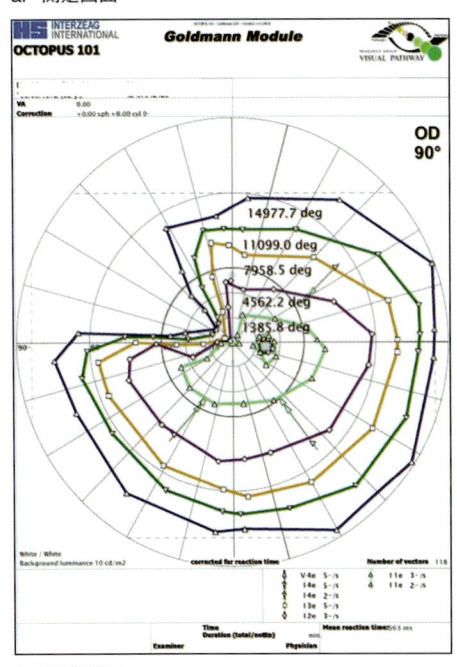

図1　Octopus GKP による測定
（Haag-Streit, 2003）

はビデオカメラ法が用いられており，固視が不良な場合，視標は呈示されない．また，この GKP には過去の自動動的視野測定計にはなかった機能である反応時間（reaction time）[*1] の補正，年齢別正常範囲の表示，フォローアップ検査，イソプタ内部面積の表示などの機能が内蔵されている．反応時間を測定し補正することで，従来の視野計よりも反応時間を考慮した，より正確な視野を得ることができる．フォローアップ検査では，過去に実施した測定条件，測定過

[*1] 被検者が視標を認めボタンを押すまでの時間．

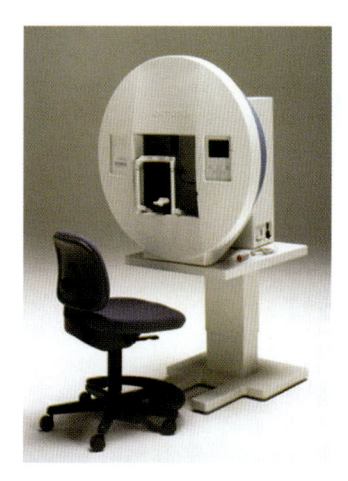

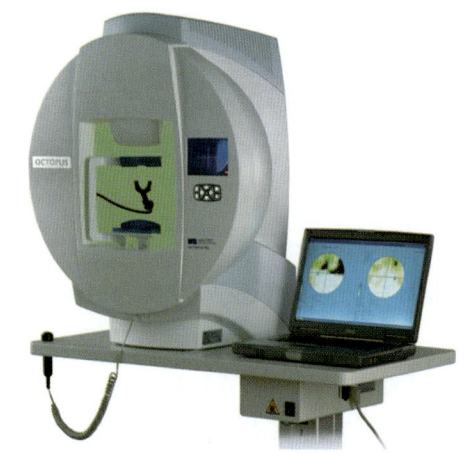

図2　Octopus 101の外観　　図3　Octopus 900の外観

程で検査が行われるため再現性のある結果を得ることができる．また，年齢別正常範囲（測定条件別）を表示させることにより，正常範囲を確認しながら視野検査を行うことができる．測定結果においては各イソプタの内部面積を表示することができるため，定量的な経時変化の観察が可能となっている（**図1b**）．

自動動的視野測定の今後

現行の自動動的視野測定は測定アルゴリズムが不完全であり，臨床上実用的なものでない．一方，Octopus GKPのように測定を半自動で行うと測定結果の精度は上がるが，検者の技量が検査結果に大きく影響を及ぼしてしまう．自動視野計を用いた静的検査と同様に検者の技量に影響されない測定を目指すには，これまでにないまったく新しい測定アルゴリズムが必要とされる[4]．

（橋本茂樹）

クリニカル・クエスチョン

Goldmann 視野計の臨床における利点，問題点について教えてください

Answer 周辺部を含めた視野全体の把握ができ，患者が高齢者や小児の場合にも状況に応じた測定ができます．しかし，結果が検者の技量に大きく左右され，また手動で視標が呈示されるため，自動視野計を用いた静的視野の結果より信頼性などが劣ると考えられています．

利点

　中心30°内を主に測定する静的視野検査と比べて，周辺部を含めた視野全体の状態が把握できる Goldmann 視野計は，緑内障中期以降の症例や網膜色素変性などの網膜疾患，視神経疾患・中枢性疾患など視路障害の診断や経過観察において有用な検査である．また，自動視野計を用いた静的視野検査と異なり，被検者とコミュニケーションをとりながら状況に応じた測定ができるため，理解力や集中力が低い高齢者や小児においても視野検査を行うことができる．動的視野測定は見えない部位から見える部位に視標を動かし視野を探索するという測定特性から，求心性視野狭窄（**図 1a**）などの進行した視野変化を，静的検査よりも短時間で効率よく探索することができる．また，静的視野検査では測定不可能な心因性視野障害から生

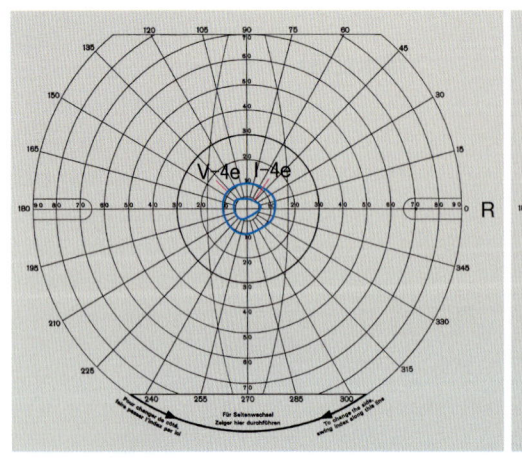

a. 求心性視野狭窄　　　　　b. らせん状視野

図 1　Goldmann 視野計測定結果

じるらせん状視野（**図1b**）の検出も可能であり，さらにロービジョンケアや視覚障害者認定の判定においても，Goldmann 視野計は現状では必要不可欠なものであるといえる．

問題点

　Goldmann 視野計は，検者がアームを操作して検者の判断で視野探索を行うため，結果が検者の技量に大きく左右されてしまうという欠点がある．また手動で視標が呈示されるため視標速度も必ずしも一定ではない．そのため客観性，信頼性，再現性においては自動視野計を用いた静的視野の結果より劣ると考えられている．また，熟練した高い技術をもつ検査員を確保することが困難になってきており，機器の製造販売も一部で中止されたこともあり，Goldmann 視野計を有する施設自体が減少傾向にある．

〈橋本茂樹〉

3. 静的視野測定

Humphrey 視野計／測定プログラムとストラテジ

　静的視野検査は各測定点の網膜感度を数値化し，正常者データベースと比較した統計処理を行うことで，動的視野検査では困難な精度の高い定量的な診断と経過観察を可能とする．本項では，現在標準的な静的視野計となっている Humphrey 視野計 HFA II（以下 HFA, Carl Zeiss Meditec）の測定プログラムとストラテジについて解説する．

スクリーニングテストと閾値テスト

　HFA のテストは，スクリーニングテストと閾値テストに大別される．スクリーニングテストは視野欠損の有無を検出し，閾値テストはより詳細な各測定点での網膜閾値を得るために用いられる（表1）．いずれも測定点配置と測定プログラムを組み合わせて，実際の測定を行う．これ以外にスペシャルテスト，カスタムテストが利用可能であるが，以下，最も汎用される閾値テストについて解説する．

測定点配置

　HFA の閾値テストには 6 種類の測定点配置がある（表2）．これらの測定点配置を図1に示す．測定点配置と測定法を組み合わせて検査を行う．

中心 30-2, 24-2：中心 30-2 は中心 30°内に 76 点の測定点をもつ（図1a），測定点の間隔は一定で視角 6°である．固視点は含まず，上下左右対称に配置されている．解剖を考慮すると中心窩は乳頭中心を通る水平線より下方にあり，対称な配置は完全には神経線維走行と一致しない．しかし，網膜感度を統計処理し数値として表現することを目的とするため，この測定点配置がとられている．

　中心 24-2 の測定点は，中心 30-2 の鼻側 2 点以外の最外側を除外した配置となっている（図1b）．緑内障初期暗点の好発部位である中心 10〜20°の Bjerrum 領域をカバーしており，緑内障に特化した測定点配置といえる．図2に 24-2 測定点と眼底の対応を示す[1]．

中心 10-2：10-2 は，中心 10°内に 68 の測定点をもつ．測定間隔は

表1　HFA のテスト

閾値テスト
10-2
24-2
30-2
黄斑部
鼻側階段
60-4

閾値測定法
SITA-Standard
SITA-Fast
全点閾値
FastPac

スクリーニングテスト
C40, C76, C80
FF-81, FF-120, FF-135
C64, C-Armaly, FF-246, FF-Armaly, 鼻側階段

スクリーニング測定法
年齢別
閾値関連，単一輝度

閾値テスト，スクリーニングテストのテスト（測定点配置）と測定法を示す．SITA-SWAP, スペシャルテストについては，ここでは省略する．

文献は p.312 参照．

表2 閾値テストの測定点配置

測定点配置	測定範囲	測定間隔	測定点
10-2	10°内	2°	68
24-2	24°内	6°	54
30-2	30°内	6°	76
黄斑部	4°内	2°	16
鼻側階段	50°内	鼻側階段	14
60-4	30〜60°	12°	60

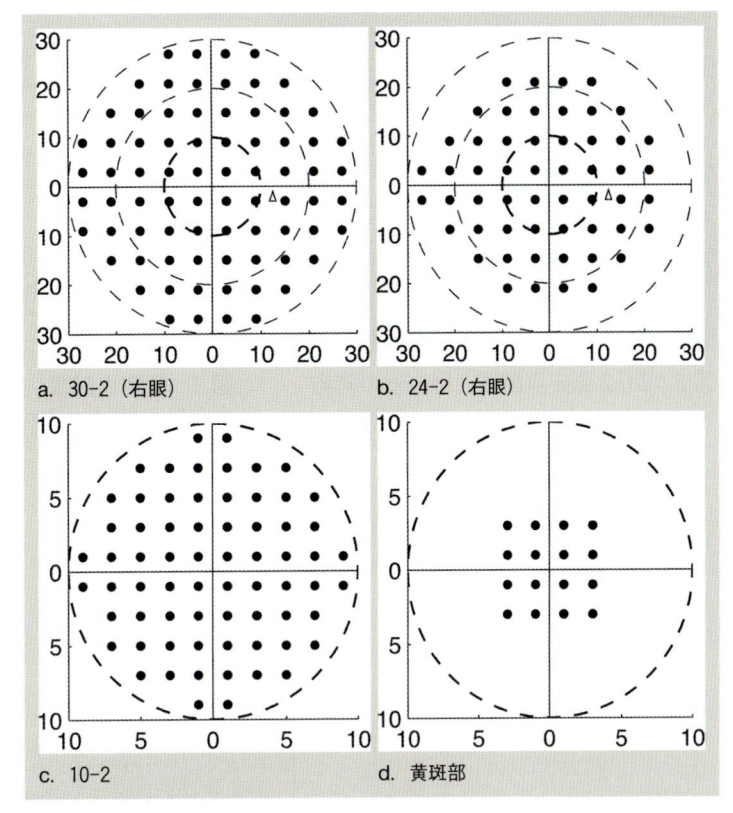

図1 測定点配置（1）
a, bの太い破線は10°. 数値は視角（°），△はMariotte盲点を示す.

2°で，上下左右対称に配置されている（図1c）．30-2, 24-2では中心10°内の測定点は12点のみであり，検出が難しい中心付近の詳細な視野評価，孤立暗点の検出に10-2は有効となる．

中心60-4：中心30°から60°に左右対称，上下非対称に60の測定点が配置される（図3）．周辺視野の評価に用いる．

閾値測定法の進化

視野検査は自覚検査であり，どうしても閾値周辺では自覚応答にばらつきが出る．視野の障害部位では，さらに変動幅が大きくなる可能性が高い．ばらつきの大きなデータから正確な閾値を求めるには，多くの測定回数を要する．一方で検査精度向上のための検査時間延長は，疲労効果などのため正確性と再現性の低下につながる．

閾値測定法の発達は，このばらつく自覚応答に対し検査精度を下げることなく検査時間を短縮するための進化の結果である．現在HFAで利用可能な閾値測定法は，全点閾値（1983），FastPac（1991），SITA-Standard（Swedish Interactive Threshold Algorithm, 1997），

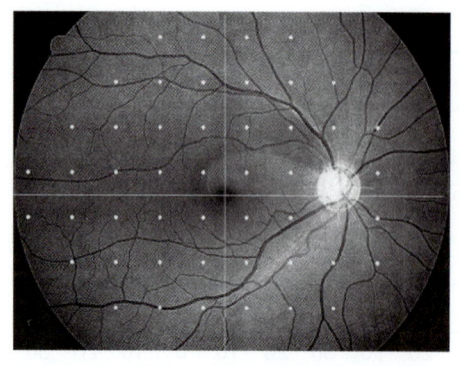

図2　24-2測定点配置と眼底との対応
(Garway-Heath DF, et al：Mapping the visual field to the optic disc in normal tension glaucoma eyes. Ophthalmology 2000；107：1809-1815.)

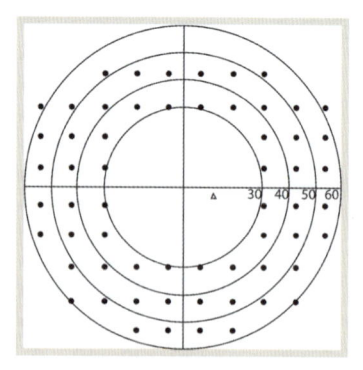

図3　測定点配置（2）
60-4 測定点配置を示す．数値は視角（°），△は Mariotte 盲点を示す．

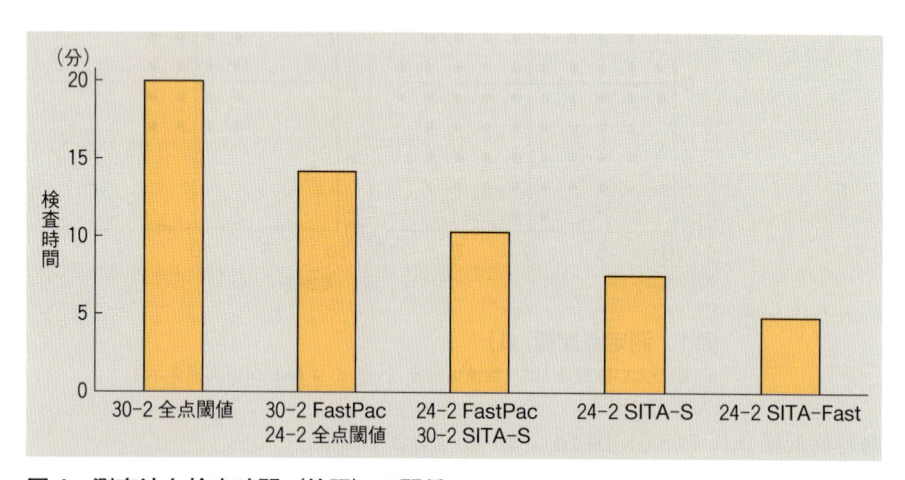

図4　測定法と検査時間（片眼）の関係
測定法と検査時間の関係を示す．検査時間は視野障害の程度に影響を受ける．
SITA-S：SITA-Standard
(Reddy GR：A Visual Field Evaluation with Automated Devices. New Delhi：Jaypee Brothers Medical Publishers；2006.)

SITA-Fast（1997）の4種類である．

測定法と検査時間

　全点閾値は double bracketing strategy を用いて，正確に閾値を測定するという面において優れた検査法であるが，検査時間が長くなるという欠点がある．一般的な測定法と検査時間（片眼）の関係を図4に示す．一般に視野障害が重度であるほど，各プログラムとも検査時間は延長する．全点閾値は最も検査時間が長く，片眼につき約12～20分，両眼に検査を行うと約30～45分ほどとなる．SITA-Standard の検査時間は全点閾値の約半分に短縮され，SITA-Fast はさらにその約半分となり最も短い．

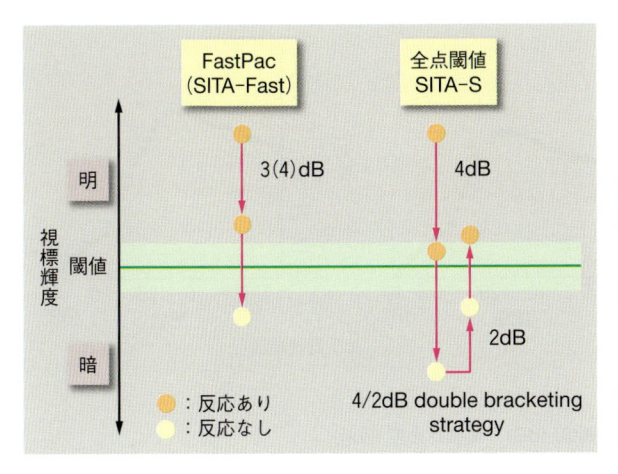

図5 閾値測定法の違い
左図：閾値を一度だけまたぐ single staircase strategy は FastPac と SITA-Fast に用いられる．視標輝度間隔は 3 (4) dB に固定．
右図：double bracketing strategy は全点閾値と SITA-Standard (SITA-S) に用いられる．視標輝度間隔は 4 dB で下降，応答がなくなったら反転し，2 dB 間隔で閾値を再確認する．
(Bengtsson B, et al：A new generation of algorithms for computerized threshold perimetry, SITA. Acta Ophthalmol Scand 1997；75：368-375.)

　検査時間は視標呈示の回数に比例する．SITA-Fast の視標呈示回数は全点閾値と比べ健常眼で 29％，緑内障眼で 26％ に抑えられている[2]．

閾値測定法の実際

　図5に閾値測定法の違い，single staircase strategy と double bracketing strategy のスキーマを示す．測定する閾値を一度の交差で決定するか，二度交差し確認するかの大きな違いがある．各測定法を解説する．

全点閾値（full threshold）：まず，各象限でプライマリーポイントと呼ばれる既定の1測定点（固視点より 12.7°）で，視標輝度 25 dB より測定を開始する．25 dB より 4 dB ずつ視標輝度を下げ，見えなくなったところで反転し，今度は 2 dB ずつ視標輝度を上げ，最後に見えた測定輝度が閾値として記録される（4/2 dB double bracketing strategy，**図5右図**）．この測定された4点の閾値をもとに被検者の正常網膜感度曲線を設定する．周辺の測定点では，この正常網膜感度に基づいて測定が開始される．これで，固定された測定開始輝度を用いるよりも視標呈示回数を減らすことができる．なお，測定された閾値が周囲の検査点から算出された閾値の期待値と 4 dB 以上差のある場合，再確認が行われる．

FastPac：全点閾値の検査時間を短縮するため，single staircase strategy とした（**図5左図**）．閾値上から閾値下へ，反応がなくなった時点で検査を終了し，最後に応答のあった視標輝度を閾値として記録する．代わりに視標輝度間隔をより細やかに 3 dB としている．検査時間の短縮が望めるが，全点閾値と比べて被検者の反応過誤を再確認できず，検査内変動が大きいという欠点がある[3]．

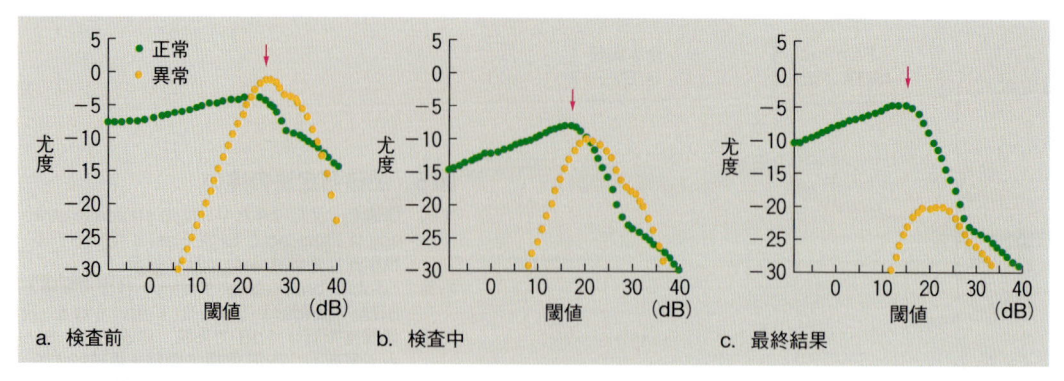

図6　1測定点でのSITAの働き
正常モデルを緑色，異常モデルを黄色で示す．横軸が閾値（dB），縦軸が尤度（log）．
a. 測定前の網膜閾値モデル．最も尤度の高い点（最尤推定量），正常モデルの25 dBが閾値（矢印）として選択される．
b. 検査中のモデル．被検者の応答の有無によって，正常，異常モデルともに毎回グラフが変化していく．この時点では異常モデル16 dBが閾値．
c. 最終結果．異常モデルの15 dBが閾値として選択される．
(Bengtsson B, et al：A new generation of algorithms for computerized threshold perimetry, SITA. Acta Ophthalmol Scand 1997；75：368-375.)

SITA-Standard[4]：緑内障に特化したプログラムで，現在，緑内障診断および経過観察のスタンダードとなっている．

　FastPacは検査時間を短縮したが，ばらつきが大きく再現性良好とはいえなかった．SITA-Standardは全点閾値と同じ4/2 dB double bracketing strategyに，最尤法（maximum likelihood estimation；MLE）[*1]を組み合わせることで，精度を維持しながら時間短縮を可能にした．

　実際には，まず全点閾値と同様にプライマリーポイントと呼ばれる各象限1測定点で閾値を測定するが，全点閾値と異なるのは，年齢別正常値が視標スタート値となる．この測定で得られた閾値から隣接する測定点での測定視標輝度が最適化される．全点閾値に比べて測定回数を減らすことができる．

　SITAは，①健常者と緑内障患者の年齢別網膜閾値，②視標輝度，測定点ごとの視覚確率曲線（frequency of seeing curve；FOSC），③視神経線維走行に基づいたクラスタ内での隣接点における閾値の相関，をデータベースとして内蔵している．これをもとに正常と異常の二つのモデルを各測定点で設定し（図6a），自覚応答（seen, not seen）に応じて，閾値判定していく．さらにすべての測定終了後に再計算し，最終結果を出力する．このため測定中と測定後の最終結果は異なる場合がある．1測定点での閾値算出法の具体例を図6に示す．最終的にy軸の尤度が高い点をもつほうのモデルの最も高い値が，この測定データを最もよく説明する閾値（最尤推定量）

[*1] 最尤法
端的に，"取りうるすべての値のなかから，データセットの尤度（もっともらしさ，likelihood）を最大にする値を推定する"方法である．

として選択，記録される．

SITA-Fast[5]：SITA-Standard の検査時間短縮版で，FastPac と同じく single staircase strategy をとっている（**図5左図**）．視標輝度間隔は変更なく 4 dB である．検査時間はすべてのプログラムで最も短いが，測定値のばらつきが認められる．

まとめ

　以上，HFA の各測定プログラムと，そのストラテジについて解説した．視野検査を実施する際は，各測定プログラムの特徴，相違を把握したうえで，症例に適した測定方法を選択することが重要であろう．測定原理を理解し，測定結果を吟味することで，正しい診断，深い疾患理解が得られるものと思われる．

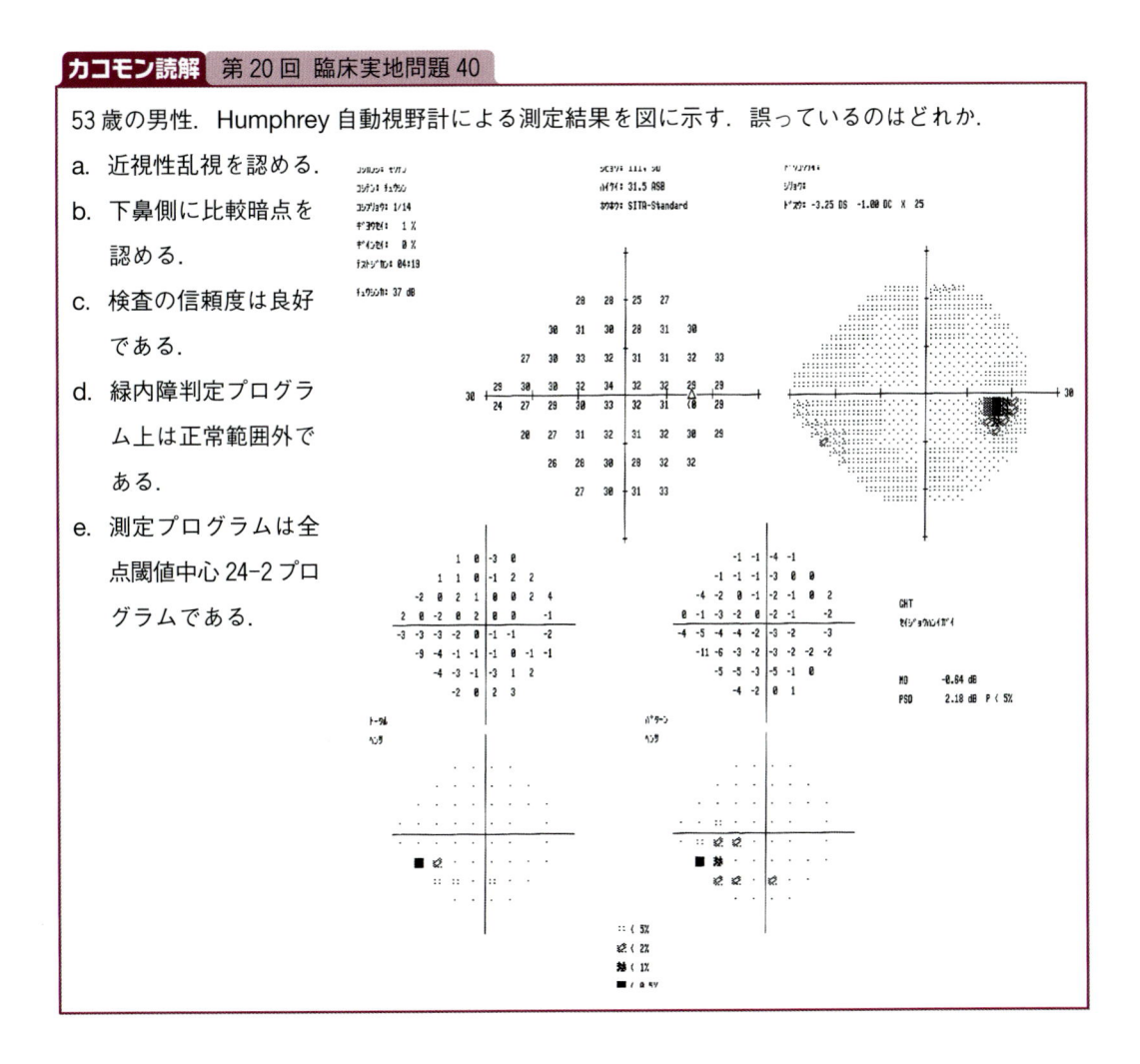

カコモン読解　第20回　臨床実地問題40

53歳の男性．Humphrey 自動視野計による測定結果を図に示す．誤っているのはどれか．

a. 近視性乱視を認める．
b. 下鼻側に比較暗点を認める．
c. 検査の信頼度は良好である．
d. 緑内障判定プログラム上は正常範囲外である．
e. 測定プログラムは全点閾値中心24-2プログラムである．

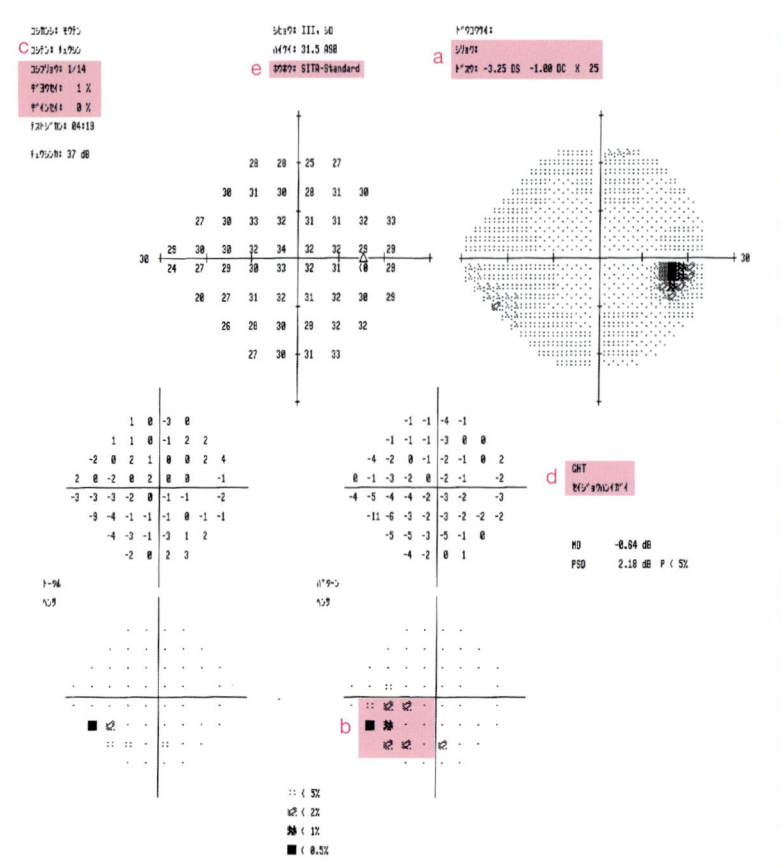

図7 Humphrey 静的視野計の測定結果のプリントアウト（"カコモン読解 第20回 臨床実地問題40"の解説図）

解説 Humphrey 静的視野計のプリントアウトの読みかたを問う問題である（図7）.

a. 矯正下での検査であり，"S−3.25D◯C−1.00D Ax25°"のレンズで矯正されている．
b. Mariotte 盲点が右視野にあり，右眼下鼻側に比較暗点を認める．
c. 検査の信頼性の指標[*2]はプリントアウト左上に示される．
d. 緑内障半視野テストが正常範囲外，かつパターン標準偏差（または修正パターン標準偏差）が $p<5\%$ である．
e. 測定プログラムは SITA-Standard であり，誤り．

模範解答 e

（小川俊平，中野 匡）

[*2] **信頼性の指標**
全点閾値と FastPac, SITA-Standard（Fast）では，値が異なることに注意．以下は SITA についての値．
固視不良：Mariotte 盲点に視標を呈示して監視される．20％を超えると固視不良と判定される．
偽陰性：一度閾値が決定した測定ポイントに 9dB 高輝度の視標を呈示し応答がなかった割合．33％を超えると信頼性が低い．
偽陽性：視標を呈示していないにもかかわらず応答した割合．15％を超えると信頼度が低い．

Humphrey視野計／測定結果の解釈

　静的視野検査は各測定点の感度を数値化し，正常者データベースと比較した統計処理を行うことで，動的視野検査で困難な精度の高い定量的な診断・経過観察が可能となる．しかし，自覚的な検査であることに変わりなく，プリントアウトされた結果を鵜呑みにせず，表示された数字の意味，その根拠を十分理解して的確に評価することが重要となる．本項では，代表的な自動視野計のひとつであるHumphrey静的視野計（Humphrey Field Analyzer；HFA）の測定結果について解説する．HFAのプリントアウトとして最も汎用される

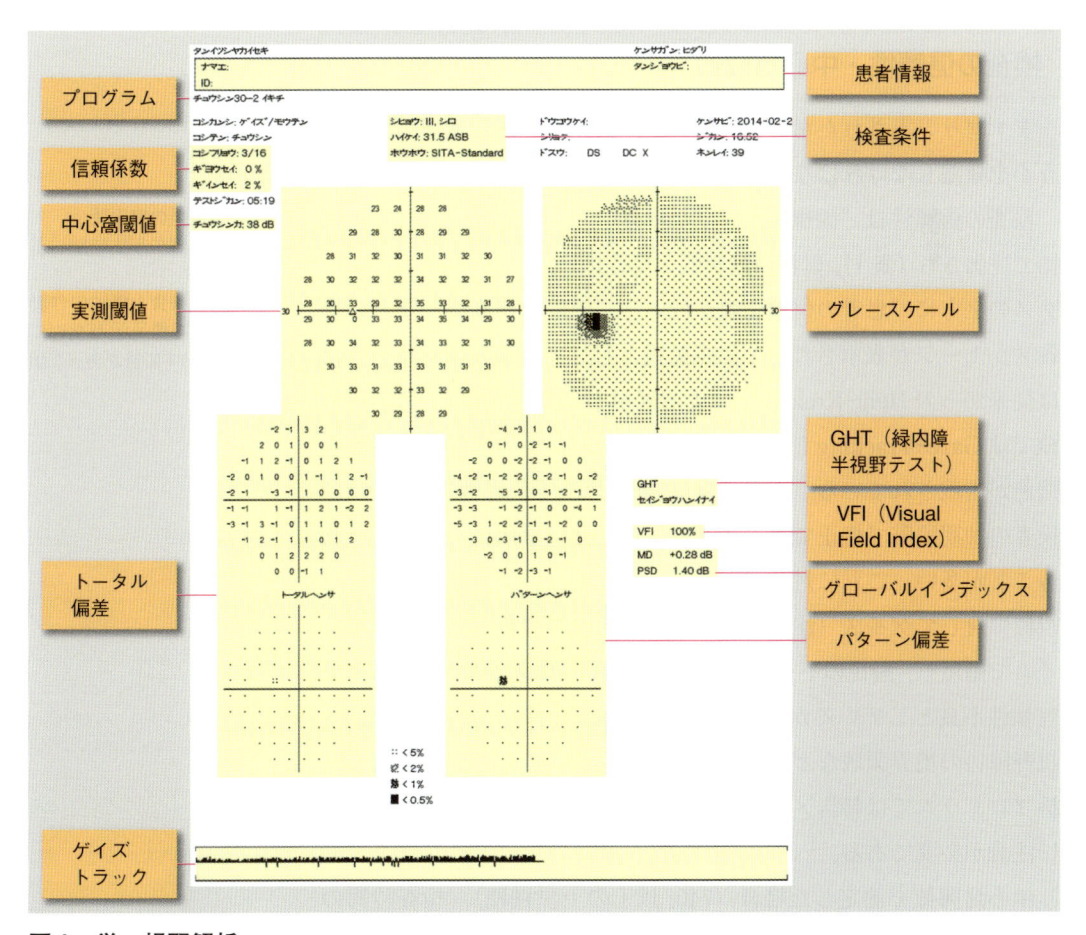

図1　単一視野解析

のは，1回ごとの検査結果を提示する単一視野解析である．図1にサンプル症例を示す．

患者情報，検査プログラム

プリントアウトの最上方に検査眼，患者名，生年月日，検査プログラム，検査条件，検査日などが表示されている．すべての項目に入力ミスがないように注意する必要がある．特に生年月日の入力ミスは解析データに影響し，プログラムの選択ミスは以前に検査した時系列データとの互換性がなくなるため要注意である．

図2は生年月日の"入力ミス"をシミュレートしたものである．同一年齢の健常者との比較により評価されるため，生年月日の入力は重要である．

また，近年ではカルテの電子化に伴い，患者IDの入力ミスにより他人の視野が容易に紛れ込むことも想定しておかなければならない．同姓同名も要注意である．

検査の信頼性・中心窩閾値

まずプリントされた単一視野解析が，信頼性のある検査結果かどうかを確認しなければならない．

検査の信頼性は"固視不良"，"偽陽性"[*1]，"偽陰性"の三つの指標で評価され（表1），信頼係数が低い場合には，グローバルインデックスの上方に"患者の信頼係数が低い"，"偽陽性が高い"などの警告メッセージが表示される．固視監視として，HFA700シリーズには従来からのHeijl-Krakau法による固視不良と，740i以上の上位機種ではGaze-Tracking法（ゲイズトラック）による赤外線固視監視機能が搭載されている．固視不良は20％以上で信頼性不良とされ，検査の初期段階で修正できるように，主に測定早期にチェックされることが多い．これに対してゲイズトラックは呈示されるすべての視標に対してゲイズ（注視）システムが患者の固視方向をリアルタイムで追尾し，固視の不良度合いを表示する．偽陽性は15％以上を信頼性不良としているが，偽陰性は単に集中力の欠如のみでなく，視野障害の境界領域などでも結果が不安定となることから最新の解析プログラムでは警告メッセージが表示されなくなった．評価の際に注意が必要である．

中心窩閾値を測定した場合（740i以上の上位機種），検査時間の下に数値（dB）が表示される．

[*1] **偽陽性の算出法**
SITA：患者の反応時間に基づき算出．
全点閾値検査：機械の作動音のみで視標呈示がないにもかかわらず応答があった頻度．

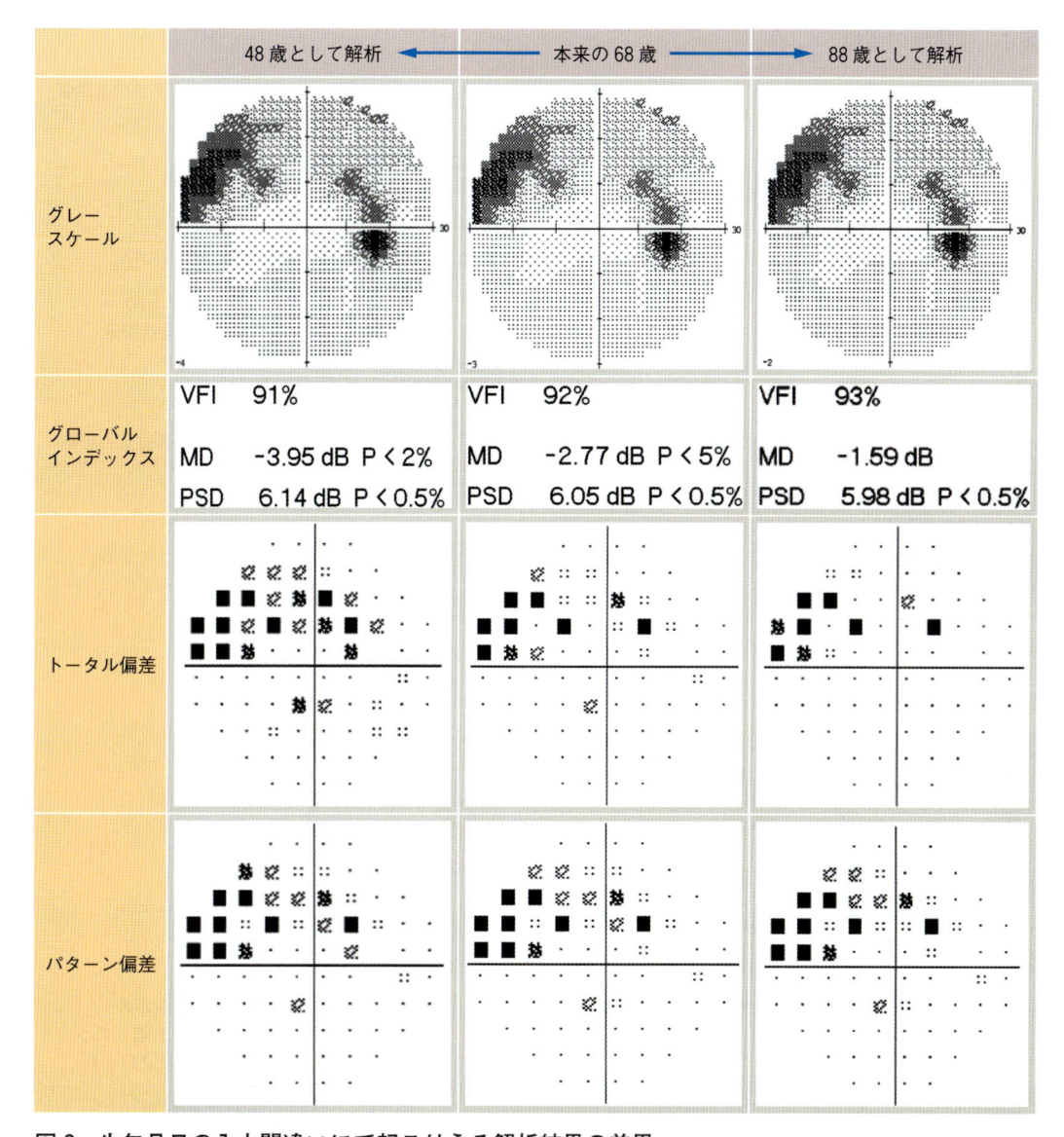

図2 生年月日の入力間違いにて起こりうる解析結果の差異
本来68歳の被検者であるが，±20年の生年月日入力間違いをしたときの解析結果を示した．グレースケールは変化ないが，年齢別の補正を行うMD値，トータル偏差にはかなりの差異が生まれ，パターン偏差などにも若干の影響がでることがわかる．
VFI：Visual Field Index
MD：mean deviation
PSD：pattern standard deviation

グレースケール

　グレースケールは5dBごとのグレートーンシンボルで表示されており，視野の全体像をおおまかに把握しやすい．しかし，実際に測定する隣接した測定点の間は予測（補間法；interpolation）により全体像を表現しているため，軽度の感度低下に鋭敏でなく，判定

表1　信頼性の指標

信頼性の指標			信頼性不良の基準値
信頼係数 (Heijl-Krakau法)	固視不良	検査中の固視の安定性を示す．Mariotte盲点に視標を呈示し，応答があると固視不良となる．	20%
	偽陽性	本来見えないはずの視標を認知したと応答すること．検査に対する不慣れ，理解不足，応答不良（早すぎる，遅すぎる）の場合に高くなる．	15% (SITA) 33% (全点閾値)
	偽陰性	明らかに視認可能な高輝度の視標を呈示したにもかかわらず応答がないことを示す．患者の疲労による集中力の減退や，意図的に応答しない場合に高くなる．正確な応答をしていても視野障害が重度であると，高値を示すことがあるので注意する必要がある．	33%が目安となる
ゲイズトラック (Gaze-Tracking法)	上方ライン	固視ずれを示す．1°単位で最大視角10°．	
	下方ライン	瞬目，眼瞼下垂など赤外線による固視追尾が不可能な状態を表す．	

に注意する必要がある．

トータル偏差（total deviation）

　実際に測定した生データ（実測閾値）から，患者の年齢に応じて補正した正常値データ（中央値）を引いた値を表示したもの．上段にそれぞれの正常値と実測閾値との差を数値（dB）で表す．下段は確率シンボルで，同年齢の健常眼と比べて視野異常が生じる確率を5段階で表示する[*2]．臨床的には，下段の確率プロットが視野障害の評価に簡便で有用性が高い．

[*2] 確率シンボル
上段の数値を濃淡のシンボルに変換したプロット．

∷	<5%
▨	<2%
▨	<1%
■	<0.5%

パターン偏差（pattern deviation）

　トータル偏差から視野全体の高さ（沈下または上昇）を補正して，局所的な視野障害を明確にしたもの．白内障や角膜混濁，縮瞳薬による全体的な視野の感度低下がある場合，トータル偏差では局所的な視野障害を評価しにくく，パターン偏差が有用となる．また，最新のHFA解析プログラムにおいては，MD（mean deviation；平均偏差）値が−20 dBを下回る場合，パターン偏差・パターン偏差確率プロットがともに表示されなくなった（図3）．

緑内障半視野テスト（Glaucoma Hemifield Test；GHT）

　緑内障性視野異常の判定プログラムで，上下半視野をそれぞれ網

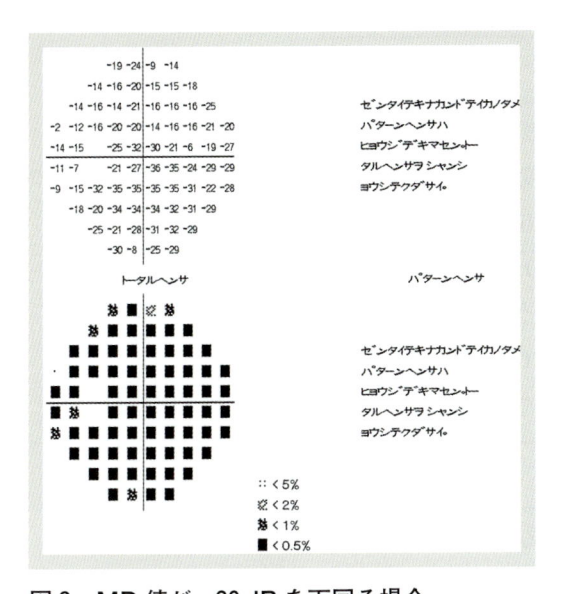

図3　MD値が−20dBを下回る場合
パターン偏差・パターン偏差確率プロットがともに表示されなくなった.

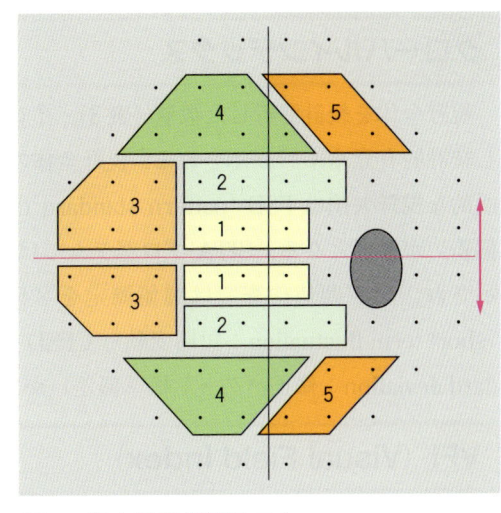

図4　緑内障半視野テスト（Glaucoma Hemifield Test；GHT）

表2　GHTの表示とその基準

正常範囲外 (outside normal limits)	1組のゾーンのスコア差が $p<1\%$，または，2組のゾーンのスコアがともに $p<0.5\%$
境界域 (borderline)	1組のゾーンのスコア差が $p<3\%$
全体的な感度低下 (general reduction of sensitivity)	"正常範囲外"の基準に適合せず，最も感度のよい部分が年齢別正常値の $p<0.5\%$ の場合に表示される.
異常高感度 (abnormal high sensitivity)	最も感度がよい部分で，$p<0.5\%$ の高感度を示す. 固視不良，偽陽性例でみられる.
正常範囲 (within normal limits)	上記4基準に適合しない場合

GHT：Glaucoma Hemifield Test

表3　グローバルインデックス

SITA 全点閾値検査	MD (mean deviation；平均偏差)	視野全体の年齢別正常値からの偏位で，マイナス値ほど，びまん性の視野欠損の程度が悪いことを表す.
	PSD (pattern standard deviation；パターン標準偏差)	年齢補正された正常パターンから，どの程度ばらついているかを示す指標. プラス値ほど視野の凸凹が大きい.
	SF (short term fluctuation；短期変動)	同一検査点を2回以上測定したときの感度閾値の標準偏差. 測定中の反応のばらつきを表す. 負の数値が高いほど反応のばらつきが多い.
	CPSD (corrected pattern standard deviation；修正パターン標準偏差)	PSDをSFで補正したもの. 検査中のばらつきを補正し，視野の局所沈下を表す.

膜神経線維の走行を考慮して対称的な五つのゾーンに分け，上下の感度差を比較して検出する方法である（**図4**）[1]. GHTは緑内障性視野欠損の早期検出を目的として作成されたプログラムであり，他疾患の検出を考慮していないため判定の解釈には注意が必要である. GHTは，単独の緑内障性視野異常の判定として最も鋭敏とされている. GHTの表示とその基準を**表2**に示す.

文献はp.312参照.

グローバルインデックス

視野全体を統計解析した数値（**表3**）．インデックスそれぞれに対し統計的有意水準[*3]が示される．視野全体の感度低下はMDが，局所的な視野欠損はPSD（pattern standard deviation；パターン標準偏差）が参考となる．SITAプログラムではMD，PSDの二つが表示され，全点閾値検査では閾値測定を2回行うため，加えてSF（short term fluctuation；短期変動），CPSD（corrected pattern standard deviation；修正パターン標準偏差）が表示される．

VFI（Visual Field Index）

視野障害の程度を示す新しいパラメータである（740i以上の上位機種で測定可能）．パターン偏差をもとに残存視機能率（％）で算出し，正常視野を100％，視野消失で0％となるように表示される．算出には大脳皮質拡大率や網膜神経節細胞の分布などを考慮し[2]，臨床上最も重要な視野中心部に重みづけを行い[*4]，計算されている[3]．

MDはトータル偏差から算出されるため，中間透光体の混濁の影響を受けやすいのに対し，VFIはパターン偏差から算出するため，その影響が少ないとされているが，今後の評価が必要である．MD値が−20 dBを下回る場合には，トータル偏差確率プロットから算出される．

まとめ

検査結果を読影する際は，常に表示された数値，パラメータ，警告メッセージがどのような意味をもつかを正確に把握することが大切で，そのうえで眼底や自覚症状など，ほかの所見との整合性を確認し，正しく視野障害を評価することが重要である．また，測定結果から患者の疲労度や注意力の欠如なども推測し，自覚的検査であることに留意するべきである．日頃から質の高い測定精度を目指し，検査者のスキルアップ，測定環境の整備も必要であろう．

（野呂隆彦，中野 匡）

[*3] グローバルインデックスの統計的有意水準の表示

$p < 10\%$
$p < 5\%$
$p < 2\%$
$p < 1\%$
$p < 0.5\%$

[*4] VFIの算出
固視点から同心円状に五つのセクションに分け，それぞれ以下のように重みづけされ計算されている．

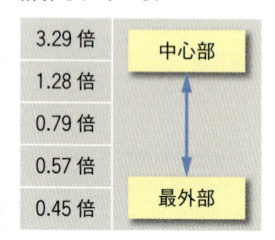

3.29倍	中心部
1.28倍	↕
0.79倍	
0.57倍	
0.45倍	最外部

Octopus 視野計／測定プログラムとストラテジ

　自動視野計として世界で初めて開発された Octopus 視野計は，1976 年の Octopus 201 以後，改良とバージョンアップがなされてきた．現行機種には，半球ドームを有し 90°全視野投影型の Octopus 900 と中心 30°内を測定するコンパクトな直接投影システムの Octopus 300 シリーズがある．いずれも，機能選択的視野検査である Blue on Yellow 視野およびフリッカ視野[1]も測定可能である．さらに，最新の視野解析ソフトである EyeSuite™ Perimetry にて，各種眼科疾患の診断・経過観察および視野進行の解析が容易になっている．また，Humphrey 視野での検査結果データをインポートし解析することができ，幅広い対応を可能にしている．

文献は p.312 参照．

測定プログラム（表 1）

　測定プログラムには，スクリーニング測定用と閾値測定用がある．さまざまな疾患に対応しやすいように多くのプログラムが用意されており，測定範囲により中心視野（30°内），周辺視野，全視野に分けられる．汎用されるプログラムは，閾値測定プログラムの 32，G，M である．それぞれの測定点配置を図 1 に示す．プログラム 32 は，6°間隔の格子状に配置されており，いずれの疾患にも対応でき，特に半盲性疾患は明瞭化できる．プログラム G の測定点配置は網膜神経線維の走行を考慮し，中心および鼻側部位に多く配置されており，緑内障の診断および経過観察に非常に有用である．測定点はプログラム 32 より少ないため，測定時間も短縮される．プログラム M は中心 10°内で密に配置され，黄斑疾患や，緑内障の固視点近傍に障害がある場合に有用である．

　Octopus 視野では，各測定プログラムの測定点は Stage で分割される（図 2）．臨床上重要とされる部位の順番に Stage 1〜4 まで存在し，それらを Phase 1 として，すべての測定点の 1 回目の閾値検査が終了する．さらに測定精度を上げるため 2 回目の閾値検査は Stage 5〜8 まで測定し Phase 2 が終了する．Stage の分割で被検者の状態にあわせ途中で終えることができ，再現性の指標になる短期

表1 測定プログラム (Octopus 900・101・300)

名称	測定範囲	検査点	適応疾患	閾値 NS*	閾値 DS*	閾値 TOP	閾値 LVS*	スクリーニング 2-LT*	スクリーニング 1-LT*	900	101	300
32	0–30°	76	一般	○	○	○				+	+	+
G1・G2	0–30°/30–60°	59/14	緑内障, 一般	○	○	○		○		+	+	+
M1・M2	0–4°/4–9.5° 9.5–26°/26–56°	45/36 38/14	黄斑疾患	○	○	○		○		+	+	+
C08	0–8°	56	黄斑疾患	○	○	○				+	+	
N1	0–4°/blind spot 4–26°/26–70°	21/80 54/17	視神経疾患	○				○	○	+	+	
D1	0–26°/26–52°	16/42	糖尿病	○	○					+	+	
LVC	0–30°	77	low vision (中心)				○			+	+	+
LVP	0–30°/30–87°	9/66	low vision (周辺)				○			+	+	
ST	0–30°/30–56°	59/26	一般	○				○		+	+	+
07	0–30°/30–75°	48/82	一般	○				○		+	+	
BT	50°n/82°t/60°s**	87	眼瞼下垂						○	+	+	
ET	0–80°	100	Esterman test						○	+	+	
BG	0–50°	68	法的視覚障害						○	+	+	
FG	0–80°	105	運転免許用					○		+	+	
CT	4–90°	16–100	custom test	○	○	○	○			+	+	+
10-2	0–10°	68	黄斑疾患	○						+		
24-2	0–24°	54	緑内障, 一般	○						+		
30-2	0–30°	76	緑内障, 一般	○						+		

* NS: normal strategy, DS: dynamic strategy, LVS: low vision strategy, 2-LT: 2-level test, 1-LT: 1-level test
** 50°n/82°t/60°s: 50° nasal/82° temporal/60° superior

変動 (short-term fluctuation; SF) を算出したい場合は, Phase 2 のいずれの Stage で終えても計算される. また, プログラムによっては, さらに周辺視野を Phase 3, 4 で測定可能である.

測定ストラテジ

測定アルゴリズムにはスクリーニング検査と閾値検査がある. 異常の検出にはスクリーニング検査が, 経過観察には定量的に感度を測定する閾値検査が有用である.

スクリーニング検査（図3）:

1-level test：年齢別正常感度より 4 dB 明るい視標を呈示し, 正常か異常かの判定をする方法.

2-level test：1-level test で得られた異常点に最高輝度の視標を呈示し, 正常, 比較暗点, 絶対暗点の 3 段階に分類する方法.

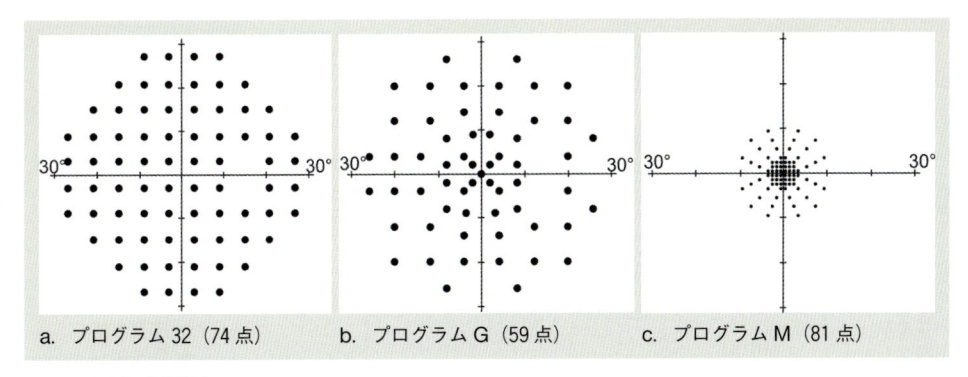

a. プログラム 32（74 点）　　b. プログラム G（59 点）　　c. プログラム M（81 点）

図1　測定点配置

Phase 1	Stage 1	Stage 2	Stage 3	Stage 4
Phase 2	Stage 5	Stage 6	Stage 7	Stage 8

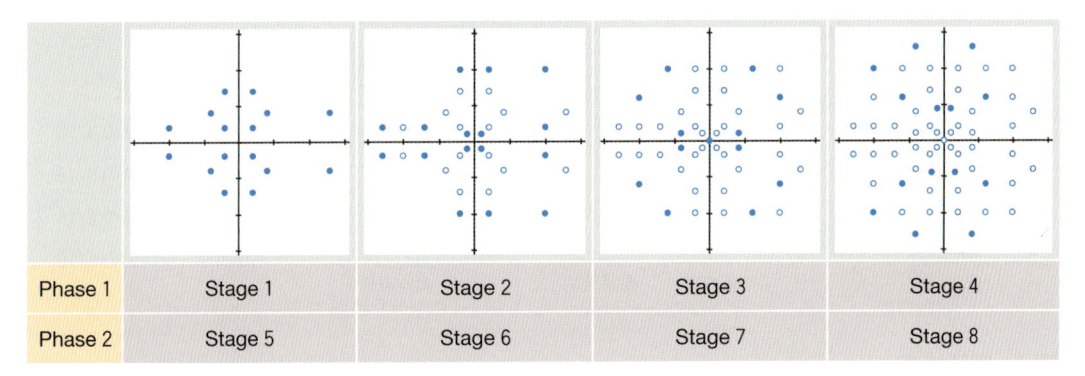

図2　Phase と Stage

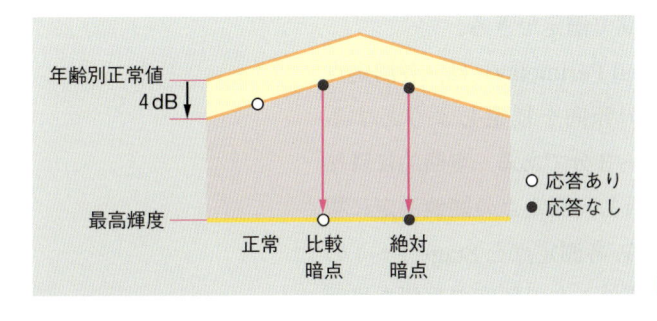

図3　スクリーニング検査

閾値検査（図4）：

normal strategy：Octopus で初めて採用された閾値測定の基本である bracketing（4-2-1 dB）法を用いている．4 dB ステップで輝度を変化させ，被検者の応答が変化すれば逆方向に 2 dB ステップで輝度を変化させ，再び応答に変化があったところで終了し，最後に応答があった値から 1 dB 戻った値を採用している．

dynamic strategy：bracketing 法の変法であるが，測定時間の短縮を目的に，感度が低いところは視覚確率曲線の傾きがなだらかになることに着目し，正常付近では細かく，障害部位では大きくステップ幅を変化（2 dB から最高 10 dB）させ測定している[2]．精度は保

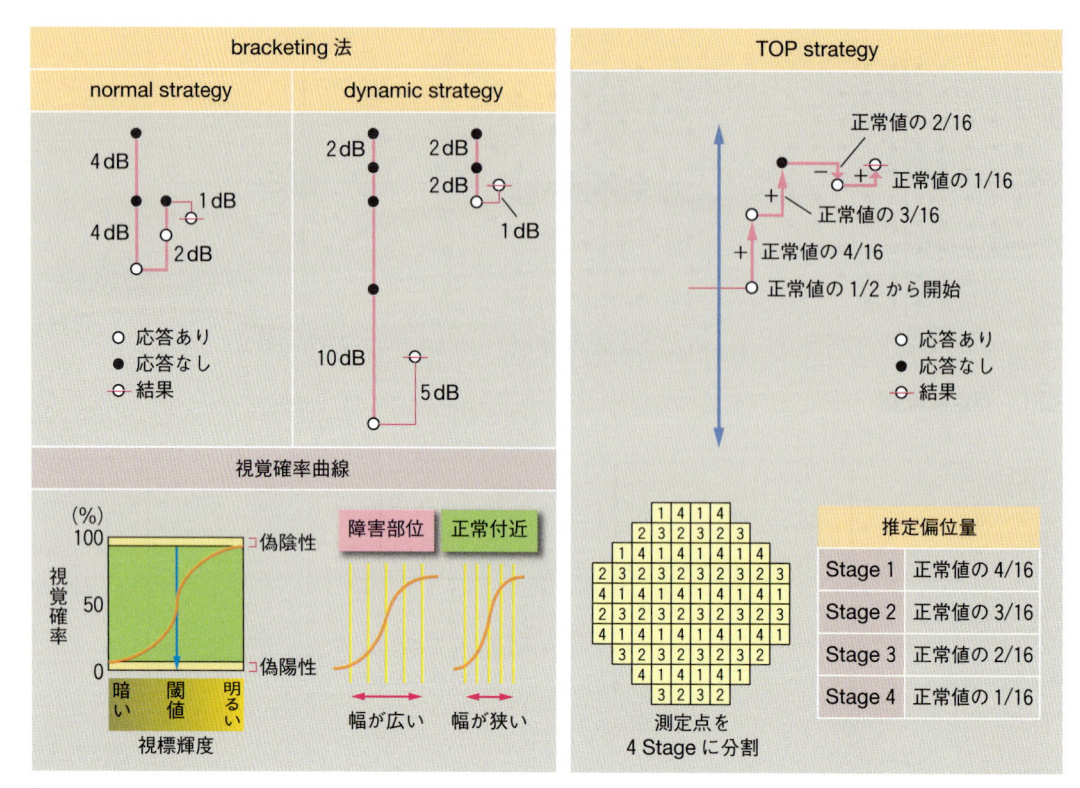

図4 閾値検査

ちつつ，normal strategy の約 1/2 の時間で測定できる．

TOP strategy：TOP（Tendency Oriented Perimetry）は，各測定点をわずか1回のみの視標呈示で閾値の傾向を推定しようとする strategy であり[3]，測定時間はわずか2～3分である．空間的に隣接する測定点の閾値は類似することに着目し，測定点の閾値決定に複数の隣接点の測定結果を反映させている．各測定点を Stage 1～4 の格子状に分割し，Stage 1 の点では正常値の 1/2 の輝度で視標を呈示し，応答により正常値の 4/16 の推定偏位量にて隣接点を含め補間させ上下する．その後，同様に Stage 順に正常値の 3/16，2/16，1/16 の偏位量と補間を繰り返し閾値を推定していく．測定原理上，暗点は浅くなだらかになり，応答間違いが結果に大きく影響を与える．

low vision strategy（LVS）：4-2-1 dB bracketing 法を用いているが，最初に最も明るい視標（0 dB）から呈示し，段階的に感度を上げ，閾値に達するまで測定する．low vision に対して，予測される閾値に達するのに効率よく測定でき，負担が少ない．視標サイズはVを用い，視標呈示時間は 200 ms である．

（高田園子）

Octopus 視野計／測定結果の解釈

　Octopus では測定器種やデータ解析ソフトによって，いくつかのプリントアウトが可能である．最も情報量が多く標準とされている Seven-in-One の結果について説明する．

Seven-in-One（EyeSuite™ プリントアウトデータ）の読みかた

　代表的な症例結果（**図1**）とそれに対応した説明を**表1**にまとめた．また，Octopus に特徴的なものと一般的に使用されている Humphrey との相違を述べておく．CO グレースケールは，Humphrey や Octopus でも従来から使用されている実測値の dB 値をもとにした

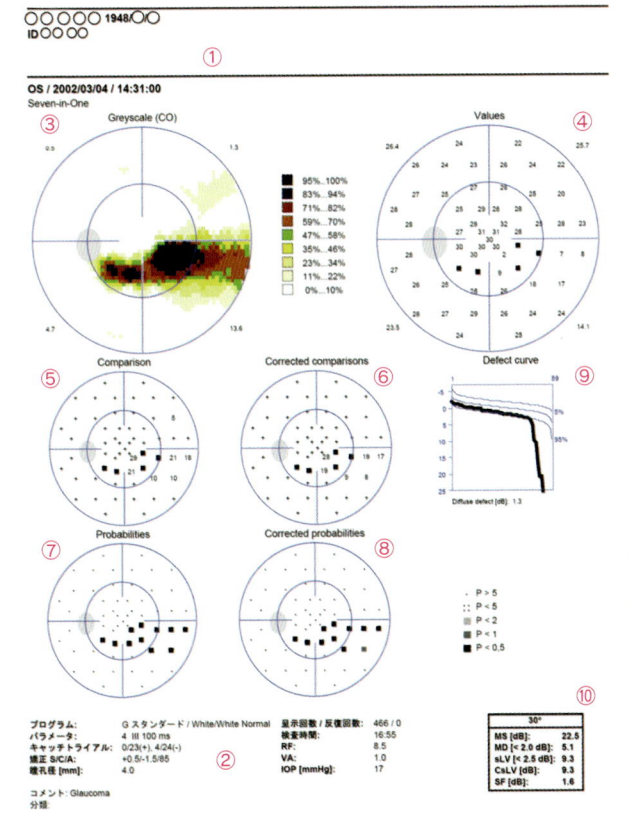

図1 Seven-in-One（EyeSuite™ プリントアウトデータ）

症例は54歳，女性，原発開放隅角緑内障の左眼．②より G（緑内障）プログラムの normal strategy を選択．キャッチトライアルの偽陽性は 0/23＝0％，偽陰性は 4/24＝16.7％であり，信頼性のある結果といえる．③では下方に弓状の感度低下が一見してとらえることができる．④にて 5～15°内の領域には 0 dB（■）になる深い感度低下を示す部位があるが，中心部の大事な 5°内は 30 dB 前後の正常感度である．⑨の Diffuse defect 値の 1.3 dB を⑤から差し引いて⑥の結果になるが，局所の低下部位の範囲にほとんど変化なく，全体的な感度低下が少ないことがわかる．⑦⑧では確率表示にて正常からの逸脱度を示し，異常部位の範囲をよりとらえやすい．

表1 Seven-in-One（EyeSuite™ プリントアウトデータ）の説明

① 患者データ	生年月日を正確に入力する．年齢別正常値との比較に基づくため検査結果に大きく影響する．
② 検査情報	検査に選択した測定プログラムとストラテジを表示． キャッチトライアル（検査の信頼性） 　偽陽性（＋）：視標が呈示されず音だけに応答．境界値は 33％． 　偽陰性（－）：検査中に一度応答のあった部位に，より高輝度の視標を呈示しても応答がない．境界値は 33％． RF（reliability factor）：キャッチトライアルから算出され，正常値は 15％以下．
③ Greyscale（CO） （CO グレースケール）	従来のグレースケールは，実測値の dB 値に基づいた濃淡表示であるが，CO グレースケールは，年齢別正常値からの沈下量（％）を 9 段階に分けて濃淡表示している．異常部位が素早く直感的にイメージできる利点がある．これらの濃淡表示では測定点間は補間されているため，暗点のエッジはぼやけ，この表示のみで判定することは適当でない．
④ Values（実測値）	得られた感度の実測値（単位 dB）で，最も基本となる．
⑤ Comparison（比較）	年齢別正常値と実測値との差で，その沈下量を数値表示（単位 dB）している．異常部位はプラスの数値表示になり，正常範囲内（4 dB 以内）であれば"＋"と表示され，異常部位が明確に表現されている．Humphrey 視野では total deviation に相当し，マイナスの数値表示になっている．
⑥ Corrected comparisons（補正比較）	Comparison から白内障などの diffuse な感度低下の成分を差し引いて補正した値である．Defect curve のグラフの下方に表示されている Diffuse defect 値（全測定点の感度の高いほうより第 12～16 番目での正常値からの差の平均）を差し引いた値が表示されている．これは局所的な感度低下部位を明瞭に表現している．
⑦ Probabilities（確率）	各測定点の値が統計学的に有意に正常から逸脱しているかを確率表示している．
⑧ Corrected probabilities（補正確率）	数値表示した Corrected comparisons をもとに確率表示している．
⑨ Defect curve	Bebie curve ともいい Octopus 視野にのみ採用されている．年齢別正常値からの差による沈下量（Comparison の値）を低い数値から高い数値を順番に並べてプロットした曲線で，局所的な沈下，diffuse な沈下，混合した沈下，偽陽性応答の多い異常高感度が明瞭に把握できる（下図）．程度は Diffuse defect（単位 dB）として曲線の下方に表示されている． 正常型　　局所欠損型　　全体沈下型 混合型　　偽陽性型
⑩ 視野指標（表 2 参照）	閾値検査では，視野全体の性状を数量的に統計解析した数値が算出され，global index（視野指標）という．表 2 にそれぞれの視野指標の臨床的意義を示す．

表2 各種視野指標の算出式および臨床的意義

視野指標	計算式	視野計	臨床的意義
MS (mean sensitivity)	$MS = \sum_{i=1}^{I} Xi/I$	Octopus	視野全体の平均感度.
MD (mean defect)	$MD = \sum_{i=1}^{I} (Ni-Xi)/I$	Octopus	年齢別正常被検者との平均感度の差. Octopus と Humphrey で符号が異なる.
MD (mean deviation)	$MD = \left\{ \frac{1}{I} \sum_{i=1}^{I} \frac{(Xi-Ni)}{S1i^2} \right\} / \left\{ \frac{1}{I} \sum \frac{1}{S1i^2} \right\}$	Humphrey	
LV (loss variance)	$LV = \frac{1}{I} \sum_{i=1}^{I} \left\{ (Ni-MD) - Xi \right\}^2$	Octopus	視野の凹凸の程度を示す. 局所的な感度低下により鋭敏に上昇. diffuse な障害では変化しない.
PSD (pattern standard deviation)	$PSD = \sqrt{ \left\{ \frac{1}{I} \sum_{i=1}^{I} S1i^2 \right\} \left\{ \frac{1}{I-1} \sum_{i=1}^{I} \frac{(Xi-Ni-MD)^2}{S1i^2} \right\} }$	Humphrey	
SF (short term fluctuation)	$SF = \sqrt{ \dfrac{\sum_{j=1}^{M} \sum_{r=1}^{R} (Xj-\overline{Xj})^2}{\dfrac{R-1}{M}} }$	Octopus	短期変動. 一回の視野検査中に同一測定点を2回以上計測し求めた標準偏差で, データの再現性の指標となる. 視感度の低い部位で上昇する. 視野障害の初期で上昇することもある.
	$SF = \sqrt{ \left\{ \frac{1}{10} \sum_{j=1}^{I} S2j^2 \right\} \times \sum_{j=1}^{10} \frac{(Xj1-Xj2)^2}{2S2j^2} }$	Humphrey	
CLV (corrected loss variance)	$CLV = LV - SF^2/I$	Octopus	LV, PSD より SF の影響を差し引いた値.
CPSD (corrected pattern standard deviation)	$CPSD = \sqrt{PSD^2 - k \times SF^2}$	Humphrey	

I	測定点数	M	反復測定を行った測定点の数
Xi	測定点 i の視感度	k	定数 (30°視野:1.28, 24°視野:1.14)
Ni	測定点 i の年齢別正常値	S1i	測定点 i の年齢別の正常標準偏差
Xj	反復測定を行った測定点 j の視感度	S2j	測定点 j の年齢別の正常標準偏差
$\overline{Xj}$	反復測定にて得た測定点 j の平均視感度	Xj1	2回反復測定を行った測定点 j の1回目の視感度
r	測定回数	Xj2	2回反復測定を行った測定点 j の2回目の視感度
R	反復測定の回数		

濃淡表示方法と違い, 年齢別正常値からの沈下量を濃淡表示しているため, 異常部位を明確にとらえることができる. 従来のグレースケールで見慣れていると, 見た目の印象が異なるので, 表現方法が違うことを認識しておく必要がある.

Comparison, Probabilities は Humphrey の total deviation に, Corrected comparison, Corrected probabilities は pattern deviation にあたり, それぞれの数値表示は Octopus では正常範囲内 (4 dB 以内) を "+" で示し, 年齢別正常値との差はプラスの値で, Humphrey

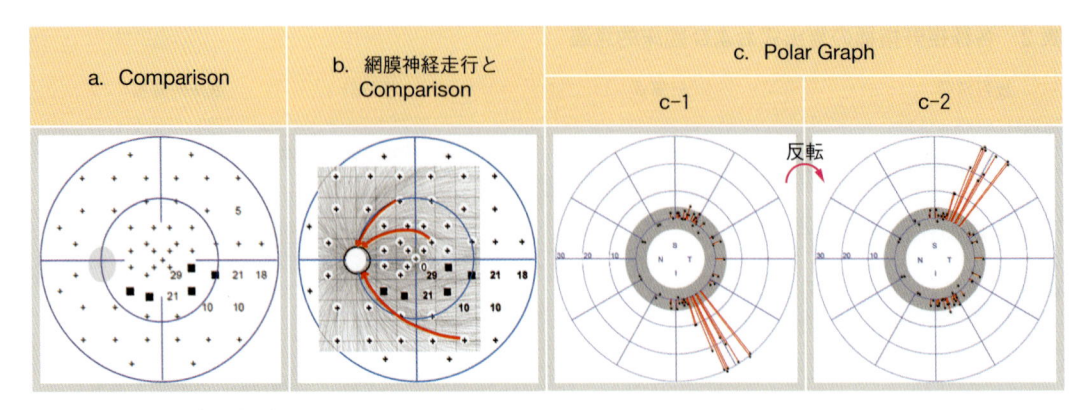

図2 Polar 解析の概念
各測定点に対応する網膜神経節細胞の軸索が視神経乳頭のどの部位に対応するか算出され（b），Comparison（a）で得られた値を乳頭周囲に配置する．0dB は円周上に，dB 値に応じて突出するグラフになる（c-1）．眼底所見との対応のため，上下反転し表示する（c-2）．

はマイナスの値で表示されている違いがある．

Octopus にのみ採用されている Defect curve[1] は，視野の形状を曲線で表現しており，diffuse loss の存在や偽陽性応答の有無が一見して認識できる利点がある．

視野指標（**表2**）では，代表的で重要なものに MD がある．Octopus では mean defect，Humphrey では mean deviation の略であるが，計算式の違いもあり符号が異なる．視野障害が進行すると Octopus ではプラスへ上昇し，Humphrey ではマイナスへ減少する．それぞれの MD は高い相関を示し，ほぼ同等に考えてよいとされている．同様に LV，CLV は PSD，CPSD に相当するが，数値のスケールが大きく異なる．視野計が違うと設定条件が違うので生データの直接的な比較はできないが，それぞれの特徴や違いを認識しておく必要がある．

EyeSuite™ Perimetry の有用性と読みかた

過去のどの Octopus 視野計のデータの解析が可能な視野解析ソフトである EyeSuite™ Perimetry がある．機能（視野）障害と構造（眼底）障害の対応に対し，障害部位の整合性がとれているかを評価することは重要であり，EyeSuite™ Perimetry では，眼底所見と対比しやすい視野の評価として，Polar 解析（**図2**）と Cluster 解析がある．また，測定されたすべての視野を用い，直線回帰にて，ある一定期間の視野進行傾向を評価するトレンド解析をした Polar トレンド解析および Cluster トレンド解析がある（**図3**）．

Polar 解析：各測定点の沈下量を網膜神経線維に沿ってモデルの視神経乳頭に投射させて上下反転し（眼底所見との対応のため），線の

文献は p.312 参照．

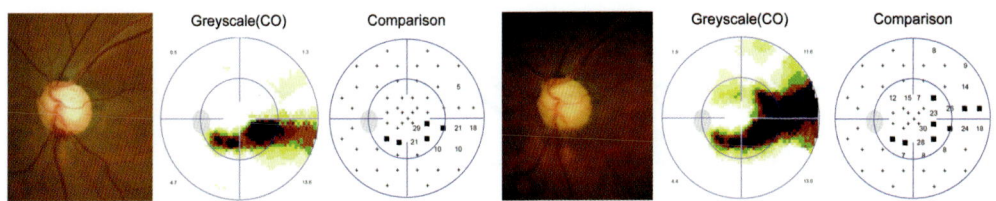

3. 静的視野測定　53

a. 眼底写真と視野（2002年）

d. 眼底写真と視野（2010年）

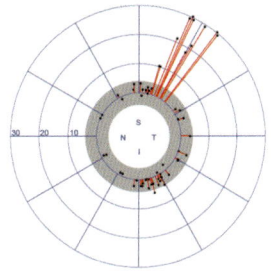

b. Polar 解析（2002年）

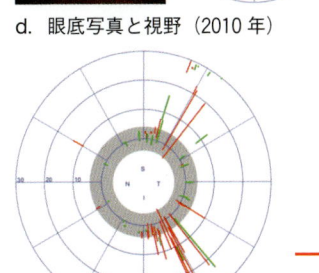

e. Polar トレンド解析（2002〜2010年）

――― 赤線：悪化
――― 緑線：改善
線の長さは変化量（dB）

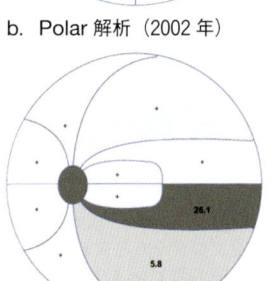

c. Cluster 解析（2002年）

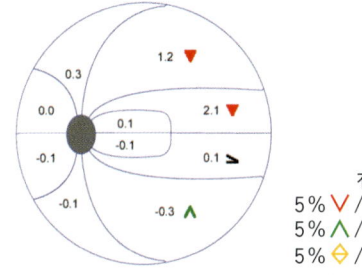

f. Corrected cluster トレンド解析（2002〜2010年）

有意性
5% ∨ /1% ▼ の悪化
5% ∧ /1% ▲ の改善
5% ⇔ /1% ◆ の変動

図3　図1の症例
a. 眼底写真の1〜2時方向に網膜神経線維層欠損（nerve fiber layer defect；NFLD）を認め，6時方向に乳頭出血を認める．NFLD に一致した下方 Bjerrum〜鼻側の視野に感度低下を認める．
b. 眼底写真の NFLD に一致した部位に赤い bar の突出が一致している．
c. 各クラスタでの平均沈下量が表示されている．
d. 2002年に比較し6時方向の rim の菲薄化が進行し，それに一致した上方の視野に感度低下が認められ進行している．
e. 2002年と2010年の眼底写真で進行した部位と赤い bar の突出部位が一致している．
f. 上半視野のクラスタに 2.1 dB/年の速い進行が示されている．これらより，眼底の進行部位と視野の進行部位の対応とその程度がよくわかる．

長さで沈下量を表現している．

Cluster 解析：測定部位を網膜神経線維束に沿ってクラスタ化し，各クラスタでの平均沈下量を表示している．また，そこから DDc（diffuse defect；びまん性沈下量）を引いた補正表示の Corrected cluster 解析がある．

Polar トレンド解析：各測定点の沈下量を直線回帰分析し，その結果を Polar 解析して視神経乳頭に投射したものである．

Cluster トレンド解析：各クラスタでの平均沈下量を解析（回帰直線の傾き）したものである．また，沈下量から DDc を引いた平均を解析する Corrected cluster トレンド解析がある．

（高田園子）

クリニカル・クエスチョン

測定プログラムとストラテジの使い分けをどのようにしたらよいのでしょうか？

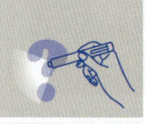

Answer 　測定プログラムは，疾患の特徴的な視野変化に合わせた配置点のプログラムを選択すると効率的です．ストラテジは，一般的には測定精度と測定時間を考慮した dynamic が勧められます．従来からのデータが多数あり，継続的なデータ解析を要する症例には，同じ normal での測定が有用です．長時間の集中や姿勢の保持が困難な高齢者や小児，静的視野検査の苦手な人には測定時間の短い TOP（Tendency Oriented Perimetry）がよいですが，わずかな変化をとらえて診断，経過観察をするためには，可能な限り測定精度の高いストラテジを選択し評価するべきです．

測定プログラムの配置点[*1]を活かして選択

プログラム G：網膜神経線維走行を考慮した59点の配置点で，緑内障には鼻側や Bjerrum 領域の感度低下を効率的にとらえることができる（図1）．

プログラム M：黄斑疾患の中心感度の評価に有用であるのはもちろん（図2），緑内障においては固視点近傍に暗点が生じてくるタイプや進行してきた場合の中心感度を評価するには，非常に有用である（図3）．

プログラム 32：一般的にどの疾患にも対応できるが，垂直性半盲な

[*1] "Octopus 視野計／測定プログラムとストラテジ" の項の図1（p.47）を参照されたい．

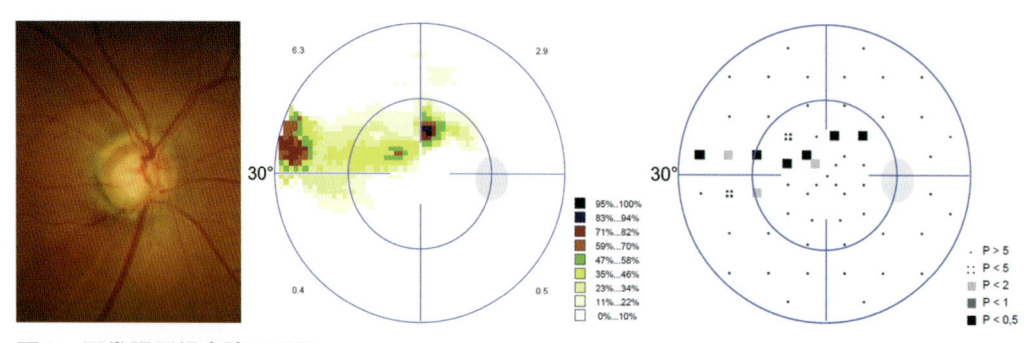

図1　正常眼圧緑内障の所見
75歳，女性．プログラム G にて，眼底の NFLD に一致した中心と鼻側の感度低下がとらえられている．
NFLD：nerve fiber layer defect（網膜神経線維層欠損）

3. 静的視野測定　55

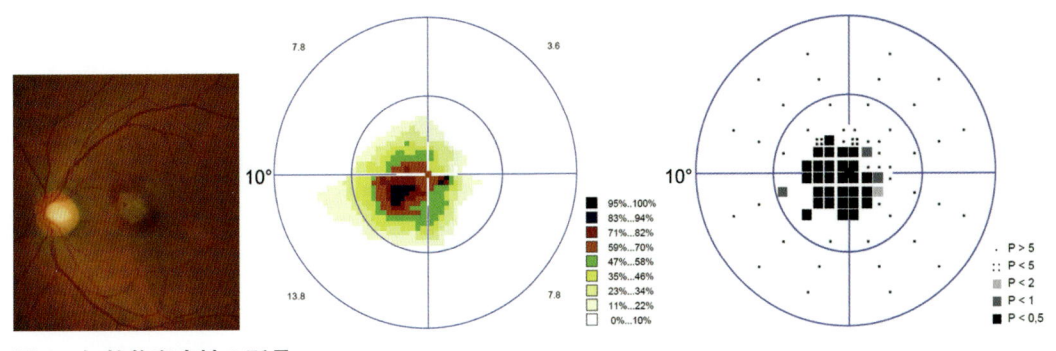

図2　加齢黄斑変性の所見
63歳，男性．プログラムMにて，眼底の出血部位に対応した中心5°内の感度低下の程度がよくわかる．

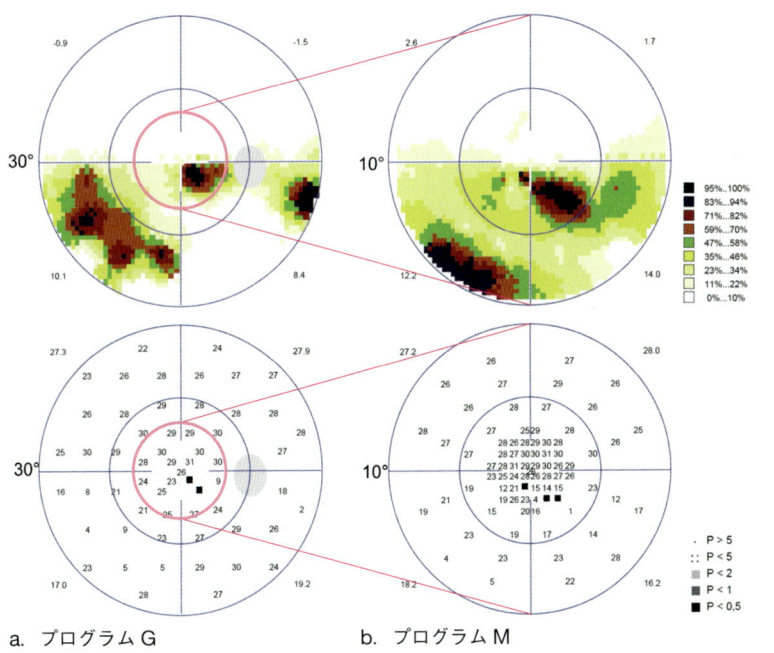

a．プログラムG　　b．プログラムM

図3　正常眼圧緑内障の所見
63歳，男性．プログラムGでの固視点近傍の感度低下をプログラムMでより詳細に閾値の程度が把握できる．

ど神経眼科疾患に特に有用である（図4）．

測定ストラテジの違い[*2]による測定結果

　視野検査は測定時間が長く，被検者の疲労は検査結果に影響を与える．Octopusは，精度を落とすことなく検査時間を短縮するために新しいストラテジやステージ概念を導入してきた．図5は同じ被検者でそれぞれのストラテジを検査した結果である．TOPの場合，局所的な深い感度低下は浅く，沈下の境界はなだらかになる傾向があり，初期の応答間違いが結果に大きく影響を与えるので注意が必

[*2]"Octopus視野計／測定プログラムとストラテジ"の項の図4（p.48）を参照されたい．

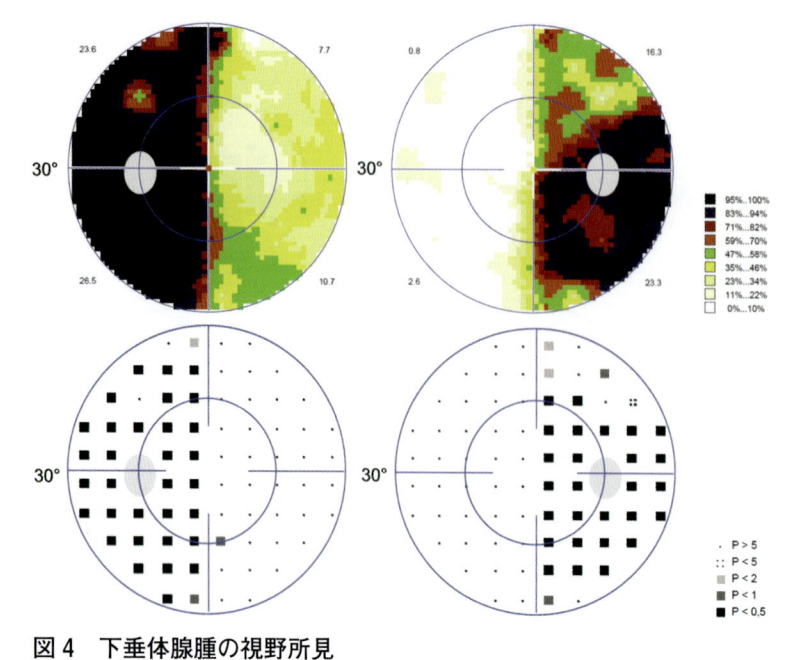

図4　下垂体腺腫の視野所見
62歳，女性．プログラム32で垂直性半盲がよくわかる．

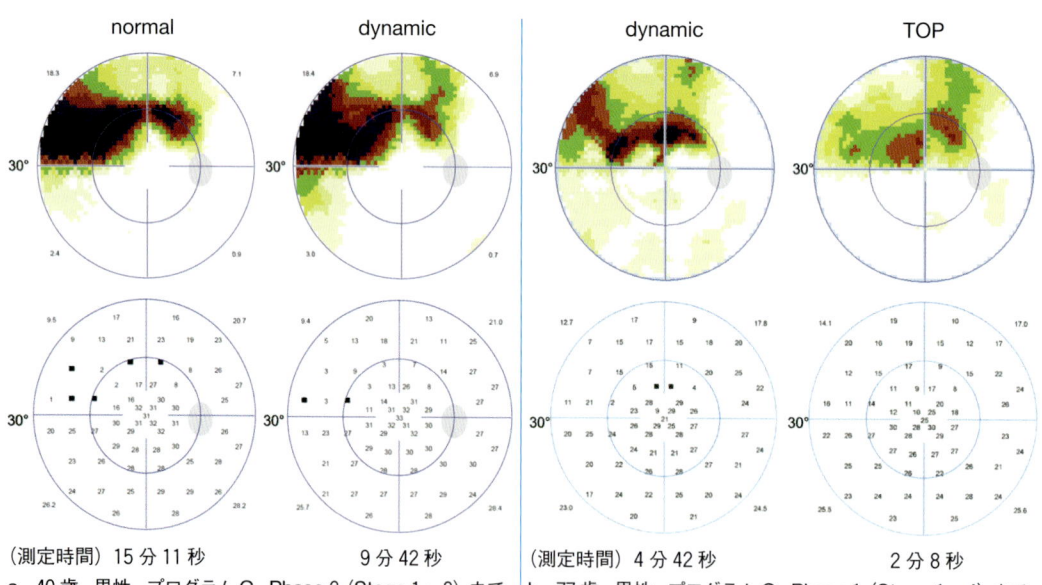

| | normal | dynamic | dynamic | TOP |

（測定時間）15分11秒　　9分42秒　　　（測定時間）4分42秒　　2分8秒

a. 40歳，男性．プログラムG. Phase 2 (Stage 1～8) まで．　b. 77歳，男性．プログラムG. Phase 1 (Stage 1～4) まで．

図5　正常眼圧緑内障の視野所見
a. 40歳，男性．dynamic strategyは精度を落とさずnormal strategyの2/3の時間で測定できている．
b. 77歳，男性．TOP strategyはわずか2分8秒で検査を終了するが，局所の深い暗点は浅くなだらかな感度低下になる．

要である．検査時間やストラテジによる特性に留意し，被検者の年齢や性格を考慮し選択する必要がある．

（高田園子）

測定結果の信頼性／測定結果に影響を及ぼす諸因子

視野検査の測定結果は，視覚路以外のさまざまな因子に影響され変動する（図1）．それらの影響を最小とし，視覚路の状態を反映した信頼性の高い結果を得ることがまず大切であり，影響の程度を探りながら結果を読む必要がある．

被検者因子（1）応答のしかたの理解

顔を動かさず，固視点だけに目を向け，どこかにわずかでも光が見えれば必ず，見えたときだけ，すぐに1回だけ応答する．被検者は，これらすべてを正確に行う必要がある．正確に行っても固視位置を誤る（図2）など，被検者の理解は検者の説明に依存する．被

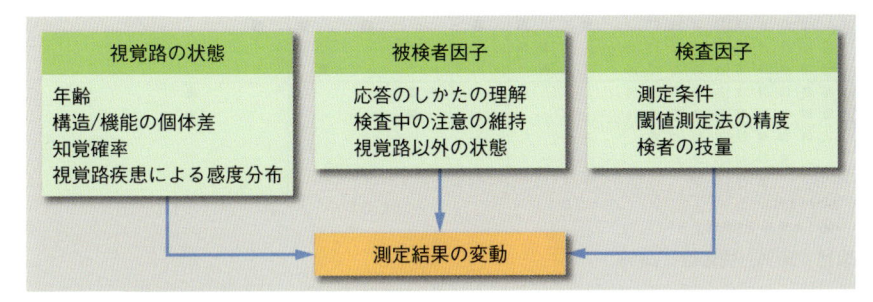

図1　視野の測定結果に影響する諸因子

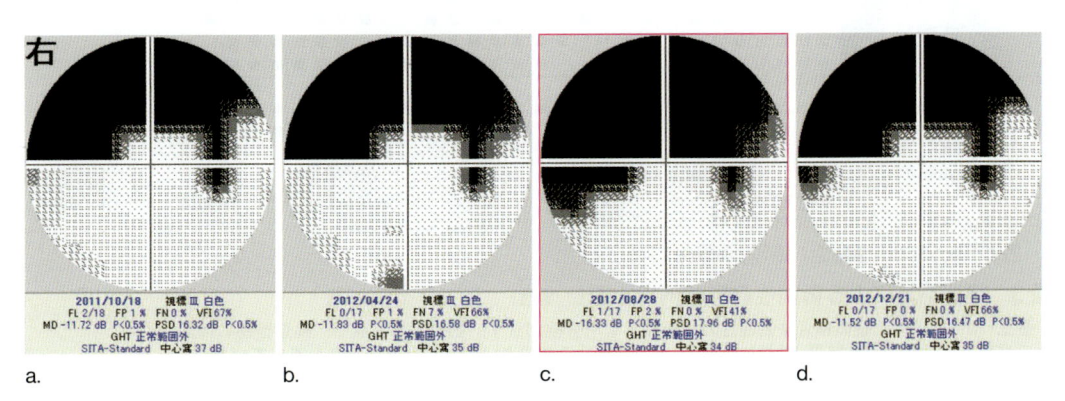

a.　　　　b.　　　　c.　　　　d.

図2　固視位置を誤った例（60歳代，女性）
左から3回目（c，固視不良：1/17）は，本来と異なる下方の固視標を注視し，視野が下方にずれた．視野欠損部で盲点検査が行われ固視不良にならず，単独では不適当な測定とわからない．経験者にも説明と確認を怠らないことが大切である．

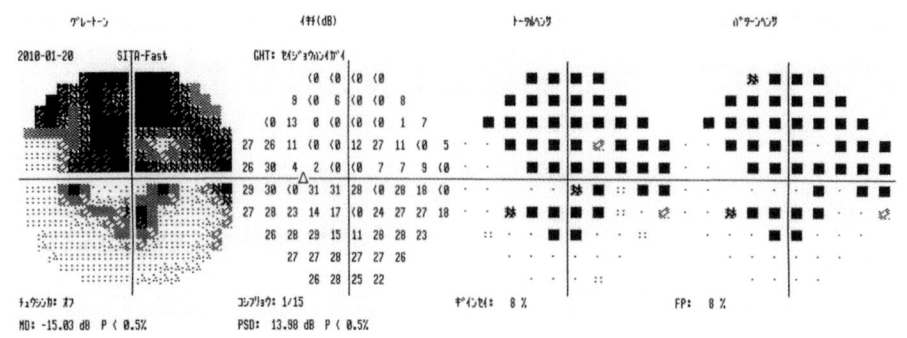

a. 固視不良：1/15，偽陰性：8％，偽陽性：8％

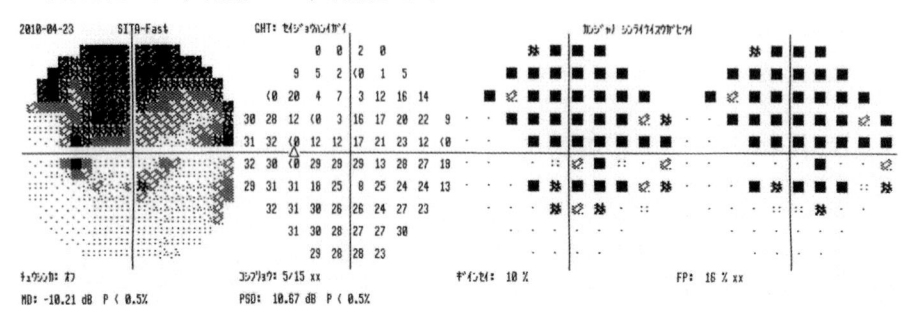

b. 固視不良：5/15，偽陰性：10％，偽陽性：16％

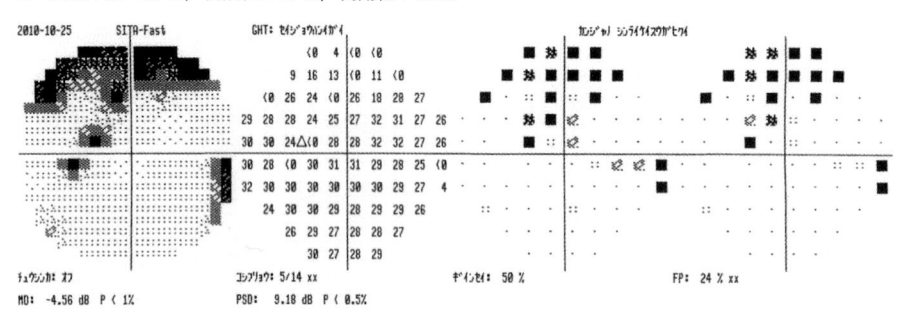

c. 固視不良：5/14，偽陰性：50％，偽陽性：24％

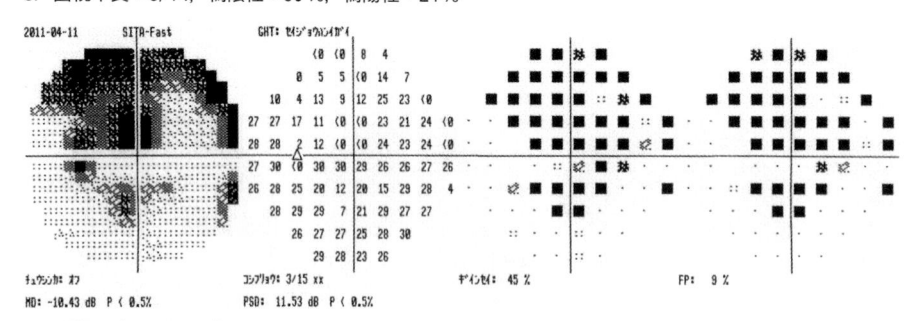

d. 固視不良：3/15，偽陰性：45％，偽陽性：9％

図3　理解不足による偽陽性の影響例（60歳代，男性）
一番上（a）に比べ，後の検査は偽陽性のため異常を十分検出せず，固視不良も高率．検査当初の偽陽性で高感度に測定された結果，偽陰性も高率になった．「これでよいのかなと思いながら答えていた」とのことで，検者の責任は大きい．

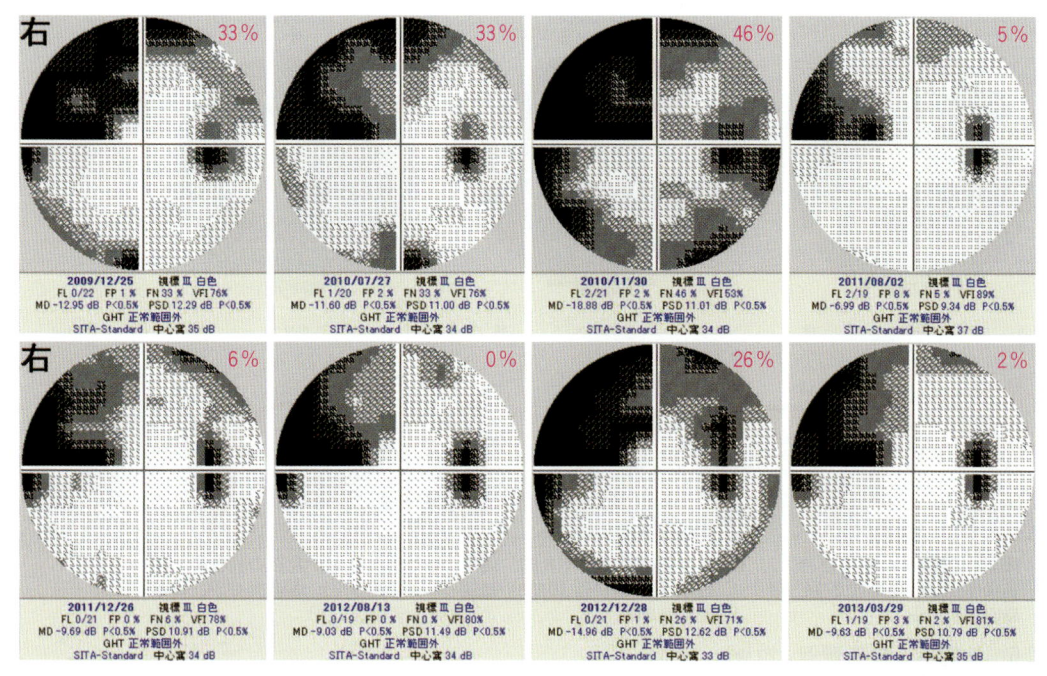

図4 眠気の影響例(20歳代,女性)
赤字は偽陰性率.眠気で集中できず途中から偽陰性が増えた回は,特に検査後半に測る周辺部の感度がまだらに低下し,進行評価の妨げとなっている.

検者に応じた理解しやすい説明と確認,応答不良時の適切な対応や状況報告[*1]は,検者の技量として必要である(図3).認知症などで複雑なタスクが難しい場合もあり,観察力もいる.理解度には実体験や前の結果を踏まえた個別指導が影響するため,初回に比べ2回目以降で結果が改善することも多い(学習効果).

被検者因子(2) 検査中の注意の維持

被検者は正確な応答への注意を検査終了まで維持する必要がある.眠気や疲労は注意をそぎ,感度を下げる(図4).集中しやすい検査環境を整え,検査が診断と治療上重要なことを伝えて意識を高める.所要時間や中断が可能なことを伝え,眠気による開瞼不全や縮瞳をモニタでチェックし,声をかけ励ます.高齢や体調不良から注意が弱まり低感度になる場合(図5)は,短時間測定法や動的測定での対応も考慮する.

被検者因子(3) 視覚路以外の状態

眼瞼腫脹などの開瞼不全,涙液・コンタクトレンズ・角膜・水晶体・眼内レンズの収差,縮瞳,中間透光体混濁(図6),眼底の傾斜

[*1] 検査後半からの応答不良は眠気や疲労によると考えられるので,検査を中断し説明と休息で対応する.検査当初からの場合は理解と適応の不足であり,結果や信頼性指標に大きく影響するので,早々に検査を止めて最初から説明と検査をやり直す.結果を読む際は,そうした状況報告が参考になる.

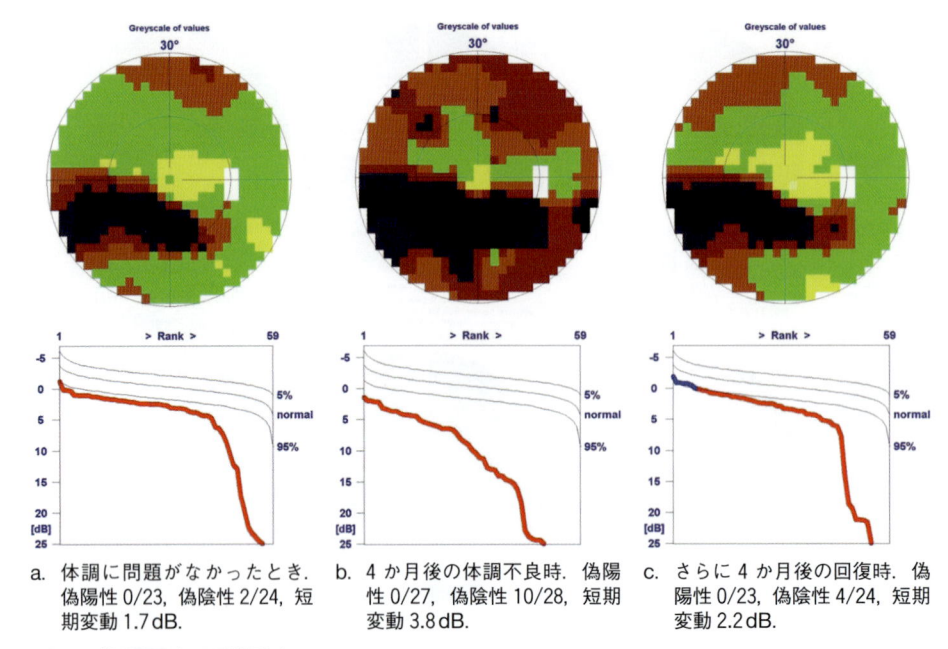

a. 体調に問題がなかったとき. 偽陽性 0/23, 偽陰性 2/24, 短期変動 1.7 dB.

b. 4 か月後の体調不良時. 偽陽性 0/27, 偽陰性 10/28, 短期変動 3.8 dB.

c. さらに 4 か月後の回復時. 偽陽性 0/23, 偽陰性 4/24, 短期変動 2.2 dB.

図 5　体調不良の影響例（70 歳代，男性）
労作時息切れなど体調不良時に，偽陰性が多く，短期変動も大きく，感度が低下した．心疾患を治療し，体調回復後は視野も回復した．

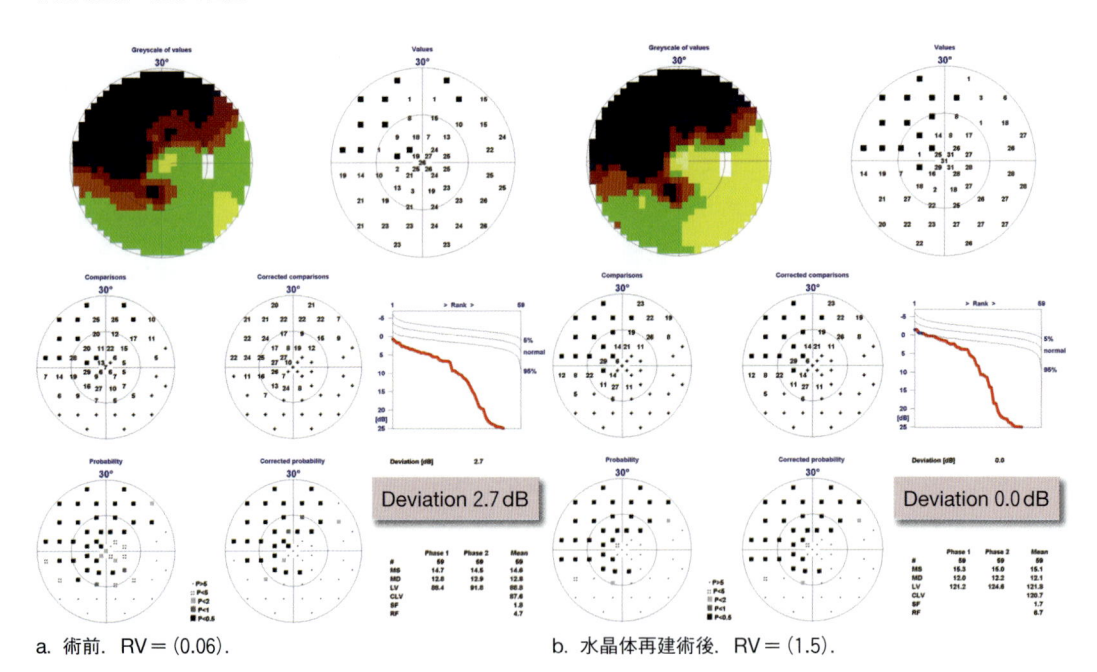

a. 術前．RV＝(0.06).

b. 水晶体再建術後．RV＝(1.5).

図 6　白内障の影響例（50 歳代，女性）
後嚢下白内障．パターン解析でびまん性沈下量の指標である Deviation 値は，術前後で 2.7 dB 改善した．

3. 静的視野測定　61

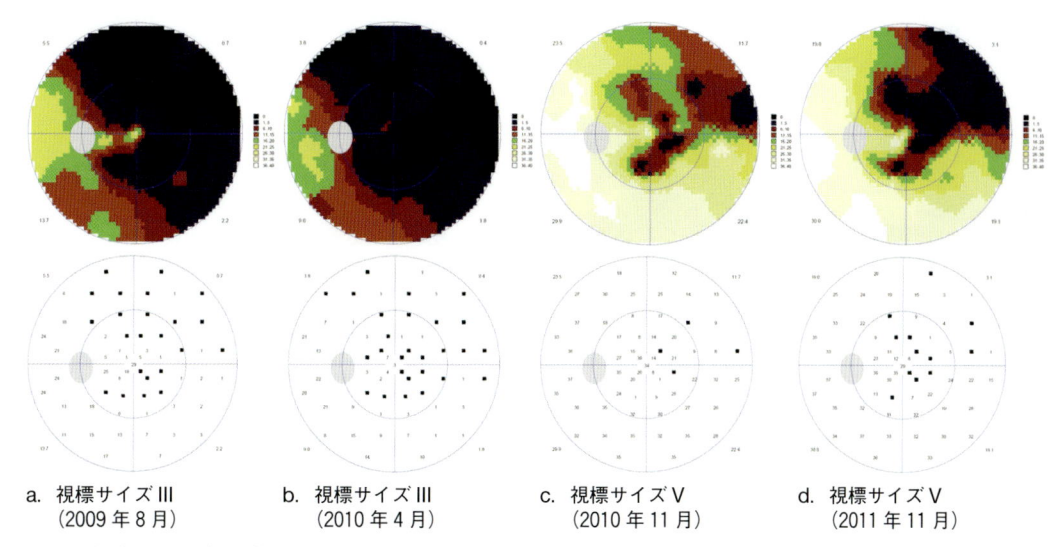

a. 視標サイズⅢ
（2009 年 8 月）

b. 視標サイズⅢ
（2010 年 4 月）

c. 視標サイズⅤ
（2010 年 11 月）

d. 視標サイズⅤ
（2011 年 11 月）

図 7　視標サイズの影響例（50 歳代，男性）
視標サイズⅢでは残存感度が低く変化をとらえにくいため，視標サイズⅤでの経過観察に移行した．

に伴う局所の屈折矯正不足，心因反応など，視覚路以外の状態も感度低下につながる．

検査因子（1）測定条件

　視野の感度は測定条件で大きく変わる．条件を一定にするために視野計を用いる．背景輝度は順応状態に影響し，通常の設定では視標に錐体も杆体も反応する．視標呈示時間は，光刺激の時間的寄せ集めで感度を高め，視標へのサッケード潜時以下になるよう設定されている．視標サイズは選べることが多く，大きいと多くの神経細胞を刺激し，比較的平坦で変動が少なく高感度な視野になり，異常検出力は低いが強い障害でも感度が得られる（図 7）．

検査因子（2）閾値測定法の精度

　閾値は，心理物理学的には知覚確率 50％の刺激量である．臨床では視野のパターンをみるため多くの点を測る必要があり，疲労の影響を避けるには，少ない視標呈示で閾値を推定するしかない．視標呈示が少なく測定時間が短い推定法は誤差が大きく，応答が正確でも感度値の精度は低い（図 8）．空間的な異常検出精度は，測定点密度に依存する（図 9）[*2]．

検査因子（3）検者の確認不足

　不適切な設置や頭位ずれによる矯正レンズ枠（図 10），矯正レン

[*2] 視野計は"視野の島"を測る"ものさし"である．感度目盛の細かさが閾値推定法で異なり，空間的目盛の細かさが測定点配置で異なる．普段用いている視野計に備えられた測定方法をよく知り，患者の状態と期待する測定精度に見合う"ものさし"を選び，目盛に応じた値の評価をする必要がある．

a. Normal　　　　　　b. Dynamic　　　　　　c. TOP

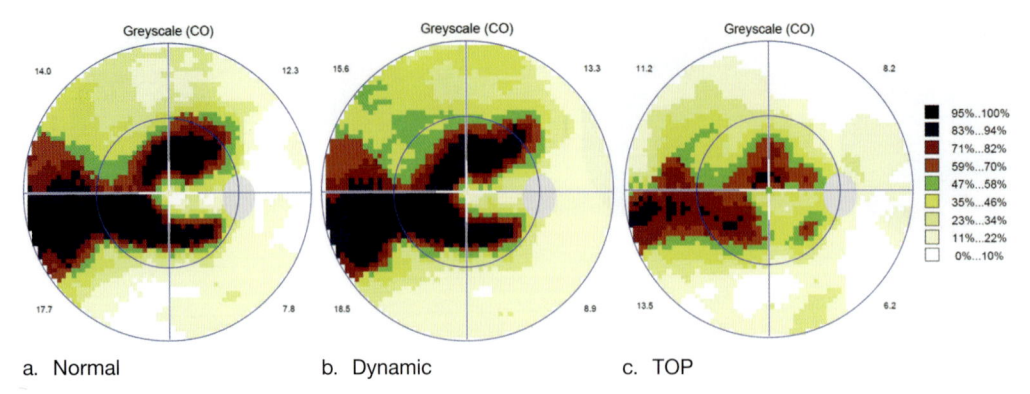

図8　閾値推定法の影響例（50歳代，女性）
4-2dB ブラケティング（bracketing）法の Normal，視標輝度の変化量が感度レベルで変わる Dynamic，各点1回呈示のみで感度を推定する TOP による測定結果（Octopus G2 プログラム）．
TOP：Tendency Oriented Perimetry

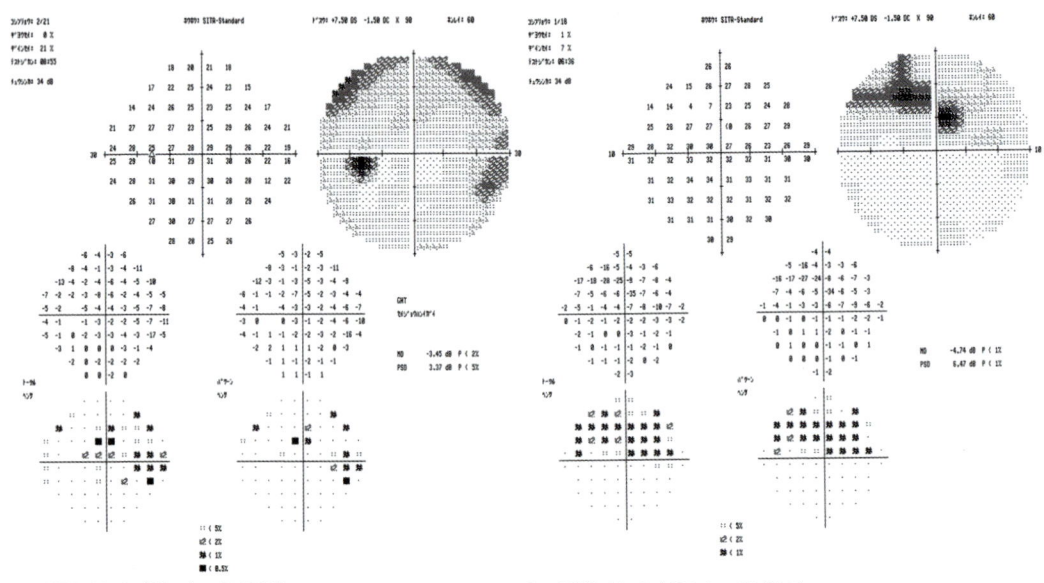

a. HFA 30-2（30°内，6°格子）　　　　b. HFA 10-2（10°内，2°格子）

図9　測定点密度の影響例（60歳代，女性）
HFA 30-2 と 10-2 の測定結果．10-2 の 0dB を含む弓状感度低下が，30-2 では明瞭でない．

ズの不適正な度数や汚れ，下垂眼瞼，睫毛などでアーチファクトを生じないよう，検査前に検査台と椅子の高さやレンズを調整し，必要時は適切に眼瞼を挙上し，検査中もモニタだけでなく直接確認し対応する．ほかに，片眼遮閉忘れ，左右眼選択違い，生年月日などの入力ミスなど，さまざまな確認不足が生じうる[*3]．

信頼性指標：応答の適切さの目安

自覚的視野検査の結果は応答のまとめでしかなく，まず応答の適

[*3] "自動"視野計といえども，行うべき人的作業は多い．"人は誤る"というリスクマネジメントの前提に立ち，不適切な結果に基づく不適切な判断を未然に防ぐ必要がある．検者だけでなく医師も結果確認を怠らず，患者も含めた三者間の十分なコミュニケーションが大切である．

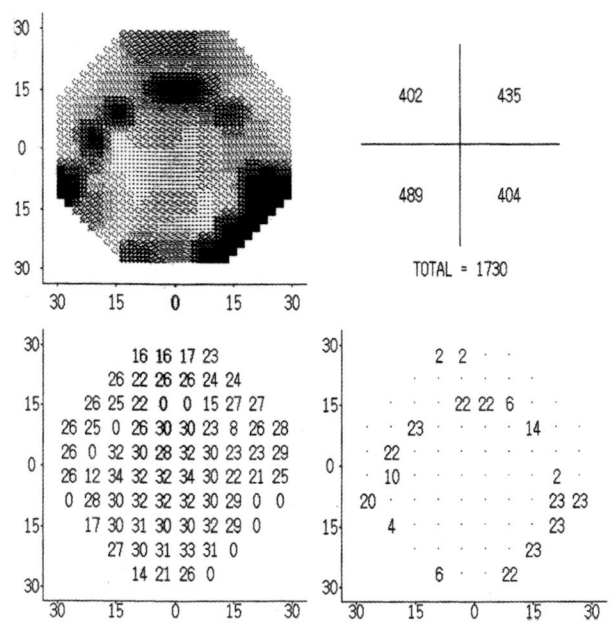

図10　検者の確認不足の影響例
（60歳代，女性）

視野異常で紹介されたが，適切な再検査では正常．眼とレンズ枠がかなり離れたまま測定されたアーチファクト．盲点検査が盲点とずれたため固視不良が高率．

固視不良：32/40，偽陽性：0/7，偽陰性：0/5．

切さを信頼性指標で探ることが大切である．しかし指標は完全ではなく，その妥当性にも注意する．

"偽陽性"は，見えないはずのときに応答した割合で，従来は，視標を出すときに出さない偽陽性キャッチトライアルへの応答率である．Humphrey 視野計の SITA では，視標への正しい応答とみなす制限時間外での応答や，制限時間内でも最終推定閾値からみて誤応答とみなされた応答の割合である．検査当初から偽陽性が多く感度低下部位が高感度に推定されると，偽陽性が誤応答とみなされず，本当に見えなくても偽陰性とみなされ偽陰性率が上がり，盲点検査時の偽陽性で固視不良率も上がるので，指標の解釈に注意がいる（**図3**）．

"偽陰性"は，見えるはずの視標への無応答の割合で，眠気などで途中から注意が弱まると高率になり，感度が下がる（**図4, 5**）．一方，知覚確率上，閾値付近の視標は見えたり見えなかったり変動する．低感度部位では変動幅が広いため，推定閾値よりかなり明るい視標が本当に見えないこともあり，障害が強い視野の偽陰性率は高くなりやすい．

固視不良で視標呈示位置がずれ応答が変わると，測定値は不正確になる．Heijl-Krakau 法（盲点検査法）で盲点チェックを行い"固視不良"率を示す視野計が多いが，固視していても，頭の傾きや離れによる盲点チェックの位置ずれ（**図10**）や，偽陽性（**図3**）で高率になる．一方，固視がずれても，盲点周囲に 0 dB があると高率に

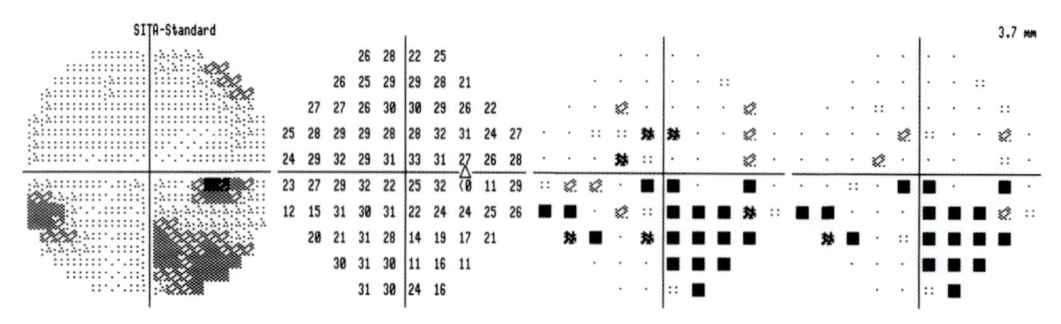

FOVEA：37dB, FL：0/20, FN（偽陰性）：10％, FP：0％, MD：－5.62dB, $p<0.5$％, PSD：6.50dB, $p<0.5$％.

図11 偽陰性を過小評価した例（20歳代，女性）
HFA30-2 SITA-Standard で，正常者が測定当初から見えたときの3回に1回は故意に応答しなかった際の結果．低感度は当然な結果であるが，偽陰性が10％と過小評価され，指標に十分反映されていない．

ならず（図2），固視モニタでの確認が必要である．Humphrey 視野計のゲイズトラック（gaze-tracking 法）は，瞳孔と角膜反射像による経時的な視標呈示時の固視記録で，上向きの線は固視ずれの大きさを，下向きの線は瞬目などによる記録不能を示し，検査中の状況をよりよく把握できる．Octopus 視野計は，瞳孔をモニタで自動監視し，固視ずれ時は視標を出さない機構のため，固視不良の指標はない．

1回の検査中に同じ点を繰り返し測定した際の測定値の変動を"短期変動"といい，ある点の測定値の標準偏差，視野全体では平均偏差の平方根で表す．眠気や疲労で注意が維持できず上昇することが多い（図5）．

信頼性指標がよいことは必要であるが，信頼性の担保に十分ではない（図2，11）．再検査で再現性を確かめることが大切である（図2～5）．

カコモン読解　第21回　臨床実地問題39

緑内障が疑われる患者の Humphrey 自動静的視野検査の結果を図に示す．検査項目の結果で注意すべきなのはどれか．2つ選べ．
a 信頼性係数
b パターン偏差
c ゲイズトラック
d 緑内障半視野テスト
e グローバルインデックス

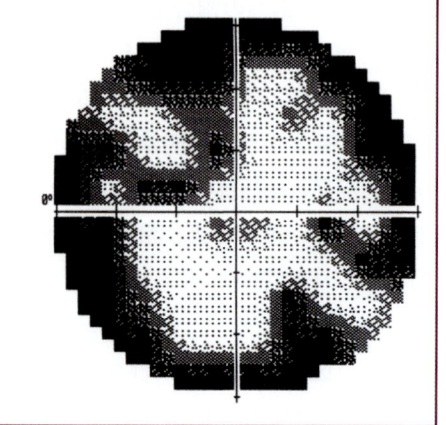

[解説] 視覚路の疾患だけで，この視野は考えにくい．眠気などで検査の進行につれて応答しなくなった際にみられる，各象限の垂直水平9°の最初に測る4点を含む中心部が高感度，後半に測る周辺部が低感度のクローバー状パターンに類似の視野である．信頼性係数（指標）は偽陰性率が高く，ゲイズトラックは検査後半に固視ずれや開瞼不全で記録不能が多いであろう．この視野を解析しても意味はなく，後日の再検査が必要である．

[模範解答] a，c

（奥山幸子）

クリニカル・クエスチョン

自動視野計を用いて信頼性の高い測定結果を得るには，どうすればよいでしょうか？

Answer 視野測定は患者，検者，医者の三者の共同作業です（図1）．医者の言葉は，患者のモチベーションに影響します．医者は，的確な判断のために正確な応答への協力を患者に直接依頼し，検査法を選び，検査後は状況を聞きとり，応答の結果として測定結果を示して評価を伝え，検査への理解を促します．検者は，結果へのさまざまな影響因子[*1]を減らすよう，よく観察してその場での適切な対応で信頼性の低下を抑え，医者へ状況を報告します．

[*1] 本巻"測定結果の信頼性/測定結果に影響を及ぼす諸因子"（p.57）に，実例を含めて解説している．参照されたい．

視野は答えて教えてもらうもの

　視野検査の測定結果は，患者の自発的な応答の結果で，いわば試験解答である．検査知識のない患者から実力を引き出すには，医者と検者がともに，測定結果への影響因子[*1]をよく理解し，患者をよく観察し，よいコミュニケーションをとり，検査内容の理解と正確な応答へのモチベーションを高めるよいコーチとして機能する必要がある．

　検者は，適切な準備，説明，遂行，見守り，報告を行う立場である[*2]．検者に十分な技能があれば，医者は検査指示を出すだけで，ある程度の測定結果は得られる．しかし，医者が結果の信頼性にこだわり，患者に実力を発揮させるチームの一員として積極的に役割を果たせば，

[*2] は p.67 参照．

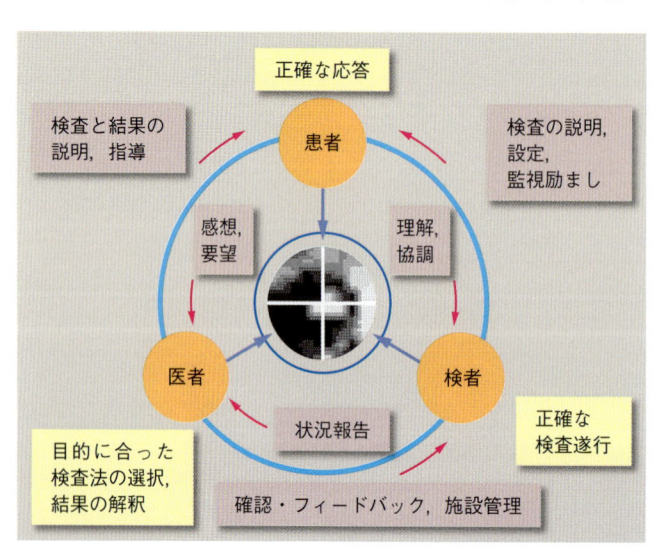

図1　信頼性の高い測定結果を得るための患者，検者，医者の共同作業
結果の信頼性が大切という共通の認識があり，コミュニケーションが良好なことが重要である．

患者は自らのために注意して正確に応答する優れた被検者となれる．

医者も検者も，患者の立場を理解して対応する

　患者にとって，視野検査は楽ではない．顔や目を動かさない非日常的な見かたで，自ら判断し答えなければならない．そこをがんばるためには理由がいる．何をどのようにどれだけ行うか理解がいる．見えなければ不安で探したくなる．見えないことも多い理屈と，探してはいけない理由への理解がいる．集中できる環境とその場での的確な指導と励ましが助けとなる．気になったことを聞いてもらい，がんばりが認められ，結果がわかりやすく示されて，的確に評価されて診療方針に反映されれば，納得ができ，次の機会もがんばれる．

　結果の信頼性が低かったときは，そうした患者の立場を理解し，医者と検者がともに十分に対応できていたかをまず見直すことが大切である．信頼性の高い結果であれば，検者は安心して報告ができ，医者も診療方針をたてるのに迷いや遅れが軽減し，皆が助かる．次の検査で信頼性が向上したら，「正確に答えていただけてよかった，ありがとうございます」と伝えれば，患者もうれしいと思う．

検査は一期一会，最大限に活かす

　視野は変わりうる．常に，その時の視野をできるだけ正確に結果に反映させるよう努めなくてはならない．信頼性が低かったときも，次の検査に活かす努力をする．

　検査前，医者は，「的確な臨床判断のために，できるだけ正確に視野を知りたいのでがんばってほしい」と患者に直接伝える．検査中，検者は，信頼性の低い結果で終えないために，検査の中断ややり直しを含め，できることはその場ですぐ対応する．たとえば，測定の初めに偽陽性応答が続けば，早い段階で検査を止める．偽陽性が続いたことを伝え，どう判断し答えたかを聞きとり，視野に弱いところがあっても結果に出ないと対応できないので，「次はしっかり見えたときだけ押してみてください」とアドバイスし，最初から検査をやり直すほうがよい．また，精密検査で声かけや一時中断をしても眠気で答えられず，結果がどんどん悪化する時は，短時間でのスクリーニング検査にとどめ，後日の再精査を患者と医者に勧めるほうが，患者の理解のためにもなる（図2）．

　検査後，医者は，患者をねぎらい，測定結果を患者に示し，検査時の応答を集計した結果として説明する．まず，信頼性指標を確認

[*2] **検者が行うことの概略**
患者の集中を妨げず正しい検査条件で行える環境（照明，空調，音声，清潔）を整え，非検査眼を遮閉し，検査姿勢（検査台と椅子の高さと距離）や頭位，汚れのない矯正レンズの度数や位置，開瞼度（テープでの挙上の有無）を適切に合わせ，正確に検査と患者データを入力する．あれば以前の検査の記録を参考に，患者に検査の進みかた（見えないことも多い理由を含む），応答のしかたと注意点（固視，偽陽性，偽陰性を含む），所要時間，休みたい時の対処法をわかりやすく説明する．検査中はモニタ上と直接の目視で常に固視や頭位，応答状況を見守り，注意や励ましの声かけをし，検査の中断ややり直しを的確に判断する．終了後は，検査状況をカルテに記録する．

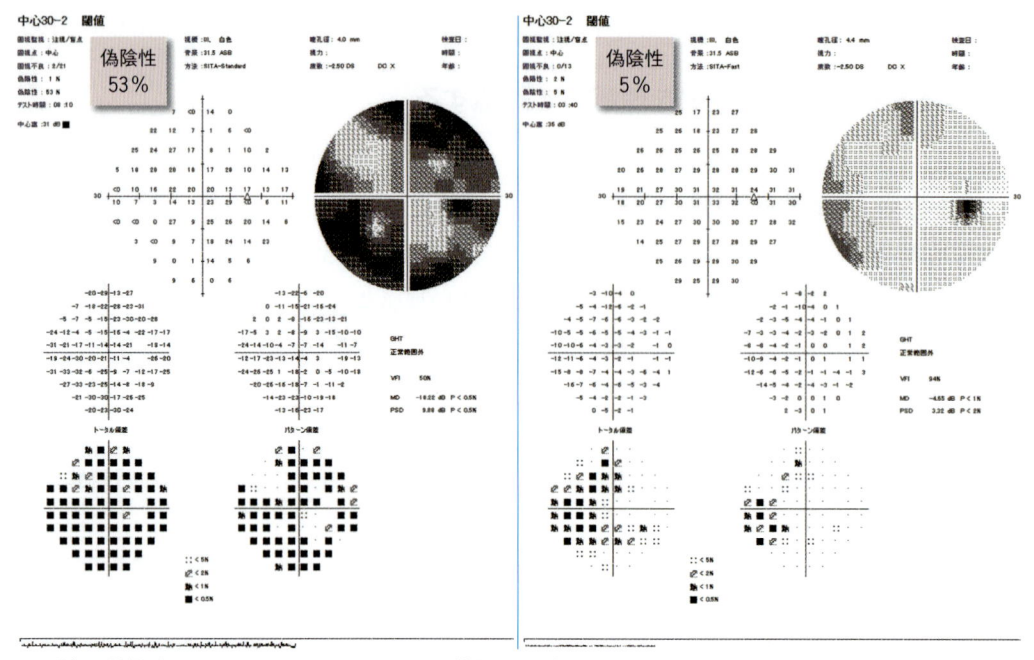

a. 眠気の影響がみられる HFA SITA-Standard の結果　　b. 仮眠後の HFA SITA-Fast の結果

図2　眠気で偽陰性が著しい HFA SITA-Standard の結果(a)と,仮眠後の HFA SITA-Fast の結果(b)
20歳代,男性.SITA-Standard による測定当初から眠気が強く,励ましにも改善せず.同意のうえ,仮眠を含む約1時間の休憩後に SITA-Fast で短く再検査し,以前の測定日とほぼ同様の結果で,信頼性指標やゲイズトラックも改善した.結果を示し眠気の影響を理解したうえで検査を続けた結果,その後は大きな変動はない.
HFA:Humphrey Field Analyzer,SITA:Swedish Interactive Threshold Algorithm

し,思うように答えられたか,気になることはなかったかなど,患者から直接聞きとり,検者からの状況報告も踏まえて,応答の信頼性を考える.医者から聴く評価は患者の一番の関心事項である.信頼性が高ければ患者に協力を感謝し,低ければ要因をともに探り改善策を考えることが,患者の理解とモチベーションを高め,次の検査に活かすことができる.その記録をカルテに残し,不明点を検者に問い合わせ,患者からの聞きとり内容を必要に応じて検者にフィードバックすれば,検者のモチベーションにもつながる.

信頼性向上が難しい場合には

通常の閾値検査を集中して両眼とも終えられない患者には,検査中必ず休憩を入れる,左右眼を逆の順で測る,食事・睡眠薬・仕事の疲れなどの影響を避けられる時刻を選ぶ,片眼ずつ別の日に測る,などの対応をとる.さらに,スクリーニング的な短時間測定法を選ぶ,測定点を減らし重要部位のみ測る,動的測定に託すなど,各患者で,より意味のある結果が得られる検査法を探る[*3].

(奥山幸子)

[*3] 認知症などで複数のタスクを同時にこなすことが難しく,固視を保って答えることができない場合には,対座法での視標への目と顔の動きや生活動作から判断することになる.

4．その他の視野検査

short-wavelength automated perimetry (SWAP)

概念

　緑内障は，網膜神経節細胞死から神経線維軸索消失や視神経乳頭変化へと形態的変化が進行した後，機能障害として視野障害が生じる慢性進行性の神経変性疾患である[1]．Quigley らの病理学的研究[2]により，−5 〜 −10 dB の網膜感度低下を示す部位では，すでに網膜神経節細胞の 20 〜 40% が障害されていることが明らかにされて以後，種々の眼底画像診断装置の開発導入が進み，一般臨床で用いられる静的自動視野計（standard automated perimetry；SAP）を用いた検査で異常が検出される以前に，視神経乳頭や網膜神経線維層に病的変化を検出することが可能になり，"preperimetric glaucoma" の概念が登場した．一方，視覚科学分野の研究の発展により，網膜神経節細胞の機能と分化が解明され，選択的に網膜神経節細胞の機能障害を抽出する short-wavelength automated perimetry（SWAP），frequency doubling technology（FDT），flicker perimetry など新しい視野検査法が開発され，SAP では異常が検出できない preperimetric glaucoma に対する応用が試みられている．

文献は p.312 参照.

色覚情報と網膜神経節細胞

　視覚情報は視細胞において過分極や脱分極により電気的信号に変換され，双極細胞，次いで網膜神経節細胞に集約され，視神経から外側膝状体，視中枢へ伝達されている．この視覚情報伝達系のなかで網膜神経節細胞の役割が最も大きい．これらの伝達系は網膜神経節細胞の機能，形態，外側膝状体への投射部位により，magnocellular（M）・parvocellular（P）・koniocellular（K）pathway の三つに分類されている[3]．M pathway は網膜神経節細胞の 10% を占める parasol 細胞と呼ばれる大きな細胞体と太い軸索をもち，時間分解能が高く，動きや明るさのコントラスト知覚に関与し，外側膝状体の腹側二層（大細胞層；magnocellular layer）へ投射している．P pathway は網膜神経節細胞の 80% を占める midget 細胞と呼ばれる小さ

い細胞体からなり，空間分解能が高く，細かい形や色覚情報の赤緑チャネルに関与し，外側膝状体の背側四層（小細胞層；parvocellular layer）へ投射している．K pathway は網膜神経節細胞の 10％ を占める最も小さい細胞体からなり，色覚情報の青黄チャネルに関与し，外側膝状体の顆粒細胞層（koniocellular layer）に投射している．したがって，M pathway の障害では動きや速いフリッカ光点滅の知覚低下，P pathway の障害では小さな形や奥行きの知覚とともに赤緑に対する感度が低下する．そして，K pathway の障害では青黄異常が生じる．

眼圧上昇と網膜神経節細胞

緑内障眼で後天性青黄異常を示すことは古くから指摘されており[4]，色相配列検査や色相弁別閾検査を用いた研究から，後天性青黄異常を伴う高眼圧症は POAG（primary open-angle glaucoma；原発開放隅角緑内障）に移行しやすく，びまん性網膜神経線維層欠損と後天性青黄異常は相関することが明らかにされている[5]．眼圧上昇と網膜神経節細胞死は有意な相関関係をもつこと[3]は知られているが，神経科学研究の発展により，眼圧上昇に対する K pathway の脆弱性の解明が進められている．ホルモンや神経伝達物質をはじめ種々のシグナル分子は，細胞表面の受容体に結合し，細胞内のセカンドメッセンジャーを活性化することにより細胞にさまざまな反応を引き起こす．特に細胞内の蛋白質リン酸化酵素の活性化は重要な機能をもち，その一つがカルシウム/カルモジュリン依存性プロテインキナーゼ II（calcium/calmodulin-dependent kinase type II；CaMK II）[*1]の活性化である．K pathway には CaMK II のサブユニット分子である CaMK IIα が特異的に多く存在し[6]，サル眼を用いた実験では高眼圧下で CaMK IIα の活性が低下し K pathway の神経線維が著しく障害されること[3]がわかったが，このことと緑内障眼での後天性青黄異常との関連が推論されている．

[*1] CaMK II は神経細胞に豊富に分布し，神経伝達物質受容体をリン酸化することによりシナプス伝達の可塑性など高次機能に重要な役割をもつ．

SWAP の登場

Sample らは選択的色順応法を Humphrey 自動視野計（Humphrey Field Analyzer；HFA，Carl Zeiss Meditec）に導入し，高輝度黄色背景光下で青色検査視標を用いたプログラムとして，SWAP を開発した（図 1）[7]．SAP の測定条件は輝度 10 cd/m² の白色光を背景に投影し，検査視標は白色光で，サイズは Goldmann III（4 mm²）であ

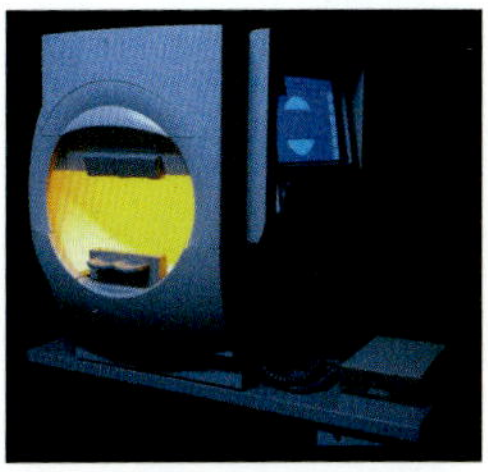

図 1　SWAP の外観

るのに対し，SWAPは輝度 100 cd/m^2 の黄色光（530 nm）を背景に投影し，検査視標は青色単色光（440 nm）で，サイズは Goldmann V（64 mm^2）を用いることが基本となっており，SAP と同様に中心プログラム 30-2 や 24-2 を用いることができる．

近年，健常眼と早期緑内障眼を対象に，K pathway 障害を選択的に評価する SWAP，M pathway 障害を選択的に検出する frequency doubling technology（FDT, Carl Zeiss Meditec）や flicker perimetry（Haag-Streit）の比較研究が活発に行われている．Leeprechanon ら[8]は，SWAP と FDT を用い，mean deviation と pattern standard deviation の相関，total deviation と pattern deviation の異常点数の相関を比較した結果，有意差はなく，preperimetric glaucoma の検出に両者とも有用であることを報告している．Nomoto ら[9]は FDT, flicker perimetry と SWAP の 3 機種について比較を行い，いずれも異常検出能力に有意差はなく，3 機種の異常点数と optical coherence tomography（OCT）で計測された網膜神経線維層厚との間にいずれも有意な相関があると述べており，SWAP は緑内障早期診断に有望な検査手段であるとしている．

一方，高眼圧症から早期緑内障への移行期に相当する preperimetric glaucoma を対象に緑内障への診断予知能力についての検討では，Johnson ら[10]は，高眼圧症に対し SWAP と SAP を用いて 5 年間経過観察を行い，SAP では正常であっても，SWAP で異常を示す高眼圧症は，5 年後には SAP で暗点が出現し POAG に移行することから，SWAP は緑内障進行の予知能力をもつことを報告している．しかし，van der Schoot ら[11]は，高眼圧症を対象に 7〜10 年の長期にわたり比較を行った結果，SWAP での視野異常の出現は SAP より遅れると報告し，その根拠として SWAP は白内障進行の影響を受けやすく，異常判定基準があいまいである点を指摘している．

まとめ

現在，緑内障の診断は OCT が主流となり，視野検査への注目度は低い．しかし，基礎研究の成果によって，SWAP は眼圧上昇に伴い活性低下を示す CaMK IIα の支配を受ける K pathway の選択的機能障害を解明する視野検査であることが明らかになり，再評価の時期を迎えている．今後，SWAP の診断基準の確立も含め，更なる臨床応用を期待したい．

（山崎芳夫）

frequency doubling technology (FDT)

視野計と原理

FDT：検査視標に frequency doubling illusion（FD illusion, 図1）という錯視現象を利用した視野計である．本現象は，magnocellular 系反応（M 細胞系）を反映するといわれている[1]．

ここで，特に M 細胞系を測定する意義は，緑内障では早期に大きな神経節細胞，つまり M 細胞系が障害されやすいことや，M 細胞系は神経節細胞のなかで約 10〜15％ を占めるといわれており，余剰性が少ないために障害を検出しやすいことなどが挙げられる．このような背景をもとに FD illusion を測定する FDT が開発された[1]．FDT では，視角 10°の視標内に 0.25 cycle/degree の空間周波数，25 Hz の時間周波数の正弦格子が呈示されている．また，FDT では上記の条件下で呈示された視標のコントラストを変化させ，その感度測定を行い測定結果としている．よって，FDT は M 細胞系のコントラスト感度を測定している視野計といえる．

文献は p.313 参照．

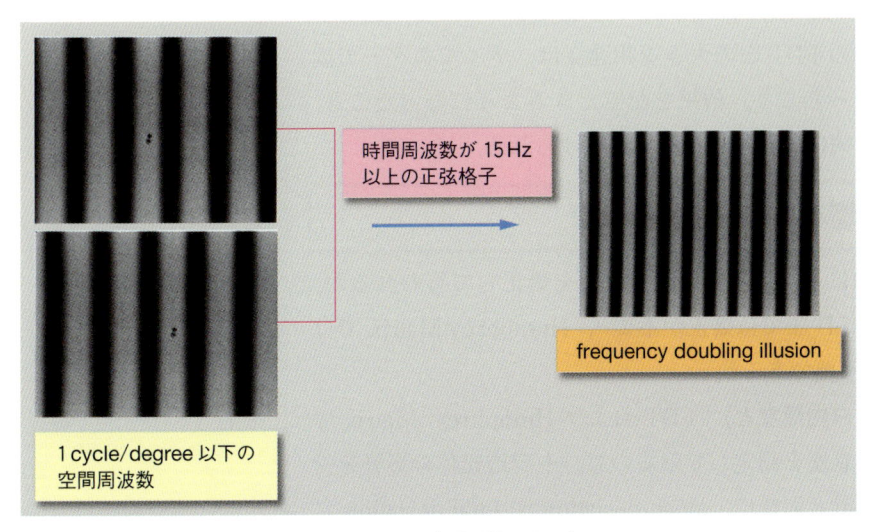

図1 frequency doubling illusion（FD illusion）
FD illusion とは，低空間周波数の正弦格子を高時間周波数で反転させた視標を呈示すると，格子の数が 2 倍に知覚される錯視現象をいう．

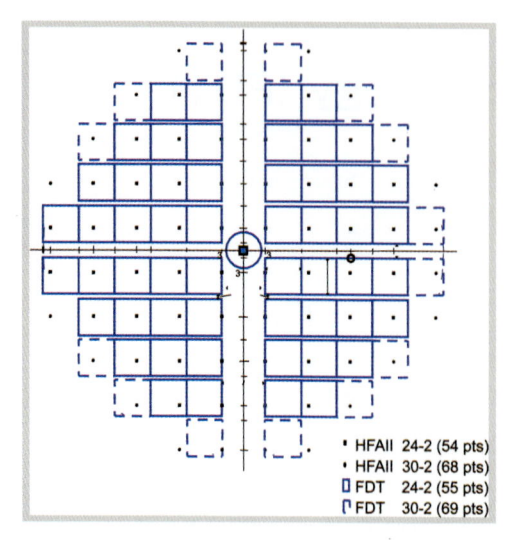

図2　Humphrey Matrix の測定結果（右眼）
Humphrey Matrix では，Humphrey 視野計や Octopus 視野計の検査点に相当する部位に視標の呈示が可能となっている．

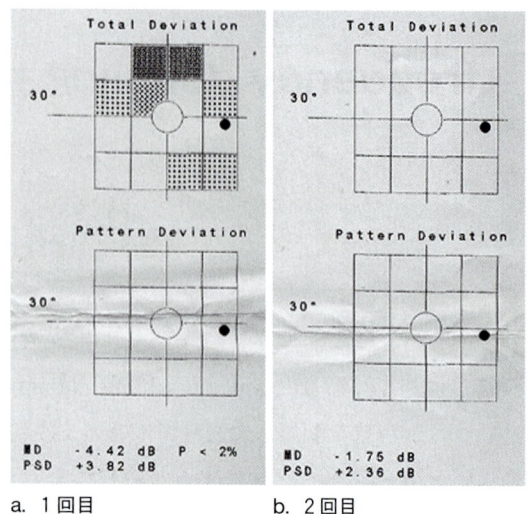

図3　健常者 FDT
初回検査（a）で異常がみられても，2回目の検査（b）で異常点が減少することがある．

Humphrey Matrix：視野異常を鋭敏に検出するためには，小さな視標ほど視野のプロフィールが急峻になり有利と考えられる．FDT においても同様に検査視標を小さくすると異常の検出力が向上すると推察され，検査視標が小さい Humphrey Matrix が開発された[2]．Humphrey Matrix では，視角5°の視標内に空間周波数 0.5 cycle/degree，時間周波数 18 Hz の正弦格子が呈示される．このように，視標を小さくすることで，Humphrey 視野計の閾値検査 30-2 や 24-2 の検査点に相当する部位に視標の呈示が可能となっている（図2）．

　ハード面で従来の FDT との大きな相違点は，アイモニターで固視監視が可能になったこと，結果を記憶できるようになったこと，プリンタが外部接続になったことなどが挙げられる．

測定結果に影響を与える要因

屈折矯正：一般的に，視野検査は近方視力を矯正して行われるが，FDT では，±6〜7D までは矯正が不要[3]，Humphrey Matrix では ±4D まで矯正が不要である[3]．

透光体の透過率（白内障など）：FDT および Humphrey Matrix では，コントラスト感度を測定しているので，中間透光体の影響を受ける．通常の視野計と同様に，mean deviation や total deviation に主として影響が表れ，pattern standard deviation や pattern deviation への影響は少ない．

測定順番：先に検査を行った眼よりも後で検査を行った眼の感度が有意に低下することが報告されている[4]．原因は不明であるが，後で検査する眼の明順応が不十分であることや両眼の網膜が異なった順応状態のとき順応（視野）闘争が起こり，FDT の背面輝度がより高くなれば，この効果も大きくなるとの可能性が推察されている[4]．

緑内障性視野異常の判定

判定法：視野異常を判定するいくつかの criteria が報告されているが[5]，gold standard はいまだない．多治見スタディでは，FDT のスクリーニング検査で異常測定点が一つ以上を"視野異常"と判定している[6]．また，スクリーニングで初回異常者の約半数が 2 回目に正常であることも報告されていることから[7]，2 回検査を行うことで精度が上がると思われる（**図 3**）．

長期経過観察例：FDT の長期経過観察の報告は少ないが，4 年間の経過観察では，FDT で異常を示した 59％ が将来，通常の静的視野でも異常が認められたとの報告がある[8]．

FDT，Humphrey Matrix の利用法

　FDT は，操作が簡単で，患者の年齢を合わせるだけですぐに検査が始められる．本体は軽量・コンパクトでもち運びができ，また暗室に設置する必要もなく，スクリーニングや会社健診に適しているといえる．Humphrey Matrix は，現在，視野検査の gold standard と考えられている Humphrey 視野や Octopus 視野とほぼ同等の検査点をもっていることから，Humphrey 視野や Octopus 視野の結果との比較検討に有用である．

（高橋現一郎）

フリッカ視野

フリッカ視野とは

　フリッカ視野とは，検査視標にフリッカ光を用いて行う視野測定の総称である．網膜神経節細胞のなかでも M 細胞系の機能を反映するとされており，早期緑内障性視野変化を鋭敏にとらえることができるとされている[1,2]．フリッカ視野は，CFF 値（critical fusion frequency；フリッカ融合頻度）を指標として測定する方法が一般臨床において可能であり，フリッカ視標のコントラストを一定に保ち周波数のみを変化させて測定を行う．その大きな特徴は白内障などの中間透光体の混濁や屈折などの影響を受けにくいことである[3]．Octopus 900 および 300 シリーズでは，フリッカ視野測定がオプションで可能である[4]．

文献は p.313 参照.

検査機器

　フリッカ視野の測定では，視標をフリッカさせることで中心 30°内視野の CFF 値を静的に測定する．測定条件は，視標サイズ III，視標呈示時間 1 秒で矩形波の閾上刺激が行われる（図1）．

測定方法と測定結果

　中心 30°内の測定点にフリッカ光を呈示し，各部位における CFF 値を求める．通常の明度識別視野測定の際の，視標が見えたら応答する方法とは違い，被検者は検査視標が見えていても，それがちら

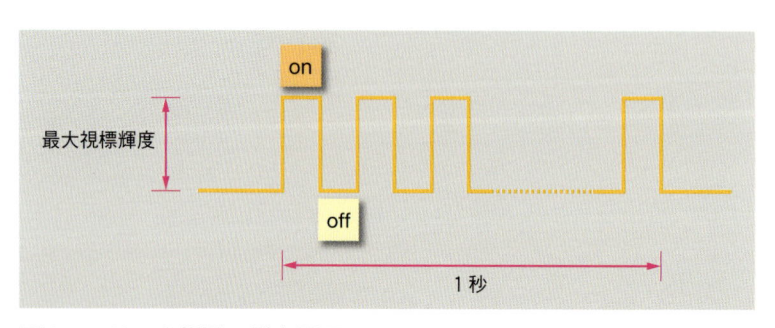

図1　フリッカ視野の測定原理

4. その他の視野検査   77

a. カラー眼底写真　　b. OCT　　c. SAP

d. FDT　　e. フリッカ視野

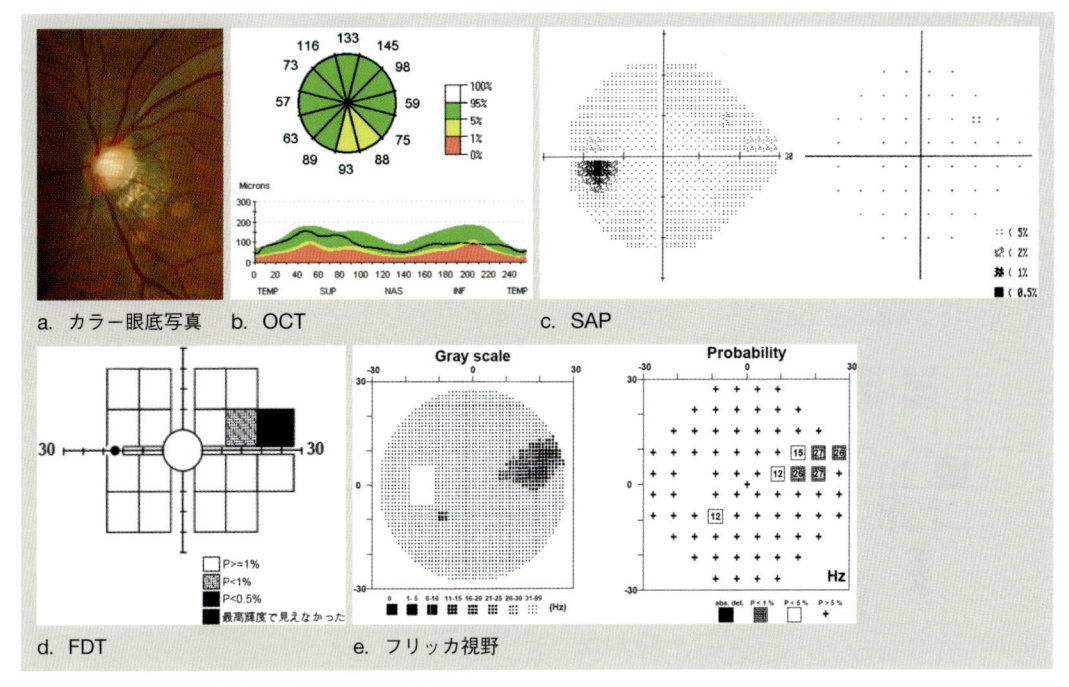

図2　極早期の緑内障と考えられた症例
43歳，男性．RV＝(1.0)，LV＝(1.2)．眼圧：RT＝15mmHg，LT＝15mmHg．眼底写真より，左眼にC/D比0.8の視神経乳頭陥凹があり，耳側にはPPAを認め，傾斜している．SAPでは緑内障性視野変化は認めていない．OCTでは左眼の5，6時方向に軽度の網膜神経線維層厚（RNFLT）の菲薄化を認める．同時期に測定したFDTおよびフリッカ視野では，OCTのRNFLTの菲薄化部位に一致すると考えられる上方の鼻側に感度低下を認める．この時点では，極早期の段階の緑内障と考えられる．
FDT：Frequency Doubling Technology
PPA：peripapillary atrophy（傍乳頭網脈絡膜萎縮）
RNFLT：retinal nerve fiber layer thickness
SAP：standard automated perimetry

ついているか，いないかを判断し応答する必要がある．したがって，検査前に十分な説明と簡単な練習が必要である．

　測定アルゴリズムは，閾値検査として上下法，dynamic法，Tendency Oriented Perimetry（TOP）法があり，スクリーニング法として4-zone probability法がある．

　一般的な明度識別視野検査の結果と同様，年齢別正常値からの差，確率による判定，各種視野指標にて評価される．表示されている数値は，CFF値（Hz）である．

フリッカ視野の利点

緑内障の早期診断に有用：主に動きや時間的変化に鋭敏なM細胞系の機能を評価しているフリッカ視野は，従来の明度識別視野検査に比べ，より早期の緑内障性視野障害を検出できるとされている．図2は，視神経乳頭の陥凹拡大を認め，OCTでの網膜神経線維層厚

a. カラー眼底写真　b. OCT　c. SAP

d. FDT　e. フリッカ視野

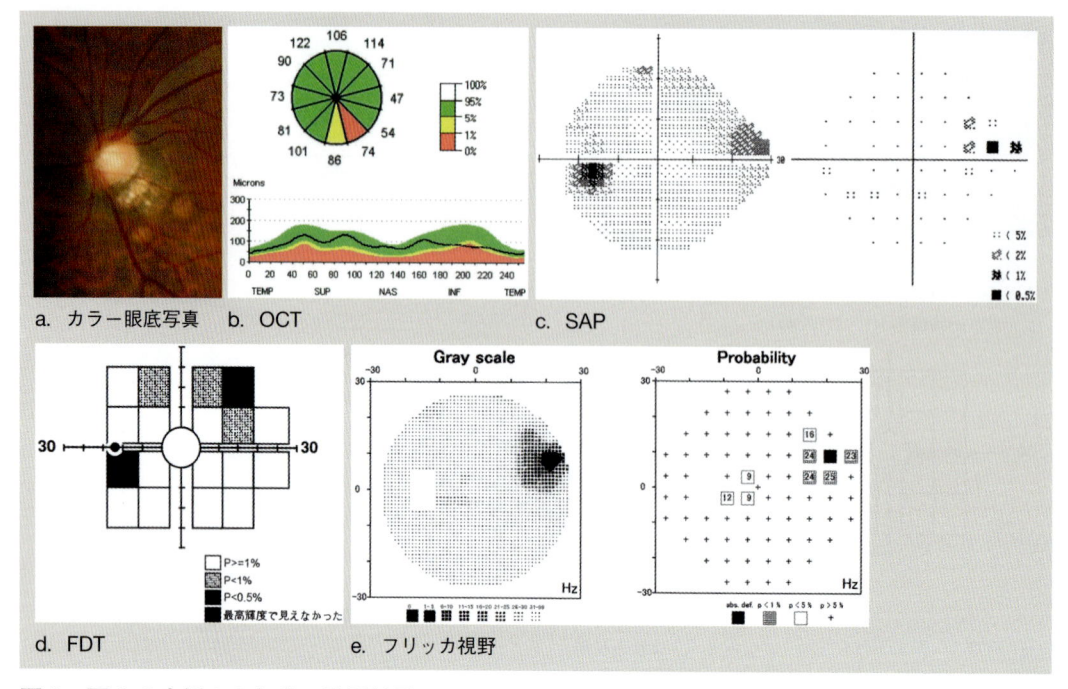

図3　図2の症例の6年後の計測結果
OCTでは菲薄化が強くなり，図2のFDTおよびフリッカ視野と同部位にSAPにて感度低下を認めている．

の菲薄化が検出されている．しかし，明度識別視野ではまだ異常が検出されていない極早期の緑内障性変化の段階といえる．M細胞系の評価が可能とされるFDT（Frequency Doubling Technology）と同様に，フリッカ視野では眼底所見に対応する部位のCFF値の低下がすでに出現している．6年後には明度識別視野でも同部位に明らかな感度低下が出現している（図3）．

中間透光体の混濁や屈折の影響を受けにくい：明度識別視野およびFDTなどのほとんどの視野検査法は，閾値測定にコントラストを変化させる視標を用いるため，中間透光体の混濁にてdiffuseに感度低下を生じる．一方，CFF値を指標とするフリッカ視野では，高輝度で視標コントラストが一定のフリッカ視標を用いるため中間透光体の混濁の影響を受けにくい．これは，ほかの視野計にはない大きな特徴である[*1]．

[*1] 具体例に関しては，本巻"機能選択的視野検査はどのような時に有用ですか？"（p.87）を参照されたい．

カコモン読解　第19回　一般問題74

25歳の女性．眼圧は右24mmHg，左22mmHg．前眼部と隅角および静的視野は正常である．行うべき検査はどれか．
a 暗室試験　　b うつむき試験　　c 中心角膜厚測定
d 眼圧日内変動測定　　e フリッカ視野検査

[解説] a, b．暗室試験，うつむき試験はいずれも狭隅角眼の閉塞隅角緑内障発症予測を目的とした負荷試験である．暗室試験は，患者を暗室に60～90分間置き，自発的な散瞳を生じさせる．うつむき試験は，患者に60分間うつむき姿勢をとらせる．いずれも試験前の眼圧より8mmHg以上の上昇と隅角鏡検査で閉塞隅角が確認されれば陽性である．

c．日本人の平均中心角膜厚は521±32μmである．中心角膜厚が厚いと眼圧は見かけ上，高く測定され，逆に薄いと眼圧は低めに測定される．

d．眼圧日内変動測定の意義は，正常眼圧緑内障の診断，外来診察時以外での眼圧上昇の検出，また眼圧下降治療の有効性の確認にある．

e．機能選択的視野測定のM細胞系の機能を評価しているフリッカ視野は，より早期の緑内障性障害を検出できるといわれている．明度識別視野検査と組み合わせ，極早期緑内障の発見に有用である．

　設問の症例は25歳であり，前眼部と隅角が正常なので開放隅角と考えられa, bは否定される．眼圧日内変動測定の意義からdも否定される．眼底の情報がないが，通常の静的視野測定で正常なためフリッカ視野検査を行うことも考えられるが，一般的な緑内障発症年齢よりも若く，中心角膜厚を測定し高眼圧が本当か確認する必要がある．

[模範解答] c

（高田園子）

flicker-defined-form perimetry

測定原理

flicker-defined-form（FDF）perimetry とは，FDF と呼ばれる錯視現象を用いて視野測定を行う視野検査法である．

網膜神経節細胞のサブタイプの一つである M 細胞系を主に反映し[1,2]，通常の視野検査よりも早期に異常を検出しうる機能選択的視野検査法[*1]の一つとして開発された．

FDF とは，平均輝度 $50\,cd/m^2$ の背景において，背景と直径 5°内に，白と黒の相の異なるランダムなドットを置き，白と黒を反転させ，反転速度を上げていくと，15 Hz 以上ではドット自体は認識さ

文献は p.313 参照．

[*1] **機能選択的視野検査**
網膜神経節細胞のサブタイプのなかで，特に数が少なく太い軸索をもつ大型の網膜神経節細胞（K 細胞系，M 細胞系）を選択的に測定する視野検査法で，標準的な自動静的視野検査法（standard automated perimetry；SAP）に比べ，より早期の異常を検出可能であることが多く報告されている．

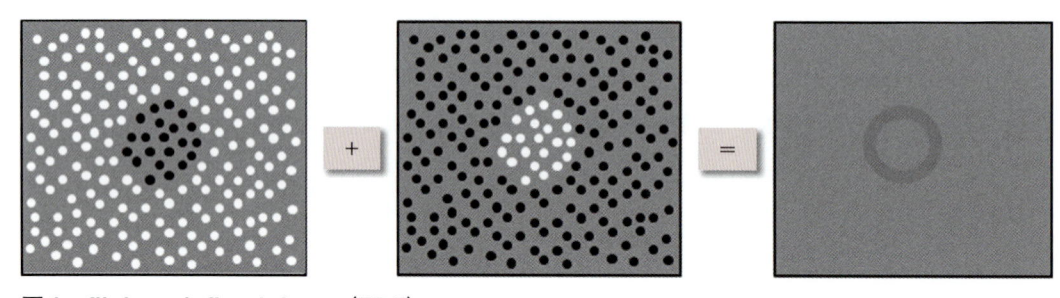

図1　flicker-defined-form（FDF）
背景と直径 5°内に白と黒の相の異なるランダムなドットを置き，白黒を反転させると，15 Hz 以上ではドット自体は認識されず，円の輪郭"edge"のみが浮かび上がる．

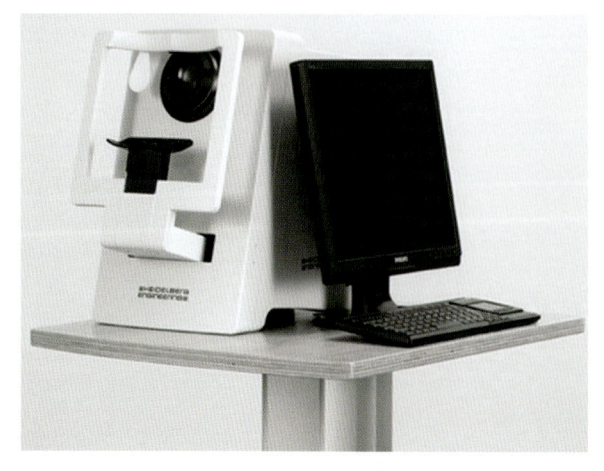

図2　FDF perimetry の外観

れず，円の輪郭つまり"edge"のみが浮かび上がる錯視現象である（図1）[1]．錯視現象については，Livingstoneらが，二つの隣接した輝度の異なった領域を15 Hzで反転させると，その領域の境界に輪郭が知覚されると初めて提唱した[3]．その後，Rogers-Ramachandranらは，刺激視標をランダムな点に変えても同様の錯視現象が生じることを報告した[2]．この現象を応用し，Flanaganら[4]が開発した視野計がFDF perimetryであり，Heidelberg Edge Perimeter（HEP, Heidelberg Engineering）として市販されている（図2）．

特徴

測定点はHFA 24-2[*2]と同じ中心24°内の52ポイントを計測する．$50 cd/m^2$背景スクリーンのなかに，視角0.33°の大きさのドットが，視角1°内に約3.5個の密度でランダムに配置されている．そのなかで，検査視標となる直径5°の円内にあるドットと，それ以外の背景のドットは15 Hzで白黒が反転する．FDF錯視が成立すると，視標の輪郭が直径5°のリング状に知覚される．視標内のドットの輝度と背景のドットの輝度はそれぞれ$0〜100 cd/m^2$の範囲で変化し，両者の平均が常に$50 cd/m^2$になるように設定されている．たとえば，背景のドットが平均輝度よりも$20 cd/m^2$明るいときには視標内のドットは平均輝度よりも$20 cd/m^2$暗く，逆に背景のドットが平均輝度よりも$20 cd/m^2$暗いときには視標内のドットは平均輝度よりも$20 cd/m^2$明るい．このように，視標内と背景のドットのコントラストを変化させ，FDF錯視で認められるリング状の輪郭が自覚できる，最小のコントラストを閾値として用いている．

測定アルゴリズムであるASTA-Standardは，HFAのSITA-Standardと類似したアルゴリズムである[*3]．4 dBと2 dBの2種類で行うbracketing法を用い，健常者の年齢別感度パターンに照らし，被検者の期待される閾値に最も近い輝度を順次呈示する最尤法を用いている．

視標の応答基準は，点滅する背景のなかに，リングのみならず何かグレーの部分が見えたらボタンを押すよう説明する．視標呈示時間は400 msである．固視監視はビデオカメラ法で行われ，瞬目，固視不良，偽陰性，偽陽性はリアルタイムにサイドのモニターに表示される．

測定結果は一般的な明度識別視野検査の結果と同様，患者情報，測定条件，感度（dB），グレースケール，トータル偏差，パターン

[*2] HFA
Humphrey Field Analyzer.

[*3] SITAが健常者と緑内障患者の年齢別感度パターンをもとに測定しているのに対し，ASTAは健常者の年齢別感度パターンをもとに測定している点が異なっている．
ASTA：adaptive staircase thresholding algorithm.
SITA：Swedish interactive thresholding algorithm.

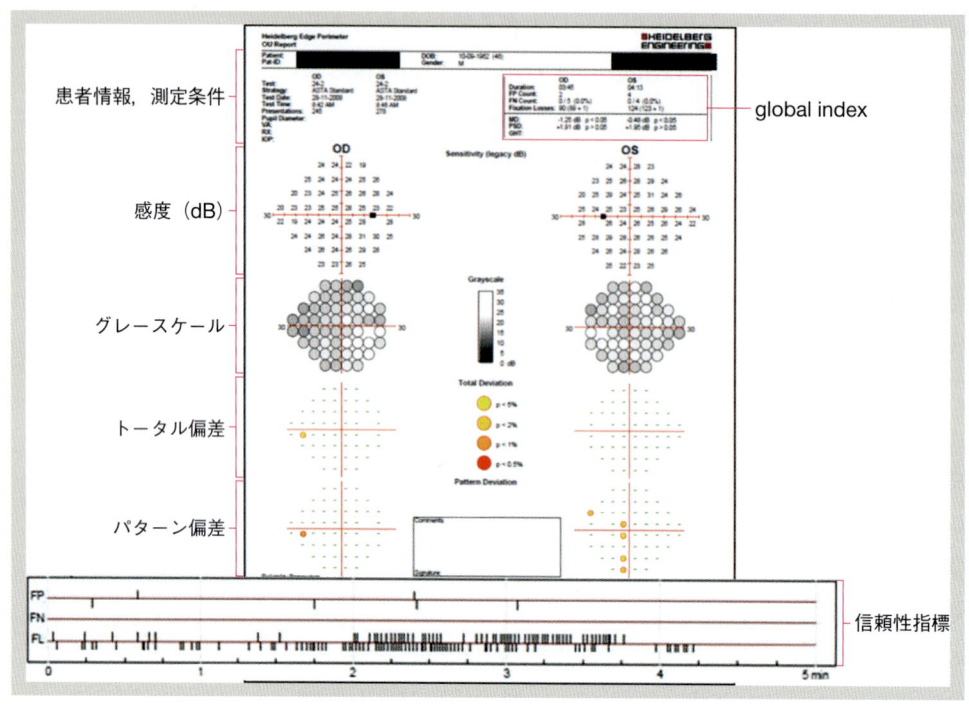

図3　測定結果のプリントアウト例

偏差，信頼性指標（偽陽性，偽陰性，固視不良）が表示される（**図3**）．

利点と問題点

　主に動きや時間的変化に敏感な M 細胞系の機能を評価している FDF perimetry は，従来の明度識別視野検査に比べ，より早期の緑内障性視野障害を検出できると報告されている[1,2,4]．

　一方，FDF perimetry は従来の視野計と異なり，視標のみでなく，背景もフリッカしコントラストが変化するため，リングが認識しにくくなり，検査の難易度が高くなる[5]．そのため，測定に際しては，実際に呈示される視標を用いて，十分な説明と練習が不可欠であると考えられる．また，日本人においては，健常被検者においてもトータル偏差でびまん性の異常が検出されることから，パターン偏差が臨床的に，より有用であると考えられる[5]．

〔江浦真理子〕

サイエンティフィック・クエスチョン

網膜神経節細胞の種類と機能選択的視野検査について教えてください

Answer 視野検査にかかわる網膜神経節細胞には，P細胞系，M細胞系，K細胞系と呼ばれる3種類があります．このうち，数が少なく，そのため検出感度が上がると考えられるM細胞系もしくはK細胞系を対象とした機能選択的視野検査の有用性が報告されています．

網膜神経節細胞の種類

ヒトの網膜神経節細胞は複数のタイプがあり，網膜内ですでに機能分化している．視野検査に関わるタイプとしては midget cells, parasol cells, small bistratified cells の3種類が知られている．これらは，網膜内ではそれぞれ混在して分布しているが，midget cells の軸索は外側膝状体の parvocellular layer（P細胞層），parasol cells は magnocellular layer（M細胞層），small bistratified cells は koniocellular layer（K細胞層）へ投影しており，それぞれP細胞系，M細胞系，K細胞系と呼ばれている（**図1, 2**）．

P細胞系：最も数が多く，全体の約70％にあたり，小型で軸索も細く，主に視力などの高い空間解像度に関与するとされている．midget cells は，内網状層（inner plexiform layer；IPL）の硝子体側（b-zone）に樹状突起を伸ばすタイプと，脈絡膜側（a-zone）に樹状突起を伸ばすタイプの2種類が存在し，前者は受容野中心を刺激すると脱分極する on 中心 midget cells，後者は受容野中心を刺激すると過分極する off 中心 midget cells である．また，これらは双極細胞を介して，主に長波長系（L-cone）または中波長系（M-cone）の錐体からの入力を受け，on 中心 midget cells は赤 on 中心と緑 on 中心，off 中心 midget cells は赤 off 中心と緑 off 中心に機能上分類される[1-3]．

M細胞系：全体の8～10％ほどを占める．これらの網膜神経節細胞は大型で軸索も太く，比較的視野全体に均一に分布し，フリッカなど高い時間周波数で変化するものに敏感に反応する．parasol cells も midget cells と同様に，IPL 内側に樹状突起を伸ばすタイプと，外側に樹状突起を伸ばすタイプの2種類が存在し，それぞれ on 中心

文献は p.314 参照.

外側膝状体	P細胞系	M細胞系	K細胞系
	midget	parasol	small bistratified
網膜神経節細胞			
受容野特性	赤off中心　赤on中心 緑off中心　緑on中心	off中心　on中心	青on 黄off
受容野の大きさ	小さい	大きい	大きい
空間解像度	高い	低い	低い

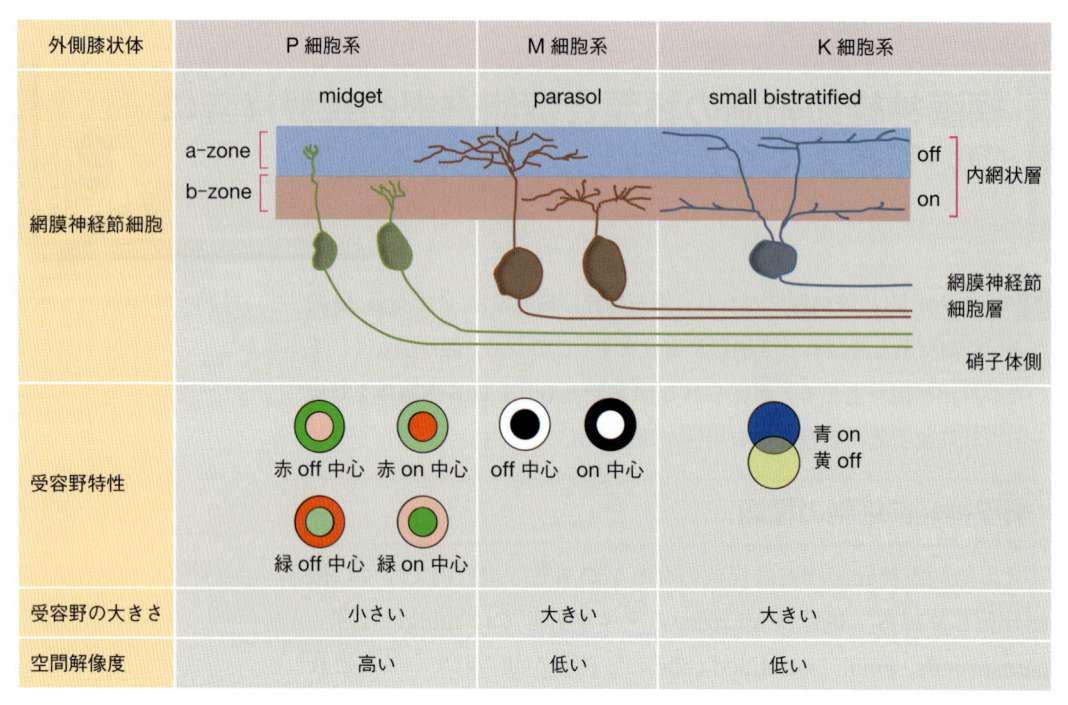

図1　網膜神経節細胞の種類と特性

parasol cells, off中心parasol cellsと呼ばれている[1-3].

K細胞系：全体の8〜10％ほどを占める．これも比較的大型で全体の8〜10％にあたると考えられている．small bistratified cellsは，前者2種の網膜神経節細胞とは異なり，IPL内側と外側の両方に樹状突起を伸ばし，双極細胞を介して短波長系の錐体（S-cone）と特異的に連絡する．これらは青色光にon反応を示し，黄色光にoff反応を示す．また，S-coneは中心窩には存在しないため，中心窩の青の感度は低くS-cone blind spotと呼ばれている[1-3].

内因性光感受性網膜神経節細胞：近年，ヒトの網膜上に，内因性光感受性網膜神経節細胞（intrinsically photosensitive retinal ganglion cell；ipRGC）という新たな光受容体が発見された[4]．ipRGCは錐体や杆体の神経節細胞とは根本的に異なり，メラノプシンという視物質を有し，明るい光に対し，自律的に反応し，持続的な脱分極性の応答を示す．これらは瞳孔反射や概日リズムの光同調などに関与することが明らかにされている[3,5].

機能選択的視野検査

　臨床的には，M細胞系，K細胞系を対象とした機能選択的視野検査法が，従来の白視標を用いた標準的な自動静的視野検査法（stan-

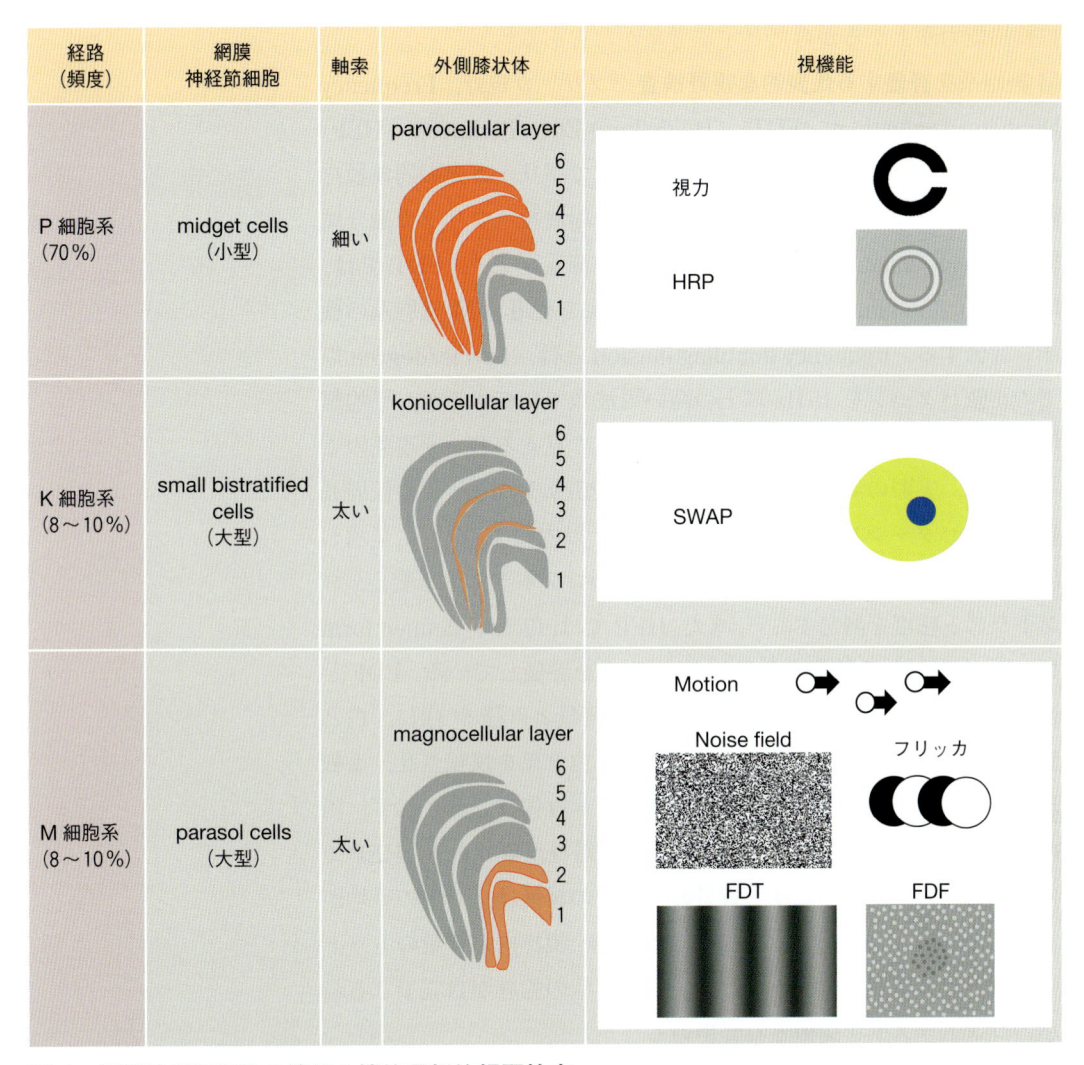

経路 (頻度)	網膜 神経節細胞	軸索	外側膝状体	視機能
P細胞系 (70%)	midget cells (小型)	細い	parvocellular layer	視力　　HRP
K細胞系 (8〜10%)	small bistratified cells (大型)	太い	koniocellular layer	SWAP
M細胞系 (8〜10%)	parasol cells (大型)	太い	magnocellular layer	Motion　フリッカ Noise field FDT　FDF

図2　網膜神経節細胞の機能と機能選択的視野検査
HRP：High-pass Resolution Perimetry
SWAP：short-wavelength automated perimetry
FDT：Frequency Doubling Technology
FDF：flicker-defined form

dard automated perimetry；SAP）に比べ，より早期の異常を検出可能であるということが多く報告されている（**図2**）[6]．その一つの仮説として，緑内障では太い神経線維が障害されるという Quigley ら[7]の報告がしばしば引用されてきた．M細胞系，K細胞系は比較的軸索が太く，これらを選択的に測定する視野検査の感度が高いとする考えかたである．一方，このような機能選択的視野検査法が緑内障をより鋭敏に検出できるのは，必ずしも緑内障において選択的な網膜神経節細胞の障害があるわけではなく，数が少なく余剰性の少ないM細胞系やK細胞系の機能を選択的に検査することで，必然的

に検出能力が上がるからだとする考えかたもある[8]．

M細胞系を評価する代表的な視野検査：フリッカ視野，Frequency Doubling Technology（FDT），Heidelberg Edge Perimeter（HEP）がある．フリッカ視野では，視野の各部位でフリッカ光の周波数を変えて，ちらつきが感じられるぎりぎりの周波数（フリッカ融合頻度；critical fusion frequency〈CFF〉）を測定する[9]．FDTでは，frequency doubling illusionと呼ばれる錯視を利用しM細胞系の機能を評価する．frequency doubling illusionとは，1 cycle/degree以下の正弦パターンを15 Hz以上の高い周波数で反転すると，平均輝度の灰色にはならず2倍の周波数の縞として見えるという現象のことをいう．実際の測定では，視角5°の0.25 cycle/degreeの低周波数正弦波パターンを25 Hzで中心視野20°以内の17か所に呈示しfrequency doubling illusionを作成し，縞のコントラストを変え，コントラスト感度を測定する[10]．また，HEPでは，flicker-defined form（FDF）と呼ばれる錯視を利用しM細胞系を評価している．FDFとは，平均輝度50 cd/m^{2}の背景において，背景と直径5°内に，白と黒の相の異なるランダムなドットをおき，白と黒を反転させ，反転速度を上げていくと，15 Hz以上ではドット自体は認識されず，円の輪郭つまり"edge"のみが浮かび上がる錯視現象である．HEPでは，視標内のドットの輝度と背景のドットの輝度は，両者の平均が常に50 cd/m^{2}になるように設定されており，視標内と背景のドットのコントラストが変化することで，リング状の輪郭が自覚できる最小のコントラストを閾値として用いる[11,12]．

K細胞系を評価する代表的な視野検査：short-wavelength automated perimetry（SWAP）がある．SWAPでは，選択的色順応法と呼ばれる手法を用いK細胞系の機能を選択的に測定している．これは高輝度の黄色背景を用いることで，本来，視感度の高い中波長（M-cone），長波長（L-cone）系の錐体機能を抑制した条件下で，青色視標を呈示しK細胞系の機能を評価する方法である[13]．

（松本長太）

クリニカル・クエスチョン

機能選択的視野検査は，どのような時に有用ですか？

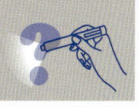

Answer 機能的に分化している各種網膜神経節細胞を選択的に評価可能な機能選択的視野検査は，相対的に密度の低い細胞を選択的に測定することで，機能的な余剰性を排除した，より異常検出感度の高い視野検査として，明度識別視野検査と組み合わせて測定することにより，より早期の段階の緑内障の発見につながり，治療に結びつけることが可能であると考えられます．

極早期緑内障への治療に対して

　眼底やOCTにて緑内障性視神経症による視神経の構造的異常が認められ，通常の視野検査である明度識別視野検査で緑内障性視野障害が認められないものは"preperimetric glaucoma"と呼ばれている．このように構造的異常が起こっていても機能的異常が検出できないために，緑内障と診断されない時期がある．緑内障の早期発見，早期管理および早期治療の観点からは，preperimetric glaucomaの段階での機能的異常の検出をすることは重要である．

　図1は，62歳，女性の症例である．眼底には視神経乳頭の陥凹拡大および上方にrimの菲薄化を認め，OCTでは12時と1時方向に網膜神経線維層厚の菲薄化を認める．明度識別視野（standard automated perimetry；SAP）では正常であるが，機能選択的視野検査であるFDT[*1]，SWAP[*1]，フリッカ視野，HEP[*1]には，いずれも眼底とOCTの構造的異常に一致した鼻下側の部位に感度低下を認め，極早期緑内障といえる．

　preperimetric glaucomaに対しての早期治療については，議論のあるところである．緑内障の発症・進行の危険因子であるといわれている高眼圧，視神経乳頭出血，家族歴，低い眼灌流圧，薄い角膜などがある場合には治療に踏み切るという考えもある．しかしながら，視野検査で変化のない時期での治療を開始するのは躊躇することが多いと思われるが，機能選択的視野検査で構造的異常に一致した視野異常が検出された場合には，より早期の段階の緑内障の発見と考え，危険因子の存在も考慮し治療へと結びつけることができる

[*1] FDT：Frequency Doubling Technology.
SWAP：short-wavelength automated perimetry.
HEP：Heidelberg Edge Perimeter.

a. カラー眼底写真　　b. CIRRUS OCT　　c. SAP

d. 機能選択的視野検査

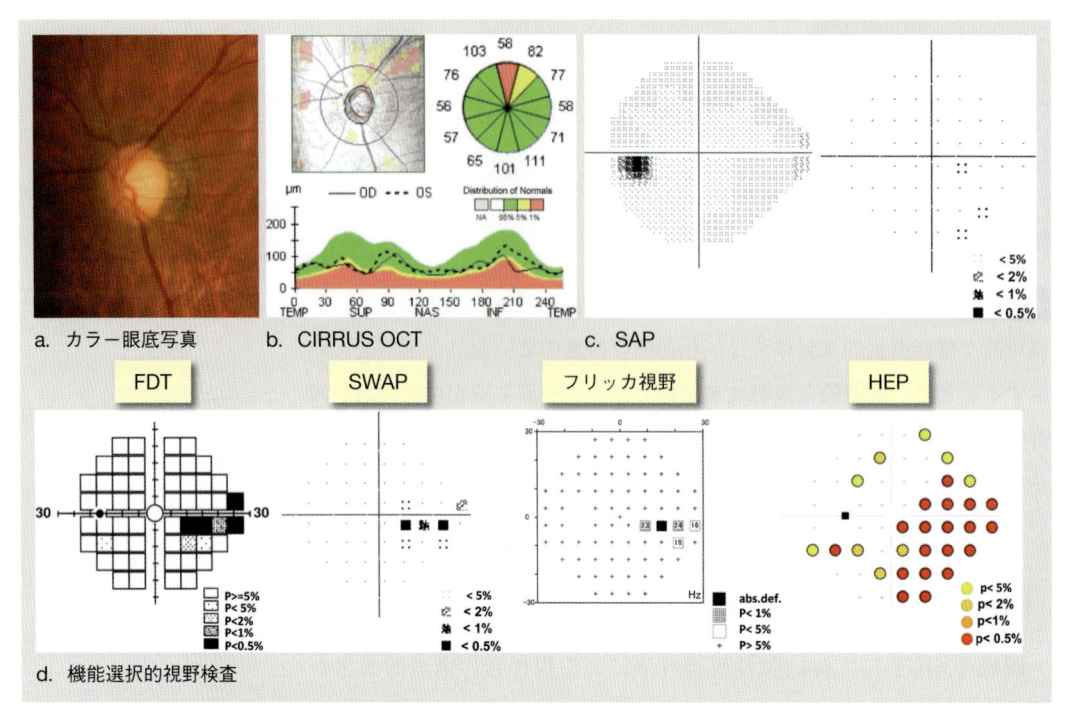

図1　極早期の緑内障と考えられる症例
62歳，女性．眼底に視神経乳頭の陥凹拡大および上方に rim の菲薄化を認め，OCT には 12 時と 1 時方向に網膜神経線維層厚の菲薄化を認める．SAP では正常であるが，FDT，SWAP，フリッカ視野，HEP には，いずれも眼底と OCT の構造的異常に一致した鼻下側の部位に感度低下を認め，極早期緑内障といえる．
SAP：standard automated perimetry
FDT：Frequency Doubling Technology
SWAP：short-wavelength automated perimetry
HEP：Heidelberg Edge Perimeter

のではないかと考える．

中間透光体の混濁の影響に対して

　中間透光体の混濁とりわけ白内障は，霧視や光の吸収・散乱により視野にさまざまな影響を及ぼす．光の散乱は，検査視標の網膜面上での結像の乱れが生じ，視覚のどの部位でも感度を低下させる[1,2]．そのため，明度識別視野測定およびコントラスト感度を測定する視野測定では diffuse に視感度の低下をきたす[3]．一方，CFF 値（critical fusion frequency；フリッカ融合頻度）を指標とするフリッカ視野では，高輝度で視標コントラストが一定のフリッカ視標を用いるため，中間透光体の混濁の影響を受けにくい[4,5]．これは，他の視野計にはない大きな特徴である．

　図2は右眼に白内障と緑内障の存在する症例である．明度識別視野のトータル偏差および FDT では，diffuse に感度低下を生じている．グレースケールやトータル偏差では本来の視野より進行した結

文献は p.314 参照．

4. その他の視野検査　89

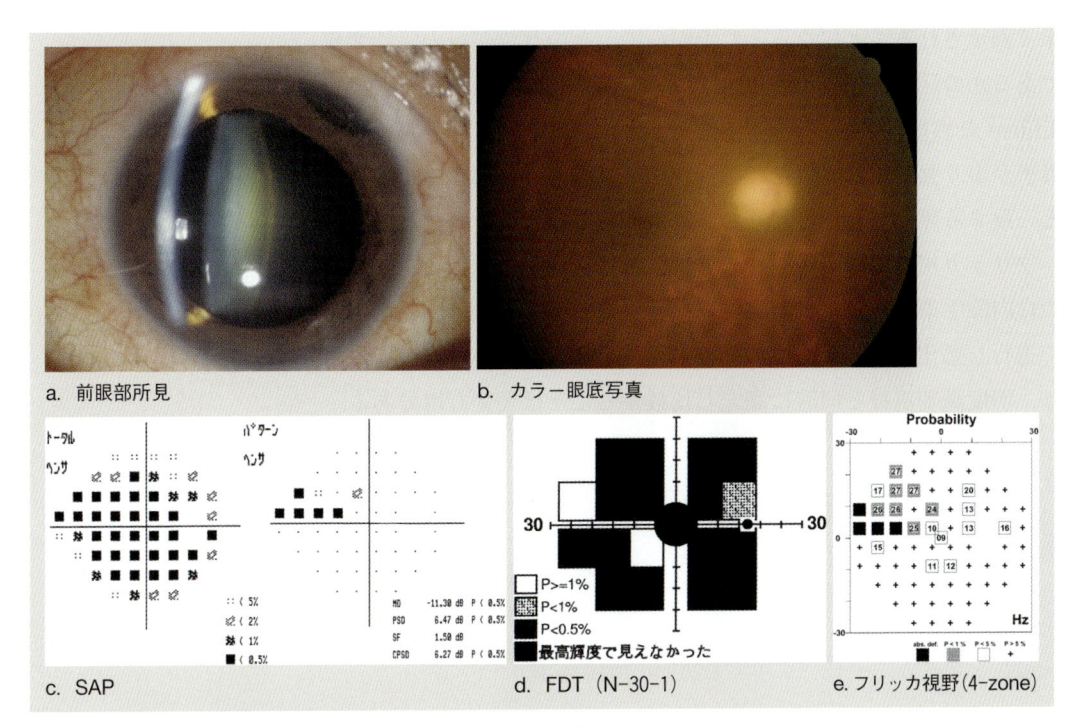

a. 前眼部所見　　b. カラー眼底写真

c. SAP　　d. FDT（N-30-1）　　e. フリッカ視野（4-zone）

図2　白内障と緑内障が合併する症例の白内障手術前
50歳，女性．RV＝(0.07)．視神経乳頭は，白内障のためわかりにくいが，下方の乳頭辺縁部は一部消失している．SAPおよびFDTのトータル偏差では，視野全体が $p<0.5\%$ の確率表示で示され，著しく進行した結果になっている．フリッカ視野では，上方に限局してCFF値の低下が認められる．

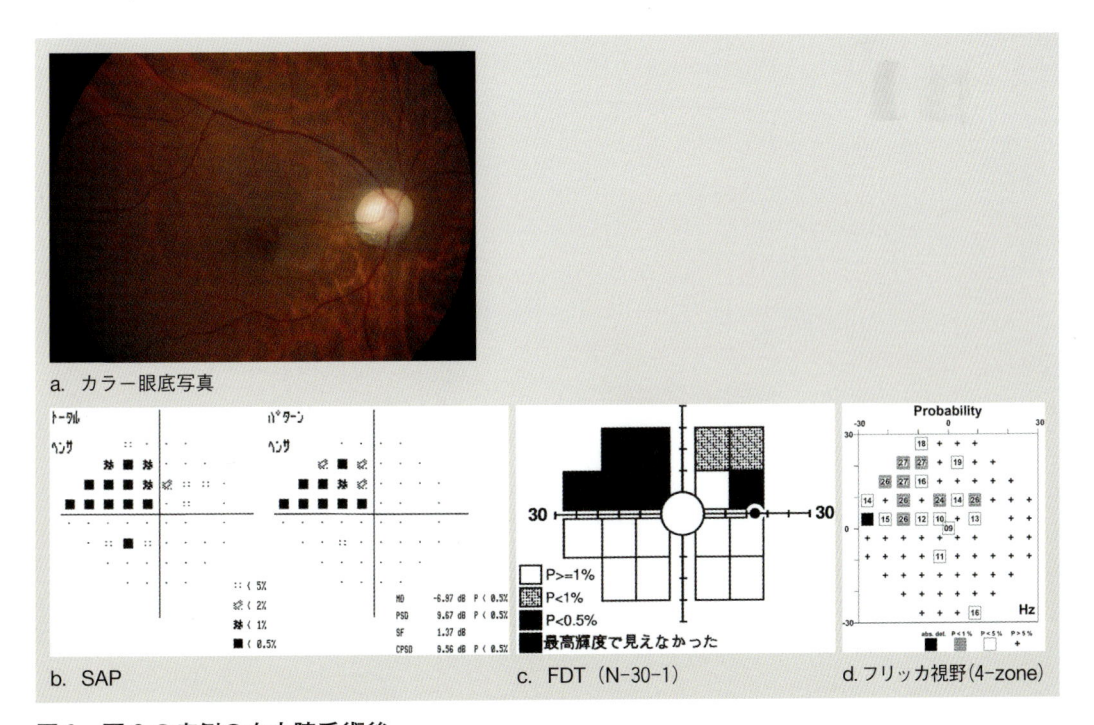

a. カラー眼底写真

b. SAP　　c. FDT（N-30-1）　　d. フリッカ視野（4-zone）

図3　図2の症例の白内障手術後
RV＝(1.5)．SAP，FDT，フリッカ視野にて上方の限局した感度低下を認める．フリッカ視野では，手術前後でほとんど変わらない．

果で表示されることになる．したがって，どの部位が緑内障性変化であるかの区別が困難である．数学的処理で視野全体にかさ上げし，diffuseな感度低下の成分を除いたパターン偏差では局所的な視野障害がより強調される．ただし，視神経乳頭および網膜の眼底変化と一致する障害であるかどうかを見きわめることは重要である．

　フリッカ視野では，中間透光体の混濁の影響を受けにくく，症例の白内障手術前後で視野障害部位に大きな差はない（**図3**）．白内障で進行し悪化したのか，緑内障で進行し悪化したのかなどの判断には，明度識別視野と同時に測定し比較することは大変有用である．

（高田園子）

眼底視野計（MP-1，maia™）

MP-1 と maia™

　マイクロペリメーター MP-1 は 2002 年にニデックから，maia™ は 2009 年に CenterVue から登場（国内では 2011 年トプコンより発売）した．両者とも眼底像をモニターしながら自動で測定できる眼底直視下微小視野計である．MP-1 には近赤外眼底カメラ，maia™ にはライン走査型レーザー検眼鏡が内蔵されており，眼底像をモニターしながら網膜感度を自動で測定できる．両者ともオートトラッキング機能がついており，固視がずれると検査が中断され，戻るとまた再開するといったことが自動で可能である．また，follow-up 機能により，前回の測定箇所とまったく同じ箇所を follow-up 測定でき，固視検査モードも搭載されており，ロービジョントレーニングもできるようになっている（**図1, 2**）．

　両者とも眼底所見に対応した網膜感度が明らかにできるため，現

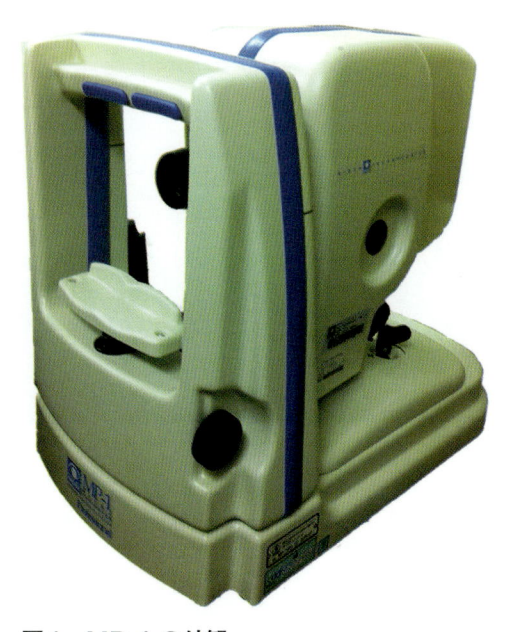

図1　MP-1 の外観

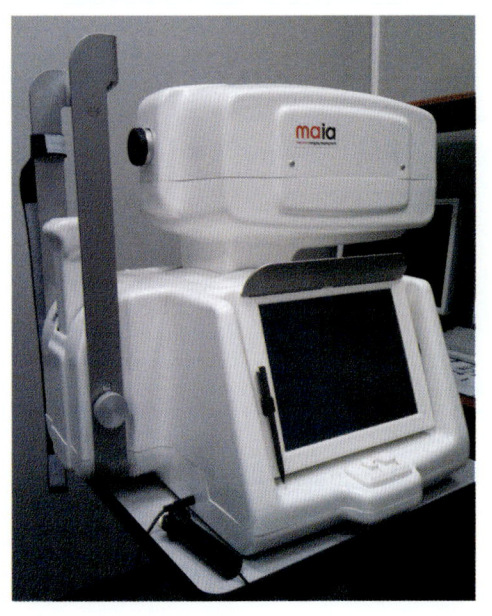

図2　maia™ の外観

表1 MP-1 と maia™ の比較

	maia™	MP-1
眼底撮影	LSLO	近赤外眼底カメラ
画角	36°×36°	45°円形
解像度	1,024×1,024 pixels	1,280×1,024 pixels
トラッキング範囲	1,024×1,024 pixels	128×128 pixels
視標サイズ	Goldmann III	Goldmann I〜V
固視視標	サークル（半径0.5°，赤）	クロス，4個クロス，サークル（大きさと色は変更可能）
最小瞳孔径	2.5 mm	4 mm
視標呈示	白色 LED	液晶ディスプレイ
背景輝度	4 asb（1.27 cd/m^2）	4 asb（1.27 cd/m^2）
視標輝度	0.25〜1,000 asb（0.08〜318 cd/m^2）	4〜400 asb（1.27〜127 cd/m^2）
刺激幅	36 dB	20 dB

LSLO：line scanning laser ophthalmoscope（ライン走査型レーザー検眼鏡）

a. 治療前

b. 1 週後

c. 1 か月後

d. 3 か月後

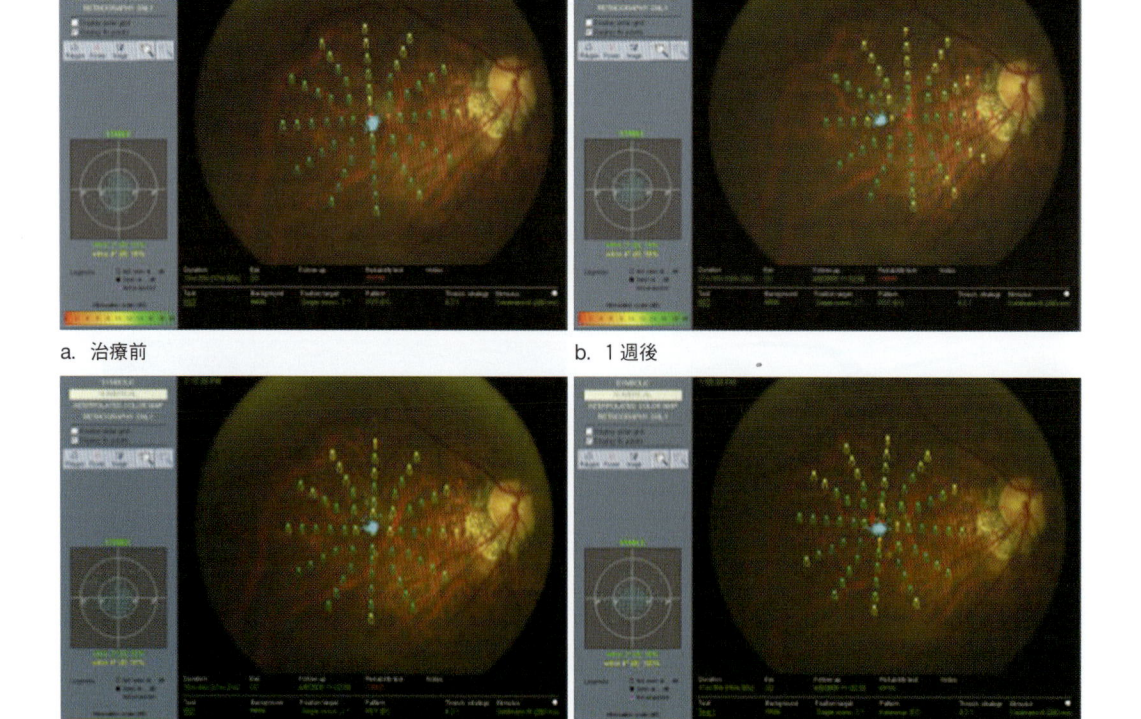

図3 MP-1 と maia™ のトラッキング精度（follow-up モードを使用）
a〜d. MP-1 で経過観察した症例．56歳，男性，近視性脈絡膜新生血管に対する光線力学的療法の治療前後を，治療前の検査を基準に，以降は follow-up モードで測定．測定箇所がどの時点も微妙にずれてしまっている．

e. 治療前 f. 1か月後

g. 3か月後 h. 4か月後

（図3のつづき）
e～h. maia™で経過観察した症例．81歳，男性，ポリープ状脈絡膜血管症に対する光線力学的療法の治療前後を，治療前の検査を基準に，以降はfollow-upモードで測定．SLO（scanning laser ophthalmoscope；走査型レーザー検眼鏡）画像でリアルタイムに眼底をトラッキングでき，トラッキング精度も向上しているため，follow-up機能を使って測定箇所がずれることがない．

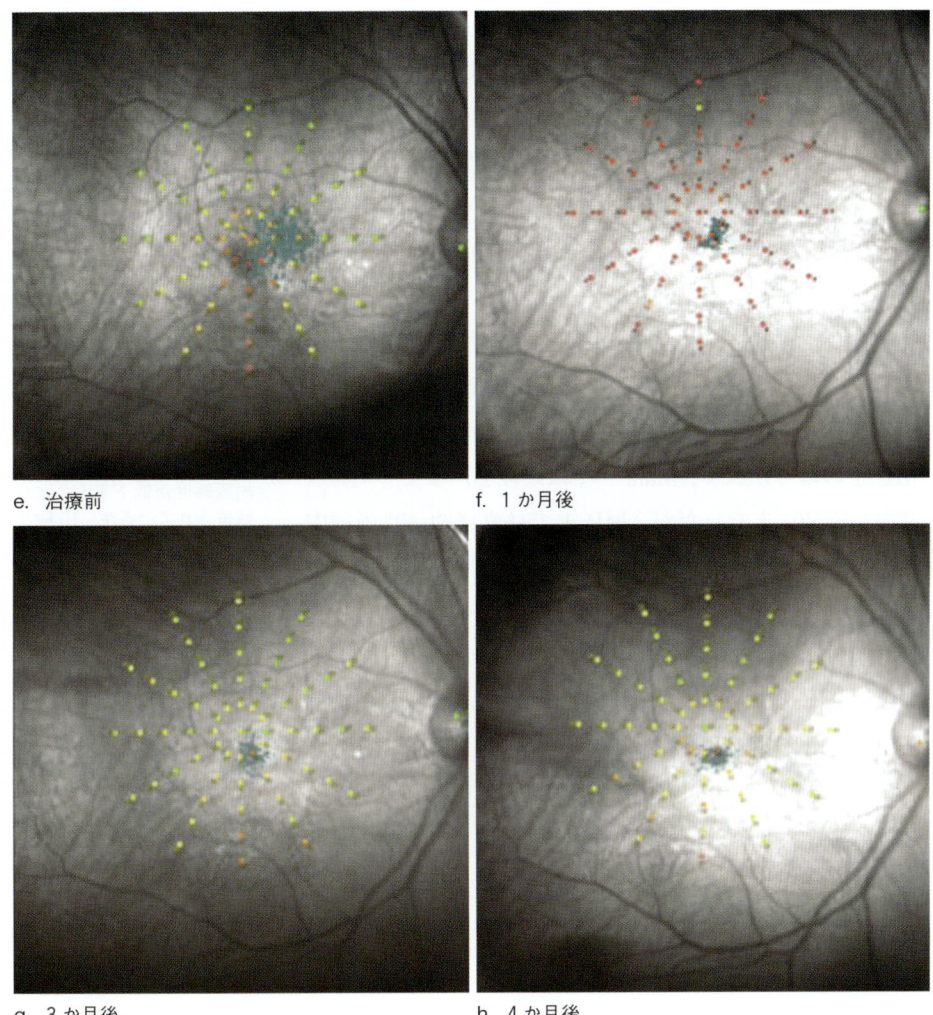

在，主に黄斑疾患診療において用いられている[1,2]が，近年では光干渉断層計で網膜神経線維層欠損や神経節細胞層の菲薄化を眼底像と対応させて知ることができるようになり，緑内障診療においても活用されるようになってきている[3]．

文献はp.315参照．

MP-1とmaia™の比較

MP-1とmaia™は基本的には機能が同じであるが，maia™は後発機種であり，測定時間の短縮，トラッキング精度の向上，視標輝度範囲の拡大など，さらに機能が向上している．

MP-1 と maia™ の比較を表 1 に示す．大きな違いは，眼底撮影が MP-1 では近赤外眼底カメラを採用しているのに対し，maia™ は共焦点ライン走査を採用しているため中間透光体混濁の影響を受けにくく，リアルタイムで眼底をトラッキングでき，トラッキング範囲が，MP-1 では 128×128 pixels であったのに対し，1,024×1,024 pixels と広くなり精度が向上したことで，眼底に対応したデータがより正確に得られることである（図 3）．

　また，背景輝度は両者とも同じであるが，視標輝度範囲が MP-1 では 20 dB までだったのが，maia™ では 36 dB までと幅広くなり，微細な変化やより深い暗点の検出ができるようになった[*1]．しかし，測定範囲は MP-1 のほうが広く，maia™ では直径 20°まで（マニュアル測定を追加して 30°まで）だが，MP-1 では直径約 40°範囲内が測定可能である．

　両者とも非散瞳で検査可能であるが，maia™ のほうが小さい瞳孔径でも検査が可能であり，非散瞳下での検査がしやすい．

　視標サイズは，maia™ では Goldmann III のみであるが，MP-1 では Goldmann I～V までを選択することができる．固視視標も maia™ では半径 0.5°中抜き赤サークルと決まっているが，MP-1 ではクロス，4 個クロス，サークルと 3 種類から選択でき，大きさと色も変更可能になっているため，症例により使い分けが可能である．

（山下彩奈）

[*1] MP-1，maia™ により正常網膜感度を測定した結果では，どちらも高齢化に伴い網膜感度が低下することが報告されているが，10 歳高齢化に伴う変化量が MP-1 のほうが少ない[4]．これは MP-1 のほうが視標輝度範囲が狭く，maia™ のほうが広いためと考えられる．

　また，日本人健常眼の maia™ と MP-1 の結果を比較した結果では，MP-1 で最高感度に達していても maia™ では最高感度に達しておらず，健常眼のような視力良好例では MP-1 では測定上限を超えると報告している[5]．

眼底対応視野
（コーワ AP-6000，コーワ AP-7000™）

極早期の緑内障での視野異常の検出が難しい理由

　緑内障は構造的変化が機能的変化に先行する[1]といわれており，静的視野計で異常が検出される頃には，30〜50％の網膜神経節細胞が失われているとされている[2]．網膜神経線維層欠損（retinal nerve fiber layer defect；RNFLD）および視神経乳頭に緑内障性変化を認めるが，通常の視野検査（Humphrey 視野 30-2 もしくは 24-2）で緑内障性視野異常を認めない，極早期の緑内障は "preperimetric glaucoma" と呼ばれている．極早期の段階で視野異常を検出しにくい要因としては，網膜神経節細胞の余剰性，検査視標のサイズ，検査点の配置が挙げられる．

網膜神経節細胞の余剰性：frequency doubling technology（FDT）や short-wavelength automated perimetry（SWAP）などの網膜神経節細胞の機能的な特徴を考慮した検査法である機能選択的視野計が用いられている．

検査視標のサイズと検査点の配置：Humphrey 視野計の通常プログラムである 30-2 や 24-2 では，6°間隔に視標が呈示され，検査視標サイズは一定である．よって，RNFLD が存在しても，配置されている検査点が RNFLD と対応する部位に含まれていない可能性がある[3]．

　検査点を密にすれば，小さな異常を検出できる可能性が増えるが，静的自動視野計ですべての領域を検査するには長い検査時間を必要とするため，実用的ではない．そのため，極早期の RNFLD 付近の感度低下を局所的に評価するためには，検査点を限定することが望ましい．

眼底対応視野計とは？

　Kani ら[4]は，赤外線によって眼底を観察しながら眼底の病変部位に刺激光を呈示する眼底視野計を開発した．そして，可児らがそれを簡略化し，局所の視野を調べる際に眼底像を視野計にとり込み対

文献は p.315 参照．

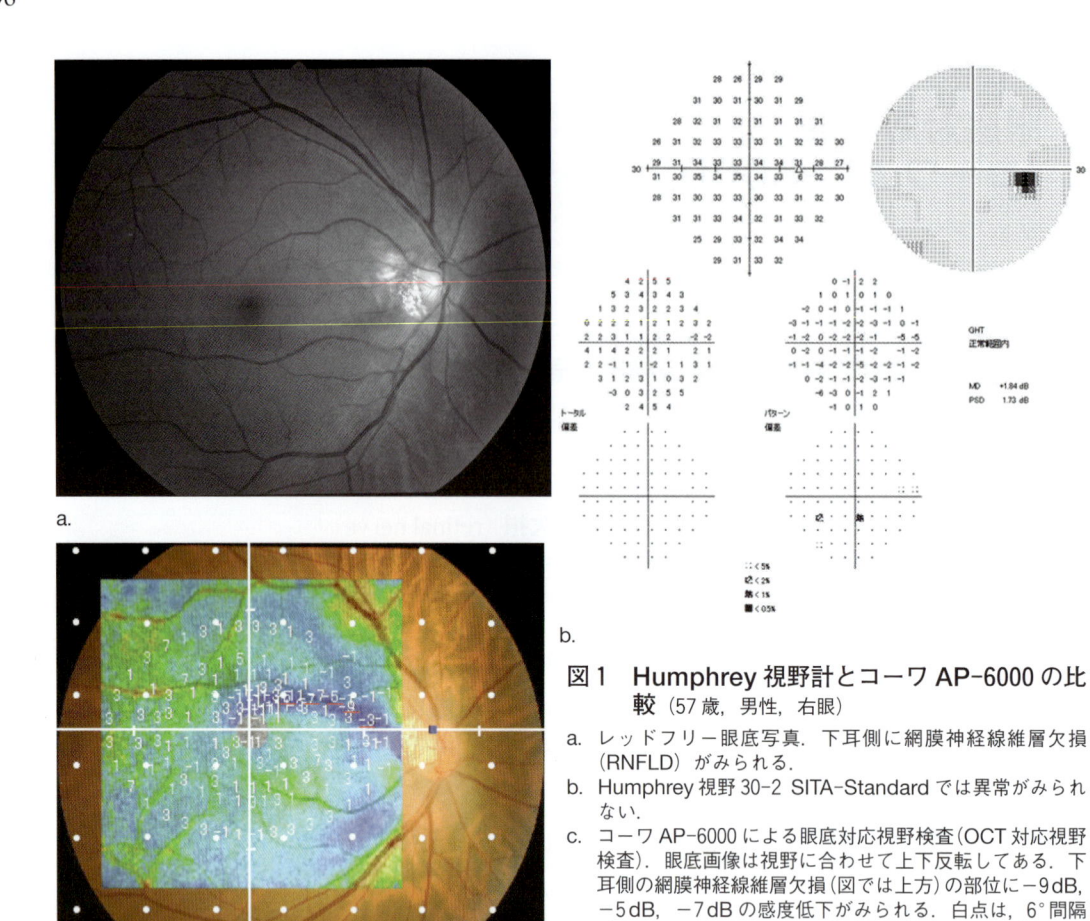

図1 Humphrey 視野計とコーワ AP-6000 の比較（57歳，男性，右眼）

a. レッドフリー眼底写真．下耳側に網膜神経線維層欠損（RNFLD）がみられる．
b. Humphrey 視野 30-2 SITA-Standard では異常がみられない．
c. コーワ AP-6000 による眼底対応視野検査（OCT 対応視野検査）．眼底画像は視野に合わせて上下反転してある．下耳側の網膜神経線維層欠損（図では上方）の部位に−9 dB，−5 dB，−7 dB の感度低下がみられる．白点は，6°間隔ごとの Humphrey 30-2 の検査点に相当する．感度低下のある部位は 6°間隔の白点の間に存在している．そのために Humphrey 30-2 では異常が検出できなかったと考えられる．

応させることによって，RNFLD などの異常部位を選択的に検査することを目的に開発されたものが，眼底対応視野計である．また，視野異常が検出できない理由としては，視標サイズが大きいことも考えられる．Nakatani ら[5]は，可児らのコンセプトによって，眼底の任意の場所に小視標を呈示できる眼底対応小視標視野計を用い preperimetric glaucoma で暗点が検出できるかを検討し，RNFLD 部位に暗点の検出が可能であると報告している．

眼底対応視野計の進化

眼底対応視野検査が可能な代表的な市販器であるコーワ AP-6000（興和）と，その後継機種のコーワ AP-7000™（興和）について述べる．コーワ AP-6000 およびコーワ AP-7000™ では，患者の眼底写真を視野計にとり込み眼底の任意の場所に視標を呈示可能であ

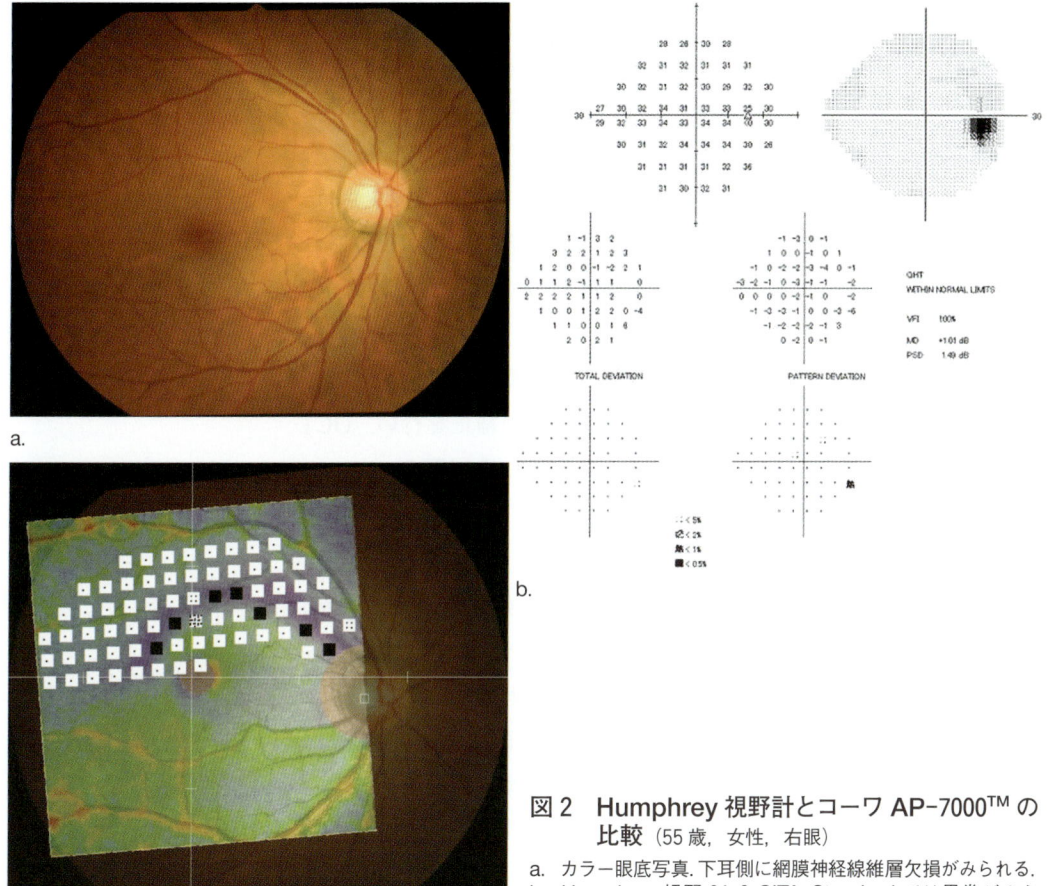

図2 Humphrey 視野計とコーワ AP-7000™ の比較（55歳，女性，右眼）
a. カラー眼底写真．下耳側に網膜神経線維層欠損がみられる．
b. Humphrey 視野 24-2 SITA-Standard では異常がみられない．
c. コーワ AP-7000™ による眼底対応視野検査（OCT 対応視野検査）．眼底画像は視野に合わせて上下反転し，回旋も補正されている．下耳側の網膜神経線維層欠損（図では上方）の付近の検査点では，トータル偏差確率プロットで $p<0.5\%$, $p<1\%$, $p<5\%$ の感度低下がみられる．

る．視野計にとり込まれた際に，視野に合わせて眼底写真は上下反転して表示され，眼底画像の中心窩と視神経乳頭の中心を指定し，Mariotte 盲点の中心位置を測定することによって眼底写真と視野の位置および拡大率を補正し測定する．コーワ AP-6000 ではカラー眼底写真，症例に応じてレッドフリー眼底写真を使用して，RNFLD 上やその付近の感度を評価してきた．しかし症例によっては，近視性の豹紋状眼底の細い RNFLD は眼底写真上で把握しにくく，正確に異常部位に検査点を配置するのに苦慮する例もある．そのような例では極早期の網膜内層の変化が把握しやすい spectral-domain OCT（SD-OCT）を用いて，黄斑部網膜内層厚のマップと眼底写真を重ね合わせた画像を作成し，コーワ AP-6000 に画像をとり込んで視野測

定点を決定し評価することが有用である．しかしながら，コーワ AP-6000 では閾値に加えてトータル偏差は表示されるが，その確率プロットが表示されず，感度低下が有意なものであるか否かの評価は困難であった（図1）．

2011年から市販されているコーワ AP-7000™ の大きな変更点は，日本人の周辺視野を含めた年齢別の正常人データベースが搭載されたことである．これによって，各検査ポイントでのトータル偏差の確率プロットの表示が可能となった．

現在コーワ AP-7000™ では，SD-OCT の広範囲黄斑部網膜内層厚のマップを眼底写真と重ね合わせ，眼球回旋の補正を行い，OCT 対応視野検査をより正確に評価できるようになった（図2）．

今後の展望

生涯にわたり，眼圧と視機能の管理を必要とする緑内障の診断および経過観察では，標準的な同一の視野計，同一のプログラムの使用が基本となる．しかし，構造的な変化はみられるものの，通常の視野検査では異常が検出できない病期が存在する．SD-OCT の普及により極早期緑内障の構造的変化はとらえられやすくなり，OCT を用いた眼底対応視野計によって構造的な異常が生じている部位の機能的変化を評価することは，診断および経過観察に有用と思われる．緑内障診療では，今後ますます構造と機能の同時評価の必要性は高まってくると考えられる．

（宇田川さち子，大久保真司）

Amsler チャート，M-CHARTS®

Amsler チャート

検査の意義：Amsler チャートは，中心 10°内の視野異常を簡便に検出することを目的とした検査表である[1]．このチャートにより中心暗点，傍中心暗点，変視症を検出することができる．多くの黄斑疾患では，視細胞あるいはその外節の規則正しい配列に乱れが生じ，そのため外界と視中枢との間で確立していた精密な空間対応に乱れ

文献は p.315 参照．

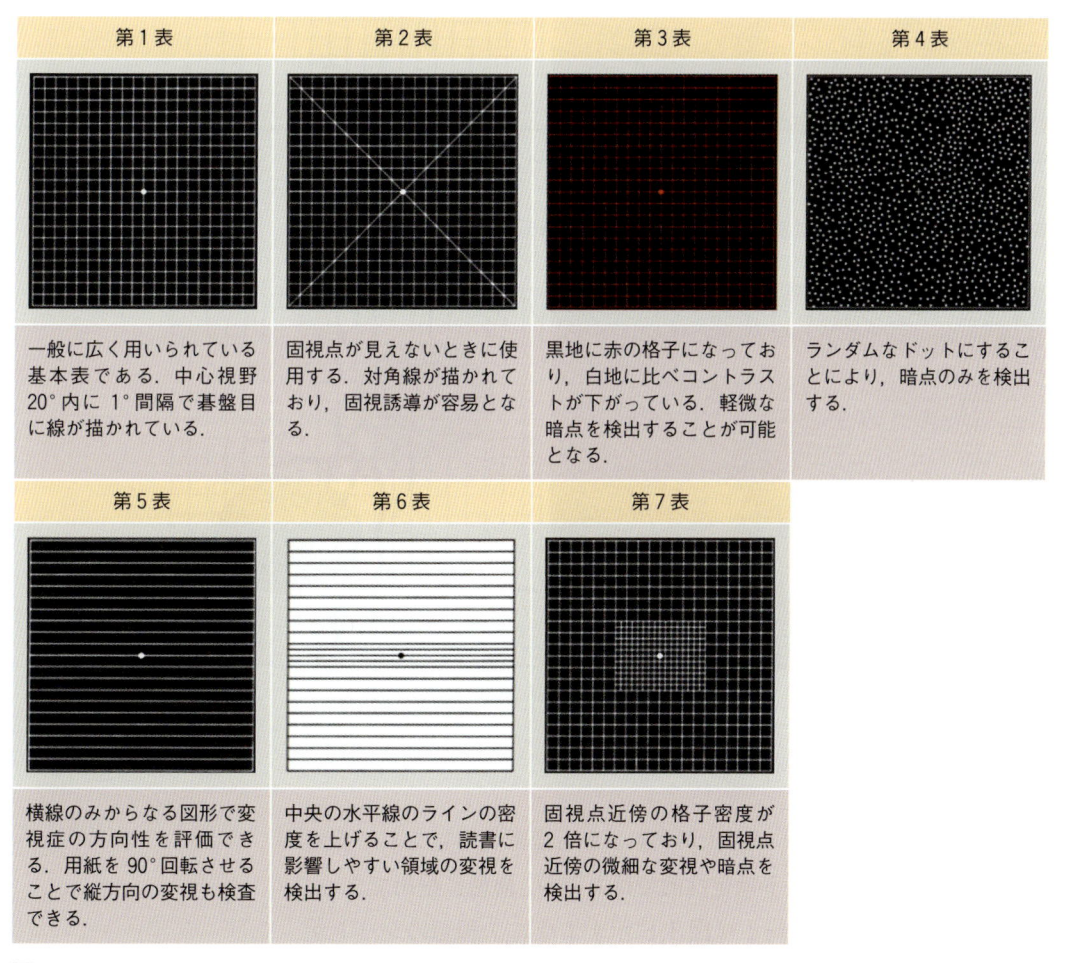

第1表	第2表	第3表	第4表
一般に広く用いられている基本表である．中心視野 20°内に 1°間隔で碁盤目に線が描かれている．	固視点が見えないときに使用する．対角線が描かれており，固視誘導が容易となる．	黒地に赤の格子になっており，白地に比べコントラストが下がっている．軽微な暗点を検出することが可能となる．	ランダムなドットにすることにより，暗点のみを検出する．

第5表	第6表	第7表
横線のみからなる図形で変視症の方向性を評価できる．用紙を 90°回転させることで縦方向の変視も検査できる．	中央の水平線のラインの密度を上げることで，読書に影響しやすい領域の変視を検出する．	固視点近傍の格子密度が 2 倍になっており，固視点近傍の微細な変視や暗点を検出する．

図1 Amsler チャート（実物の大きさ：10×10 cm）

表1 Amslerチャートを用いた検査の質問

問1	固視点が見えますか．（中心暗点の有無）
問2	一番外の四角がすべて見えますか．（中心10°内視野から周辺へ穿破する暗点の有無）
問3	内部の格子が完全に見えますか．途切れたりしないですか．（傍中心暗点の有無）
問4	線はゆがんでいませんか．格子の大きさはすべて同じに見えますか．（変視症の有無）
問5	動き，揺れ，輝き，色などの変化は感じませんか．
問6	変わって感じるところの位置はどこですか．

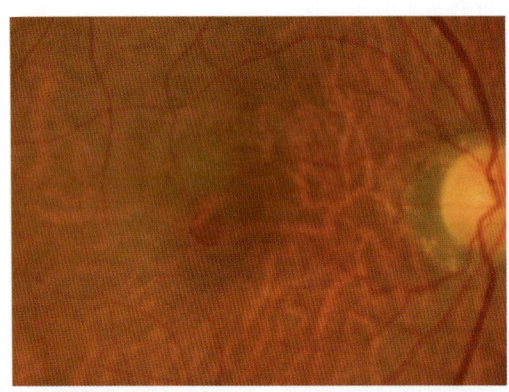

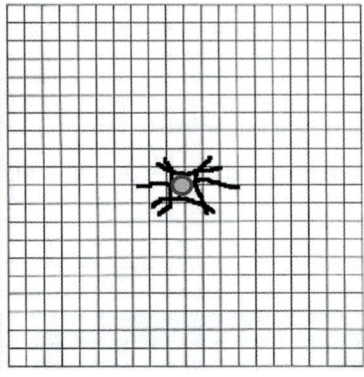

a．眼底写真　　　　　　　　　　b．Amslerチャート

図2　黄斑円孔
Amslerチャートで，中心部に引き込まれるような変視を訴える．

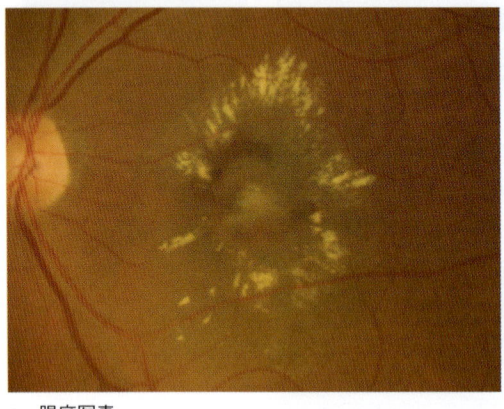

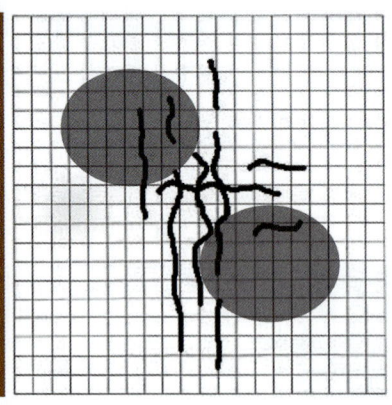

a．眼底写真　　　　　　　　　　b．Amslerチャート

図3　加齢黄斑変性
Amslerチャートで，出血などによる暗点と変視症を訴える．

が生じ，その結果，物体の形状が実際よりも変形して見える．その変視症をAmslerチャートは定性的ではあるが，簡便に検出できる．
検査方法：Amslerチャートは**図1**に示すように7種類のシートからなり，一般的には第1表が広く用いられている．検査距離30 cm，

必要なら近見矯正眼鏡を装用し，片眼遮閉にて行う．検査表の中心を固視し，**表1**の質問に従って順に検査を行う．これらの質問に対する結果を付属の記録紙に記載する．

対象疾患：黄斑疾患（黄斑円孔，網膜前膜，中心性漿液性脈絡網膜症，新生血管黄斑症など），視神経疾患（視神経炎など），そのほか中心視野障害を呈するすべての疾患が対象となる．

検査結果：正常では，すべての格子が左右差なく，ゆがまず鮮明に見える．変視症を訴える場合は，黄斑疾患を強く疑う．黄斑円孔では中心暗点のため，固視点が消え，その固視点に引き込まれるような特有の変視症を訴える（**図2**）．加齢黄斑変性では，中心暗点もしくは傍中心暗点とともに変視症を訴えることが多い（**図3**）．

Amsler チャートは，変視や暗点を非常に簡便に検出できるが，自覚症状を記載するという自覚検査であるため，客観的に定量的に評価することは困難である．検者は，固視誘導および確認をしながら，しっかりとていねいに問診していく必要がある．

M-CHARTS®

検査の意義：多くの黄斑疾患では，視力低下や中心視野障害のみならず変視症を訴える．変視症とは，ものがゆがんで見える自覚症状のことで，視細胞あるいはその外節の規則正しい配列に乱れが生じると，外界と視中枢との間の精密な空間対応に乱れが生じ，物体の形状が実際より変形して認知される．変視症には，日常生活でほとんど気にならないものから，片眼遮閉を要するほど重篤なものまで実にさまざまな重症度があり，患者の quality of vision（QOV）を大きく左右する重要な臨床症状である．変視症の検出には，一般的にAmsler チャートが広く用いられている．しかし，この検査は定性的評価は可能だが定量的評価は困難である．M-CHARTS® は，変視症を短時間にかつ簡便に定量化することができる検査表である（**図4**）[2]．

検査方法：1本の直線および視角 0.2°から 2.0°の点の間隔からなる点線 19 本からなるシートで，1本線からなるものと2本線からなるものの2種類ある．変視を認知するには，ある一定の長さの連続した直線による網膜面への刺激が必要であり，この直線を間隔の狭い点線から徐々に間隔の広い点線に変えることにより，次第に被検者は変視を認知しなくなる．M-CHARTS® は，この原理にもとづき作成された．検査距離 30 cm，近見矯正にて被検者に間隔の狭い

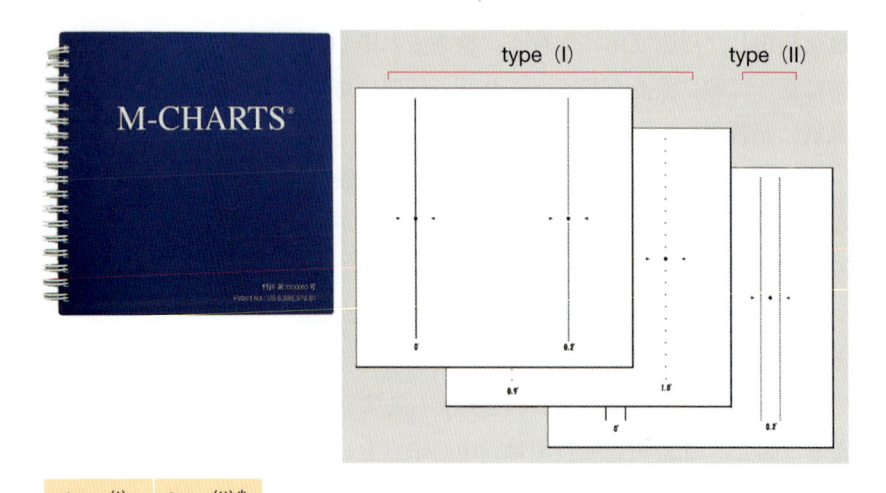

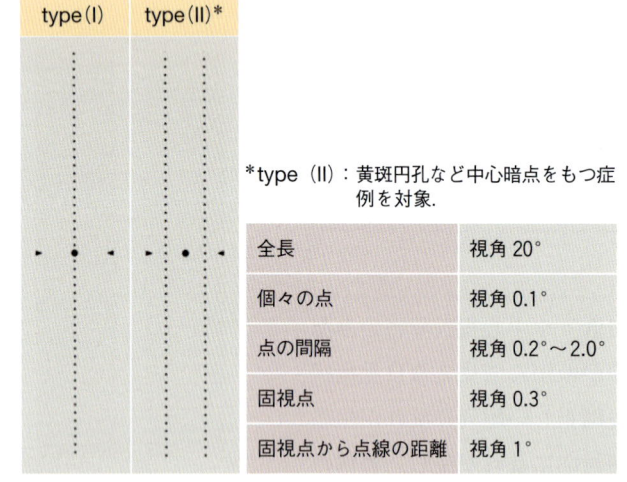

図4　M-CHARTS®

*type（II）：黄斑円孔など中心暗点をもつ症例を対象.

全長	視角 20°
個々の点	視角 0.1°
点の間隔	視角 0.2°〜2.0°
固視点	視角 0.3°
固視点から点線の距離	視角 1°

縦線の変視量（MV）
横線の変視量（MH）

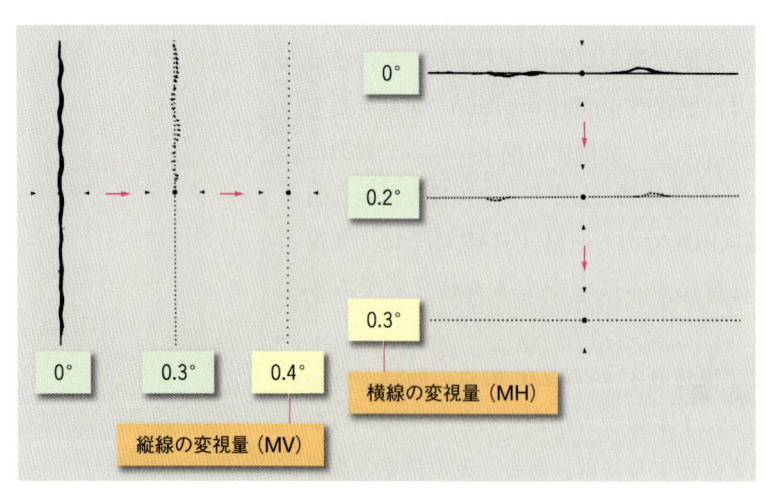

図5　M-CHARTS®による検査方法
点線の細かなものから粗いものに順に呈示し，最終的にゆがみを自覚しなくなったときの点線の視角をもって変視量とする．検査距離30cm，近見矯正下で行う．

a. 眼底写真
b. SLO
c. OCT
d. Amsler チャート
e. M-CHARTS®

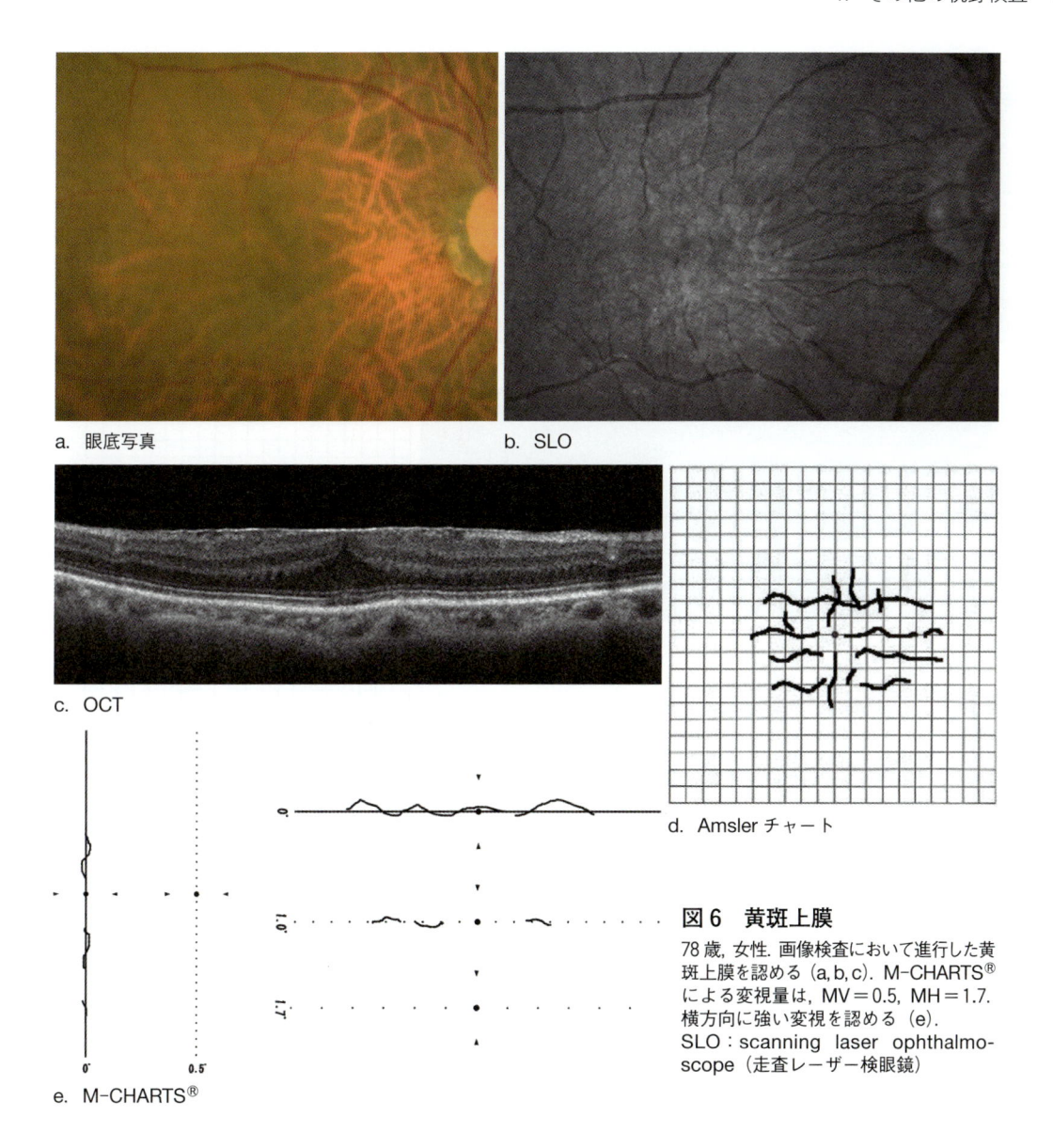

図6 黄斑上膜
78歳, 女性. 画像検査において進行した黄斑上膜を認める (a, b, c). M-CHARTS® による変視量は, MV＝0.5, MH＝1.7. 横方向に強い変視を認める (e).
SLO：scanning laser ophthalmoscope（走査レーザー検眼鏡）

点線から間隔の広い点線を順に呈示し，変視を自覚しなくなった点線の視角をもって変視量とする．縦方向，横方向それぞれ別々に測定を行い縦線の変視量（metamorphopsia score for vertical line；MV）と横線の変視量（metamorphopsia score for horizontal line；MH）を求める（**図5**）．

黄斑円孔のような中心暗点のある症例では，固視点から1°ずつ離れた2本線のタイプを用いる．左右の補助視標を用いて固視点が消える部位をまず探し，その部位で測定を行う．検査中は被検者に，線の中央の固視点を注視するように誘導し，線のゆがみの有無を確認していく．ただし，点の間隔は相対的に一定であるため，固視が直

a. 眼底写真　　　　　　　　b. SLO

c. OCT

d. Amsler チャート

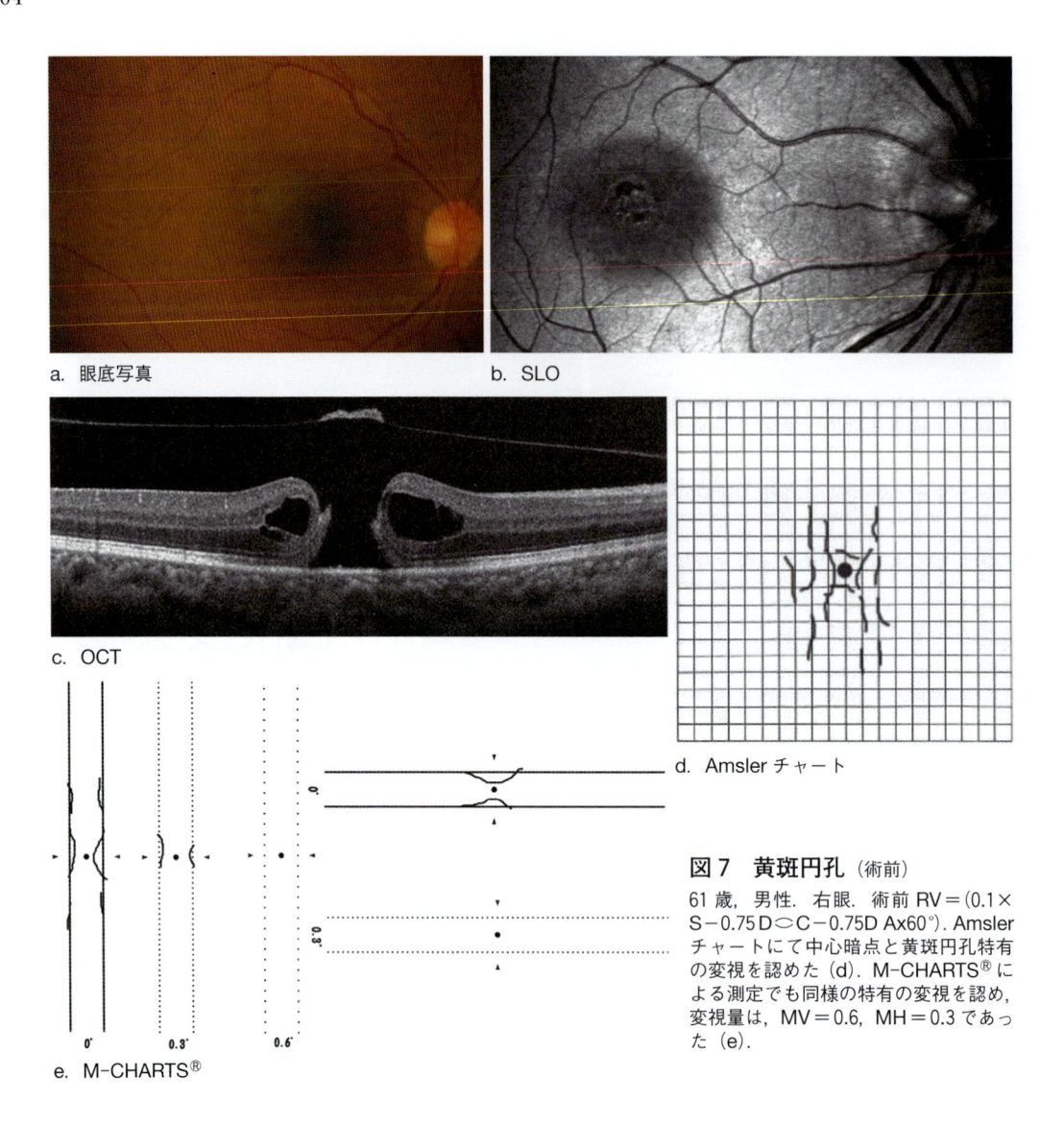

e. M-CHARTS®

図7　黄斑円孔（術前）
61歳，男性．右眼．術前 RV＝(0.1×S−0.75D⊂C−0.75D Ax60°)．Amsler チャートにて中心暗点と黄斑円孔特有の変視を認めた（d）．M-CHARTS®による測定でも同様の特有の変視を認め，変視量は，MV＝0.6, MH＝0.3であった（e）．

線上で若干動いても，最周辺部の変視以外は検査結果に大きな影響は出ないように作成されている．M-CHARTS®では，被検者は記載することなく点線を順に追うことで定量でき，非常に簡便である．

各種黄斑疾患と変視症

黄斑上膜（図6）：長期にわたり変視症を有する代表疾患である．黄斑上膜では，膜の増殖に伴い感覚網膜の収縮が生じ，変視症を生じる．病期が進行すると，横線の変視量が大きくなる傾向にある．その理由としては，解剖学的には，視神経乳頭の存在により，黄斑部では横方向より縦方向の網膜収縮が起こりやすいためと考えられる[3]．

特発性黄斑円孔（図7, 8）：黄斑円孔では，視力低下と中心暗点とと

4. その他の視野検査　105

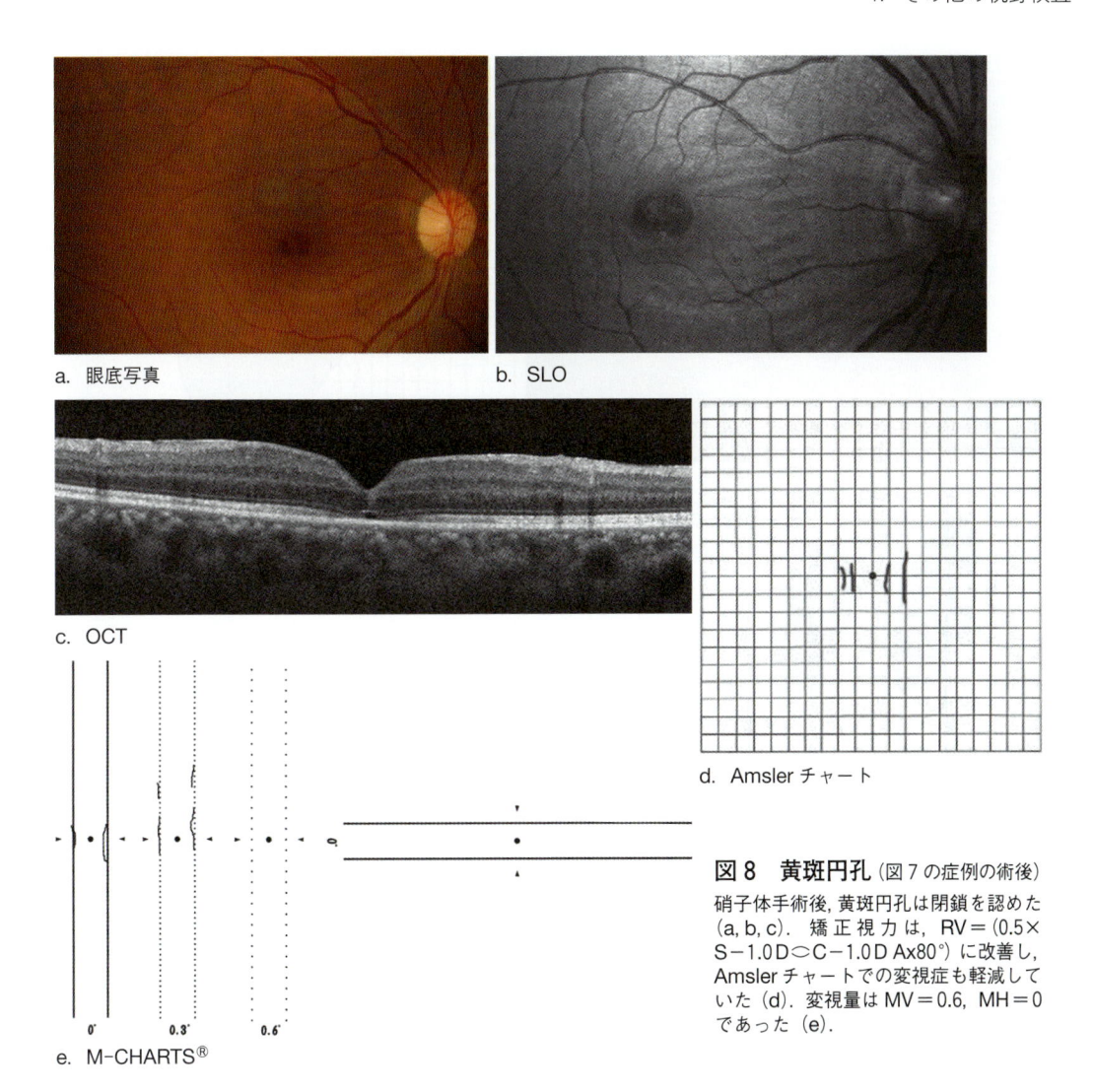

a. 眼底写真
b. SLO
c. OCT
d. Amsler チャート
e. M-CHARTS®

図8　黄斑円孔（図7の症例の術後）
硝子体手術後，黄斑円孔は閉鎖を認めた（a, b, c）．矯正視力は，RV＝(0.5×S−1.0D◯C−1.0D Ax80°) に改善し，Amsler チャートでの変視症も軽減していた（d）．変視量は MV＝0.6, MH＝0であった（e）．

もに，中心部に引き込まれるような特有の変視症を訴える．2本線の M-CHARTS® を用いると，多くの症例では X 字様に内側に引き込まれるような変視を訴える．これは，黄斑円孔形成時，黄斑部の視細胞そのものが欠落するわけではなく円孔周辺部に偏位するため，このような変視症を自覚するものと考えられている．また，円孔周辺部には fluid cuff と呼ばれる限局した網膜剝離を伴い，この大きさも変視に影響を及ぼしている．硝子体手術後，この fluid cuff の消失に伴い，変視量は軽減する[4]．

加齢黄斑変性（図9）：加齢黄斑変性では，漿液性網膜剝離や色素上皮剝離，ドルーゼンによる網膜色素上皮の隆起などにより視細胞の配列の乱れによる変視症に加え，出血や滲出物による中心・傍中心暗点など非常に複雑な病態を生ずる．M-CHARTS® による測定では，検

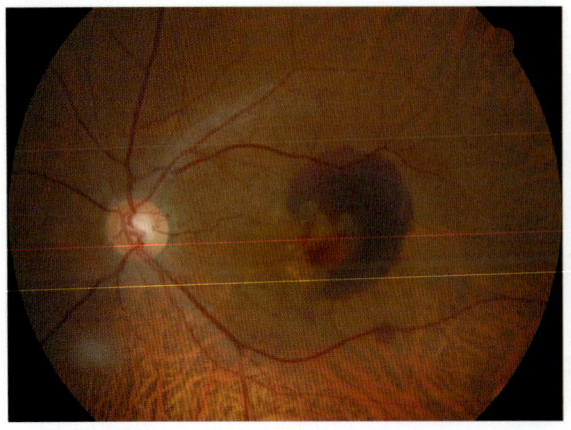

a. 眼底写真

b. Amsler チャート

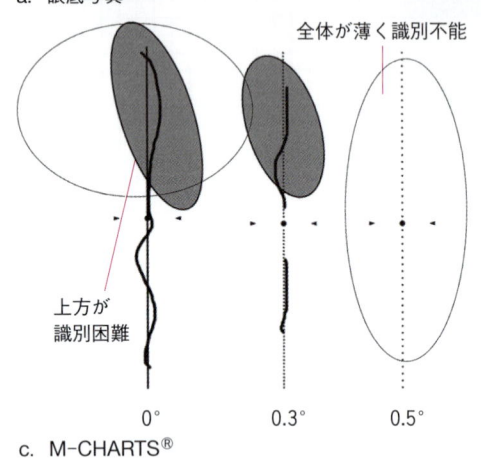

全体が薄く識別不能

上方が識別困難

0°　　　0.3°　　　0.5°

c. M-CHARTS®

図9　加齢黄斑変性
75歳，男性．左眼．矯正視力はLV＝(0.4×S−1.25D◯C−0.75D Ax80°)．Amslerチャートで大きな傍中心暗点を認めた(b)．M-CHARTS®では，傍中心暗点のため検査視標の上方が見えづらく，検査途中から視標そのものが見えなくなり測定不能であった(c)．

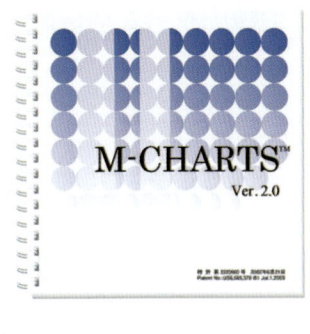

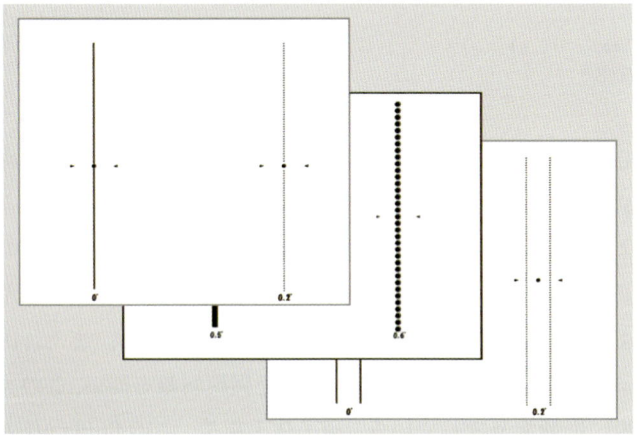

図10　0.5M-CHARTS™
視標が0.5°と，従来より大きい点線からなる．

査視標そのものが途中から認識できない症例もある．そこで，2014年に，検査視標を視角0.5°に大きくした低視力者用のチャートを含むM-CHARTS®が発売された(**図10**)．この0.5M-CHARTS™を用いる

ことで,定量化できる症例が拡大された.ただ,従来のM-CHARTS®とは視標サイズそのものが異なるため,値そのものを比較することはできないので注意を要する.

カコモン読解　第18回　一般問題24

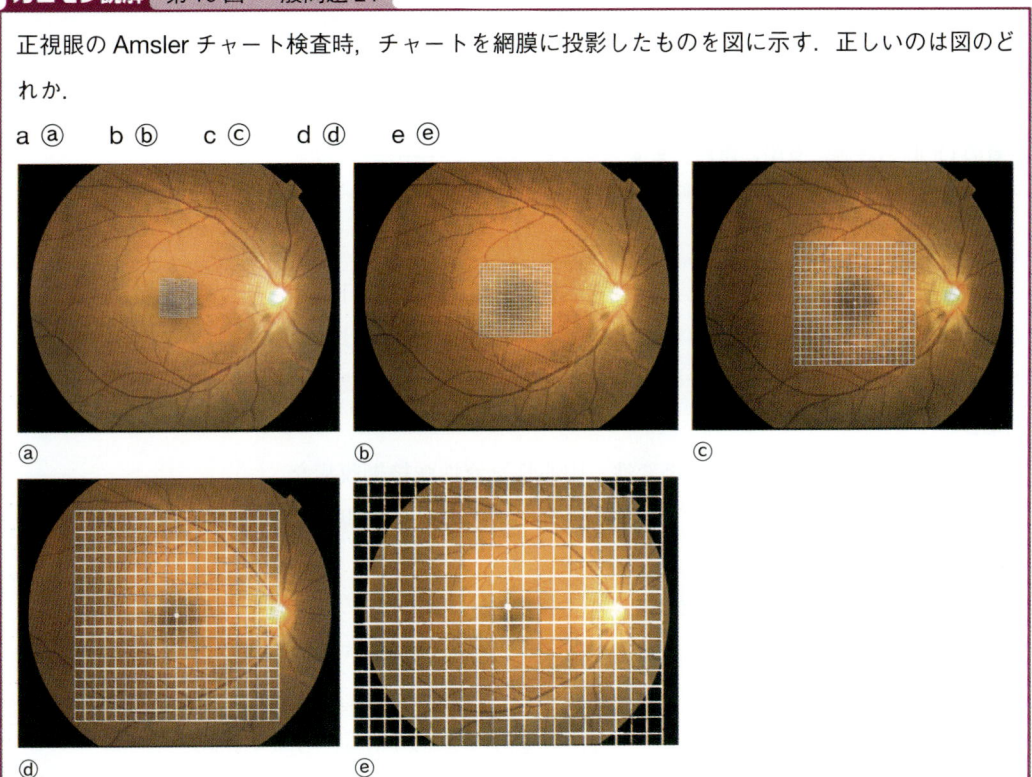

正視眼のAmslerチャート検査時,チャートを網膜に投影したものを図に示す.正しいのは図のどれか.

a ⓐ　　b ⓑ　　c ⓒ　　d ⓓ　　e ⓔ

解説　Amslerチャートが眼底のどの範囲に対応するかという問題である.まず,Amslerチャートは中心点を固視することより,中央の点が黄斑部にあたる.チャートの全長は視角20°×20°であり1マスは1°になる.次に,視神経乳頭の場所は,視野検査で考えると,Mariotte盲点にあたり,中心固視点より耳側約15°やや下方に位置する.つまり黄斑部から視神経乳頭までは14°から15°となることを考えると,正解はcとなる.

模範解答　c

（小池英子）

クリニカル・クエスチョン

変視症とQOLについて教えてください

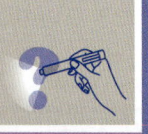

Answer 黄斑疾患をもつ患者の多くが変視症を訴えます．アンケートによる自覚スコアなどで変視の程度を検出し定量化することは，患者のQOLの評価に有用と思われます．

変視症とQOL

変視症とは，物がゆがんで見える自覚症状のことであり，日常診療上，多くの黄斑疾患症例において変視症を訴える．変視症は，視力や視野と同様に患者の視機能の質を大きく左右する重要な要因である．

黄斑上膜，黄斑円孔，加齢黄斑変性，中心性漿液性脈絡網膜症などの各種黄斑疾患では，視力低下，中心視野障害のほかに変視症を

設問（1～10）	対象物に対する変視症の自覚の有無（両眼・右眼・左眼） 0：気にならない 1：少し気になる 2：気になる 3：非常に気になる 4：その他 各設問に対しスコアを算出する．スコアが大きいほど変視症の自覚が大きいことを示す．
設問（A）	大視症・小視症の有無
設問（B）	変視の方向性 0：どちらもない 1：縦方向のもの 2：横方向のもの 3：縦・横同じくらい 4：その他
設問（C）	自覚症状の頻度
設問（D）	日常生活における不自由度 0：支障はまったくない 1：少し支障はある 2：支障はある 3：かなり支障はある

1)	横断歩道の横縞・階段のステップがゆがんで見えますか？
2)	電柱や木がゆがんだり傾いたりしますか？
3)	カーテンレールがゆがんだり傾いたりしますか？
4)	部屋の柱がゆがんだり傾いたりしますか？
5)	窓わくや障子の桟・本棚などがゆがんだり傾いたりしますか？
6)	お風呂やトイレのタイルがゆがんで見えますか？
7)	テレビの枠がゆがんだり傾いたりしますか？
8)	人の顔が消えてしまう，もしくはゆがんで見えますか？
9)	鏡に映った自分の顔がゆがんで見えますか？
10)	コンピュータ画面や本や新聞を見たときに並んだ文字や線がゆがんで見えますか？
A)	現在治療中のほうの眼でみると他眼より物が（1：大きく 2：小さく）見えることがありますか？
B)	日常生活で横方向のものと縦方向のものと，どちらのほうがゆがみを感じますか？
C)	これらの症状（ゆがみ）は常にいつもありますか？
D)	これらの症状のために，日常生活に支障はありますか？

図1 変視症アンケート

訴える．変視症は黄斑部における視細胞や，視細胞外節の配列の乱れによって生ずると考えられる[1]．

　変視症を検出および定量化することにより，患者の日常生活における変視症の自覚をより把握することができ，また従来は視力のみで評価していた硝子体手術前後での患者の視機能評価がさらに充実したものになると考えられる．変視症には，日常生活でほとんど気にならないものから，片眼遮閉を要するほど重篤なものまで実にさまざまな重症度があり，患者のquality of vision（QOV）を大きく左右する重要な臨床症状である．

アンケートによる変視の自覚スコア調査結果

　変視症アンケート調査（**図1**）によると，黄斑上膜，黄斑円孔，加齢黄斑変性では変視の重症度が増すにつれ変視の自覚スコアが増加する傾向にあった．また日常生活で変視による不自由度を調査した際にも，同様の結果であった．変視の自覚の方向性については，黄斑上膜では，重症度に伴い横方向の物体に対する変視の自覚が多い傾向にあった．M-CHARTS®による具体的な変視量測定値としては，0.5未満の黄斑上膜や黄斑円孔では，日常生活でほとんど変視を自覚せず，硝子体手術などの治療評価に役だっている[2]．

　　　　　　　　　　　　　　　　　　　　　　（小池英子）

文献はp.315参照.

瞳孔視野

歴史

　対光反射を利用して視野を他覚的に測定する瞳孔視野計は，意外と長い歴史をもっている．最初の報告は1949年Harmsの報告である[1]．わが国でも1955年の吉富の報告[2]をはじめ，青山が詳細に報告している[3]．ただし，これらの報告は視野というよりも部位別対光反射の解析であり，水平経線上の異なる位置で呈示した視標に対する対光反射を検討したもので，視野を測定したとはいいがたいものであった．visual evoked potential（VEP；視覚誘発電位）を利用した視野計も他覚的視野計として試みられていたが，これも同じような状況であった．その後，この研究は一時停滞していたが，IT機器の発達で測定や解析の部分がコンピュータ化されることによって再び注目を集めた．1990年代にはKardonが自動視野計に瞳孔画像解析装置を組み込んだ機器を試作し，その結果を報告している[4]．その後も同様の報告や，VERIS™ Systemを利用した瞳孔視野計の開発[5]など，いろいろな試みが行われた．これらの機器で，実際に他覚的視野といえるものが測定可能であることが示された．

文献はp.316参照．

実際の瞳孔視野計による測定

　瞳孔視野計に市販の機器は存在しないので，われわれが1999年に発表した試作機[6]について解説したい．この機器は市販の自動視野計（AP-3000，興和）に赤外線電子瞳孔計を組み込んだもので，自動視野計と同じ測定部位に視標を呈示し，そこで起こる対光反射を記録するものである．対光反射のデータは電子瞳孔計と同様に波形で示される．図1は60歳，男性，POAG（Primary Open-Angle Glaucoma；原発開放隅角緑内障）の患者のデータで，視野障害の認められる部位では対光反射が減弱していることがわかる．実際には自動視野計に準じた76点の刺激点で刺激を行い，結果は波形ではなく，グレースケールで表示している．このシステムで測定した他覚的視野をHumphrey自動視野計の結果とグレースケール同士で対比さ

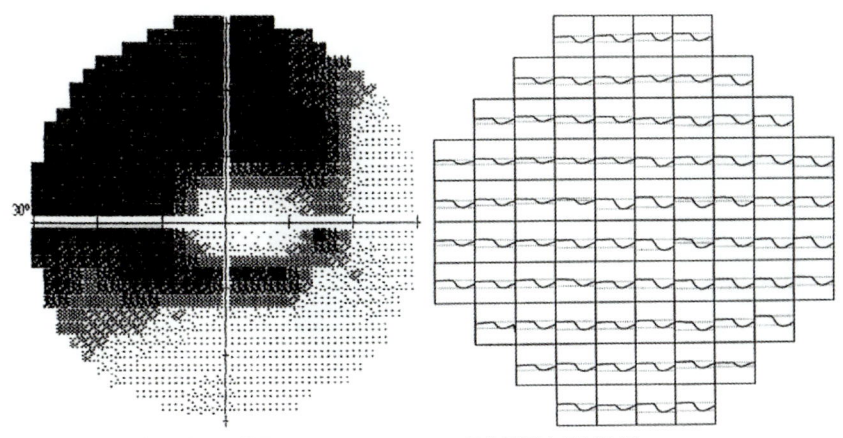

a. Humphrey 視野計計測結果　　b. 部位別対光反射波形

図1　**POAG 症例の所見**（60歳，男性）

せたものを**図2**（後頭葉梗塞による同名半盲例）に示す．

瞳孔視野計の問題点

　視野を他覚的に測定することは臨床にとって非常に重要な機能であるが，現時点では瞳孔視野計にはさまざまな問題があることも事実である．この機器の測定で明らかになったのは，背景輝度を通常の視野計よりかなり暗くしなくては（5asb）瞳孔の反応がとれないことである．また，対光反射の個人差は非常に大きく，対光反射の振幅の絶対値で正常値を規定することは困難である．たとえば，V-4 の視標を 0.25 秒呈示した場合は，健常人でも Mariotte 盲点上で対光反応が出現してしまうが，視標を III-4 とした場合には，健常人 7 例中 4 例で外側 30°，7 例中 3 例で内側 30°までしか反応が得られない．この結果を受けて，視標は V-4 で行っているが，Mariotte 盲点は検知されない．また，刺激した 76 点のうち最大の縮瞳を示した点を 10（最も白い点）とし，縮瞳量 0（最も黒い点）との間で 10 等分したグレースケール表示で結果を示している．これは瞳孔反応が症例によってかなりばらつくため，全症例に共通の絶対値でグレースケール表示ができないためである．また，瞳孔視野の結果はばらつきが大きいため，同一症例で緑内障視野の経過判定などは，自覚的視野（Humphrey 自動視野計など）で行うものに比べると信頼性に欠ける面がある．

同名半盲患者の視野に対する謎

　瞳孔視野計では，**図2**に示すような同名半盲患者で半盲側の対光

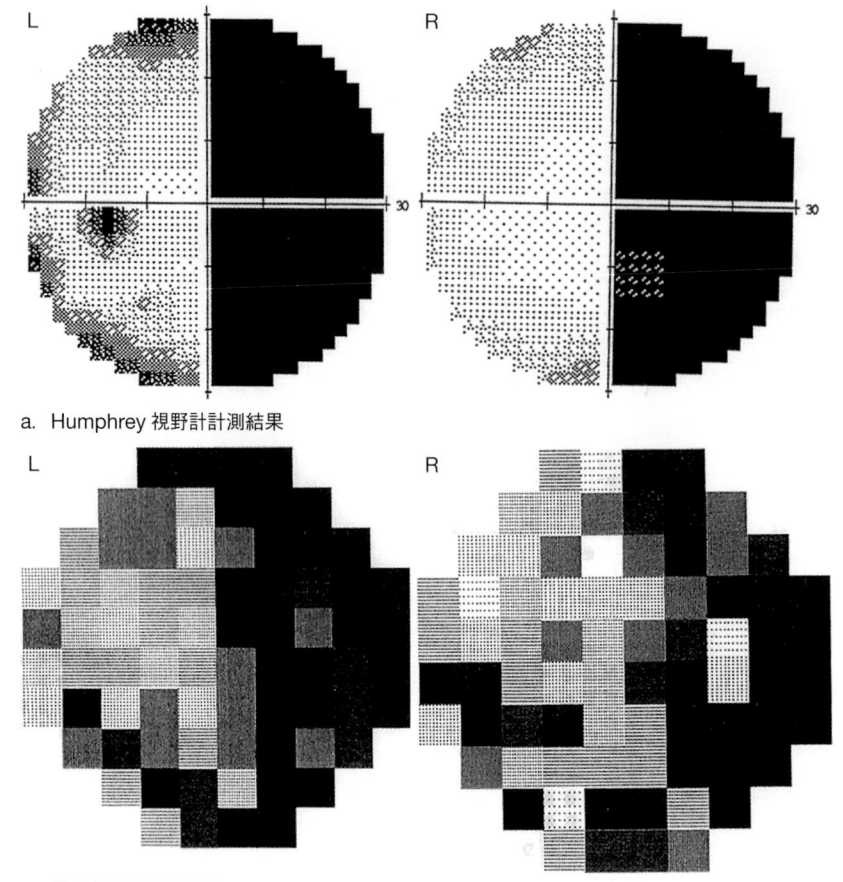

a. Humphrey 視野計計測結果

b. 瞳孔視野計計測結果

図2 後頭葉梗塞による同名半盲例の所見

反射が欠如している．しかし，対光反射は網膜，視神経，視交叉，視索を経て外側膝状体に入る直前で分かれて上丘の視蓋前域前核でシナプスをつくり，両側の Edinger-Westphal 核*1 に入る．ここから動眼神経副交感神経線維として虹彩の平滑筋を支配している．この経路から考えると，後頭葉障害で同名半盲をきたした，この症例の半盲側での反応の欠如は矛盾があり，謎である．この現象は古くから報告があり，われわれも同様な症例を十数例検討しているが，すべての症例で半盲側での反応の低下を認めた．瞳孔視野計での刺激条件で起こる対光反射は，教科書に書かれている対光反射経路と異なり，後頭葉を介しているのではないかと考えている*2．

瞳孔視野計は測定のばらつきの問題，この視野計で得られた視野が視路のどの部分を反映したものかがはっきりしない点など，まだ多くの問題をはらんでいるが，今後の発展が期待できる．

(吉冨健志)

*1 Edinger-Westphal 核
動眼神経副核で，対光反射を調節する副交感神経核である．

*2 もしこれが事実とすれば，実は教科書に書かれている対光反射経路にまだ謎があることを示している．

多局所ERG

多局所ERGとは

多局所 ERG（multifocal ERG）とは，Sutter[1]によって開発された特殊な局所 ERG の記録法である．多局所 ERG[*1] を用いることにより，一度の検査で多数の網膜部位から局所 ERG を記録することができる．

この装置が特にその威力を発揮するのは，視力低下や視野欠損の原因が不明な患者に遭遇した場合である[*2]．多局所 ERG の記録方法や表示方法に関しては，国際的なガイドラインも作成されている[2]．

記録方法

多局所 ERG の刺激には，TV モニタ上の多数の六角形が使われる．この六角形の数は，103 個，61 個，37 個のどれかが使われることが多い（図1）．この六角形は検査が始まると白や黒に変化する[*3]．この各六角形の刺激のパターンと実際に得られた ERG 反応の数学的計算から，局所 ERG を短時間で計算している．

図2に多局所 ERG の装置[*4]を示す．被検者の検眼を散瞳し，点眼麻酔を行ってから専用の電極[*5]を装着する．検査しないほうの眼はアイパッチなどで遮閉する．この後に専用のノブを回して屈折矯

文献は p.316 参照．

[*1] その記録装置は，VERIS™（Electro-Diagnostic Imaging）あるいは LE-4100（トーメーコーポレーション）という名称で市販されている．

[*2] 網膜性であれば，視野欠損の部位に一致して多局所 ERG の振幅が低下する．視神経性であれば，基本的に多局所 ERG の振幅は低下しない．

[*3] この白黒の変化は擬似ランダム系列（m-sequence）に従っており，各部位によって少しずつ時間のずれが設定してある．

[*4] は p.114 参照．

[*5] は p.114 参照．

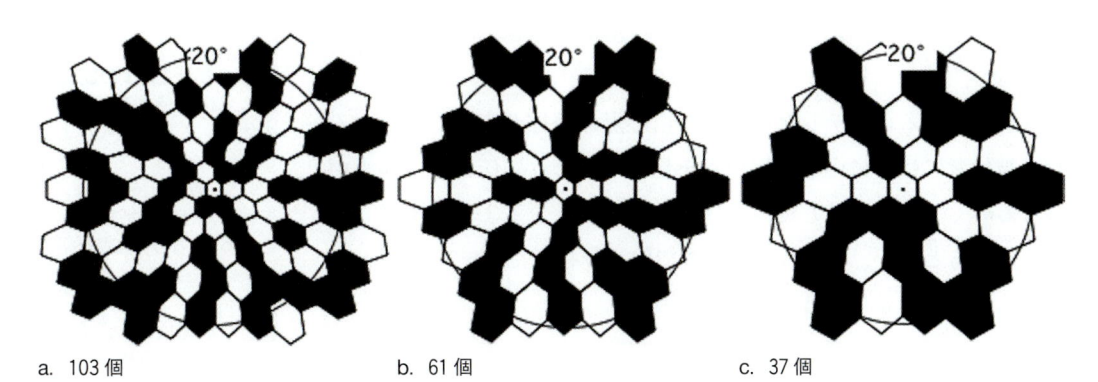

a. 103個　　b. 61個　　c. 37個

図1　多局所 ERG の刺激で使われる多数の六角形
103個（a），61個（b），37個（c）のどれかが使われることが多い．

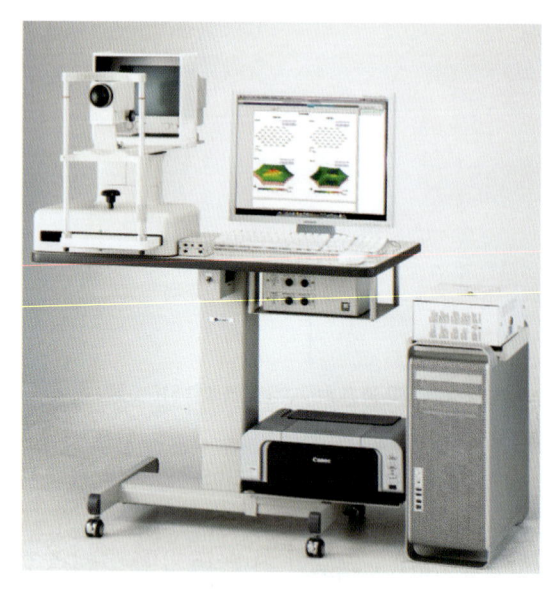

図2　多局所 ERG の記録装置

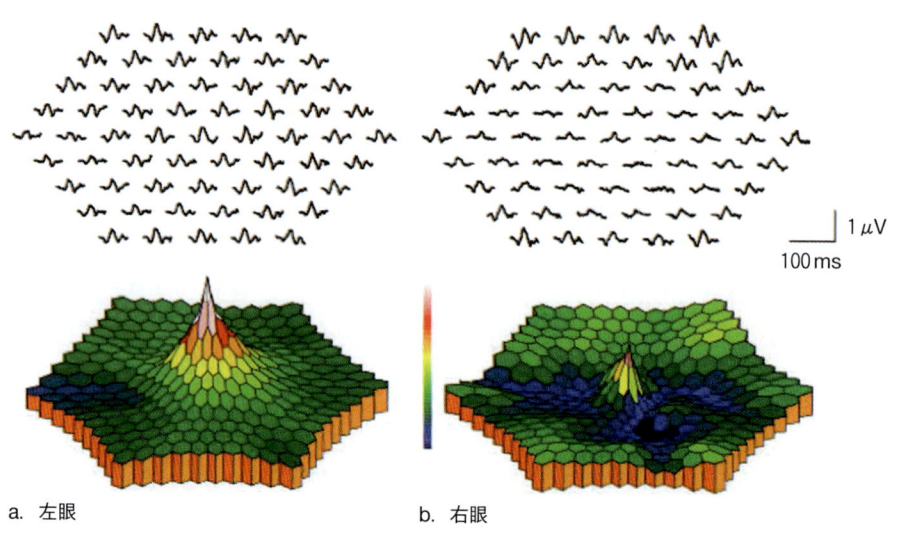

a. 左眼　　　　　　　　　　b. 右眼

図3　右眼の AZOOR の患者から記録された多局所 ERG
上段は局所応答，下段は 3D．左眼は正常である．

　正を行い，テレビモニタの中心を見てもらう．
　検査が始まると，テレビモニタの白と黒の模様が素早く変化するが，被検者には常に中心の固視点を見ているように伝える．検査中はなるべくリラックスして，まばたきをがまんするようにやさしく声をかけるとよい．検査時間は合計で約 4 分程度だが，30 秒ごとに短い休憩を入れるのが普通である．

実際の記録結果

　多局所 ERG の六角形の面積は中心部で小さく，周辺では大きく

[*4] 多局所 ERG の記録装置は，刺激に使う TV モニタ，生体アンプ，解析 PC，およびプリンタによって構成されている．最近の装置ではノブを回すだけで屈折矯正ができるようになり，検査が格段に楽になった．

[*5] この電極は，ノイズの混入が少ない双極型コンタクトレンズが適している．

設計されている（**図1**）が，これは，各部位から記録される局所ERGの振幅が健常者で大体等しくなるように設計されているためである（**図3a**上図）．また，多局所ERGでは局所反応の振幅を用いて立体的な3D表示をすることができる（**図3a**下図）．この3D表示は，各部位の単位面積あたりの振幅を高さで表示したものである[*6]．

図3bは，右眼のAZOOR[*7]の患者から記録した多局所ERGの結果である．この男性は，右眼の急激な視野欠損を主訴に受診した．右眼の視野検査では，下方を中心に感度低下がみられた．眼底検査と蛍光眼底造影で正常であったが，多局所ERGでは右眼は後極全体で局所ERGの振幅が減弱しており，AZOORと診断された．

[*6] 多局所ERGは局所の錐体ERGであるから，錐体系細胞の密度が高い中心部で単位面積あたりの振幅が高くなる．

[*7] acute zonal occult outer retinopathy の略語である．

カコモン読解 第23回 臨床実地問題23

61歳の女性．両眼の視力低下を訴えて来院した．視力は両眼ともに0.2（矯正不能）．両眼の眼底写真と黄斑部OCTおよび多局所ERGの結果を図A，B，Cに示す．考えられるのはどれか．

a 球後視神経炎　　b 網膜色素変性　　c 加齢黄斑変性　　d オカルト黄斑ジストロフィ
e 急性帯状潜在性網膜外層症（AZOOR）

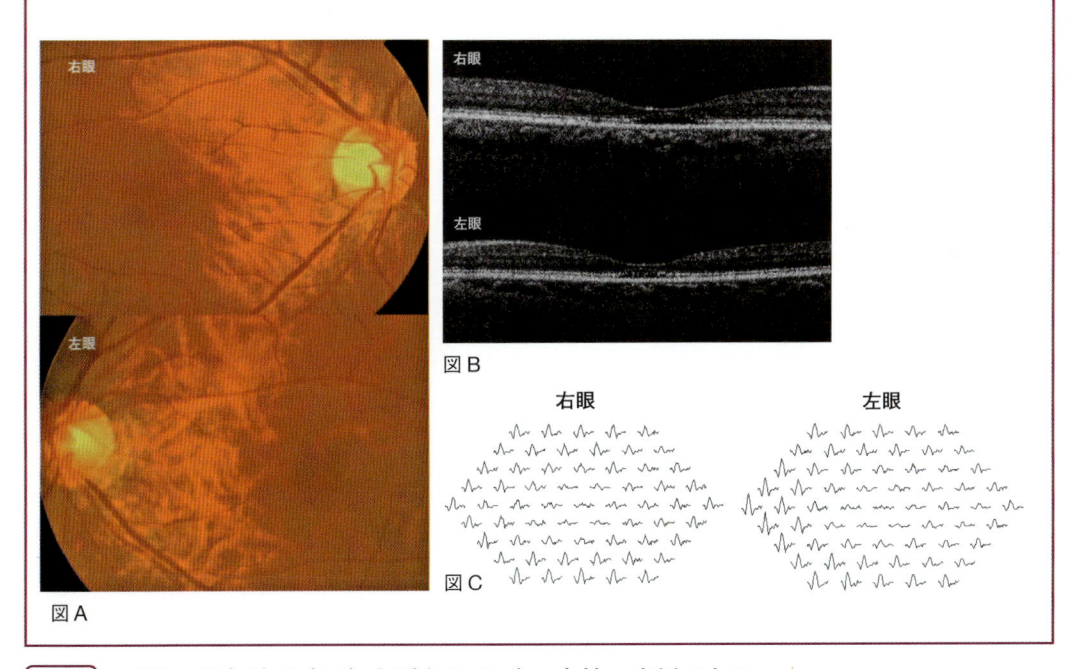

図A

図B

図C

解説 両眼の視力低下（0.2）を訴える61歳の女性の症例である．眼底写真（図A）は両眼とも正常である．OCTでは，中心窩付近でellipsoid zone（以前のIS/OSライン）が不鮮明になっており，中心窩の網膜厚も明らかに薄い．多局所ERGでは，中心部の局所反応が明らかに減弱している．

aの球後視神経炎は，通常片眼性である．OCTで網膜外層に異常をきたすことはないし，多局所ERGも正常である．bの網膜色素変性であれば，多局所ERGは周辺部の反応が減弱する．眼底には色素沈着がみられ，OCTは中心より周辺の異常が強い．cの加齢黄斑変性は眼底が正常ということはない．dのオカルト黄斑ジストロフィは両眼性の視力低下を示し，眼底は正常で，OCTも多局所ERGも中心のみ異常となる．eのAZOORは若年者の片眼に急激な視野欠損で受診することが多い．眼底は正常で，視野欠損部位に一致してOCTと多局所ERGに異常がみられる．

[模範解答] d

(近藤峰生)

多局所 VEP

概念

視覚誘発電位（visual evoked potential；VEP）[1-3]は，視覚刺激によって誘発される脳波である．多局所VEP（multifocal VEP；mf VEP）は，VEPを多局所ERG（multifocal ERG）の原理と組み合わせ，多数の視野領域を同時に刺激して記録する技術，または記録されたVEPのことである．脳波による他覚的視野評価ができる．

記録

現在，複数の専用装置（Accumap2〈ObjectVision〉など）が市販されているが，多局所ERGの記録装置VERIS™（Electro-Diagnostic Imaging）の上位機種でもmf VEPに適したダートボード図形（図1）を呈示できるので，mf VEPを記録することができる．60個の弧型のセクタには市松模様が描かれ，高速，擬ランダムに反転し，視覚刺激になる．セクタは周辺部では大きく，中心では非常に小さい．VEPには視野中心に極端に大きな反応が生じるcortical magnification[*1]が存在するので，これを相殺するためである．被検者は，頭皮に電極を装着し，片眼ずつ刺激図形の中心を固視する（図2）．

文献はp.316参照．

[*1] cortical magnification
皮質拡大とも訳される．視野の位置によって，同じ程度の視覚刺激であっても，中心に近づくほど多くの神経細胞が反応し，大きな応答が得られる現象である．視野の中心の極端に鋭敏な視覚感度を反映している．視覚誘発電位では，中心窩のごく小さな領域の刺激で得られる電位変化を周辺部で生じさせるには，数十倍の大きさの領域を刺激しなければならない．

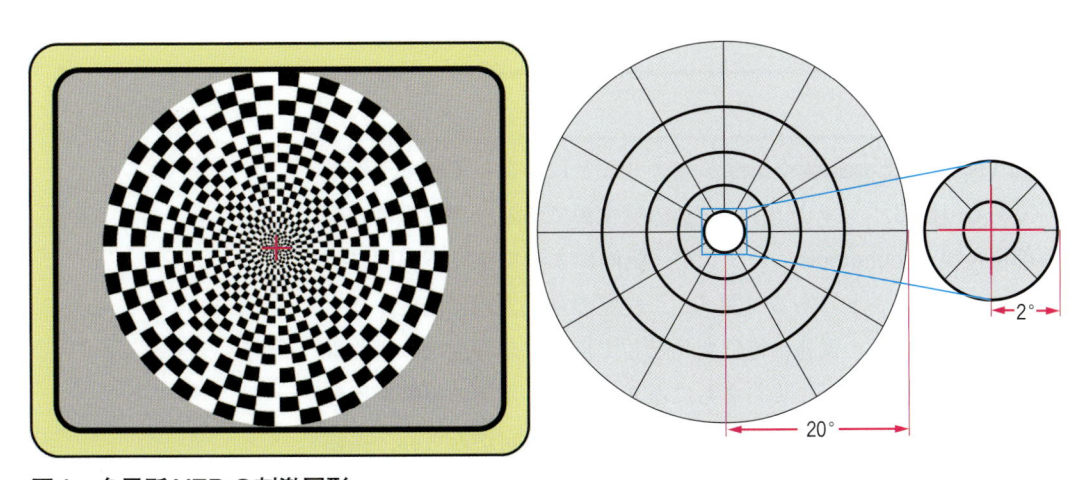

図1　多局所VEPの刺激図形

a. 電極の装着　　　　　　　　　　　　b. 記録中の眼位，信号の監視

図2　多局所VEPの記録

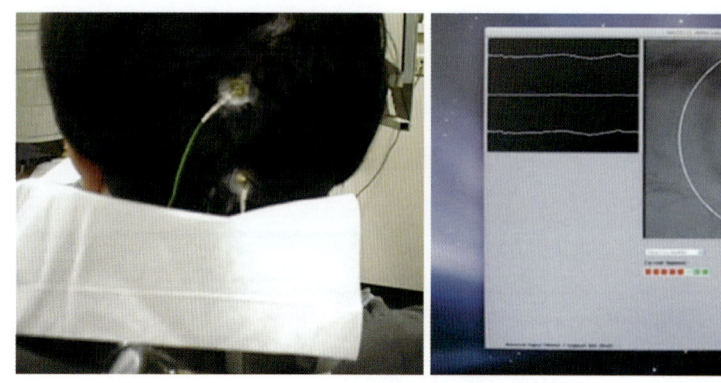

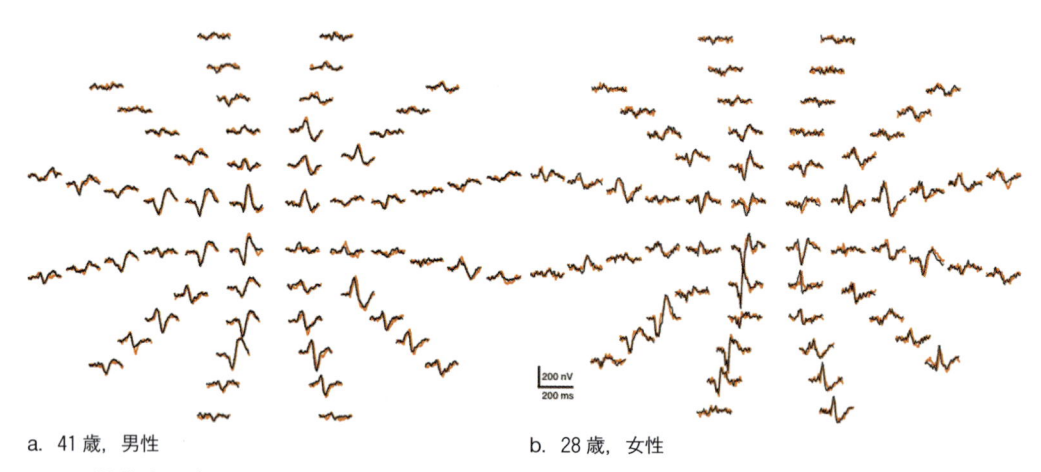

a. 41歳，男性　　　　　　　　　　　　b. 28歳，女性

図3　健常者の多局所VEP
VERIS™ Science ver. 4.0, K2.1（直前のパターンから変化した場合の電気応答が抽出され，パターン反転刺激によるVEPに相当する），記録条件（セクタ数60，ベースレート75Hz パターンリバーサル，刺激輝度明所200，暗所1 cd/m^2，記録時間理論値58分15.2秒，band-pass 10〜100Hz，サンプリングレート1,200Hz），ノイズ低減処理なし．
──── 右眼，──── 左眼．

記録中の信号と眼位はモニタされる．記録時間は数分間である．

性質

　mf VEPの波形は振幅や極性がセクタごとに異なっており，不揃いである（**図3**）．この原因はVEPの発生源である一次視覚野の網膜部位再現（retinotopic）マップが，脳回によって深く不規則に折り畳まれていることにある（**図4**）[1]．皮質の垂直方向に発生するダイポールが頭皮上の電極に電位変化として反映する程度は，折り畳みによってセクタごとにまちまちになる．また，上下の視野を比較すると，mf VEPの波形は極性が反転している傾向がみられ，振幅は上視野（周辺部）でより小さい．retinotopicマップは上下視野の

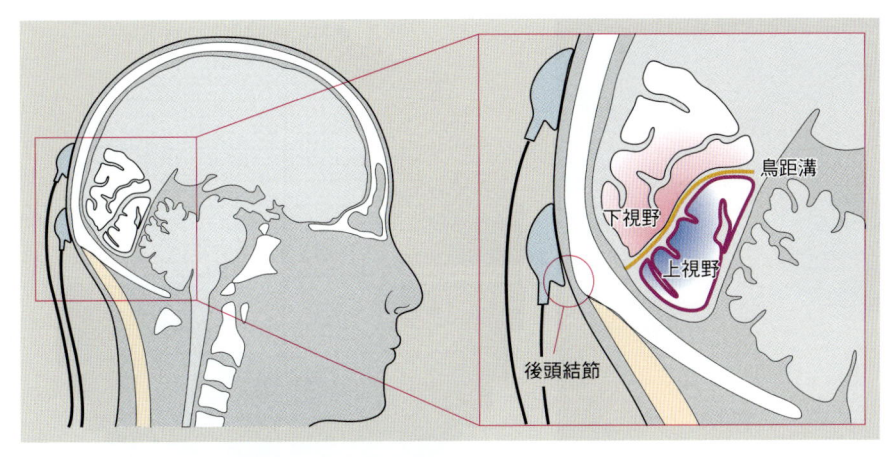

図4　多局所VEPの電極貼付位置と脳回
VEPの発生源である一次視覚野の網膜部位再現（retinotopic）マップは，脳回によって深く不規則に折り畳まれている．そのために皮質の垂直方向に発生するダイポールが頭皮上の電極に電位変化として反映する程度は，折り畳みによってセクタごとにまちまちになる．また，上下の視野を比較すると，mf VEPの波形は極性が反転している傾向がみられ，振幅は上視野（周辺部）で，より小さい．retinotopicマップは上下視野の境界で鳥距溝によって谷折りされており，頭皮からみたダイポールが反転する．また，上視野が投射する鳥距溝下の領域（舌状回：▬）は深部に位置し，とりわけ周辺視野は深部になる前方の皮質に投射するため電位変化が頭皮に届きにくい．脳回は被検者ごとに異なるのでmf VEPは個人差も著しい．

境界で鳥距溝によって谷折りされており，頭皮からみたダイポールが反転する．また，上視野が投射する鳥距溝下の領域（舌状回）は深部に位置し，とりわけ周辺視野は深部になる前方の皮質に投射するため電位変化が頭皮に届きにくい．脳回は被検者ごとに異なるのでmf VEPは個人差も著しい．

一方で，健常者では左右眼のmf VEPはほぼ同一になる性質がある（図3）．retinotopicマップは左右の網膜のdominance bandsが織物のように細密に入り組んで構成されており，視野上の刺激は，左右どちらの網膜を介しても，retinotopicマップの同一部位の活動に帰結するためである．

評価

上記の性質により，mf VEPでは振幅が小さい領域も暗点とは限らない．そのため，記録を反復して比較する，電極の位置の変更，または多数の電極を置く多チャネル記録などの工夫が求められる．最も実用的なのは，左右眼のmf VEPが同一であることを利用し，僚眼を対照に使うことである．左右眼の応答比をセクタごとに表示することにより，視野異常が検出される．両眼性の視野異常でも，緑内障の鼻側階段など左右対称の変化であれば高感度に検出される．症例（図5）は左眼の視神経乳頭の黒色細胞腫による視野欠損

a. 眼底カラー写真

b. 静的視野

c. mf VEP
—— 右眼
—— 左眼

d. 左右比プロット

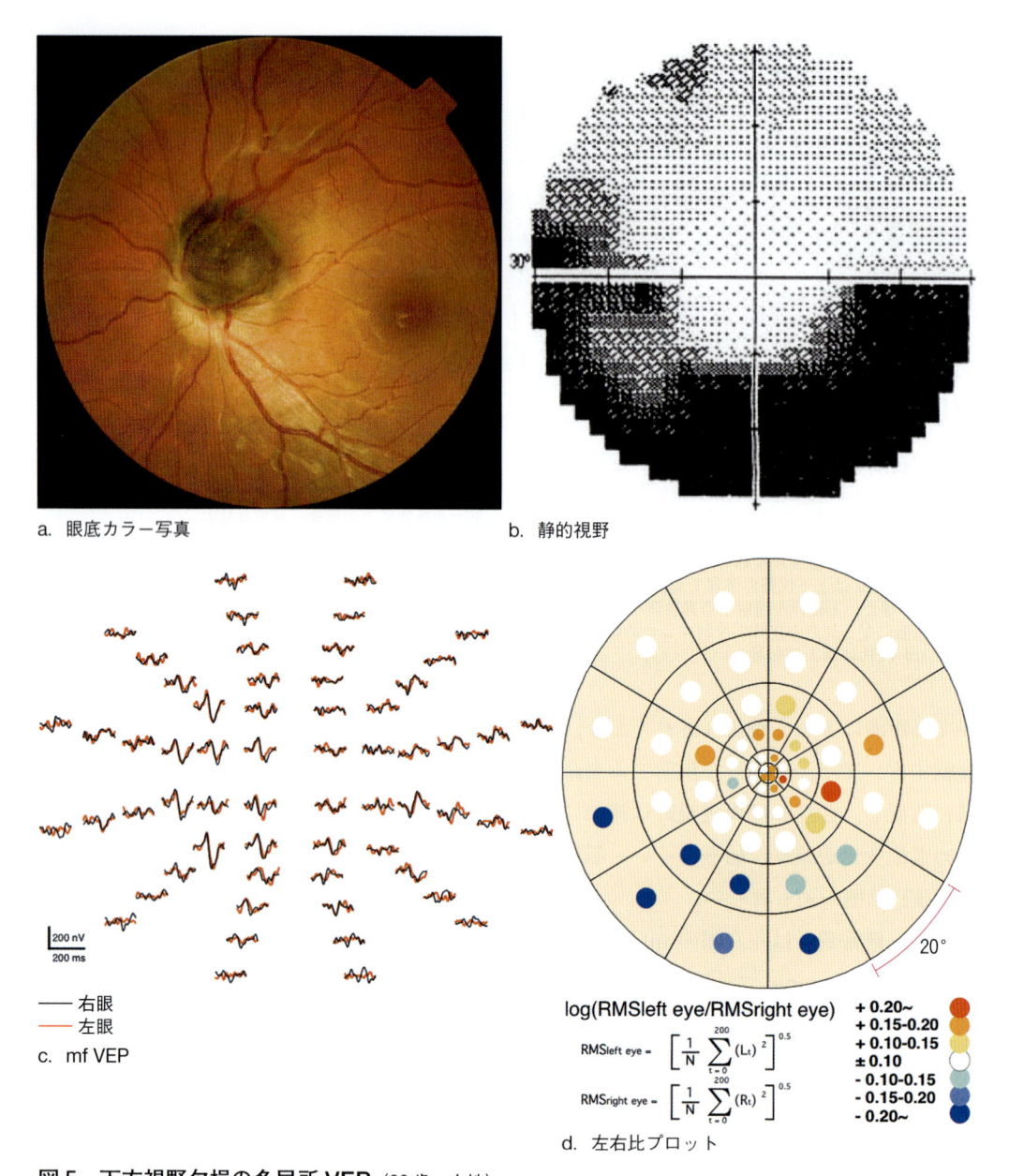

図5 下方視野欠損の多局所 VEP（22歳，女性）
b. 静的視野．Humphrey Field Analyzer 30-2．
c. mf VEP．K2.1，記録条件（時間理論値7分16.9秒．その他は図3と同じ）．
d. 左右比プロット．左眼/右眼 二乗平均対数比．

が，mf VEP の左右の応答比で再現されている．

（島田佳明）

クリニカル・クエスチョン

他覚的視野はどのような症例に有効ですか？

Answer 視野測定法はいろいろありますが，現在臨床で使われているのは被検者の応答に頼った"自覚的視野計"です．被検者の応答を必要とせずに視野が測定できる"他覚的視野計"は，今のところ実用化されていません．しかし，対光反射や視覚誘発電位（visual evoked potential；VEP）を利用して他覚的に視野を測定する試みは古くから行われており，さまざまな研究が行われています．この視野計の原理は，呈示された視標に対する対光反射やVEPで，その視標に対する網膜の感度を推定するものです．この視野計の精度は，今のところ自覚的視野計には及びません．したがってこの視野計が臨床で有効なのは，現時点ではさまざまな理由で自覚的視野が測定できない症例と考えられます．

他覚的視野とは

　視野は基本的に自覚的検査であり，さまざまな症例の検査に用いられている．しかし，自覚的検査に限界があることも確かで，視野が測定できない患者も日常でよく遭遇する．まずは6歳以下の小児や発達障害，認知症などの患者は自覚的視野が測定できない例としてよく経験する．また，特に異常がないにもかかわらず固視不良が多く，何回測定しても信頼性のあるデータがとれない例も存在する．

　このような問題を解決する手段として，他覚的に視野を測定する試みは古くからなされていた．部位別の光刺激による生体の反応として対光反射やVEPを測定し，それを視野として解析する方法であるが，これは自覚的視野測定と厳密にいえば異なるものであり，異なる刺激伝導路を調べているという点を認識する必要がある．したがって，他覚的視野測定は自覚的視野測定にとって代わるものではなく，補完的に用いられるものである．現在でも他覚的視野測定に対する期待は大きく，さまざまな試みがなされている．

　他覚的に視野を測定するには，光刺激に対する反応としてVEPを測定する方法と，瞳孔の反応を利用する方法が考えられる．多局所ERG（multifocal ERG）は臨床的に広く使われているが，この方法は視野というよりも，部位別の網膜機能を測る装置で，他覚的視野

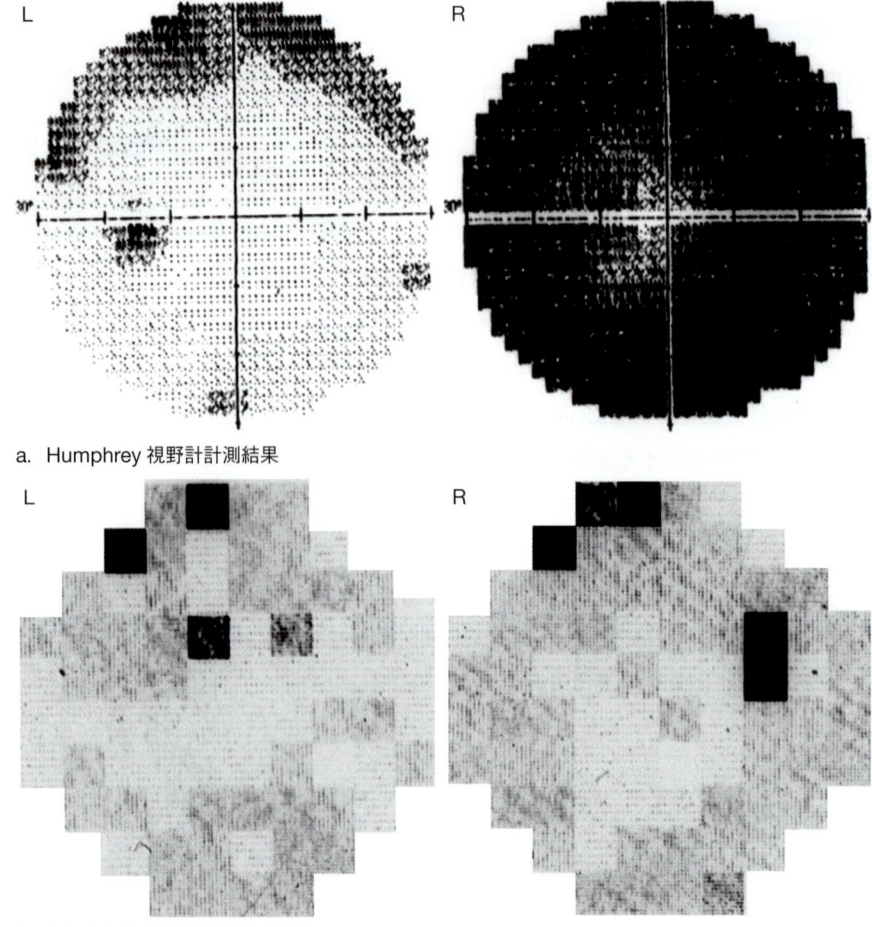

a. Humphrey 視野計計測結果

b. 瞳孔視野計計測結果

図1　心因性視力障害であった患者の所見

35歳，女性で，右眼をぶつけた後の視力低下を訴えて受診．右眼視力は 0.05（0.15×−0.25 D ◯ C−0.75 D Ax50°），左眼視力は 0.5（1.2×C−0.25 D Ax160°）であったが，眼圧は右眼 18 mmHg，左眼 17 mmHg．前眼部，中間透光体に異常を認めず，眼底においても視神経乳頭，網膜とも異常なし．眼位，眼球運動および対光反射も正常で，両眼にまったく器質的変化は認めなかった．全視野 ERG では flash ERG および 30 Hz flicker ERG ともに異常を認めず，flicker 融合頻度（critical fusion frequency；CFF）でも異常を認めなかった．Humphrey 視野計においては右眼の視野狭窄を認めた．しかし，瞳孔視野計の結果は両眼とも各点において良好な瞳孔反応が認められた．上記結果より心因性視力障害を疑い，精神科への紹介を行った．家庭内の問題が関連している可能性が示唆された．現在は，心因性視力障害の診断で経過観察中である．

という分類が適当か否かは議論のあるところである．

自覚的視野の問題点

　自覚的視野では，視標の形，色，大きさなどの条件を変えることによって，網膜，視神経の機能を分離して計測するなど，さまざまな進歩がみられる．しかし，自覚的視野測定には普遍的な問題点がある．反応があいまいな患者や小児，また，反応を故意に詐称するような場合（ヒステリーや事故，賠償がらみの症例など），結果の信

頼性に疑問が生じることである．被検者が故意に半盲を装って自動視野検査をした場合，信頼係数からは鑑別できないとする報告もある．このような自覚的視野測定にかかわる問題を解決するには，他覚的に視野を測定することが必要である（**図1**）．

ポイント

　視野障害の診断には，まず器質的病変を除外することが重要であるが，実際の臨床では多くの検査をしても，診断に迷うことも多い．他覚的視野計は，自覚的検査に伴う患者のあいまいさを除外できるため，心因性視覚障害や詐病などの診断には特に有用と思われる．視野の他覚的測定の試みは古くから多くの研究者によってなされてきたが，他覚的視野計は臨床機器としては実用化されていない．他覚的視野計はいまだ確立したものではなく，技術的問題と同時に原理的にも未解決の問題が多い．また，自覚的視野とは質的にも異なる検査であるので，他覚的視野が自覚的視野にとって代わることは現時点では考えられない．それでも今まで患者の応答に頼るしかなかった視野測定が，他覚的に行えるメリットは大きい．なお一層の研究が期待されている．

　　　　　　　　　　　　　　　　　　　　　（吉冨健志）

両眼視野

両眼視野とは

両眼視野には，左右眼の単眼視野を重ね合わせたときの視野全体の広がりとしての両眼視野と，各眼の視野が重なり合い両眼共通の視野としての両眼視野がある（図1）．両眼視野の広がりは，日常生活における歩行や外界の広い範囲から視覚情報を得ることで，状況に応じた行動をとることに役立っている．また両眼視野の重なりは，両眼相互作用や立体視の成立に重要な役割を果たしている．しかしながらその反面，視野異常の早期発見という観点からは，一眼の視野異常を他眼が補うため視野異常を両眼では自覚せず，発見が遅れる原因となっている．

両眼視野における binocular summation

両眼の相互作用には興奮性と抑制性があり，興奮性である binocular summation は両眼からの視覚情報が視覚野で収斂することによっ

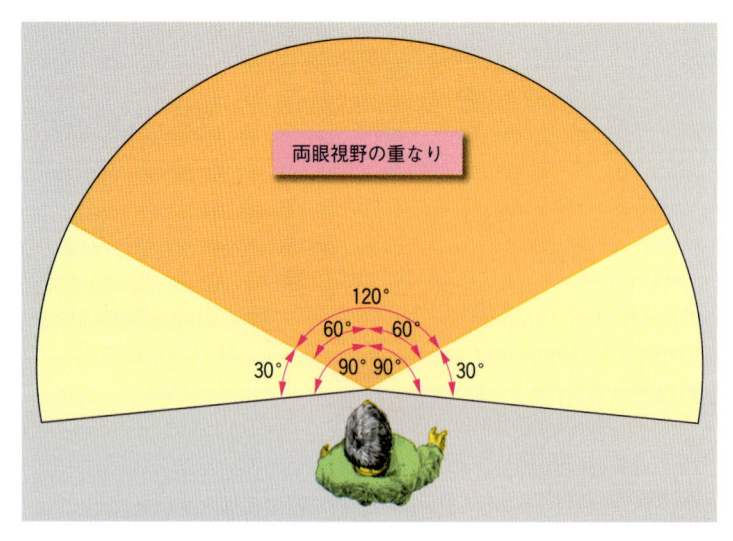

図1　両眼視野の広がりと重なり
(Anderson DR：Perimetry：With and Without Automation. 2nd edition. St. Louis：Mosby；1987.)

表1 binocular summation に影響する因子

影響因子	両眼加重 低い ←→ 高い	
視標サイズ	大きい	小さい
課題の違い	検出課題	認知課題
反応時間	視標大きい 中心部	視標小さい 周辺部
網膜偏心	中心部	周辺部

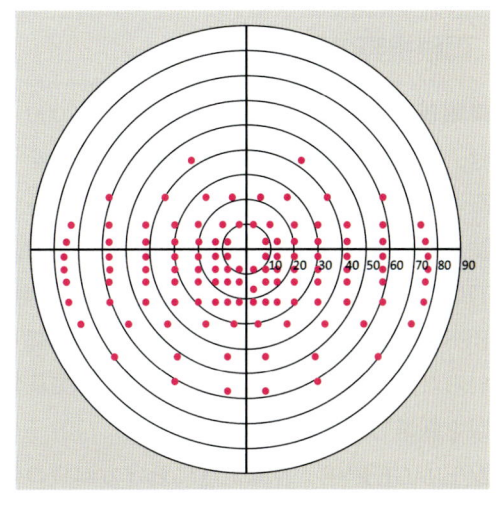

図2 Esterman両眼視野の測定点

て起こる働きである．そのため binocular summation の評価を行うには，確率加重（probability summation）を超える両眼の働きであるかを検討する必要がある．確率加重とは，単眼視下で"見える"または"見えない"の確率は 0.5 で，両眼視下で行った場合には，右眼または左眼のどちらかの眼で見えた場合も"見えた"と判断するために確率は 0.75 となり，両眼では単眼時よりも視標を検出する確率が高くなることである．このため両眼からの情報が収斂して起こる binocular summation の評価では，確率加重を超えているかを検討する必要がある．

binocular summation に影響する因子

　binocular summation は測定条件によってその反応が異なり，低いコントラストやぼけの状態で高く，高齢者や網膜感度の非対称性が増すと低くなる[1,2]．これらの影響因子に加え，われわれは視標サイズや検出課題と認知課題の違い，反応時間について報告した（表1）[3-5]．さらに刺激する視標のみではなく，背景の複雑さが binocular summation に影響し，背景が複雑になると周辺部で binocular summation が高くなることがわかった[6]．両眼視野の広さについては，各眼で測定した視野を重ね合わせて算出する予測値よりも実測した両眼視野の広さは大きくなった[7]．

　これらの因子を検討した結果，binocular summation が働く条件は共通しており，単眼での知覚が困難な条件であるほど，単眼の働きを補うように binocular summation が起こることがわかった．

文献は p.316 参照.

両眼視野の評価

単眼視野からのシミュレーション：2000年にNelson-Quiggら[8]は，単眼視野の結果から両眼視野の結果をシミュレーションし，実際の測定値と比較検討した．単眼視野からのシミュレーションの方法として四つの方法（BEST EYE, AVERAGE EYE, BEST LOCATION, BINOCULAR SUMMATION）を提案した．

BEST EYE：感度とquality of lifeとの関係を評価する方法として用いられ，mean deviation（MD）によって決定した感度の高いほうの眼を採用した．

AVERAGE EYE：各測定点における両眼の平均感度．

BEST LOCATION：緑内障症例の閾上刺激検査時に用いられた方法で，各測定点での各眼の感度を比較し感度が高い値を採用した．

BINOCULAR SUMMATION：各測定点についてbinocular summationモデルを用いて，

$$\text{binocular sensitivity} = \sqrt{(\text{right eye sensitivity})^2 + (\text{left eye sensitivity})^2}$$

によって算出した．

これら四つの方法と実測値との比較では，BINOCULAR SUMMATIONまたはBEST LOCATIONが両眼視野モデルとして実測値に近似するとされている．しかしながら，各眼の視野が重なり合い両眼共通の両眼視野内では，binocular summationの働きによって確率加重を超える両眼の働きを認めることや視野異常を伴う症例では健常成人の反応とは異なり[7]，予測モデルを用いて両眼感度を評価することには限界があり，実測して評価することが重要である．

Esterman視野検査：Esterman視野検査は，1982年に両眼の評価としてEstermanによって考案された方法[9]で，Humphrey Field Analyzer（Carl Zeiss Meditec）にプログラムが内蔵されている．測定条件は視標サイズが0.431°，視標輝度は10dBの単一視標を呈示し，測定点は図2に示すように120点が配置され，日常生活に重要な領域に測定点が配置されているが，中心固視点を含む傍中心領域には測定点は配置されていない．刺激を検出できなかった点については再度刺激し，2回呈示しても反応がなかった点を暗点としている．矯正レンズについては周辺部まで測定を行うためレンズ枠が視野にかかる，両眼ではレンズ枠設定がない，10dBの単一視標のみを呈示する，といったことから矯正レンズを装用しない．ただし，

矯正レンズを付加しないと結果に影響すると判断される症例では，日常使用している眼鏡を装用し検査を実施する．Esterman 機能スコアは測定した 120 点に対して何点検出できたかを点数化したもので，点数が高いほど見えている点が多いということになる．

　Esterman 視野検査による方法は中心部や傍中心部の評価ができないため，現在では Colenbrander らによって報告された Functional Vision Score を用いて評価することが，American Medical Association で採用されている[10]．

今後の両眼視野測定

　両眼視野の測定は，両眼視野の広がりについては動的視野検査，重なりについては静的視野検査が適している．しかしながら現在，臨床で用いられている動的視野計および静的視野計は単眼視野の測定を基準に設計されているため，両眼視野の測定ではドームの中央に患者の鼻根部を設置するとモニタで固視監視ができない．このため，検査結果の信頼性が保証できないことが問題となる．これまでの研究で健常成人において，両眼感度は予測値よりも実測値が高くなることや，視野異常を伴う症例では健常人とは異なる両眼相互作用を示すことが報告されている[1-6]．視野異常を伴った症例が両眼視下においてどのような両眼相互作用が働くのか，また，両眼視野と日常生活の困難さとの関係を明らかにするためにはシミュレーションではなく実測して検討する必要がある．そのためには，両眼視野の測定に対応した両眼視野計を開発し，視野異常を伴う症例の両眼視野について詳細な検討が必要であると考える．

（若山曉美）

5. 視野障害のパターン

視野障害のパターンと原因疾患の鑑別

　正常な視野に比べて病的な感度低下を視野欠損といい，視野の範囲が狭い"狭窄"，範囲は保つが感度が低い"沈下"，良好な視野に囲まれる低感度領域の"暗点"の形をとる．視野は視覚路の機能を反映し，視野の欠損パターンを見分けることは，障害部位の鑑別診

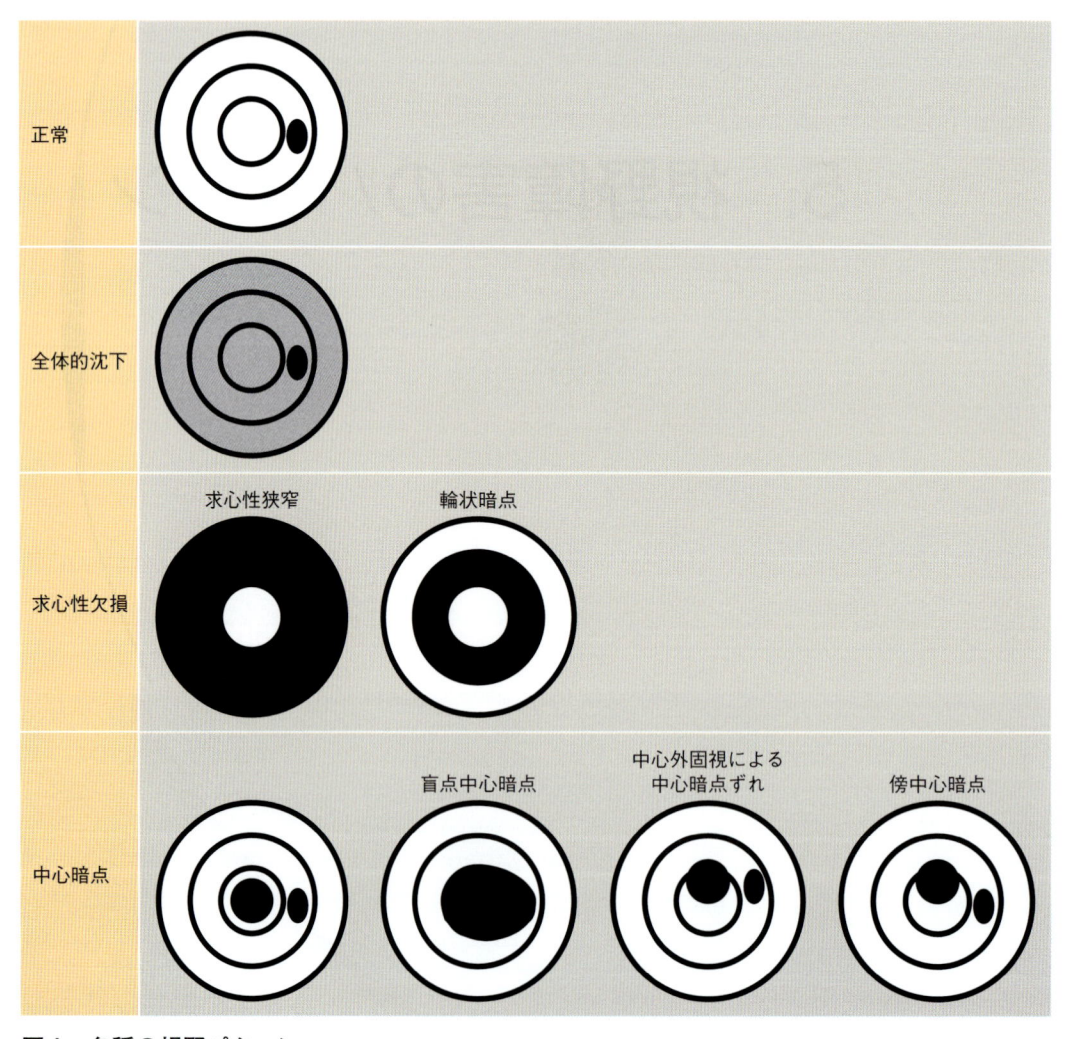

図1　各種の視野パターン

各パターンの解説は本文を参照されたい．神経線維束性欠損パターンは，乳頭黄斑線維束欠損による盲点中心暗点，盲点を頂点とする楔状欠損，弓状欠損（拡大すれば水平欠損）を含む．

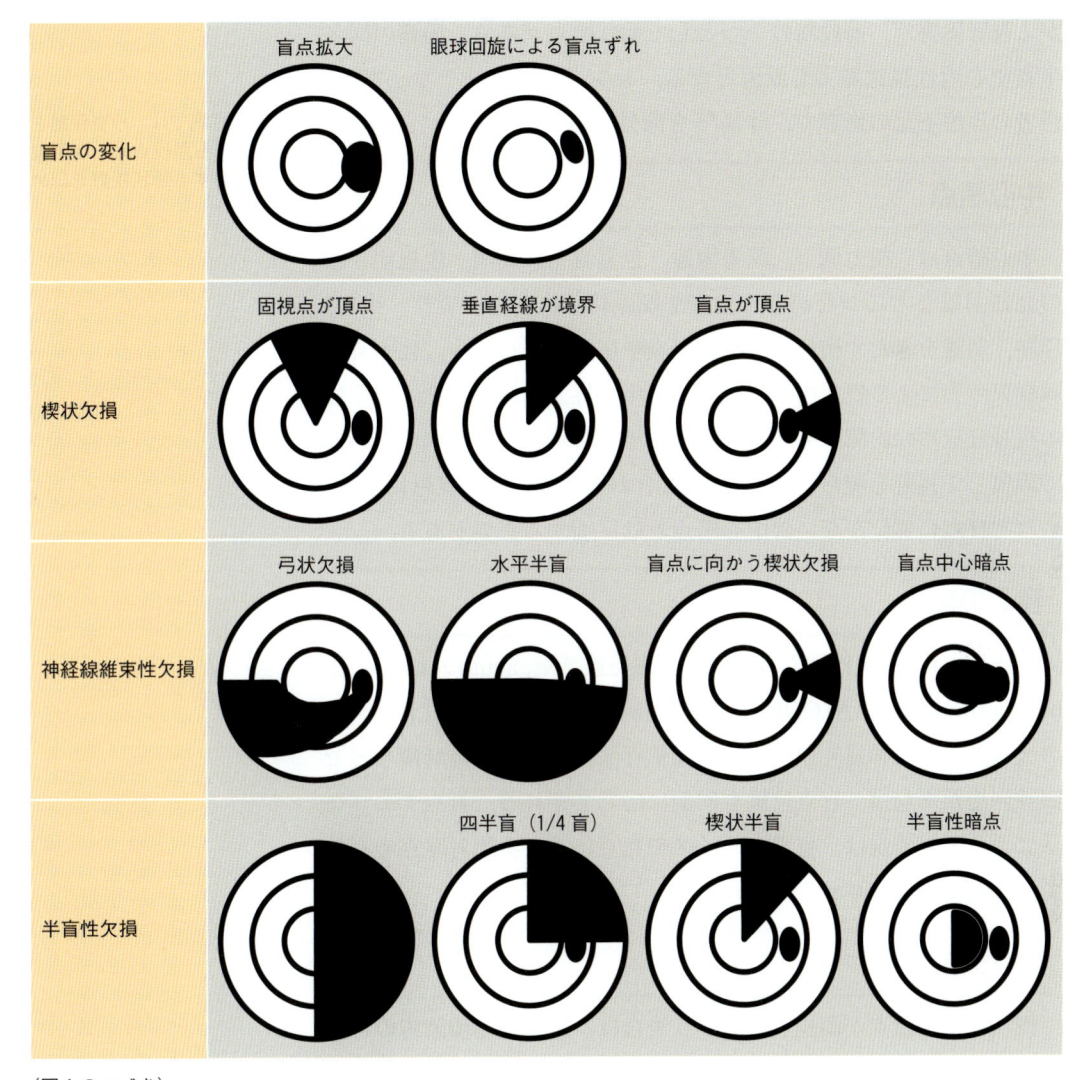

盲点の変化	盲点拡大	眼球回旋による盲点ずれ		
楔状欠損	固視点が頂点	垂直経線が境界	盲点が頂点	
神経線維束性欠損	弓状欠損	水平半盲	盲点に向かう楔状欠損	盲点中心暗点
半盲性欠損		四半盲（1/4 盲）	楔状半盲	半盲性暗点

（図1のつづき）

断に役立つ（図1）．しかし，臨床ではこれらのパターンに加えて，視覚路の障害以外の諸因子が測定結果に影響し[*1]，パターン判別の妨げになることに注意が必要である．

全体的沈下

びまん性あるいは広範でみられる不規則な沈下は，中間透光体混濁，眠気や体調不良などによる患者の注意や協力不足，縮瞳，屈折矯正ずれなど，視覚路の障害以外が影響した場合が多い．

求心性欠損

求心性狭窄は，網膜色素変性や後期緑内障にみられ，夜盲につな

[*1] 本巻"測定結果の信頼性/測定結果に影響を及ぼす諸因子"（p.57）に，実例を含めて解説している．参照されたい．

がる視野障害で，前段階の一つとして輪状暗点がある．両側の同名半盲や心因性視覚障害も原因となる．レンズ枠のアーチファクト，患者の理解不足の影響や，詐病*2 を除外する．

*2 詐病では，検査距離を変えても固視点から等距離で応答する管状視野を認めやすい．

中心暗点

　中心暗点は，視力低下，読書困難，色覚異常，羞明，変視症，顔の認知困難などにつながる．黄斑部網脈絡膜に萎縮，変性，出血，浮腫，剝離をきたす疾患や，視神経炎や圧迫性視神経症，乳頭黄斑線維束障害による盲点中心暗点の形で中毒性，栄養障害性，家族性の視神経症や緑内障でも起こりうる．中心暗点のある症例が中心外で固視して視野を測られると，盲点も合わせて偏位した視野になる．これと盲点に偏位がない傍中心暗点とは区別する必要がある．

盲点の変化

　盲点拡大は，乳頭浮腫や乳頭周囲網脈絡膜萎縮，acute zonal occult outer retinopathy（AZOOR）とその類縁疾患などでみられる．盲点の大きさは，視神経乳頭の大きさに依存する．滑車神経麻痺などで眼球回旋があれば，盲点位置も回旋に応じてずれる．盲点チェック法による固視監視は，盲点のサイズや盲点に連なる絶対暗点の有無で監視精度が影響される．

楔状欠損

　楔状欠損の頂点が固視点に向かう場合は，脈絡膜循環障害の可能性がある．垂直経線を境界とする半盲性の欠損であれば，左右眼の測定結果をもとに，視交叉前か，視交叉部か，より後方の視路疾患かを考える．盲点を頂点とした欠損の場合は，視神経乳頭の鼻側部位での障害による放射状網膜神経線維束欠損を考える．

弓状欠損

　鼻側水平経線を境界として盲点に収束する弓状の視野欠損は，網膜神経線維束のうちの弓状線維束を含む障害による視野で，緑内障，虚血性視神経症や乳頭ドルーゼンなど他の乳頭部病変，網膜血管閉塞症などで生じる．10°〜20°ないし25°の間で，耳側で盲点に収束する領域はBjerrum領域といい，緑内障で暗点を生じやすい（Bjerrum暗点）．弓状欠損の前段階の一つとして，鼻側水平経線が境界となる上下視野の感度差を鼻側階段という．神経線維束欠損による

弓状狭窄や楔状狭窄が盲点と完全につながることを穿破という．神経線維束障害による弓状欠損が放射状線維束を含めて上あるいは下の半視野全体に及べば，水平欠損（半盲）となる．

半盲性欠損

　垂直経線が境界となる視野欠損で，完全な半盲だけでなく欠損の範囲により1象限の四半盲（1/4盲），楔状欠損の楔状半盲，暗点にとどまる半盲性暗点と呼ばれる．半盲性欠損の視野は必ず両眼とも測定し，単眼だけの欠損ならば視交叉より前方，両眼で異名性（両耳側または，まれだが両鼻側）の欠損は視交叉部，同名性の欠損は半盲とは対側の視交叉より後方の視路障害で生じる．また，上下の交叉線維の走行に関連し，視交叉前方から頭蓋内視神経の圧迫性病変では，患側の視神経障害による中心暗点と対側眼の上耳側半盲性欠損を示し，視交叉後方と直後の視索にかけての障害では，対側の同名半盲に患側眼の下耳側半盲性欠損が加わる欠損を示し，これらは接合部暗点と呼ばれる．同名半盲は，視索病変では左右眼の欠損が不一致でRAPD（relative afferent pupillary defect）や視力低下を認めうる．側頭葉病変では上方欠損を呈する傾向があり，頭頂葉病変では下方がより強く欠損する．後頭葉の一次視覚野病変では，左右眼の欠損の調和性（＝欠損の大きさや位置，程度の一致性）が高く，同名性傍中心暗点や黄斑回避，単眼由来である耳側周辺視野が三日月状に残る耳側半月[*3]を認めることがある．

　後部強膜の拡大に伴う屈折暗点が，半盲性欠損に類似することがあるので注意する．通常の30°内静的測定で傍中心に半盲性暗点を疑った場合，10°内を密に測定すると，半盲性か神経線維束性の欠損かの鑑別に役立つ．

（奥山幸子）

[*3] 耳側半月は，通常行われる30°内静的視野測定の範囲外であり，周辺視野まで視野全体を動的に測定する機会が少なくなると，存在を見過ごされてしまうことが危惧される．

6. 網膜疾患の視野

網膜色素変性，黄斑変性

所見・症状と対処法

網膜色素変性：遺伝性の網膜変性症で，進行性の夜盲と視野狭窄を伴う．あらゆる遺伝形式をとり，発症は若年性から晩発性までさまざまである．症状は，まず夜盲の自覚から始まり，続いて視野狭窄を自覚する．視野狭窄は求心性視野狭窄の形をとることが多く（図1），そのほか，輪状暗点（図2）や地図状暗点（図3），あるいは中心暗点をとることがある．求心性視野狭窄は，自覚症状が出る時期にはかなり進行していることが多い．なお，輪状暗点や周辺部の不規則な視野狭窄の検出には，Goldmann 視野計の使用が勧められる（図2, 3）．その理由は，通常の静的自動視野計では視野検査の範囲が狭いため，周辺の視野変化を検出できないからである．また，視野障害による視覚身体障害の等級判定には Goldmann 視野が用いられている．

黄斑ジストロフィ：遺伝性の黄斑ジストロフィには，錐体ジストロフィ，Stargardt 病/黄色斑眼底群，若年網膜分離症，卵黄状黄斑ジストロフィ，中心性輪紋状脈絡膜ジストロフィ，良性輪状黄斑ジストロフィなどがある．いずれも視力低下や色覚異常から始まり，末期には周辺部の視野狭窄を伴うことがある．若年網膜分離症は網膜剥離を合併することがある．

対処法：これらの網膜/黄斑ジストロフィには現在，確立された治療法はない．したがって医療面で患者に対してできることは，合併症の発見と治療，そして身体障害の等級判定や障害年金の申請，介護保険の申請などである．これらの福祉面についても精通し，検査結果によっては，患者やその家族にこれらの福祉サービスを受けられることを通達することが，主治医の務めのひとつである．

症例(1) 求心性視野狭窄を示す定型網膜色素変性（図1）

38歳，男性．幼少時から夜盲を自覚していた．視力障害の家族歴はない．初診時の視力は，右眼 0.2（1.0p×S−1.0D◯C−2.25D

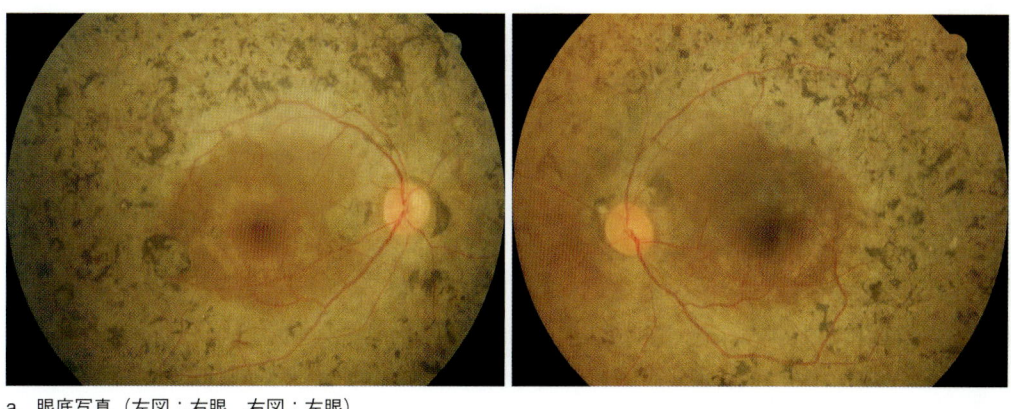

a. 眼底写真（左図：右眼，右図：左眼）

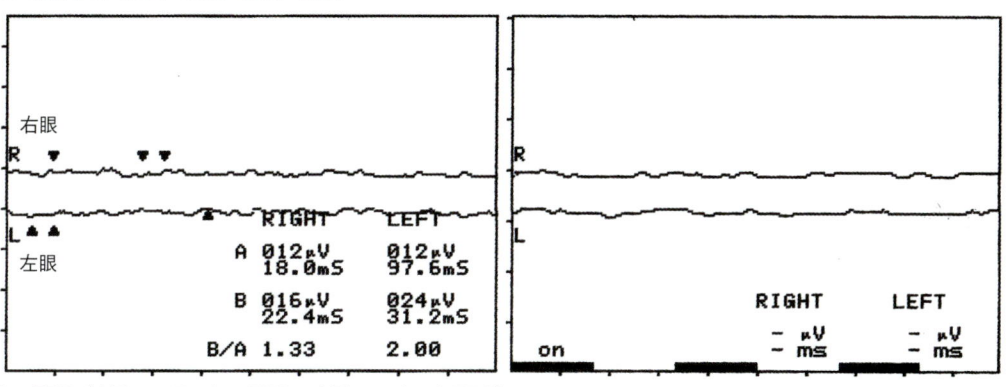

b. ERG（左図：フラッシュ ERG，右図：フリッカ ERG）

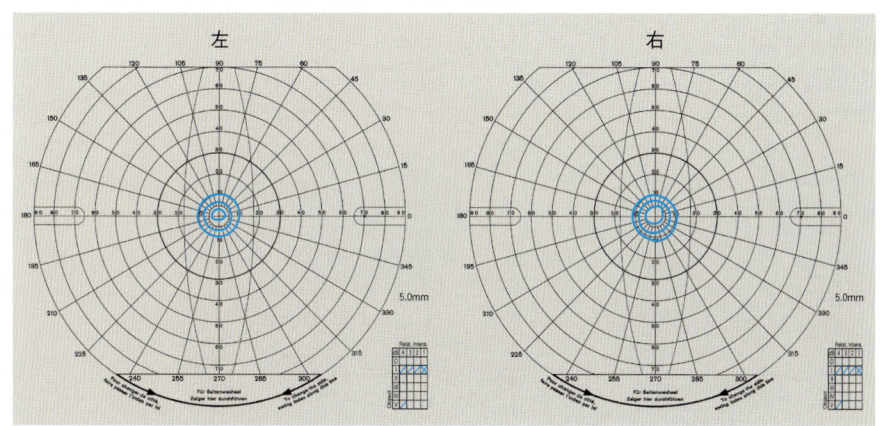

c. Goldmann 動的視野（左図：左眼，右図：右眼）

図1　症例（1）定型網膜色素変性（38歳，男性）
本症例は求心性視野狭窄が著しいため（損失率 95％ 以上），視覚身体障害 2 級に判定された．（眼底写真は Canon CF-60UVi を使用．）

Ax175°），左眼 0.2（0.5×S−1.25 D◯C−1.75 D Ax180°）で，眼圧は正常であった．眼底は両眼に骨小体様色素沈着を伴うびまん性の網膜変性があり，網膜血管は狭細化していた．網膜電図（electroretinogram；ERG）は non-recordable であった．Goldmann 動的視野

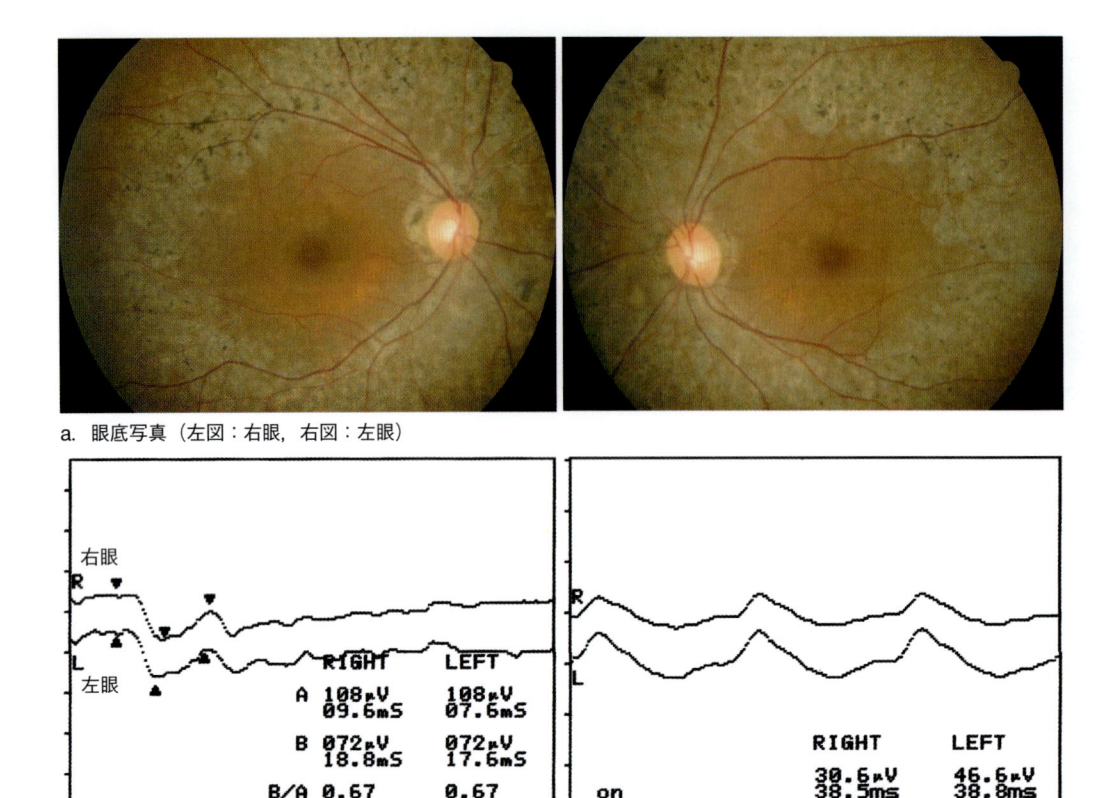

a. 眼底写真（左図：右眼，右図：左眼）

b. ERG（左図：フラッシュ ERG，右図：フリッカ ERG）

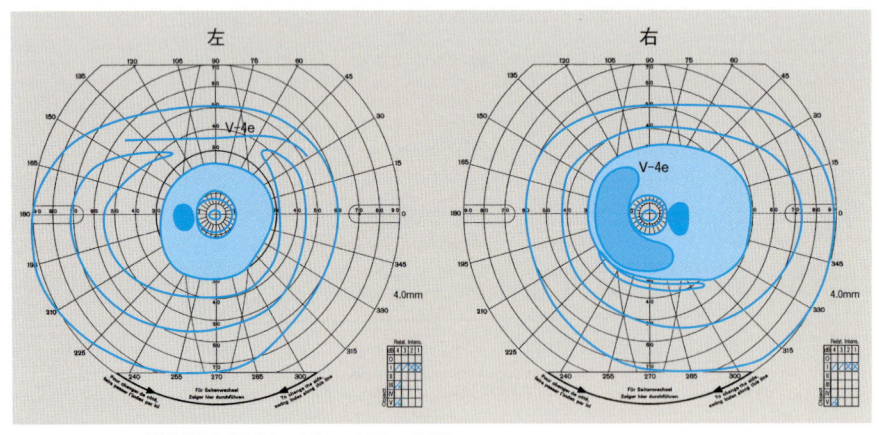

c. Goldmann 動的視野（左図：左眼，右図：右眼）

図2　症例（2）網膜色素変性（43歳，女性）
この症例のような輪状暗点は，通常の静的自動視野計では測定範囲が狭いため，求心性視野狭窄との鑑別が不可能である．（眼底写真は Canon CF-60UVi を使用．）

では，著しい求心性視野狭窄が認められた．

症例（2）輪状暗点を示す網膜色素変性（図2）

43歳，女性．20歳代後半から夜盲を自覚し，40歳頃から両眼の視

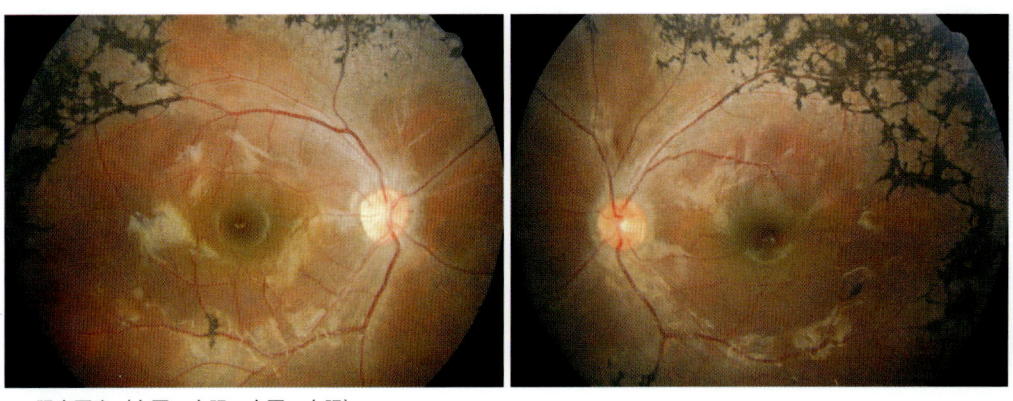

a. 眼底写真（左図：右眼，右図：左眼）

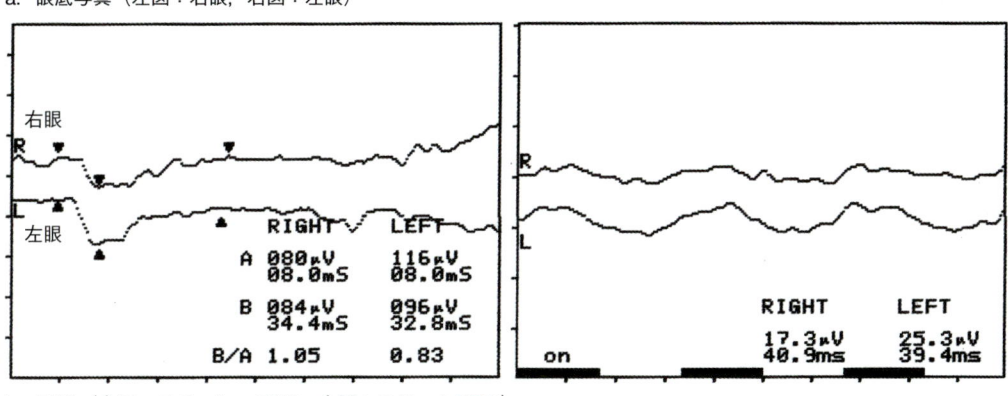

b. ERG（左図：フラッシュ ERG，右図：フリッカ ERG）

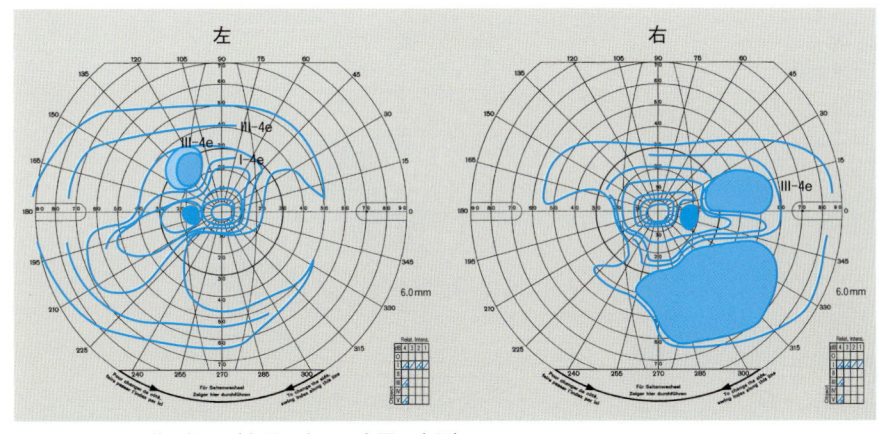

c. Goldmann 動的視野（左図：左眼，右図：右眼）

図3 症例（3）非定型網膜色素変性（傍血管型）（9歳，男性）
本症例は，その後 13 年間経過をみているが，視野狭窄の進行は緩徐であった．（眼底写真は Canon CF-60UVi を使用.）

力が低下した．母親が網膜色素変性で通院中である．初診時の視力は，右眼 0.06（0.2×S−0.5D ◯ C−1.75D Ax100°），左眼 0.1（0.5×S−0.5D ◯ C−1.5D Ax90°）で，眼圧は正常であった．眼底は両眼の血管アーケードから中間周辺部にかけて骨小体様色素沈着を伴う網膜変性があったが，網膜血管は比較的良好であった．ERG は subnor-

a. 眼底写真（左図：右眼，右図：左眼）

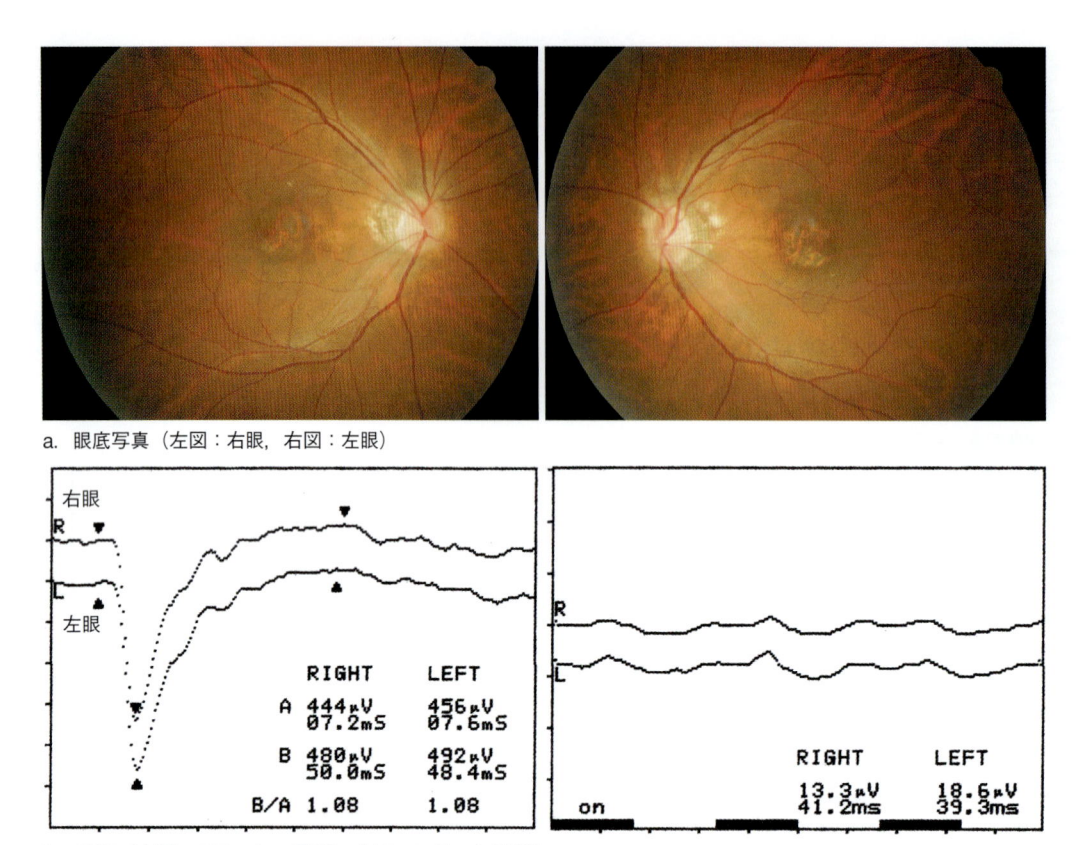

b. ERG（左図：フラッシュ ERG，右図：フリッカ ERG）

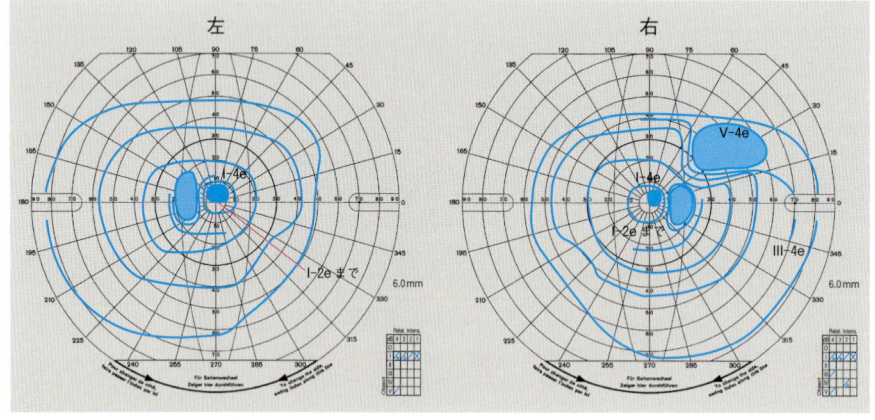

c. Goldmann 動的視野（左図：左眼，右図：右眼）

図4 症例（4）進行性錐体ジストロフィ（48歳，男性）
ERG では錐体系の反応であるフリッカ ERG が減弱している．視野は中心暗点に加えて，周辺にも島状暗点が検出された．（眼底写真は Canon CF-60UVi を使用．）

mal であった．Goldmann 動的視野では，輪状の暗点が認められた．

症例（3）非定型網膜色素変性（図3）

9歳，男性．左眼を打撲して眼科を受診したところ眼底の異常を

指摘された．母親の兄に夜盲症がある．初診時の視力は，右眼 1.5（1.5×S＋1.0 D◯C－0.75 D Ax135°），左眼 0.7（1.0×S＋0.75 D◯C－1.5 D Ax30°）で，眼圧は正常であった．眼底は両眼の網膜血管に沿って骨小体様色素沈着を伴う不規則な網膜変性があり，ERG は subnormal であった．Goldmann 動的視野では，両眼に不規則な暗点が認められた．

症例（4）進行性錐体ジストロフィ（図4）

48 歳，男性．35 歳くらいから両眼の視力低下と色覚異常を自覚した．40 歳くらいに眼科を受診し，"黄斑変性"と診断された．母親と弟にも両眼の視力低下がある．初診時の視力は，右眼 0.04（0.1×S－6.5 D◯C－0.75 D Ax50°），左眼 0.04（0.1×S－6.5 D◯C－0.75 D Ax120°）で，眼圧は正常であった．眼底は両眼に黄斑変性があり，ERG は，フラッシュ ERG の振幅は良好であったが，フリッカ ERG は著しく減弱しており，進行性錐体ジストロフィと診断された．Goldmann 動的視野では，両眼に中心暗点と，周辺に不規則な暗点が認められた．

カコモン読解 第18回 臨床実地問題19

32 歳の男性．夜盲を主訴に来院した．視力は両眼ともに 0.06（0.9×－4.00 D）．左眼眼底写真を図に示す．右眼も同様である．正しいのはどれか．2 つ選べ．

a 視力は早期に低下する．
b 求心性視野狭窄が進行する．
c 中心フリッカ値が早期に低下する．
d EOG の L/D 比は低下する．
e ERG は陰性 b 波を示す．

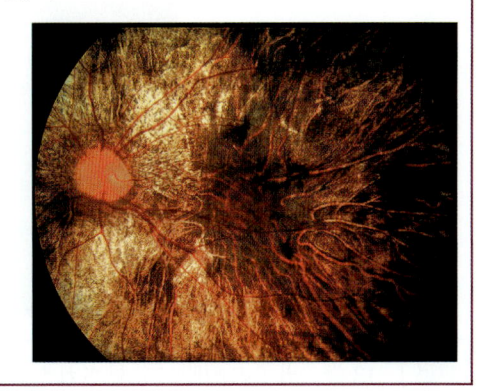

解説 32 歳，男性の夜盲症である．視力は比較的良好である．眼底写真では脈絡膜の著しい萎縮が認められるが，網膜血管はそれほど狭細化していない．臨床所見からはコロイデレミアが最も疑われる．コロイデレミアは X 染色体劣性遺伝を示す遺伝性網膜ジストロフィのひとつで，著しい夜盲と求心性視野狭窄を示す．視力は中期以降に低下する．後天性の夜盲をきたす疾患として網膜色素変性と

の鑑別が問題となるが，本疾患では脈絡膜萎縮が強い割には比較的良好な網膜血管を示すことが特徴である．家族歴を聴取して男性にのみ発症していることも診断の助けとなる．コロイデレミアではキャリアの女性にも軽度の網膜変性を示すことがあるが，キャリアには視覚障害はない．

a．×．コロイデレミアでは視力は中期以降に低下する．

b．○．コロイデレミアでは求心性視野狭窄を示す．

c．×．中心フリッカ値が早期に低下するのは視神経疾患であり，コロイデレミアではない．

d．○．コロイデレミアや網膜色素変性ではEOGは早期から障害され，L/D比（Arden比：明順応下と暗順応下の眼電位の比）が低下する．

e．×．コロイデレミアではERGは早期から平坦化する（non-recordable）．陰性b波を示す夜盲性疾患は，小口病，白点状眼底，そして先天停在性夜盲である．

[模範解答] b, d

[カコモン読解] 第18回 臨床実地問題25

13歳の男子．視力は両眼ともに1.2（矯正不能）．右眼眼底写真を図に示す．左眼も同様である．確定診断に必要な検査はどれか．

a EOG
b ERG
c VEP
d Goldmann視野検査
e 中心フリッカ検査

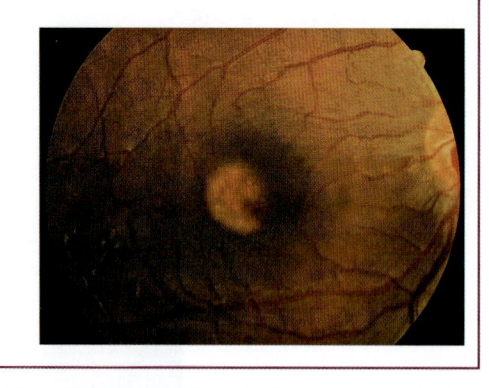

[解説] 13歳，男子の両眼に発見された黄斑変性で，視力は良好である．眼底写真では黄斑部に卵黄状の変性がある．臨床所見からは，卵黄状黄斑ジストロフィが最も疑われる．卵黄状黄斑ジストロフィはBest病とも呼ばれ，眼球電図（electro-oculogram；EOG）で明順応下の最大眼電位と暗順応下の最小眼電位の比が小さい（L/D比あるいはArden比が小さい）ことが特徴で，これで確定診断される．卵黄状黄斑ジストロフィはその進行により，前駆期（EOGのみ異常

を示す），囊腫期（卵黄状変性），崩壊期（炒り卵状変性あるいは偽前房蓄膿），そして瘢痕期（萎縮変性）の4期に分類される（Krill, 1977）．本症例は眼底の所見から，囊腫期にあたると思われる．

a. ○．卵黄状黄斑ジストロフィは，EOG で L/D 比あるいは Arden 比が小さいことが特徴で，これで確定診断される．

b. ×．ERG は正常である．

c. ×．VEP は視力が正常な場合は異常がなく，瘢痕期になり視力が落ちると異常を示す．

d. ×．視野検査は正常である．

e. ×．中心フリッカ値は正常である．

模範解答 a

カコモン読解 第21回 臨床実地問題46

10歳の男児．星空が見えていないようだと指摘されて来院した．視力は両眼ともに1.5（矯正不能）．右眼眼底写真を図に示す．診断に必要な検査はどれか．2つ選べ．

a ERG
b OCT
c Goldmann 視野
d フルオレセイン蛍光眼底造影
e インドシアニングリーン蛍光眼底造影

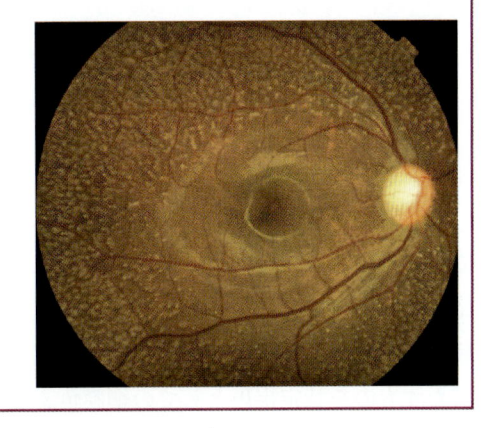

解説 10歳の男児で，現病歴からは（おそらく先天性の）夜盲症が疑われる．視力は良好だが，眼底には黄斑部を除いて多数の白点が散在している．臨床所見から最も疑われる疾患は，白点状眼底である．白点状眼底は，先天性・停在性の夜盲症で，常染色体劣性遺伝を示す．フラッシュ ERG は b 波の振幅が著しく低下して negative 型を示す．通常の視野検査は正常であることが多い．また暗順応の遅延を示し，完全な暗順応に数時間以上を要する．数時間の暗順応後に記録したフラッシュ ERG は，b 波の振幅が回復して，正常波形を示す．

一方，類似の眼底を示す夜盲症としては，白点状網膜ジストロフィがある．これは網膜色素変性の一種で，ERG は non-recordable，視

野は求心性視野狭窄を示し，症状は進行する．なお近年，白点状眼底でも症状はゆっくりと進行し，また錐体ジストロフィを合併するものがあることが報告されている．

a．○．ERGは，b波が著しく減弱したnegative型を示すので，診断に有用である．

b．×．OCTでは網膜深層に不整がみられるが，確定診断に必要な所見ではない．

c．○．Goldmann視野は正常であるが，白点状網膜ジストロフィとの鑑別に視野検査は必要である．

d．×．フルオレセイン蛍光眼底造影では白点は過蛍光を示すが，確定診断に必要な所見ではない．

e．×．インドシアニングリーン蛍光眼底造影では白点は低蛍光を示すが，確定診断に必要な所見ではない．

模範解答 a，c

カコモン読解 第22回 一般問題20

網膜色素変性の特定疾患新規認定に必要でないのはどれか．
a 眼底検査　b 視野検査　c 暗順応検査　d 蛍光眼底造影
e ERG

解説　網膜色素変性の特定疾患新規認定に必要な検査は，眼底検査，視野検査，蛍光眼底造影検査，そしてERG検査である．暗順応検査は必要ではない．

特定疾患としての網膜色素変性の診断基準：下記1〜6のすべてを満たすものを特定疾患としての網膜色素変性と診断する．

1. 進行性の病変であること．
2. 自覚症状で，夜盲，視野狭窄，視力低下のいずれか一つ以上がみられること．
3. 眼底所見で，網膜血管狭小，粗糙胡麻塩状眼底，骨小体様色素沈着，白点状のいずれか二つ以上がみられること．
4. 網膜電図（ERG）で，振幅低下または消失がみられること．
5. 蛍光眼底造影で，網膜色素上皮萎縮による過蛍光がみられること．
6. 炎症性または続発性の網膜変性でないこと．

模範解答 c

カコモン読解 第23回 臨床実地問題5

37歳の男性．両眼の視力低下を自覚して来院した．両眼の眼底写真を図A，Bに示す．診断に必要な検査はどれか．2つ選べ．

a ERG　　b VEP　　c 視野検査　　d Watzke-Allenスリット・ビームテスト
e インドシアニングリーン蛍光眼底造影

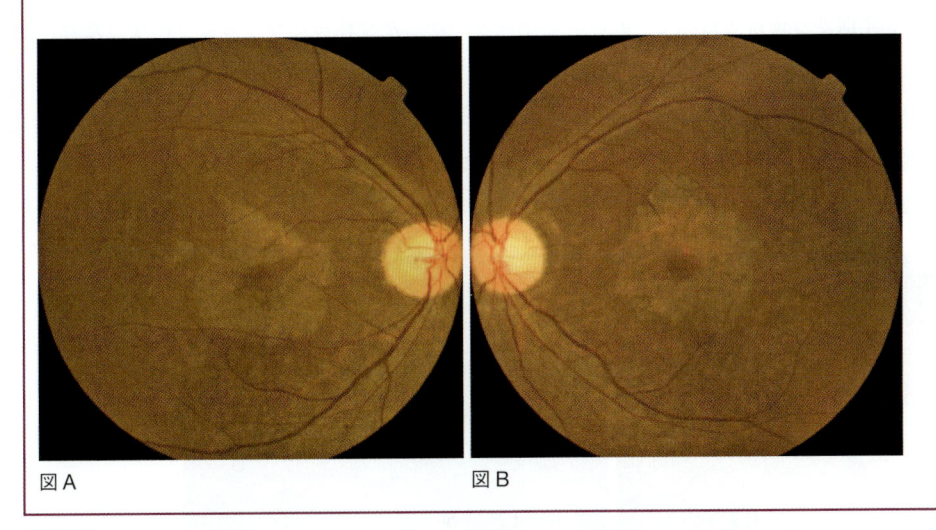

図A　　　　　　　　　　　　　　図B

解説　30歳代男性に発症した両眼の視力低下で，眼底には両眼に黄色斑を伴う標的黄斑症がある．最も考えられる疾患名は，Stargardt病/黄色斑眼底群である．Stargardt病/黄色斑眼底群は常染色体劣性遺伝の遺伝性網膜ジストロフィのひとつで，10～30歳代に視力低下で発症する．ERGは正常であることが多く，視野は中心部の感度低下を示す．通常，夜盲はないが，進行すると眼底はびまん性の網膜変性となり，進行した網膜色素変性との判別が困難となる．

a. ○．ERGは通常正常であるが，進行すると低下する．ERGは，網膜色素変性や錐体ジストロフィなどのほかの網膜ジストロフィとの鑑別に必要な検査である．

b. ×．VEPは視力低下とともに低振幅となるが，診断に必要な検査ではない．

c. ○．視野は病初期には中心部の感度低下を示し，病期が進むと周辺部の視野障害を伴ってくる．これら視野の変化はStargardt病に特異的な変化ではないが，網膜色素変性などとの鑑別に必要な検査である．

d. ×．Watzke-Allenスリット・ビームテストは黄斑円孔で有用な検査である．

e. ×．本疾患にフルオレセイン蛍光眼底造影検査を行うと，背景蛍光が暗く描写され（dark choroidあるいはsilent choroid），診断

に有用であるが，インドシアニングリーン蛍光眼底造影は，本疾患に特異的な所見はない．

模範解答 a, c

カコモン読解 第 24 回 臨床実地問題 15

20歳の男性．5年前から夜盲を自覚し，最近よく物にぶつかったり転んだりするようになったため来院した．祖父も同様の症状がある．左眼眼底写真とフルオレセイン蛍光眼底造影写真を図 A, B に示す．この疾患で誤っているのはどれか．

a ERG が減弱する． b 進行すると光覚を失う． c 求心性視野狭窄を認める．
d X 連鎖性遺伝形式を示す． e 保因者の眼底は正常である．

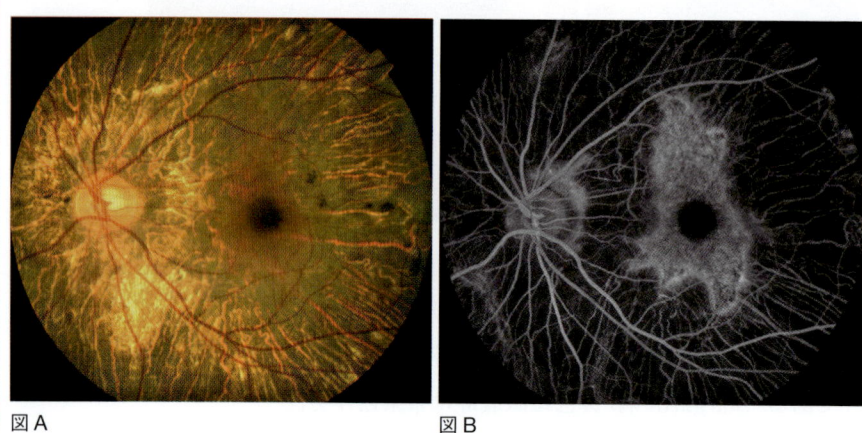

図 A　図 B

解説 幼少時からの夜盲で，視野狭窄を疑わせる病歴である．眼底写真では脈絡膜の著しい萎縮が認められるが，網膜血管はそれほど狭細化しておらず，コロイデレミアが最も疑われる．コロイデレミアは X 染色体劣性遺伝を示す遺伝性網膜ジストロフィのひとつで，著しい夜盲と求心性視野狭窄を示す．視力は中期以降に低下する．本症例では祖父に同様の症状があり，X 染色体劣性遺伝に一致する．コロイデレミアではキャリア（保因者）の女性にも軽度の網膜変性を示すことがあるが，キャリアには視覚障害はない．

a. ○．ERG は早期から減弱し，non-recordable となる．
b. ○．進行すると失明する．
c. ○．初期から著しい求心性視野狭窄を示す．
d. ○．X 連鎖性遺伝形式である．
e. ×．保因者の女性は軽度の網膜変性を示すが，視覚障害はない．

模範解答 e

（國吉一樹）

中心性漿液性脈絡網膜症

症状，病態

　中心性漿液性脈絡網膜症（central serous chorioretinopathy；CSC）は 30～40 歳代の男性に特発性に発症し，黄斑部の漿液性網膜剝離（serous retinal detachment；SRD）のために，小視症，変視症，比較中心暗点などの症状を生じる．このうち変視症は Amsler チャートにて評価可能であり，中心または傍中心暗点は中心視野検査で評価できる[1]．

　CSC の典型例では，フルオレセイン蛍光眼底造影（fluorescein angiography；FA）にて，網膜色素上皮（retinal pigment epithelium；RPE）レベルでの脈絡膜から網膜下への蛍光漏出がみられ，これが SRD の直接の原因となる．しかし，インドシアニングリーン赤外蛍光眼底造影検査（indocyanine green angiography；IA）を行うと，蛍光漏出部位を含む脈絡膜血管の充血像や後期の過蛍光像が観察でき，光干渉断層計（optical coherence tomography；OCT）で観察される脈絡膜の肥厚と合わせ，RPE の透過性亢進よりも，脈絡膜のうっ血が本症のより本質的な病態であると考えられるようになった[2]．

文献は p.317 参照．

経過と治療

　無治療でも数か月で自然治癒することが多い．早期治癒を図る目的で，これまでは蛍光漏出部位へのレーザー光凝固治療（laser photocoagulation；LPC）が行われてきた（図 1, 2）．上記病態からは，脈絡膜血管の透過性を抑制する効果のある光線力学的療法（photodynamic therapy；PDT）が根本的治療と考えられるようになり，特に下記 chronic CSC に対しては PDT が行われるようになってきた（図 3, 4）．

視野異常

　CSC における視野異常は SRD に合致する比較中心暗点で，これは Humphrey 視野計中心 10-2 プログラムで定量的に評価可能であ

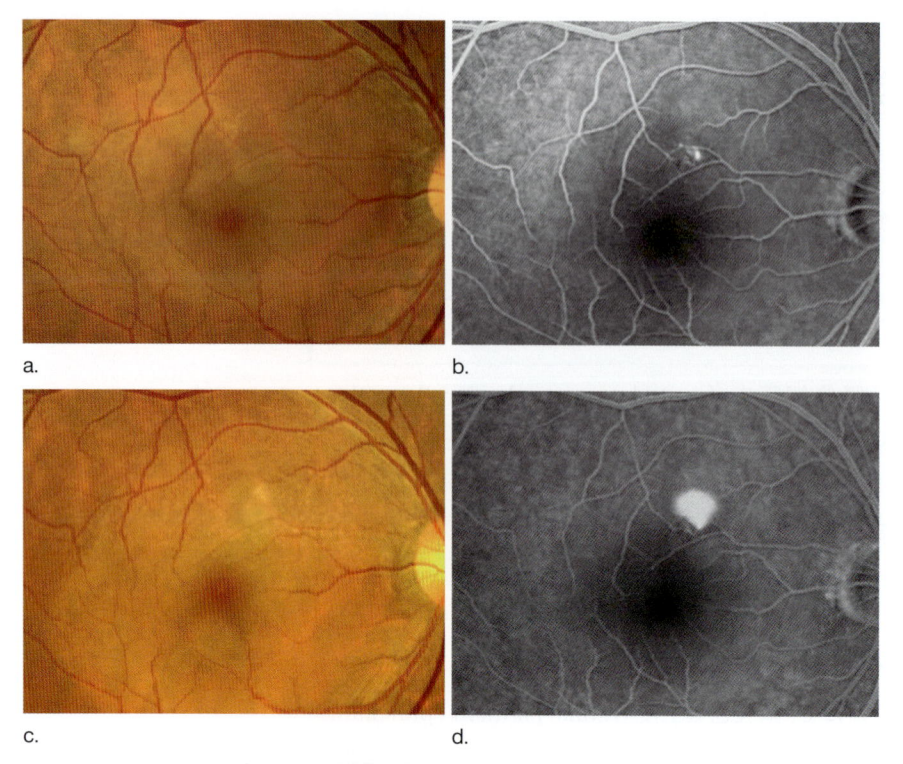

図1 右眼の中心性漿液性脈絡網膜症(43歳,男性)

a は初診時眼底,黄斑部に漿液性網膜剥離がみられる.b はフルオレセイン蛍光眼底造影写真(造影早期),d は造影後期.c はレーザー光凝固治療直後の眼底写真.漏出部位に淡い凝固斑がみられる.初診時右眼矯正視力は 0.8 で,図2 での比較中心暗点に比べて視力低下は軽度.

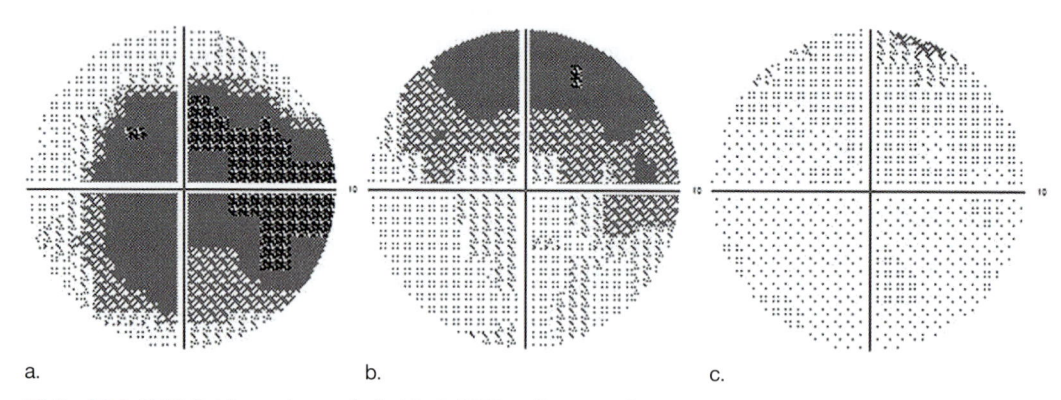

図2 図1症例の Humphrey 中心 10-2 視野のグレースケール

レーザー光凝固前(a),凝固後2週間(b),凝固後1か月(c)のもの.平均偏差は −15.25,−10.37,−1.43 と劇的に改善している.凝固後1か月の視野結果では,凝固斑に一致する暗点は検出できない(固視点の右下の部位になる).

る.暗点内の視野感度低下は OCT で計測される網膜下液の高さに比例する[3,4].LPC などで SRD が消退すると,視野感度低下は回復し,ほぼ正常の中心視野に復する.

視力低下と視野感度低下:本症では中心暗点による中心視野の暗さに比べて,視力低下は軽度である[5].そのため,患者の訴えは,視

a. b. c.

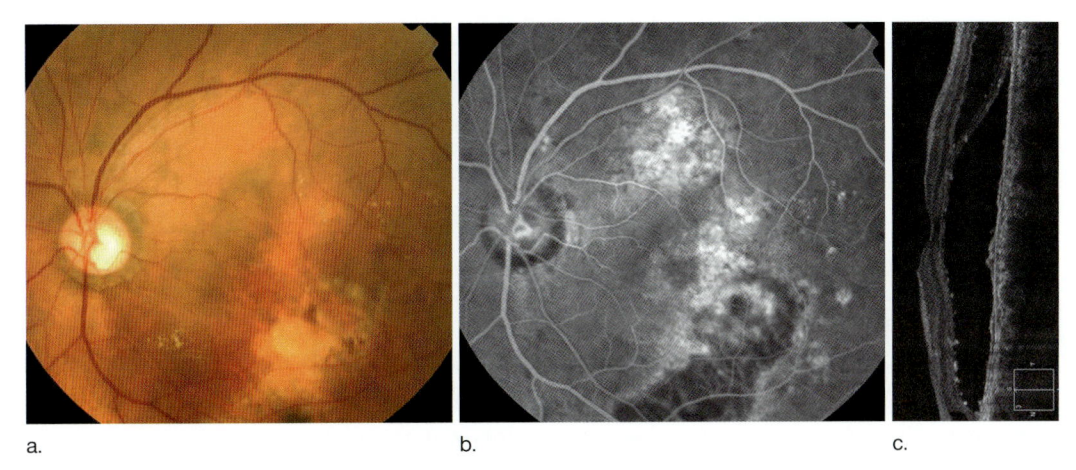

図3 左眼の chronic CSC（73歳，男性）
カラー眼底写真（a），フルオレセイン蛍光眼底造影写真（b），垂直方向の OCT 画像（c）を示す．矯正視力は 0.2．左眼に光線力学的療法を施行し，1か月半後，漿液性網膜剥離は消失し，視力は 0.8 に改善した．

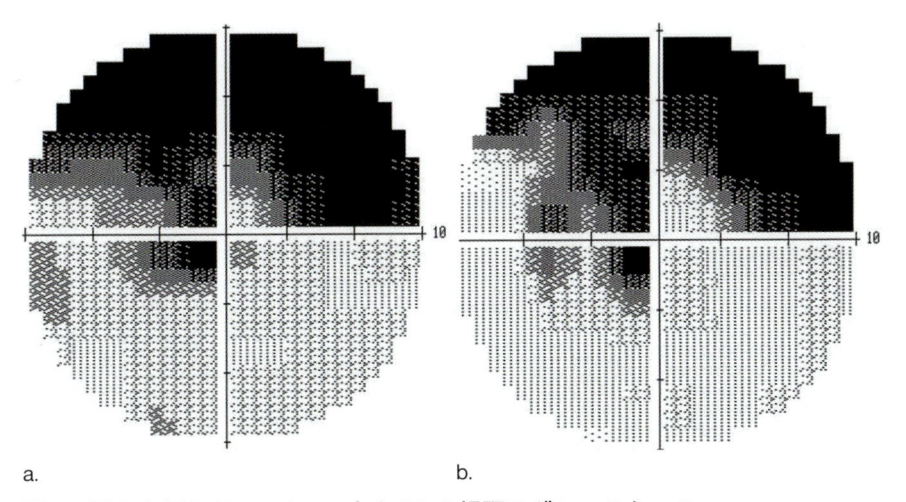

a. b.

図4 図3症例の Humphrey 中心 10-2 視野のグレースケール
PDT 前（a），PDT 後1か月半（b）．視力は 0.2 から 0.8 に改善したが，RPE 萎縮部に一致する上方の絶対暗点は改善しなかった．
PDT：photodynamic therapy（光線力学的療法）

力よりも視野感度低下で評価すべきである．視力が 1.0 近くあっても，片眼性の深い中心暗点は，日常生活での支障は大きい．

chronic CSC

　50歳以上の比較的高齢者にみられる遷延性の CSC は chronic CSC と呼ばれ，多くは atrophic tract と呼ばれる黄斑部から下方に流れる RPE の広い萎縮像を伴う．RPE 萎縮に一致する部位は SRD がなくても絶対暗点になっている．
　SRD を示す chronic CSC では典型 CSC と異なり，FA で多発性の

漏出点を示したり，あるいは明らかな漏出点ではなくびまん性の漏出像を示す．そのため LPC よりも PDT が効果的である．その際の治療評価にマイクロペリメトリが利用され，感度が上昇したとする報告が散見される[6,7]が，これは SRD の消失効果であって，RPE 萎縮の絶対暗点は回復しない．OCT で観察すると RPE 萎縮部位では視細胞外節が消失し，外顆粒層の厚みも減少している．

LPC と視野

　典型 CSC に対する漏出点への LPC は，SRD の早期吸収を促進するが，凝固に由来する医原性暗点が心配される．SRD を生じている範囲内で淡い灰白色斑の LPC を行っても，網膜下液の存在のため，視細胞は凝固されず，凝固した RPE も再生/再被覆するので，理論上，暗点発生の心配はない．実際に，これまで筆者は LPC 後の本症眼を Humphrey 視野 10-2 で検査してきたが，凝固部位に一致する暗点を確認したことはない．ただし，今は行われないキセノン光凝固による大きな凝固瘢痕では暗点を生じる．

（飯島裕幸）

網膜静脈閉塞症

BRVOと視野

　網膜静脈閉塞症のうち，急性期網膜静脈分枝閉塞症（branch retinal vein occlusion；BRVO）患者の訴えは，視力低下と上下いずれかの視野の暗さである．後者は視野検査にて視野感度低下として評価されるが，出血，浮腫，虚血の三つの病態が関与する．

出血：BRVOの出血程度と視野感度の関係について詳細に検討した研究は見当たらない．視細胞より硝子体側の出血では，出血の厚みに応じて，視細胞で受容される刺激が減弱するが，経験的には，著しい視野感度低下はまれである．網膜下出血は加齢黄斑変性や網膜細動脈瘤などで生じると，視細胞障害により絶対暗点に近い感度低下をきたすが，BRVOではまれである．

浮腫：網膜浮腫は網膜厚の増大に比例して視野感度低下をきたす[1]．しかし，最大で10dB程度の視野感度低下であり，虚血による視野感度低下に比較すると軽度である．

虚血：出血が吸収した時点でのBRVO眼に対して，フルオレセイン蛍光眼底造影検査（FA）を行うと，毛細血管の閉塞野（non-perfusion area；NPA）の広がりが確認できる．NPAの範囲が直径で5乳頭径を超える場合を虚血型と判定して，網膜新生血管を生じるリスクが高まることが報告されている[2]．高度な虚血型BRVOでは，虚血網膜部位に対応して絶対暗点に近い感度低下を示す[3]．

　一方，非虚血型とされるBRVO眼では，ほとんどNPAのないものから数乳頭径大のNPAが散在するものまでさまざまである[4]．BellとFeldon[5]は，陳旧性BRVOのFA画像上にOctopus視野計による視野感度数値を投影して，灌流状態（perfusion status）と視野感度の関係を調べた．灌流状態は定性的に3段階に分類し，良好（good），中間（intermediate），不良（poor）の順に視野感度が低下することを統計学的に示した．われわれもHumphrey視野計を用いて，同様の結果を確認している（図1）．

文献はp.317参照．

a.　　　　　　　　　　　　　　　　　b.

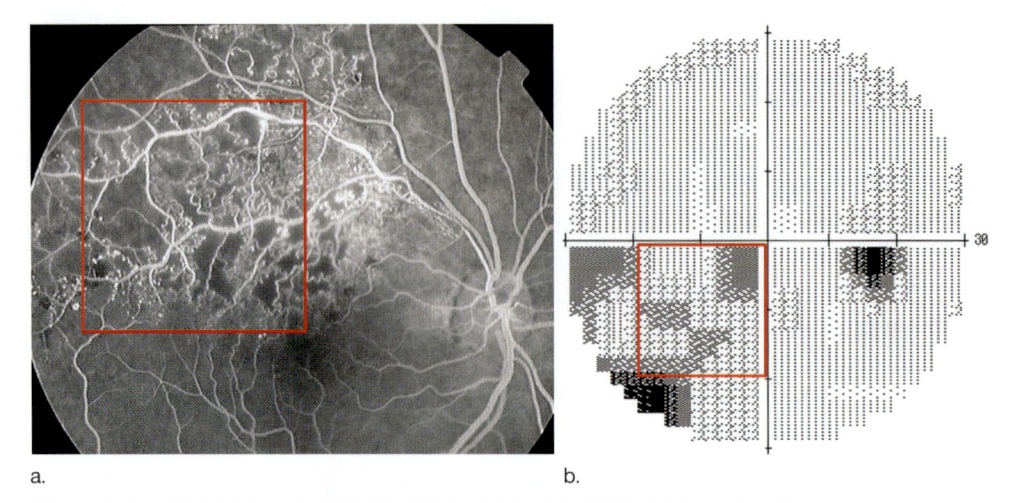

図1　非虚血型 BRVO の眼底灌流状態と視野感度に相関がみられた症例
48歳，女性．a は右眼 BRVO 発症後10か月時点の FA．網膜出血はすでに吸収され，虫食い状の毛細血管閉塞の様子が明瞭に示されている．矯正視力は1.0．b はその時点での Humphrey 30-2 視野のグレースケール．赤枠で囲む FA と視野が対応している．上下のみを反転させて重ねることができる．FA での NPA に対応して種々の程度の感度低下が生じることがわかる．
NPA：non-perfusion area（毛細血管の閉塞野）

CRVO と視野

　網膜中心静脈閉塞症（central retinal vein occlusion；CRVO）では，FA にて NPA の範囲が10乳頭面積以上[*1]の場合は虚血型 CRVO として，"血管新生緑内障（neovascular glaucoma；NVG）発症の危険性を考慮して，虹彩新生血管（neovascularization；NV）/隅角 NV の発生に注意をせよ"との EBM がある[6]．しかし，CRVO 急性期には出血のために良質の FA が得られず，CRVO 発症後6か月以内に生じることが多い NVG を，FA のみで判断するのは困難なことが多い．NVG 発症の危険因子として，30乳頭面積以上の NPA，多量の眼底出血，発症後1か月以内，男性の四つが報告されている[6]が，経験的には中心視野の不良による自覚的な暗さも重要である．CRVO における Humphrey 30-2 視野検査と虚血程度については視野検査が正確に施行できないことが多く，臨床研究として成立しにくいため，エビデンスとして示すことができない．しかし信頼ある Humphrey 視野検査が得られ，軽度の視野沈下のみ証明されるような CRVO 眼では，NPA はないかあってもわずかなので，NVG を生じる危険性はきわめて低いと判断してよいと考えられる．

[*1] 10乳頭面積は，網膜全体からするとかなり狭い範囲でしかない．

レーザー光凝固による医原性暗点

　BRVO では硝子体出血予防以外に，黄斑浮腫治療目的でレーザー

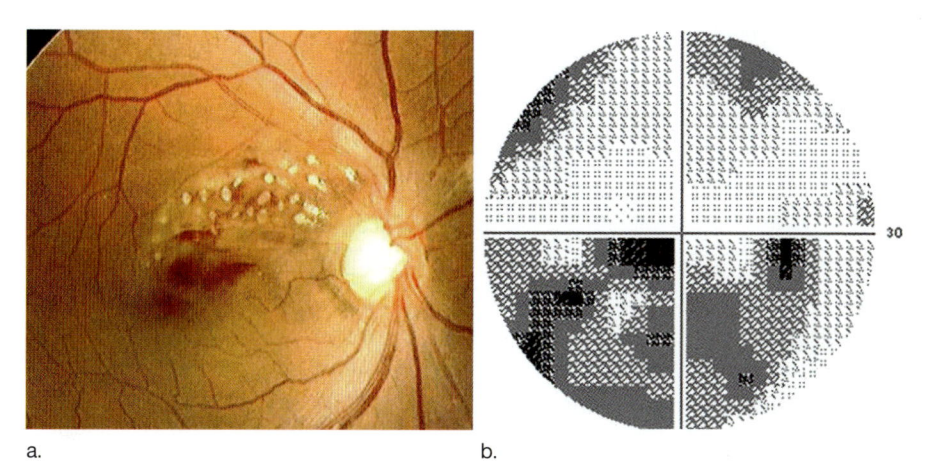

図2　BRVOに対するレーザー光凝固により医原性暗点がみられた症例

52歳，女性．1か月前，右眼視力低下で近医受診し，BRVOに対してレーザー光凝固治療を受けたが，その後，中心視野が暗くなったとして山梨大学医学部附属病院眼科を受診した．右眼矯正視力0.3．aの眼底写真の上耳側静脈のBRVOであったと考えられる．中心窩から視神経乳頭に至る範囲にレーザー光凝固瘢痕がみられる（a）．Humphrey 30-2視野のグレースケール（b）では，レーザー光凝固斑に対応する下鼻側に暗点がみられるが，下耳側にも深い暗点が広がっている．神経線維の障害による凝固範囲をはるかに超えた医原性暗点と考えられる．

光凝固治療を行うことがある．その際，網膜出血が吸収するのを待って，網膜外層を凝固するよう心掛けるべきである．出血が残存する時期に安易にレーザー光凝固を行うと，出血の存在する網膜表層部位でレーザーのエネルギーが吸収されて，神経線維が障害される．神経線維を凝固すると，凝固範囲をはるかに超える広い弓状範囲の重篤な医原性暗点を生じる（図2）[7]．

（飯島裕幸）

加齢黄斑変性

加齢黄斑変性と視野

　加齢黄斑変性（age-related macular degeneration；AMD）は黄斑部を障害するため，その重篤度に応じて視力が低下する．本症の病態，治療に関する多くの臨床研究は視力を指標としている．しかし，特に片眼性の本症患者では，僚眼がよく見えているためか，患眼の視力低下よりも中心暗点の症状が視覚の質（quality of vision；QOV）に関係することが多い．さらに傍中心窩病変の場合は，視力は正常でも傍中心絶対暗点が患者の最大の関心事であることも多い．本症での中心視野の評価には Humphrey 中心 10-2 視野が有用である．

病態と視野障害

　AMD は萎縮型と滲出型に分類される．完成した萎縮型 AMD では網膜色素上皮（retinal pigment epithelium；RPE）の萎縮とともに光干渉断層計（optical coherence tomography；OCT）で観察すると視細胞に該当する外顆粒層と IS/OS が消失していて，対応する視

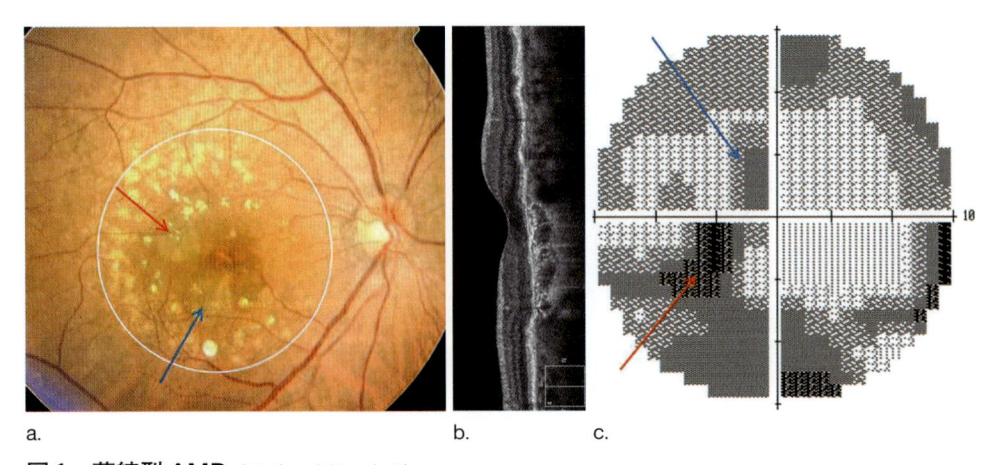

a.　　　　　　　　　　　　　　　b.　　　　　　c.

図1　萎縮型 AMD（82歳，女性，右眼）
カラー眼底写真（a）では中心窩の下方（青矢印）と耳側上方（赤矢印）に萎縮病変がみられる．周囲にドルーゼンが散在する．OCT（b）で，下方の萎縮巣の部位では，外顆粒層を含め網膜外層が萎縮消失しているのがわかる．Humphrey 10-2 視野のグレースケール（c）は，カラー眼底写真の白丸の範囲に合致する．左右はそのままで上下を反転すると眼底の位置に対応できる．赤，青矢印の萎縮部位に一致して深い暗点がみられる．

6. 網膜疾患の視野　155

a.　　　　　　　b.　　　　　　　c.

d.

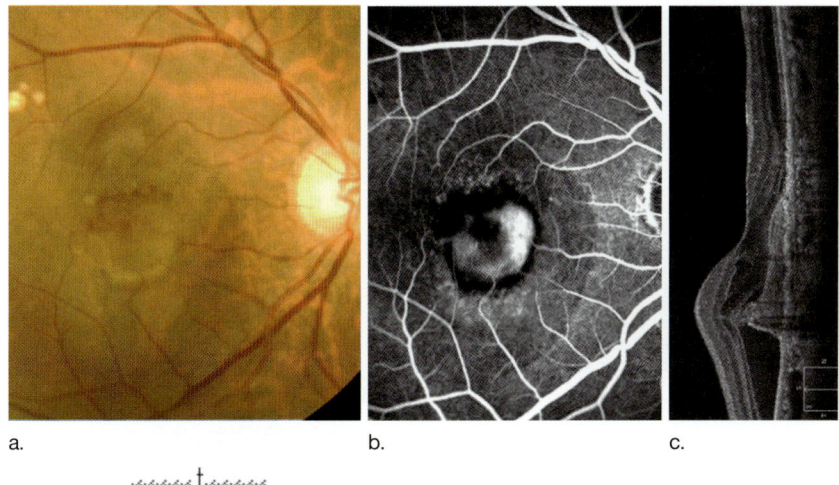

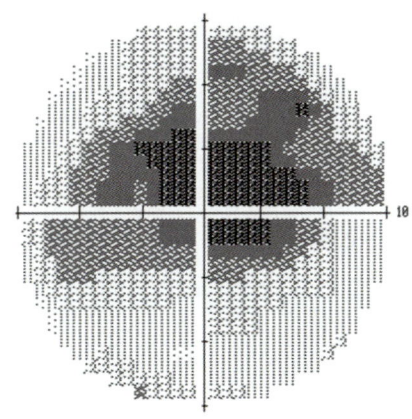

図2　滲出型AMD（71歳，男性，右眼）
カラー眼底写真（a）とFA（b）では，中心窩下に蛍光染色し漏出を示す脈絡膜新生血管（choroidal neovascularization；CNV）がみられる．OCT（c）で，CNV内部は比較的均質で線維性瘢痕を形成し始めていることがわかる．瘢痕の上のIS/OSラインは欠如している．下方には漿液性網膜剥離がみられる．Humphrey 10-2視野のグレースケール（d）では，中心窩下の新生血管を含む線維性瘢痕部位が絶対暗点に近い感度低下を示し，下方の漿液性網膜剥離に対応する上方視野も中等度の感度低下を示す．

野は絶対暗点を示す（図1）．

　滲出型AMDでは網膜下出血，網膜内浮腫，網膜下線維性結合組織，漿液性網膜剥離などの病変が混在し，それぞれが種々の程度の視野感度低下の原因となる．漿液性網膜剥離や網膜浮腫のみでは絶対暗点にはならないが（図2, 3），網膜下新生血管，網膜下出血，線維性瘢痕組織の部位では絶対暗点あるいはそれに近い深い暗点になる[1]．

文献はp.317参照．

視野と治療効果予測

　AMDのうちでポリープ状脈絡膜血管症（polypoidal choroidal vasculopathy；PCV）は光線力学的療法で視力改善を示すことも少なくないが，治療前の視野感度が良好な眼では，特に最終的な視力改善が得られやすい[2]．視野感度は視力障害の可逆性を反映している可能性があり，滲出型AMDに対する治療後の視力予後予想に利用できる可能性がある．

　さらにMP-1のような眼底視野計を使用すると，黄斑部病変に対

a.

b.

d.

c.

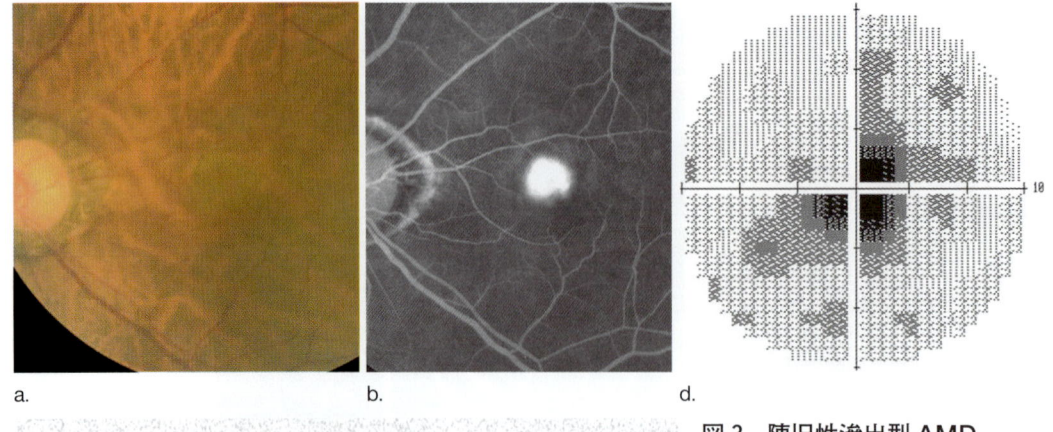

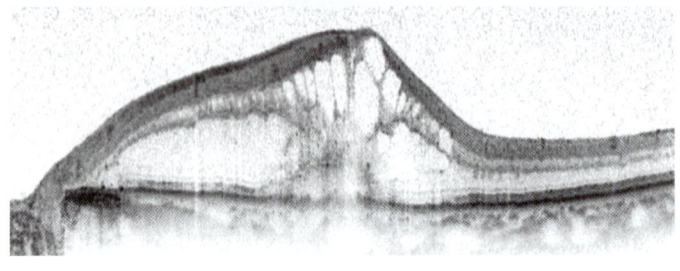

図3 陳旧性滲出型AMD
（80歳, 男性, 左眼）

カラー眼底写真（a）とFA（b）では，中心窩下に旺盛な蛍光漏出を示す脈絡膜新生血管（CNV）がみられる．OCT（c）では網膜下のCNVに加えて，囊胞様の著明な網膜内浮腫がみられる．Humphrey 10-2視野のグレースケール（d）では，CNVに相当する部位は絶対暗点だが，網膜内浮腫に対応する部位の感度低下はわずかである．

応した視野感度の改善を検討することができる．OCTでRPE下の線維血管増殖組織やintraretinal cystoid spaceを認める眼での感度改善はあまり期待できないが，その他の黄斑浮腫病変では抗VEGF薬治療で視野感度の改善が期待できる[3]．

ただし，MP-1は測定感度のレンジが狭く最大視標輝度がHumphrey視野計のそれに比較するとはるかに暗い．したがって，MP-1で絶対暗点の範囲が治療で縮小したとする報告もあるが，これはHumphrey視野計での絶対暗点にはあてはまらないことに注意が必要である[4]．

カコモン読解 第20回 臨床実地問題18

61歳の男性，右眼の急激な視力低下と変視とを自覚して来院した．視力は右0.3（矯正不能），左1.2（矯正不能）．右眼眼底写真と蛍光眼底造影写真とを図A，Bに示す．適切な処置はどれか．

a 経過観察　　b プロスタグランジン関連薬内服　　c レーザー光凝固　　d 放射線療法
e 光線力学療法

図A　　　　　　　　　　　　　図B

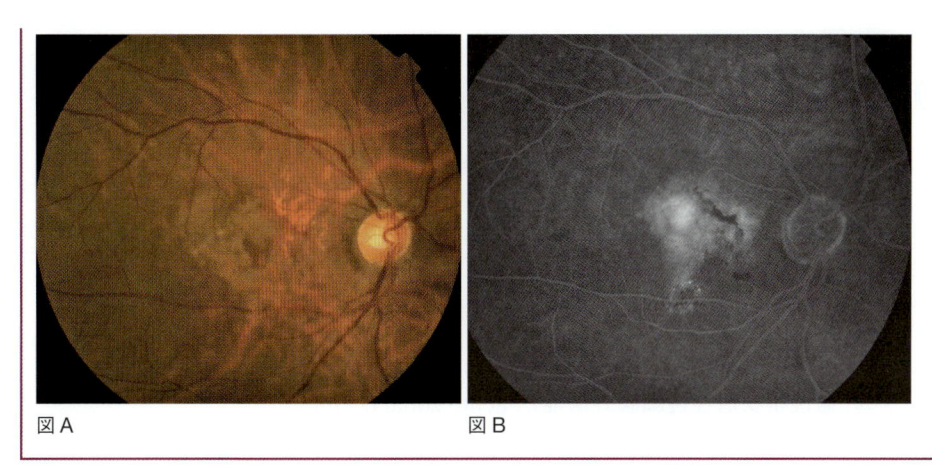

解説　右眼のカラー眼底写真では黄斑部が粗糙で中心窩には網膜下出血のような所見がみられる．フルオレセイン蛍光眼底造影写真はおそらく造影後期のもので，黄斑部全体が過蛍光でその耳側部には蛍光漏出がみられ，脈絡膜新生血管（CNV）による所見と考えられる．61歳，変視，脈絡膜新生血管から滲出型加齢黄斑変性と考えられる．

a. 萎縮型加齢黄斑変性や視力良好の特発性脈絡膜新生血管であれば経過観察という選択肢もありうるが，0.3と視力が低下しているので，脈絡膜新生血管を抑える抗VEGF薬硝子体注射など原因治療を行い，病変進行阻止と視力回復を図るべきである．

b. プロスタグランジン関連薬内服というのはE_1，I_2など血管拡張作用薬剤を意味していると考えられ，網膜中心動脈閉塞症などでは適応になるが加齢黄斑変性には意味がない．

c. 脈絡膜新生血管に対するレーザー光凝固治療は1980〜90年代にmacular photocoagulation studyとして滲出型加齢黄斑変性の標準治療であったが，中心窩下CNV治療としては第20回専門医認定試験（2008年）当時は過去の治療として行われなくなっている．

d. CNVに対する低線量放射線照射治療は臨床研究された時期もあるが，認められた治療ではない．

e. 現在は滲出型加齢黄斑変性治療の主力は抗VEGF薬硝子体注射治療であるが，第20回専門医認定試験（2008年）当時は，光線力学（的）療法（photodynamic therapy；PDT）療法が盛んに行われていた．

模範解答　e

（飯島裕幸）

AZOORなど盲点拡大症候群

AZOORとAZOOR complex

AZOOR（アズール，急性帯状潜在性網膜外層症）：acute zonal occult outer retinopathy の略で，局所的な網膜機能障害をその本態とする疾患である[1,2]．健康な20〜40歳代の男女に発症し，多くは片眼性で，発症時には眼底所見や造影検査所見は正常であることが多い．主訴は急性発症の視野の暗点で，暗点部は"メラメラ・ギラギラ"と光ることが多い（photopsia）．暗点は，Mariotte盲点が拡大した形を

文献は p.318 参照．

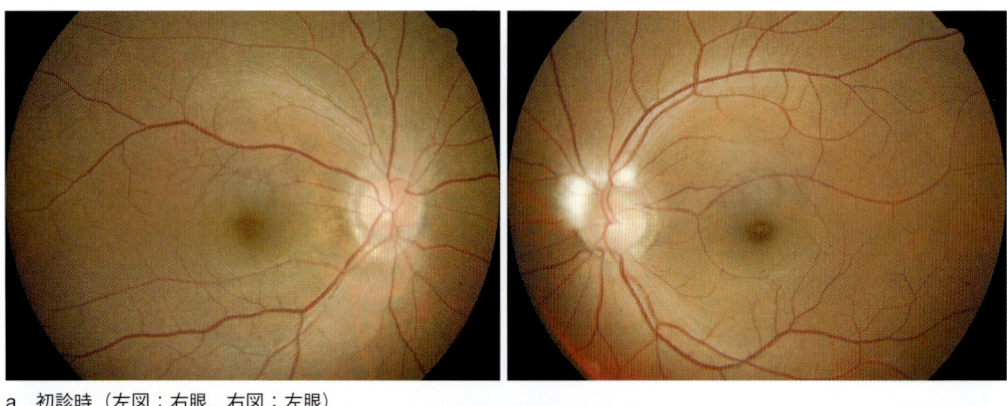

a. 初診時（左図：右眼，右図：左眼）

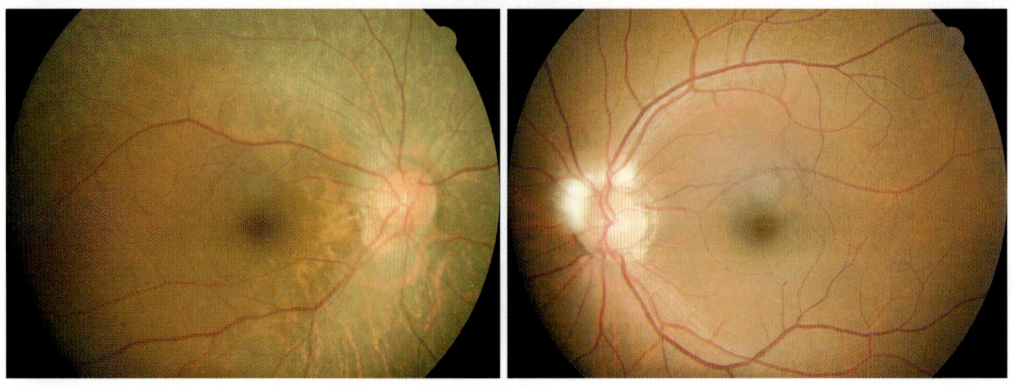

b. 発症7年後（左図：右眼，右図：左眼）

図1　AZOOR症例（34歳，女性）**の眼底**
発症時の眼底は正常であったが，発症5年目から患眼（右眼）には徐々に網膜変性が進行した．（Canon CF-60UViを使用．）

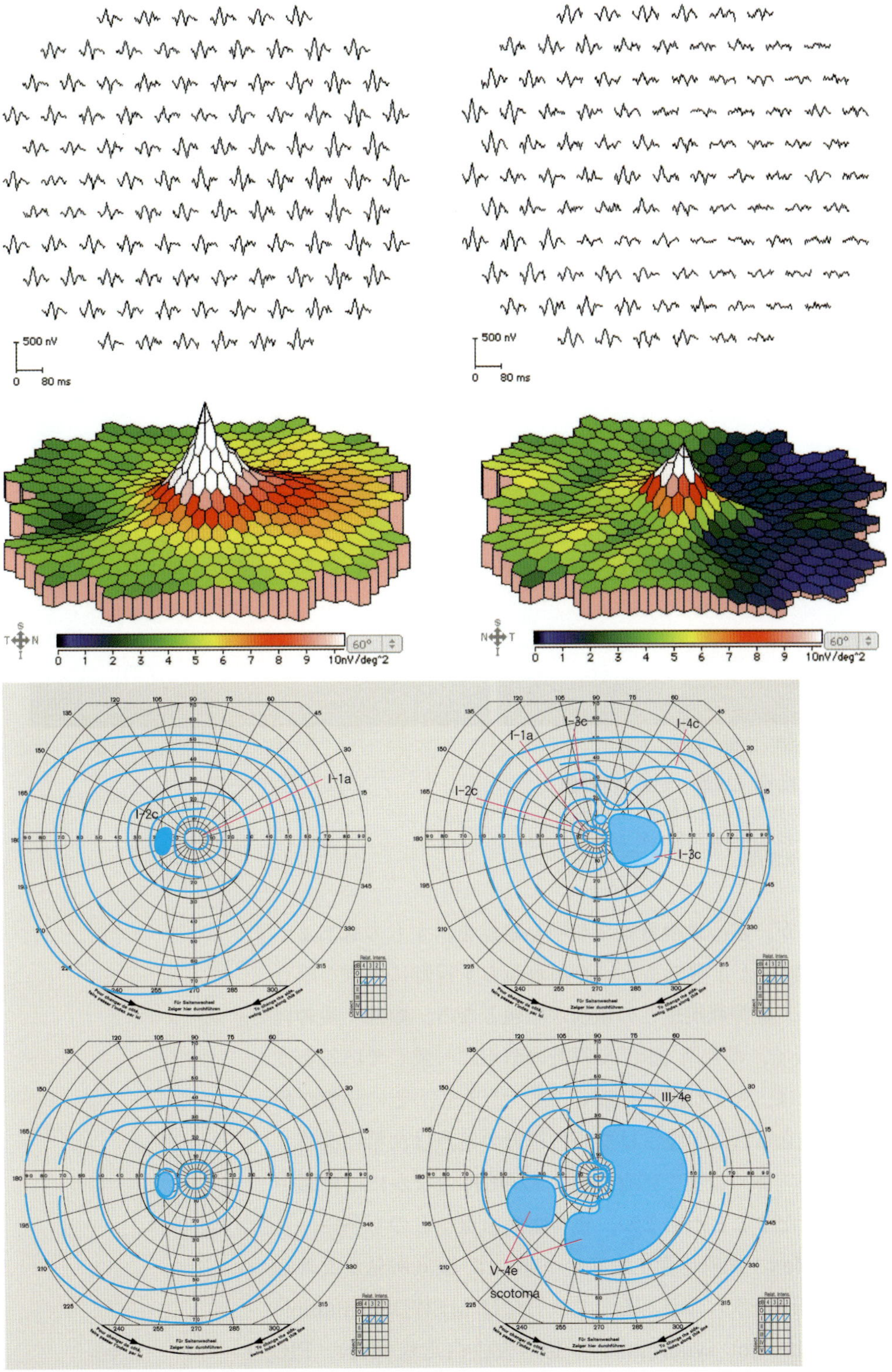

6. 網膜疾患の視野   159

図2 図1の症例の多局所ERGと視野所見
上段から，初診時の多局所ERG波形（field view），3D画像（field view），初診時のGoldmann動的視野，発症7年後のGoldmann動的視野．すべて左図は左眼，右図は右眼．初診時から視野の暗点に一致して多局所ERGの応答密度が低下していた．視野の暗点は次第に拡大した．

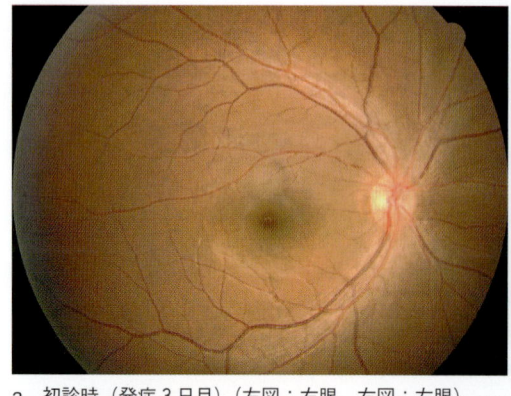

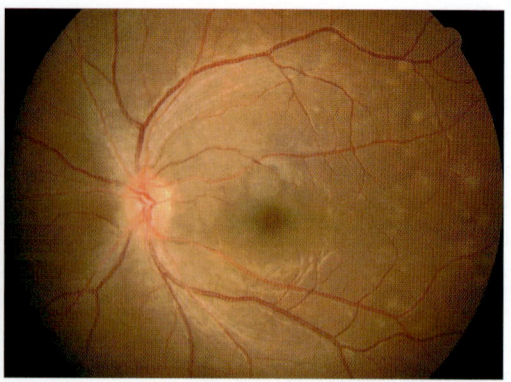

a. 初診時（発症3日目）（左図：右眼，右図：左眼）

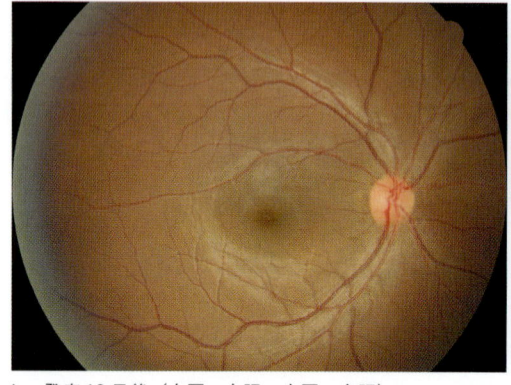

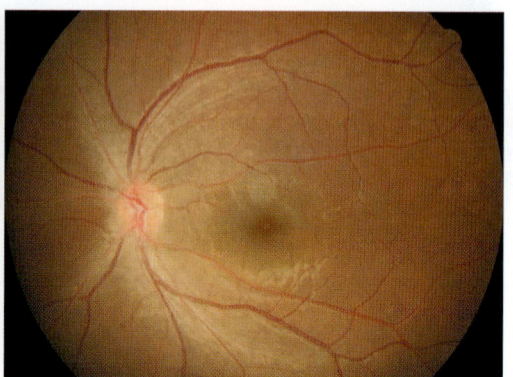

b. 発症10日後（左図：右眼，右図：左眼）

図3　MEWDS症例（25歳，女性）**の眼底**
a. 初診時，左眼底の耳側に白斑が散在していた．
b. 発症10日後には白斑は目立たなくなった．
（Canon CF-60UVi を使用．）

とるものが多いが，求心性視野狭窄や中心暗点を示すものもある．

　AZOORは，眼底が正常であるにもかかわらず視野に大きな暗点を生じるために，視神経疾患との鑑別が問題となる．頭部・視神経MRIで異常がなく，多局所ERGで視野の暗点に一致して応答密度の低下を認めれば，AZOORと診断できる．しかし，その詳細な病態は不明で，確立された治療法はない．視野の暗点は次第に改善することもあるが，多くは長く残存する．AZOORのなかには経過中に網膜変性をきたすことがあるが，正常眼底を保つものも多い．

AZOOR complex：網膜色素上皮症の一部には，眼底所見が改善しても視野の暗点が残るものがある．これらにはMEWDS（multiple evanescent white dot syndrome；多発消失性白点症候群），PIC（punctate inner choroidopathy；点状脈絡膜内層症），MFC（multifocal choroiditis；多巣性脈絡膜炎）などが含まれ，いずれも発症初期には眼底に多数の白斑ないし白点を認め，視野に暗点を生じる．こ

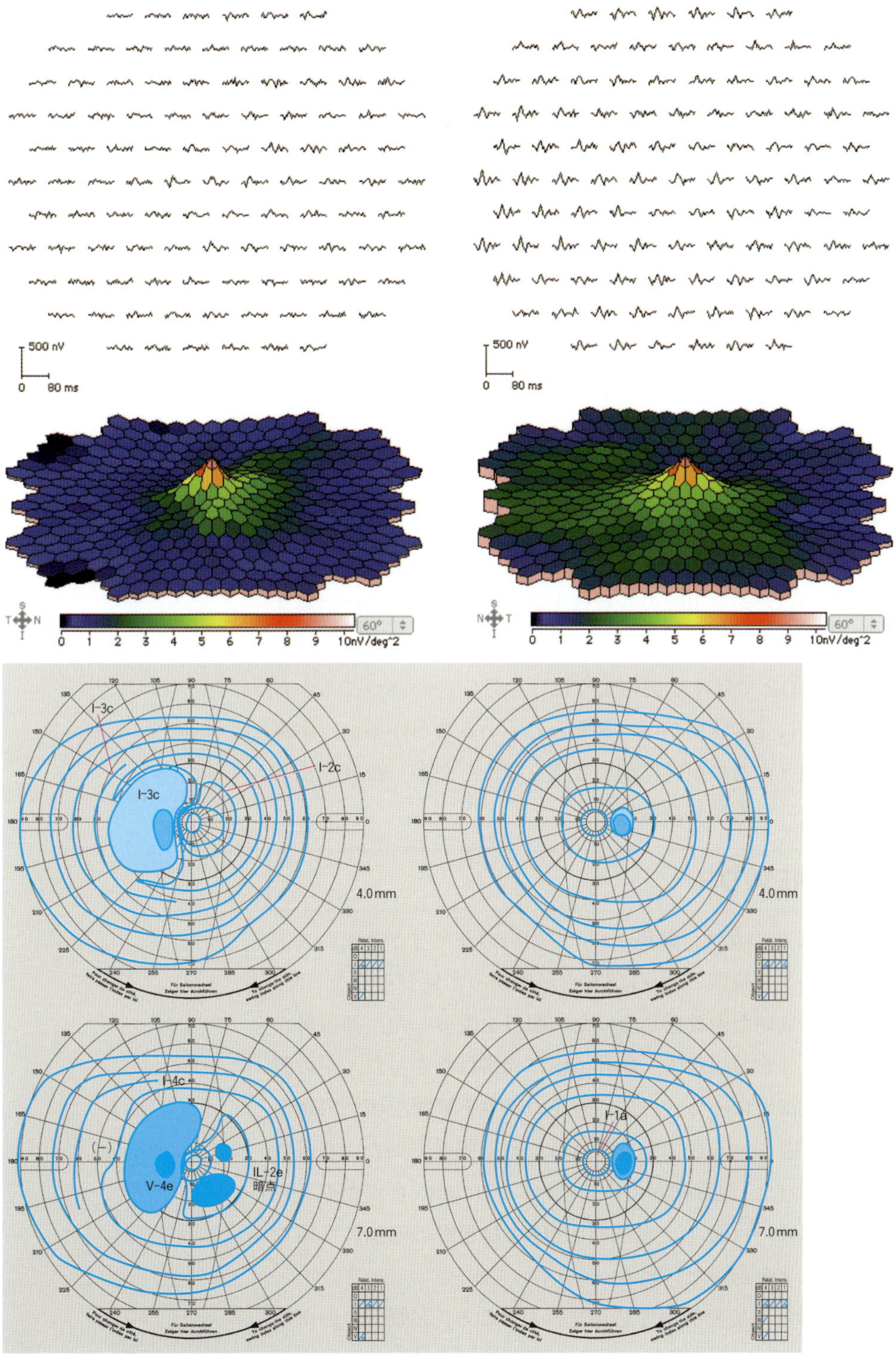

6. 網膜疾患の視野　161

図4　図3の症例の多局所 ERG と視野所見
上段から，初診時の多局所 ERG 波形（field view），3D 画像（field view），初診時（発症 3 日目）の Goldmann 動的視野，発症 10 日後の Goldmann 動的視野．すべて左図は左眼，右図は右眼．初診時，左視野には Mariotte 盲点が拡大した形の暗点を認めた．発症 10 日後には眼底の白斑は目立たなくなったにもかかわらず（図 3b），左視野の暗点は拡大した．

の白斑は数日から数週間で消失して眼底は正常化するが，視野の暗点は数週間以上残存するため，慢性期には AZOOR との鑑別が難しいことがある．これらの疾患群を総称して acute idiopathic blind spot enlargement (AIBSE) syndrome あるいは AZOOR complex と呼ぶことがある．

症例 (1) AZOOR

症状と所見：34 歳の女性．朝，起床すると右視野の右半分が"水面に反射しているようにメラメラと光っている"状態で，その部分は見えなくなっていた．初診時の視力は，右眼 0.9 (1.0×S+0.5D◯C−0.5D Ax120°)，左眼 1.0 (1.2×S+1.0D◯C−0.5D Ax90°)で，眼圧，瞳孔反応は正常であった．眼底は正常であったが視野検査では右視野に Mariotte 盲点が拡大した形の暗点があり，多局所 ERG では視野の暗点に一致して応答密度が低下していた（図 1, 2）．無投薬で経過をみていたが，視野の暗点は次第に拡大し，眼底は網膜変性をきたした（図 1, 2）．

ポイント：AZOOR では本症例のように「○月○日のいつごろから…」というように発症時期がはっきりとしていることが多い．本症例では経過を追ううちに眼底に網膜変性をきたしたが，眼底が正常のままであるケースも多くみられる．

症例 (2) MEWDS

症状と所見：25 歳の女性．勤務中に，左視野の左半分が"強いストロボ光を見たあとの残像のように"もやがかかって見づらくなった．数日間経過をみていたが改善しないため眼科を受診した．初診時の視力は左右とも 1.5 で，眼圧，瞳孔反応に異常はなかった．左の眼底には耳側網膜深層に 1/3～1/2 乳頭径の境界不鮮明な淡い白斑が散在していた（図 3）．左眼の網膜静脈はやや拡張していた．右眼底には異常がなかった．視野検査では左視野に Mariotte 盲点が拡大した形の暗点を認めた（図 4）．多局所 ERG では視野の暗点に一致して応答密度の低下を認めた（図 4）．

MEWDS と診断して無投薬で経過をみたところ，左眼底の白斑は 1 週間後にほぼ消失した（図 3）．しかし視野の暗点は，初診時よりもむしろ拡大していた（図 4）．この暗点はその後徐々に改善し，発症 1 年後には正常視野となった．

ポイント：MEWDS などの白点症候群は急性発症の視野の暗点を

特徴とし，若い女性の片眼に好発する．眼底の白点（白斑）は比較的すみやかに消失するが，視野の暗点は残存するので，AZOORの関連疾患とされる．

カコモン読解　第20回　一般問題 38

急性後部多発性斑状色素上皮症（APMPPE）で正しいのはどれか．2つ選べ．
a 前駆症状として感冒様症状を伴う．
b Mariotte盲点が拡大する．
c 白色斑はフルオレセイン蛍光眼底造影で早期に過蛍光を示す．
d 白色斑はインドシアニングリーン蛍光眼底造影で早期に低蛍光を示す．
e 光凝固が有効である．

【解説】　急性後部多発性斑状色素上皮症（acute posterior multifocal placoid pigment epitheliopathy；APMPPE）は，脈絡毛細管板の小葉単位の急性循環障害が原因とされる．循環障害の原因は不明であるが，何らかのアレルギー反応による血管炎が疑われている．フルオレセイン蛍光眼底造影検査では，造影初期には循環障害（流入遅延）による斑状の低蛍光が散在し，これは白斑の部位に一致する．これらの低蛍光は，後期には過蛍光となり，"逆転現象"といわれる．APMPPEは自然治癒傾向を示すが，ステロイドの投与が回復に有効であるとされる．

a．○．APMPPEは，前駆症状として感冒様症状を伴うことがあり，何らかのウイルス感染とそれに伴うアレルギー反応が発症に関与している可能性がある．
b．×．Mariotte盲点が拡大することがあるのは，multiple evanescent white dot syndrome（MEWDS）やpunctate inner choroidopathy（PIC），multifocal choroiditis（MFC）であり，APMPPEでは通常Mariotte盲点は拡大しない．
c．×．フルオレセイン蛍光眼底造影では，白色斑は造影早期には低蛍光，後期には過蛍光を示す．
d．○．インドシアニングリーン蛍光眼底造影では，白色斑は流入遅延による低蛍光を示す．
e．×．光凝固が有効なのはmultifocal posterior pigment epitheliopathy（MPPE）であり，APMPPEではない．

【模範解答】　a, d

カコモン読解 第21回 臨床実地問題24

22歳の女性．左眼に残像が見えるのを自覚して来院した．視力は右 0.03（1.2×−8.50 D），左 0.02（1.2×−8.50 D）．左眼眼底写真と視野および両眼の多局所 ERG の結果を図A，B，Cに示す．考えられるのはどれか．

a occult macular dystrophy　　b 変性近視　　c 球後視神経炎　　d 網膜色素変性
e 急性帯状潜在性網膜外層症（AZOOR）

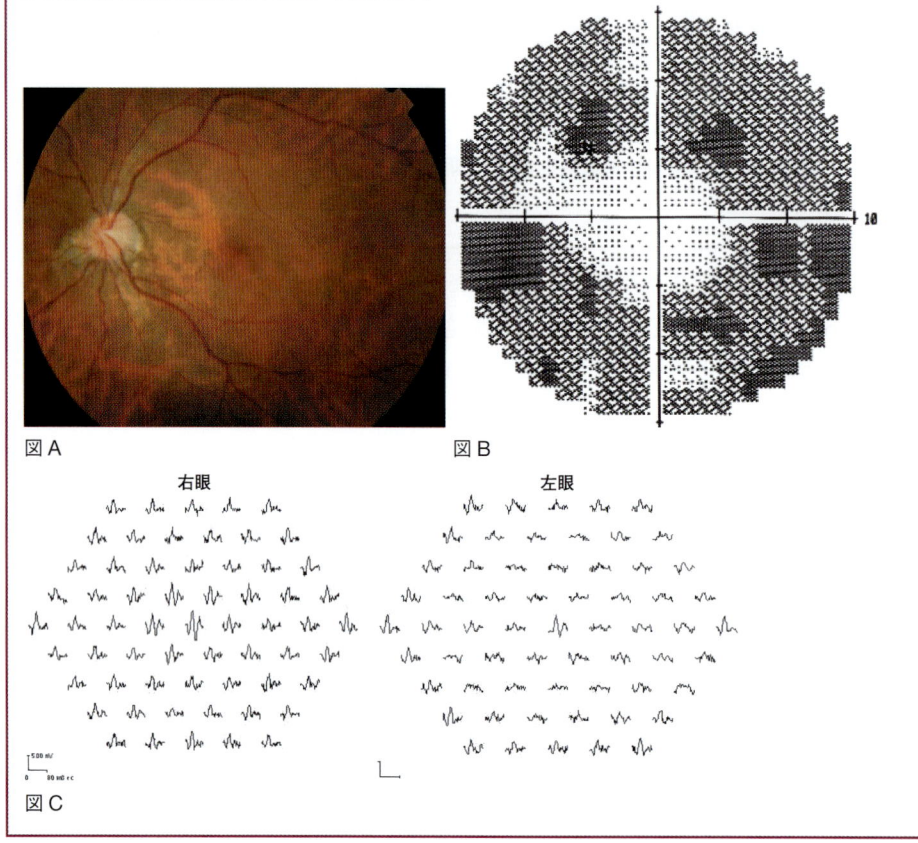

図A

図B

右眼　　左眼

図C

解説　若い女性の片眼に突然発症した視野障害である．多局所 ERG は視野の暗点に一致して応答密度が低下している．臨床所見から最も考えられるのは，急性帯状潜在性網膜外層症（acute zonal occult outer retinopathy；AZOOR）である．

AZOOR は，局所的な網膜機能障害をその本態とする疾患である．多くは片眼性で，発症時には眼底所見や造影検査所見は正常であることが多い．AZOOR は眼底が正常であるにもかかわらず視野に大きな暗点を生じるために，視神経疾患との鑑別が問題となる．

同様に，眼底が正常で視野障害をきたす疾患に occult macular dystrophy がある．これは眼底所見が正常な遺伝性黄斑ジストロフィで，進行性・両眼性の視力低下を示す．視野は両眼の中心比較

暗点があり，多局所ERGでは両眼の黄斑部からの応答密度が低下していることから，occult macular dystrophyと診断できる．

a. ×．occult macular dystrophyは，通常両眼性で，発症，進行は緩やかである．
b. ×．変性近視では血管新生黄斑症による視力低下をみることがあるが，本症例の臨床所見とは異なる．
c. ×．球後視神経炎では多局所ERGが低下することはない．
d. ×．網膜色素変性は，通常両眼性で，発症，進行は緩やかである．
e. ○．AZOORでは本症例のように，"強いフラッシュ光を見たあとのような残像"に類似した視野障害を示すことが多い．また，視野の暗点部は"ギラギラしている"ことが多い．

【模範解答】 e

【カコモン読解】第23回 一般問題42

急性帯状潜在性網膜外層症（AZOOR）で正しいのはどれか．2つ選べ．
a 光視症を伴う．　　b 遺伝性疾患がある．　　c 視細胞内節が欠損する．
d 全視野ERGでは錐体応答が消失する．　　e Mariotte盲点の拡大がみられる．

【解説】　AZOORとは，網膜の局所に急性発症する機能障害を本態とするまれな疾患で，原因はわかっていない．それは視細胞外節の障害であるとされ，光干渉断層計（optical coherence tomography；OCT）検査で局所のIS/OSライン（ellipsoid zone）が消失していることがある．20～40歳代に好発し，女性にやや多い．臨床症状は"突然発症の視野の暗点"で，暗点はMariotte盲点を拡大した形をとることが多く，暗点は"ギラギラ，キラキラと光っている"と訴えることが多い．病初期の眼底は正常であることが多いので，視神経疾患との鑑別が問題となる．AZOORは，多局所ERGで視野の暗点に一致して応答が低下していることから診断される．視神経疾患では，多局所ERGは正常である．

a. ○．"水面の反射"のような光視症を訴えることがある．
b. ×．AZOORは遺伝性疾患ではない．
c. ×．AZOORは視細胞外節の障害である．
d. ×．全視野ERGの錐体応答が若干低下することはある．しかし，消失することはまれである．
e. ○．AZOORの暗点はMariotte盲点が拡大した形をとることが多い．

【模範解答】 a, e

（國吉一樹）

黄斑上膜，黄斑円孔

　黄斑上膜（epimacular membrane），黄斑円孔（macular hole）などの黄斑疾患では視力低下とともに変視を生じる．黄斑部の視細胞の整然とした配列が乱れることによる．比較的均一に網膜が伸張し視細胞の配列が疎になると小視症となり，収縮して配列が密になると大視症を呈する．黄斑上膜では多くが大視症であり，黄斑円孔では比較的小視症が多い．視野変化に関しては手術手技による黄斑円孔術後の視野障害が報告されている．

黄斑上膜と変視

　黄斑上膜患者の約8割が変視を自覚するといわれている．道路のセンターラインがゆがんで見える，障子の組子が曲がって見える，本を読んでいて図表がゆがんで見える，などさまざまな愁訴が聞かれる．黄斑上膜患者の変視の程度が強いほど視覚関連QOL（quality of life）[*1]が低くなるため，視力だけでなく変視に注意を払うことが重要である[1]．黄斑部視細胞の配列が乱れることにより変視を生じるとされているが，黄斑上膜では網膜内層厚と変視量が関連することも知られており，内層障害によって変視が惹起される可能性もある[2]．変視の検査法には，広範囲で定性的評価のできるAmslerチャート，簡便に定量評価できるM-CHARTS®などがある[*2]．M-CHARTS®で0.5以上の変視量があるとQOLが下がるとされている．図1は黄斑上膜患者が実際にカレンダーの見えかたをイラストにしてつくってきたものである．縦の線がゆがんでしまい，気持ちが悪いとの愁訴であった．変視量はM-CHARTS®で縦1.1，横0.0であり，まさにM-CHARTS®通りの自覚症状であった．

黄斑上膜と不等像視

　不等像視（aniseikonia）の定義は，左右の像の大きさが異なって見えることである[*3]．黄斑部視細胞の配列が比較的均一に収縮して配列が密になると，視中枢での空間的対応に乱れが生じ，対象が大きく見えて大視症となる．逆に伸張，膨張することにより配列が疎

[*1] 視覚関連QOLは，QOLのなかで主に視覚に関連するものをいう．"National Eye Institute 25-Item Visual Function Questionnaire（VFQ-25）"の日本語バージョンにより定量化することができる．VFQ-25は25の質問からなるアンケート形式の質問票である．

文献はp.318参照．

[*2] 詳細は本巻"Amslerチャート，M-CHARTS®"の項を参照されたい．

[*3] われわれがよく耳にする"不同視"は左右眼の屈折度数の差により像の大きさが異なって見えることである．不同視は不等像視の原因の一つであるが，同義語ではない．

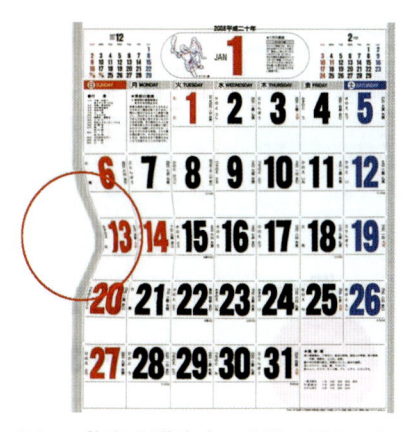

図1　黄斑上膜患者の実際の見えかた
54歳，男性．矯正視力は0.7，変視量はM-CHARTS®で縦1.1，横0.0．赤丸の中心を見ようとすると，縦線が右側にゆがんで見える．

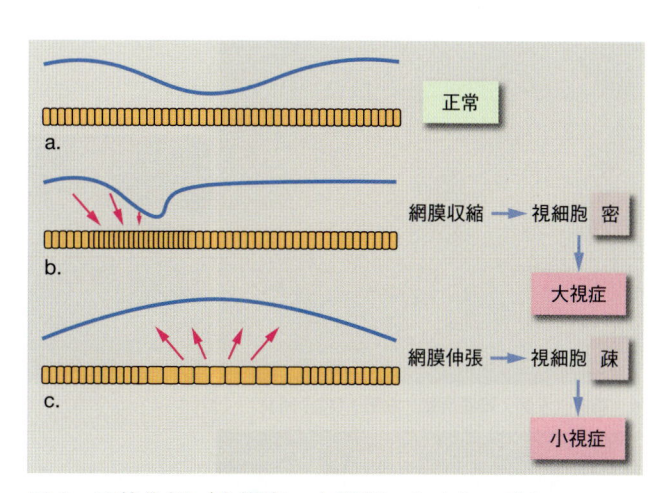

図2　不等像視（大視症，小視症）のメカニズム
a．正常の黄斑部と視細胞．
b．網膜が収縮し，視細胞の配列が密になると大視症となる．
c．網膜が伸張し，視細胞の配列が疎になると小視症となる．

になると小視症を呈する（図2）．黄斑上膜は大視症を示す代表的な疾患である．網膜上の前膜が収縮することにより，視細胞の配列が密になるためである．一定方向に収縮するわけではないので，強い変視も訴えることになる．New Aniseikonia Testにてこの不等像視を定量することができるが，本症の約8割が大視症を呈する．

黄斑上膜の手術による変視，不等像視の変化

黄斑上膜の唯一の治療は硝子体手術である．手術により視力，変視を改善させることはできるが，変視を完全に消失させることは難しい．上膜を剝離除去しても視細胞を正常な解剖学的位置に戻すことは不可能であり，ある程度の変視が残存することは避けられない（図3）．一般的に術後3か月で術前の変視量の約半分，6か月で3割ほどの変視量まで改善するとされている[3]．また，不等像視は手術によりほとんど改善しない．したがって，黄斑上膜の手術の際には，視力は向上し，変視は完全には消失しないが改善し，不等像視はあまり変わらない，ということをあらかじめ患者に説明することが重要である．

黄斑円孔と変視

黄斑円孔も変視をきたす代表的な網膜疾患の一つである．黄斑円孔の変視は黄斑上膜と異なり，見ようとする対象が中心に引き込まれるようにゆがんで見える．黄斑円孔は中心窩網膜が遠心性に偏位

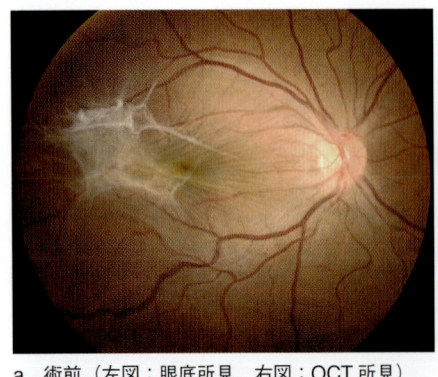

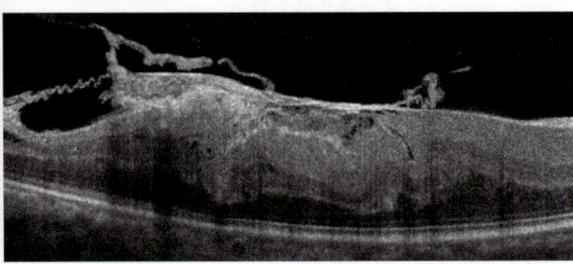

a. 術前（左図：眼底所見，右図：OCT 所見）

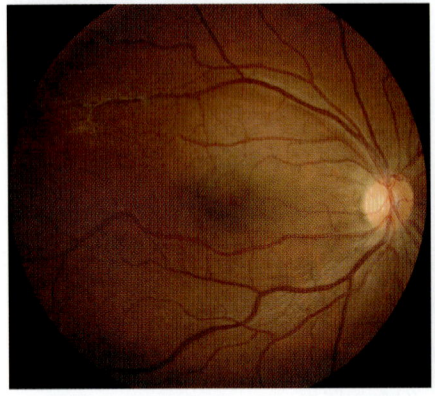

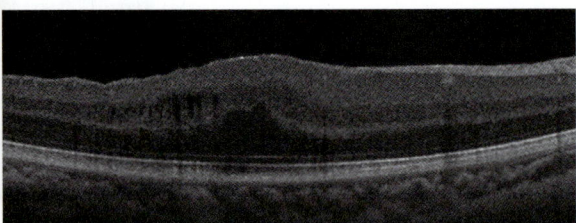

b. 術後（左図：眼底所見，右図：OCT 所見）

図3　黄斑上膜術前後の眼底写真と OCT 所見
26歳，女性．矯正視力は 0.5．後極部黄斑を含み耳側に広がる上膜を認める．OCT では網膜が肥厚し，上膜が明瞭に描出された．変視量は M-CHARTS® で縦 1.0，横 1.1 であった．手術により上膜は消失し，術後6か月の時点で矯正視力は 1.0 に改善した．しかし OCT では黄斑部の陥凹はなく，一部網膜分離様の所見もあり，変視量は M-CHARTS® で縦 0.4，横 1.5 と改善しなかった．

した病態である．偏位した中心窩で像をとらえようとすると，円孔周囲の視細胞で受容された像は本来は中心にあるはずの視細胞であるため，視覚皮質では中心として認識されてしまう．そのために求心性の変視となる．このような変視を簡単に検出する方法としてWatzke-Allen テストがある．スリット光を中心窩に投影すると，黄斑円孔があると矩形の光が円孔のところで狭く見えるというものである．

黄斑円孔と視野障害

　黄斑円孔は円孔底部分の網膜が欠損しているため，中心暗点として自覚される．手術により円孔の解剖学的閉鎖を得ると，完全ではないが中心暗点が改善する．それとは別に，黄斑円孔術後に解剖学的に説明できない鼻側や中心近傍の視野欠損が生じることがある（**図4**）．黄斑円孔手術中に行われる液空気置換，あるいはガス置換が，この

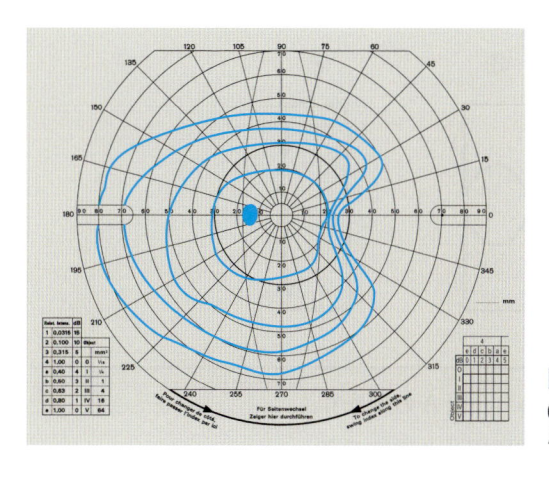

図4 左黄斑円孔術後のGoldmann視野
65歳,女性.鼻側の周辺視野障害を認める.液空気置換が原因と考えられる.

視野欠損の原因とされている.黄斑上膜手術では視野障害は起きず,黄斑円孔手術でのみ起こることがこれを裏づけるものとなっている[4].また,内境界膜を剝離する際のインドシアニングリーン(indocyanine green;ICG)の毒性により視野障害や視機能障害が引き起こされるという報告もある[5].対策として液空気置換の際に空気が網膜に勢いよく当たらないようにカニューラに複数の孔をあけて空気を硝子体腔内に分散させる方法や,空気を湿潤させて置換させる方法,そしてICGの代わりにブリリアントブルーG(brilliant blue G;BBG)を用いて内境界膜を染色する方法などが考えられている.

カコモン読解 第19回 臨床実地問題17

68歳の女性.1か月前から右目の変視症と視力低下とを自覚して来院した.視力は右0.2(矯正不能),左1.0(矯正不能).右眼眼底写真を図Aに示す.前置レンズを用い,図Bのように矩形の細隙光を中心窩に投影した.自覚的な見え方は図Cのどれか.

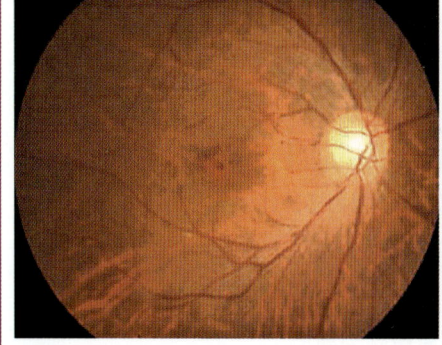

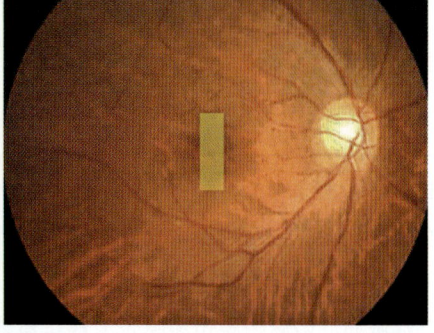

a ⓐ　　b ⓑ　　c ⓒ　　d ⓓ　　e ⓔ

図A　　　　　　　　　　図B

| ⓐ | ⓑ | ⓒ | ⓓ | ⓔ |

図C

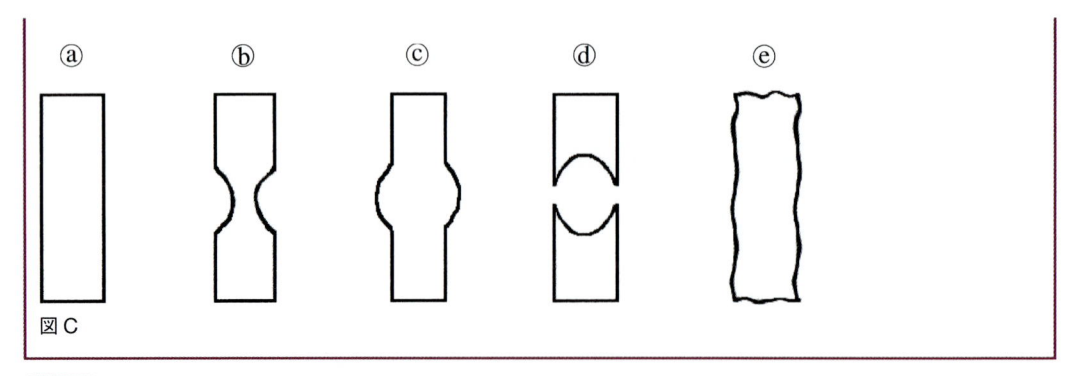

【解説】 片眼の視力低下と変視をきたす疾患であり，図Aの眼底写真で黄斑部に円形の病変を認めることにより，黄斑円孔と診断できる．前置レンズを用いて細いスリット光を円孔部位に当てる検査はWatzke-Allenテストである．黄斑円孔は中心窩網膜が遠心性に偏位しており，スリット光が円孔縁に当たった部位は，本来は中心窩にあるはずの視細胞であるため，視覚皮質では中心として認識される．そのため縦のスリット光は，より中心に近づくように狭いスリット光として認識される．

【模範解答】 b

カコモン読解 第23回 臨床実地問題50

60歳の男性．右眼の黄斑円孔の硝子体手術後に視野障害が生じた．右眼のGoldmann視野を図に示す．最も考えられるのはどれか．

a 網膜光毒性
b 三角症候群
c 続発緑内障
d 虚血性視神経症
e 液空気置換による網膜障害

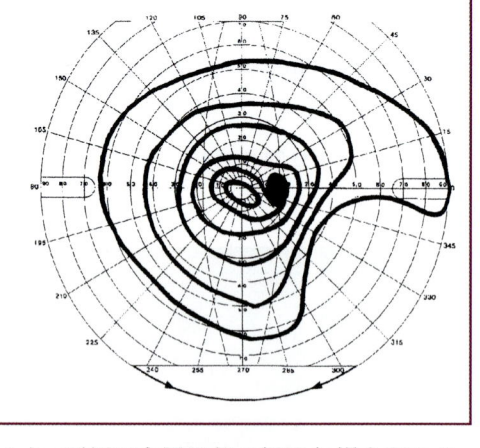

【解説】 Goldmann視野より，耳側下方周辺部の視野欠損を認める．
a. 網膜光毒性であれば周辺部網膜よりも中心窩付近に視野障害が起こるため，中心暗点などを呈する．
b. 三角症候群は限局性の脈絡膜循環障害で起こる網脈絡膜萎縮であり，部分的な視野障害を呈するため，考えにくい．

c. 続発緑内障については，Goldmann視野のみで判断すれば続発緑内障による視野障害を否定できないが，問題文には黄斑円孔の硝子体手術後という情報しかないため，考えにくい．
d. 虚血性視神経症は水平半盲（特に下半盲）が多いとされているが，そのほか中心暗点や弓状暗点を呈する．
e. 液空気置換時に灌流ポートより，空気が直接網膜に当たったことにより，その部位の網膜に障害をきたしてこのような視野障害が起こったと考えられる．

模範解答 e

（岡本史樹）

癌関連網膜症

機序と疾患の位置づけ

一部の悪性腫瘍患者に，中枢神経系への腫瘍の転移や浸潤を伴わず自己免疫機序により中枢神経系の異常を呈するものを悪性腫瘍随伴症候群と呼んでいる（表1）．本症候群の原因は，腫瘍組織に神経組織と共通する抗原が異所性発現することに伴い血清中に自己抗体が産生され，これが中枢神経組織を攻撃することによるとされている[1]．本症候群のうち，網膜が障害され視覚系に異常をきたすものが癌関連網膜症（cancer-associated retinopathy；CAR）である．さらに，CAR は上皮由来の悪性腫瘍に随伴する狭義の CAR と悪性黒色腫に随伴する悪性黒色腫関連網膜症（melanoma-associated retinopathy；MAR）に分けられる．

文献は p.318 参照.

表1 悪性腫瘍随伴症候群

悪性腫瘍随伴症候群	関連癌	関連抗体
癌関連網膜症（CAR）	肺小細胞癌，胃癌，産婦人科領域癌，その他の癌	抗リカバリン抗体，抗 hsc70 抗体，抗エノラーゼ抗体，抗神経フィラメント抗体
悪性黒色腫関連網膜症（MAR）	皮膚悪性黒色腫	抗網膜双極細胞抗体
皮質性小脳変性症	肺小細胞癌，乳癌，産婦人科領域癌，Hodgkin 病	抗 YO 抗体（抗 Purkinje 細胞抗体）
脳脊髄炎／純粋感覚性ニューロパチー	肺小細胞癌，Hodgkin 病	抗 Hu 抗体（ANNA-1）
進行性感覚運動性ニューロパチー	肺小細胞癌，乳癌，その他の癌	
Guillain-Barré 症候群	Hodgkin 病	
再発-寛解型ニューロパチー	肺癌，乳癌，リンパ腫，黒色腫	
皮下運動性ニューロパチー	リンパ腫	
オプソクローヌス・ミオクローヌス症候群	神経芽細胞腫，肺癌，乳癌	抗 Ri 抗体（ANNA-2）
Lambert-Eaton 症候群	肺小細胞癌，乳癌，消化器癌	抗電位依存性カルシウムチャネル抗体
炎症性筋疾患	乳癌，肺癌，卵巣癌，胃癌	

CAR：cancer-associated retinopathy
MAR：melanoma-associated retinopathy

表2 癌関連網膜症（狭義）と悪性黒色腫関連網膜症の臨床症状

	癌関連網膜症（狭義）	悪性黒色腫関連網膜症
病巣	視細胞	双極細胞
夜盲	＋	＋
羞明	＋	＋
暗順応障害	＋	＋
視野	輪状暗点	中心暗点
網膜電図の異常	a波およびb波	b波
網膜血管炎	＋	－
関連癌	肺小細胞癌，胃癌，産婦人科領域癌，その他の癌	皮膚悪性黒色腫
関連抗体	抗リカバリン抗体，抗hsc70抗体，抗エノラーゼ抗体，抗神経フィラメント抗体	抗双極細胞抗体
癌の予後	比較的良好	比較的良好

臨床像

CARの臨床像は，網膜色素変性に酷似している．すなわち光過敏症，輪状暗点，網膜中心動脈の狭細化，網膜電図の平坦化などを呈する．また，原発巣の癌が臨床的に検出される以前に網膜症が発見される場合もあり，遺伝歴のない比較的高齢な人に後天的な網膜色素変性様の症状や眼底所見を認めた場合は，CARを疑う必要がある．

診断

上述の臨床像に加え，確定診断には血清中に抗網膜抗体の検出が必須である．本症を疑った際には他科の医師と連携しながら，血清悪性腫瘍マーカーやX線写真，内視鏡検査などの全身検査を進め，原発巣の発見に努める必要がある．

鑑別疾患

網膜色素変性および類縁疾患が挙げられる．またMARは，狭義のCARと若干異なる臨床症状を示す（表2）[*1]．

治療法

自然経過は急速な悪化であり，無治療で回復した症例報告はない．

[*1] CARは欧米で100例以上報告があり，わが国でも多数報告されている．一方，MARはCARに比べまれであり，欧米では十数例の報告があるが，わが国では数例の報告にとどまる[1]．

副腎皮質ステロイドの全身投与やアザチオプリン，免疫グロブリンの大量投与，血漿交換およびアレムツズマブ（alemtuzumab）などが有効であったとの報告があるが[2]，それらに抵抗性のものもあり，現在のところ決定的な治療法はない．

カコモン読解　第21回　一般問題45

癌関連網膜症で正しいのはどれか．3つ選べ．
a 夜盲を呈する
b 視野は正常である．
c ERGは減弱または消失する．
d 血清抗リカバリン抗体が陽性である．
e 副腎皮質ステロイド薬パルス療法が著効する．

解説　表2を参照されたい．CARの臨床症状は網膜色素変性に類似している．

aは正しい．bの視野については，輪状暗点を呈する．c，dは正しい．eについては，副腎皮質ステロイドの全身投与が有効であった報告はあるが，抵抗性のものもあり，現在のところ決定的な治療法は確立しておらず，著効はしない．

模範解答　a, c, d

（大黒　浩，渡部　恵）

クリニカル・クエスチョン
網膜疾患を評価するのに適した視野検査法を教えてください

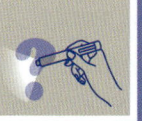

Answer 古典的な視野検査は周辺視野の広さを評価します．網膜色素変性における周辺視野狭窄の評価がその代表で，Goldmann 視野計（GP）が適しています．一方，黄斑疾患では，中心視野内の暗点の評価が視野検査の目的で，Humphrey 視野計の中心 10-2 プログラムや眼底視野計である MP-1 が適しています．さらに，視神経乳頭を超える後極眼底の評価には Humphrey 30-2 視野が適しています．

視野の広さと視野感度

　視野の異常を表現する用語として視野狭窄，沈下，暗点がある[1]．このうち視野狭窄は，見えるか見えないかの境界の異常である．平面図としてとらえた"視野の島"の広さを検査する動的視野計，すなわち GP のイソプタで評価される．一方，沈下や暗点は，断面図でみた"視野の島"の高度を評価するもので，視野感度を表現している．その目的では静的視野計である Humphrey 視野や MP-1 が適している．

文献は p.318 参照．

視機能評価

　網膜疾患の評価には，光干渉断層計（OCT）など形態学的検査と視機能検査の両者が必要である．視機能である視覚の要素には光覚，色覚，形態覚があり，視野検査は視野感度として光覚を評価している．これは，形態覚である視力の検査とは異なる視機能をみている．中心性漿液性脈絡網膜症では，視力は正常だが中心視野の暗さを訴えることが多い．そのような眼で視野検査を行うと，明らかな比較中心暗点がみられ，光覚と形態覚の乖離を示す例となる．

視野検査と視力検査

　網膜疾患や緑内障を含む視神経疾患では，病変の平面的な分布を評価する必要がある．その目的では視力検査よりも視野検査が有利で，それは，少なくとも中心視野内での光覚感度が，健常眼では一様となるためである．視力も中心窩外で測定することはできるが，

表1 Humphrey視野計とMP-1の検査条件

	Humphrey視野計	MP-1
最大視標輝度	10,000 asb	400 asb
背景輝度	31.5 asb	4 asb
視標ダイナミックレンジ	0～40 dB*	0～20 dB

*Humphrey視野計の視標は0～50 dBだが，40 dB以上の視標は健常眼では見えないので40 dBとした．

健常眼において中心窩外で測定した視力は著しく低下するため，病変の広がりを評価するには不利である．一方，白内障など中間透光体の混濁疾患では，病変の影響を最も感度の高い中心窩の機能として評価すればよいので，視力検査が優れる．

経過観察

自然経過や治療によって悪化したり改善したりする視機能をモニタするには，マニュアル検査であるGPよりも，自動計測検査であるHumphrey視野計などが適している[2]．Humphrey視野計では平均偏差（mean deviation；MD）などの視野感度指標を利用することで，変化を定量的に評価することもできる．かつて網膜色素変性の進行を，GPのイソプタ面積で評価する臨床研究が盛んに行われたが，GPでの視野の広さは周辺で拡大されるので定量評価には向かない．これに対して緑内障でよく利用されるMD slopeを利用すると，視野進行速度をも計算することが可能で，視機能の予後予測あるいは失明予測に有用である[3]．

Humphrey視野とMP-1

両者とも静的自動視野計であるが，MP-1では眼底モニタと追尾機能によって，眼底上での検査位置に正確に対応する視野感度を測定できるメリットがある．ただしMP-1の欠点として，視標の最大輝度がHumphrey視野計のそれに比較してはるかに暗いことがある[4]．**表1**に両視野計のデータを示す．最大視標輝度はMP-1ではHumphrey視野計よりも1.4 log暗い．背景輝度がMP-1では0.9 log程度暗いために正確な比較はできないが，Humphrey視野計で15 dB程度の比較暗点が，MP-1では0 dBとなってしまう．Humphrey視野計での0～15 dB程度の高度の視野感度低下は，MP-1ではスケールアウトしてしまうことに留意すべきである．MP-1は比較的

軽い視野感度低下の評価には適するが，網膜色素変性や虚血型網膜静脈分枝閉塞症などでみられる絶対暗点付近の高度の感度低下の評価には適していない．

疾患ごとの視野検査選択

　網膜色素変性眼では，周辺の残存視野の評価のために一度はGPで視野全体像を検査しておく．ただし，その後の進行度の把握目的ではHumphrey 10-2または30-2視野を半年ないし1年ごとに行い，MD slopeなどで進行速度を評価するのがよい[3]．網膜静脈閉塞症（BRVO, CRVO），網膜動脈閉塞症（BRAO, CRAO），糖尿病網膜症などでは，Mariotte盲点も含めた範囲の視野を評価する目的で，Humphrey 30-2視野での評価が適している[5]．中心性漿液性脈絡網膜症，加齢黄斑変性，網膜細動脈瘤，黄斑ジストロフィなどの黄斑疾患ではHumphrey 10-2視野が適する．

（飯島裕幸）

7. 緑内障の視野

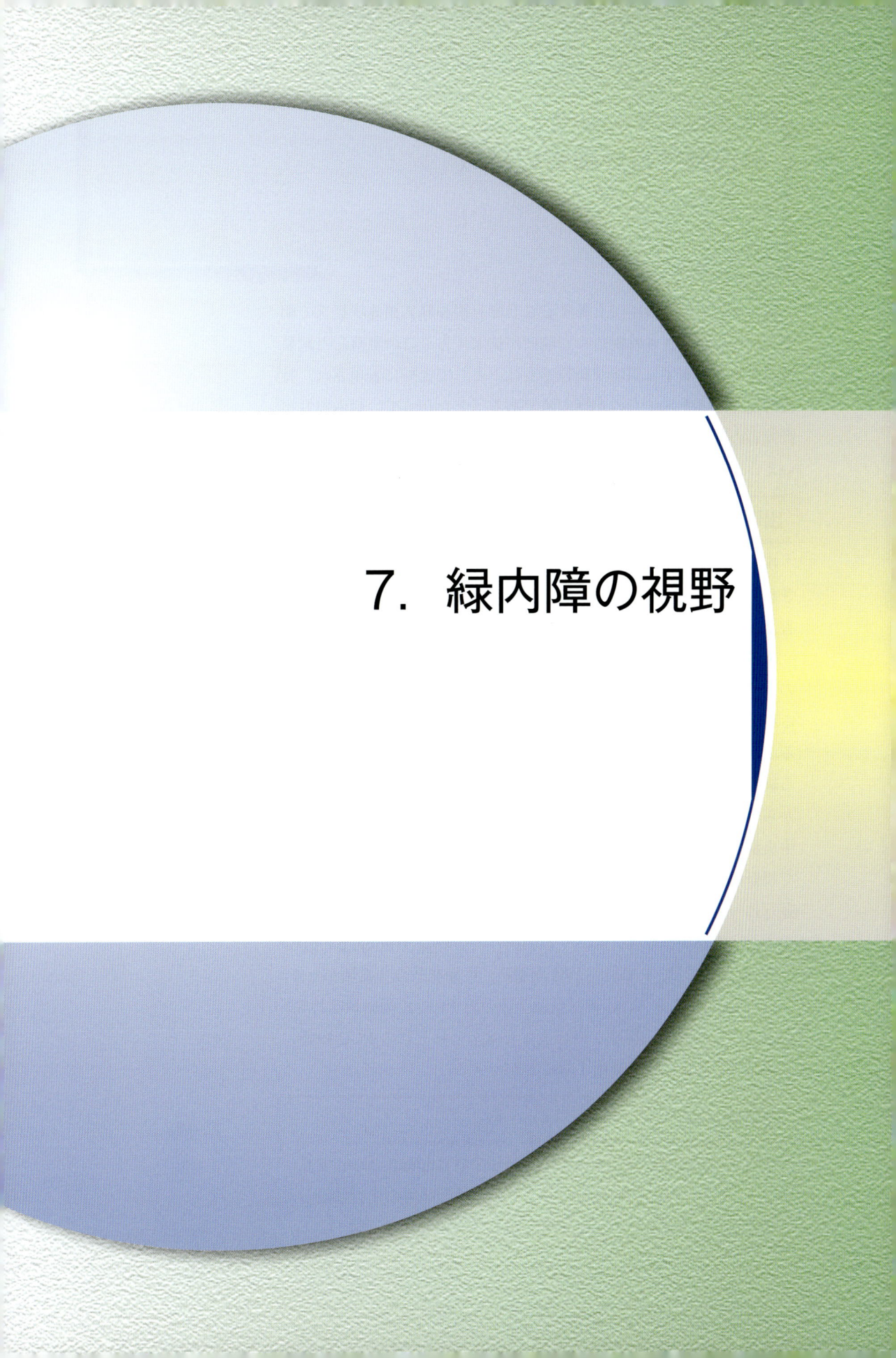

緑内障性視野障害の特徴

何らかの原因で眼圧が上昇することで，視神経乳頭篩状板部で網膜神経線維が障害され脱落し，陥凹が拡大する．この脱落した網膜神経線維の分布する領域が網膜感度低下として視野に表現され，特徴的視野障害を示すものが緑内障である．したがって，緑内障性視野障害の特徴を一言でいえば，網膜神経線維の走行に沿った障害といえる．

出現部位

疾患の本態が視神経乳頭部にあるため，視野障害は乳頭部で障害された網膜神経線維の走行に沿って出現する．すなわち，乳頭の障害部位を見れば，視野障害の部位がおおよそ推測できる．

網膜神経線維は大別して黄斑部に向かう乳頭黄斑神経線維，乳頭の上下極から出て耳側周辺に向かい，耳側で縫線（raphe）を形成する弓状神経線維，そして鼻側へ直線的に向かう鼻側神経線維に分けることができる[1]．一方，同じ方向に向かう網膜神経線維は分布する網膜の部位と乳頭部での部位に一定の関係があり，網膜の遠位部からの神経線維は乳頭の周辺側に，近位部からの神経線維は乳頭の中央側に入る[2,3]．緑内障では，このような網膜神経線維走行に沿って視野障害が出現するため，病態の違いによらず視野障害の出現・進行に一定の規則性がみられる．

また，網膜神経線維に対応する網膜神経節細胞（retinal ganglion cell；RGC）には，P細胞系，M細胞系，K細胞系の3種類があり，これらRGCのなかで，M細胞系は全体の約15％，K細胞系は約5％の占有率しかなく，特殊な視野検査では，それぞれのRGC障害による視野の感度低下を検出することができる．

文献はp.318参照．

代表的パターン

弓状暗点（arcuate scotoma）：Bjerrumがtangent screenで見つけた，中心10～20°の領域を中心とし網膜神経線維の走行に沿った弓状の感度低下部をいい，Bjerrum暗点ともいわれる（図1）．

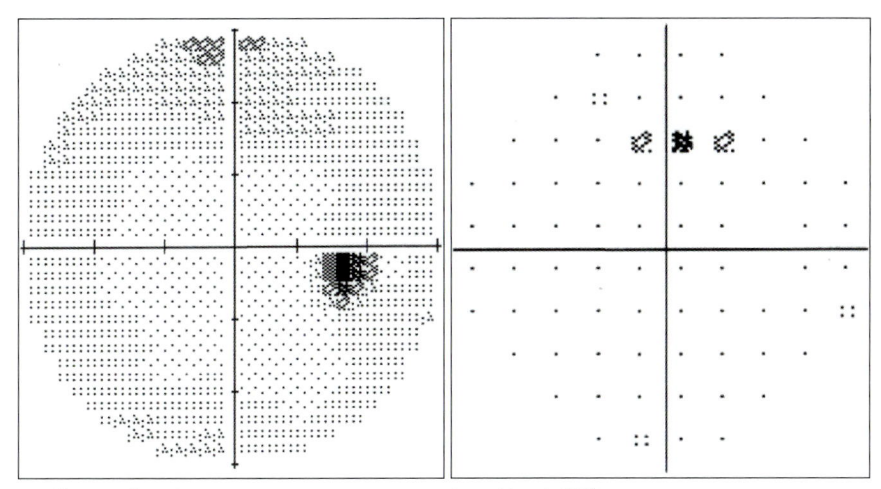

7. 緑内障の視野　181

a. グレースケール　　　　　　　　　　b. パターン偏差

図1　弓状暗点
グレースケールではわからないが，パターン偏差確率プロットで弓状神経線維に沿った p<1% の沈下点1点を含む3点連続する沈下点がみられ，きわめて軽微な弓状暗点である．

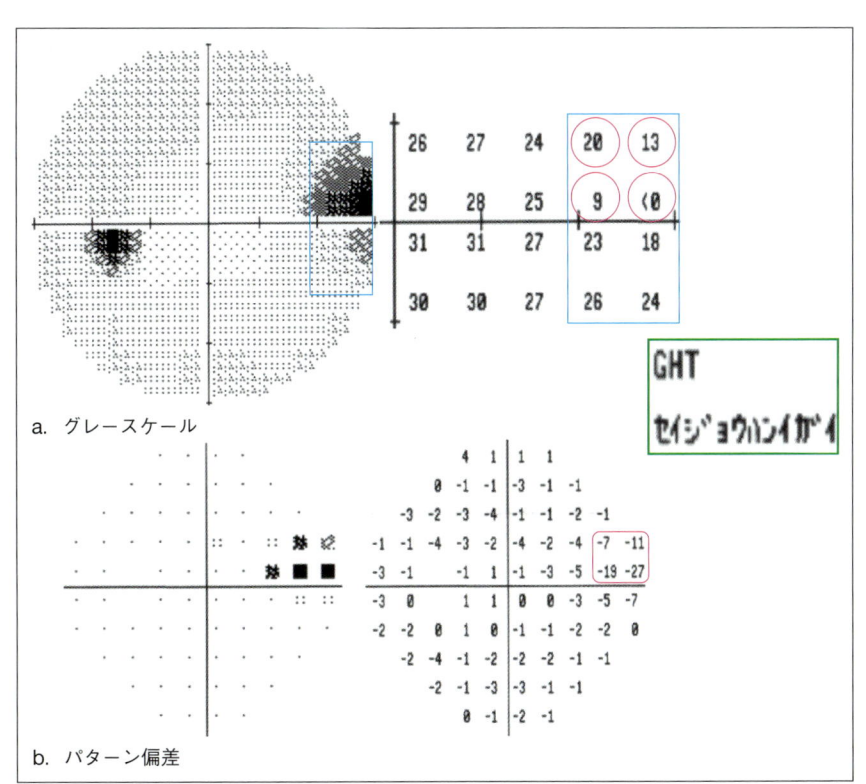

a. グレースケール

b. パターン偏差

図2　鼻側階段
鼻側周辺の弓状網膜神経線維の障害で，水平経線を挟んだ上下対称部位の網膜感度に5dB以上の差がある場合，階段状の感度低下部としてみられるものをいう．赤丸部分の感度は，対応する下半視野の検査点の感度と5dB以上の差がみられる．

鼻側階段（nasal step）：弓状の網膜神経線維層の欠損に対応し，鼻側周辺の感度に水平経線の上下で差のあるものをいう．Rönne が初めて報告し，動的視野でのイソプタが階段状になることから名づけられた．静的視野では，水平経線の上下での感度差が5dB以上あれ

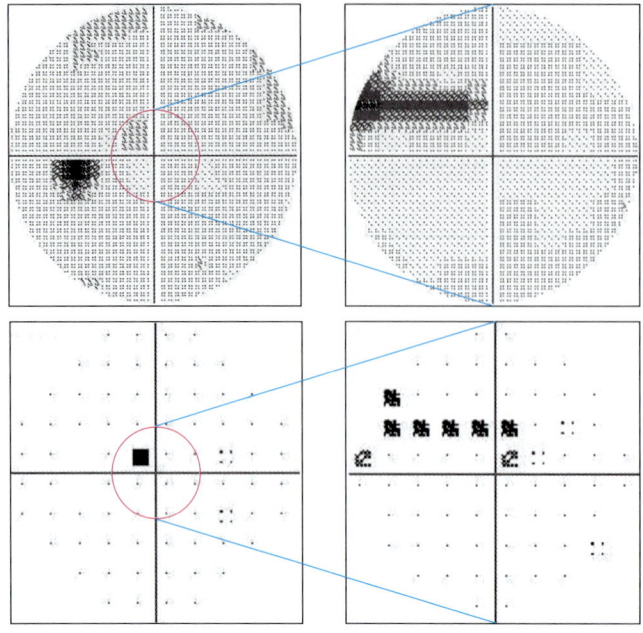

a. 中心30-2　　　　　　　　b. 中心10-2

図3　傍中心暗点（上図：グレースケール，下図：パターン偏差）
中心30-2では，検査点の間隔が6°と広いため，傍中心部の1点にしか感度低下がみられないが，中心10-2では，連続した複数の検査点の感度低下が検出され，傍中心暗点であることが確認される．
a. 中心30-2のグレースケールとパターン偏差，b. 中心10-2のグレースケールとパターン偏差．

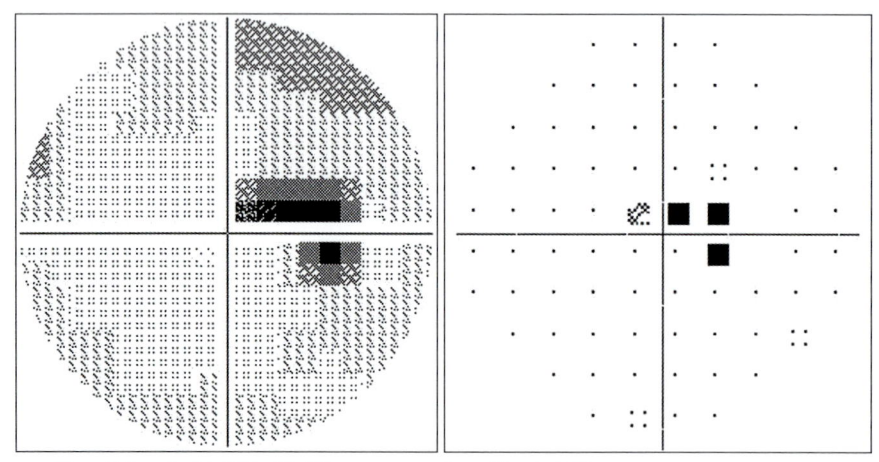

a. グレースケール（中心窩：35dB）　　　b. パターン偏差

図4　盲点中心暗点
強度近視眼の緑内障でみられることが多く，乳頭黄斑神経線維の障害による．視神経疾患との鑑別が必要になる．

ば鼻側階段と考えられる（**図2**）．

傍中心暗点（paracentral scotoma）：固視点周囲（およそ10°以内）の暗点で，固視点を含まないものをいう．乳頭黄斑神経線維束[*1]

[*1] 固視点と盲点の間の乳頭黄斑神経線維束は，盲点中心領域（caecocentral area）といわれる．

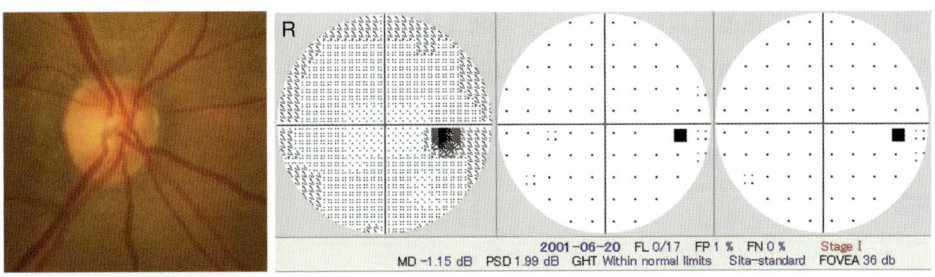

a. 2001年の乳頭所見と視野（左図：グレースケール，中図，右図：パターン偏差）

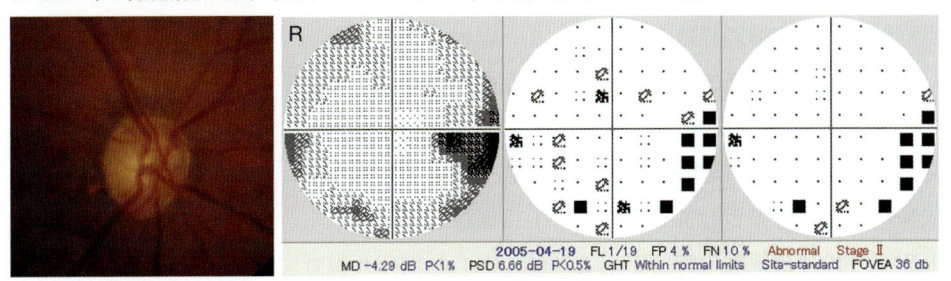

b. 2005年の乳頭所見と視野（左図：グレースケール，中図，右図：パターン偏差）

図5　耳側楔状視野欠損
鼻側網膜神経線維の障害による進行性耳側楔状視野欠損．視神経乳頭形成異常との鑑別が重要だが，経過観察の大切さがわかる．

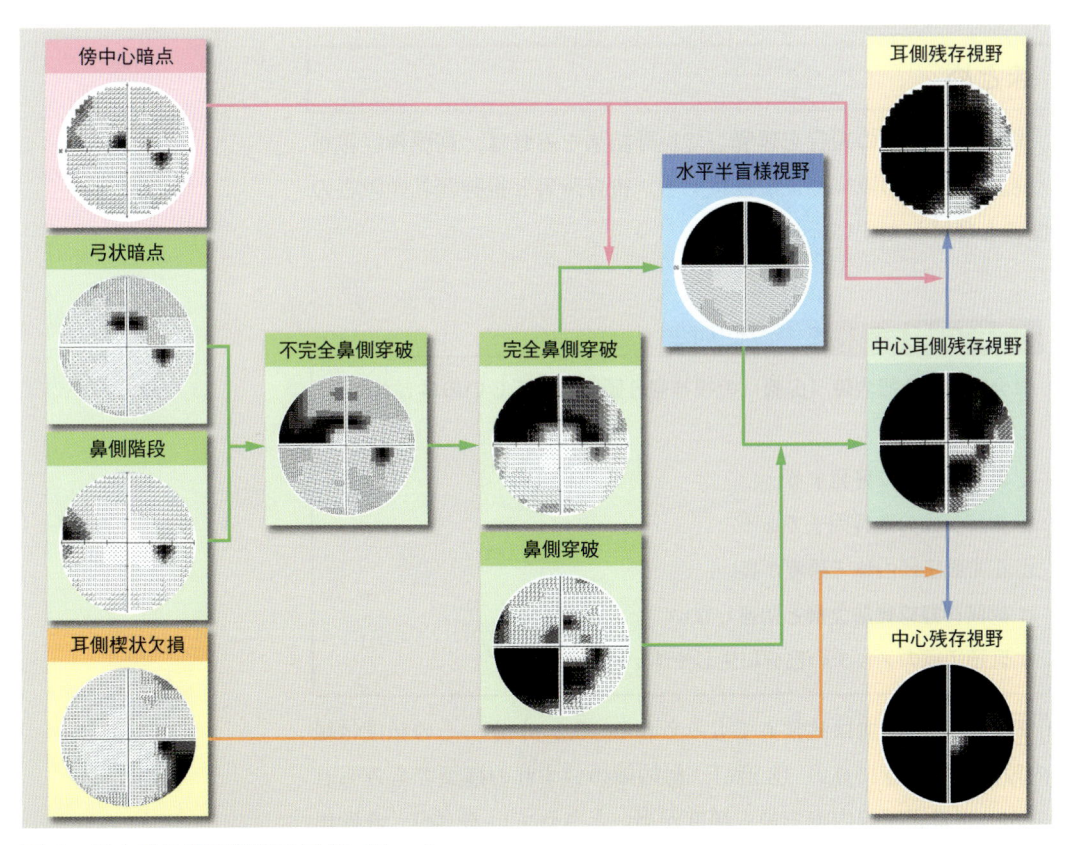

図6　緑内障性視野障害の進行パターン
三つの網膜神経線維領域での四つの視野障害のパターンがいろいろに組み合わさって緑内障特有の視野障害を示し，緑内障の病型による違いはない．

または最内側の弓状神経線維の障害でみられる（図3, 4）．

耳側楔状視野欠損（temporal wedge-shaped defect）：楔状の感度低下域を示し，扇の要が固視点に向かうような形状の視野障害（図5）[*2]．強度近視眼の緑内障でみられることが多く，鼻側網膜神経線維の障害による．

[*2] 視神経乳頭形成異常などとの鑑別が重要．

進行パターン

緑内障視野障害は網膜神経線維走行に沿って一定のパターンを示して進行していく．弓状神経線維の障害で孤立性の弓状暗点や鼻側階段が生じ，これらが連続することで鼻側穿破（break through）をきたす．乳頭黄斑神経線維の障害では傍中心暗点や盲点中心暗点が生じ，弓状神経線維の障害と合併して，水平半盲様視野を示す．水平経線の上下で弓状神経線維の障害が起これば，中心耳側残存視野になり，これに鼻側神経線維の障害による耳側欠損が加われば，中心残存視野という終末となり，乳頭黄斑神経線維の障害が加わり中心視野が喪失すれば，耳側残存視野という終末となる（図6）．

まとめ

網膜神経線維の走行を理解して視野結果をみれば，網膜神経線維や視神経乳頭の障害部位が推察でき，視野障害と視神経乳頭障害の関連も理解しやすい．

カコモン読解　第23回 一般問題82

原発開放隅角緑内障（広義）の視神経乳頭出血で正しいのはどれか？3つ選べ．
a 乳頭の鼻側に好発する．
b 視野欠損の進行因子である．
c 正常眼圧緑内障で頻度が高い．
d 網膜神経線維層欠損と関連しない．
e 乳頭辺縁のノッチの部分に生じやすい．

解説　乳頭出血は健常人でもみられる（0.2％）が，その頻度は緑内障患者で有意に高い（8.2％）．緑内障のいずれの病型でもみられるが，正常眼圧緑内障で最も頻度が高いとされている（c）．乳頭出血は，乳頭辺縁部の菲薄部，ノッチ部位に線状にみられることが多く（e），ことにこの菲薄部と対応する網膜神経線維の脱落，すなわ

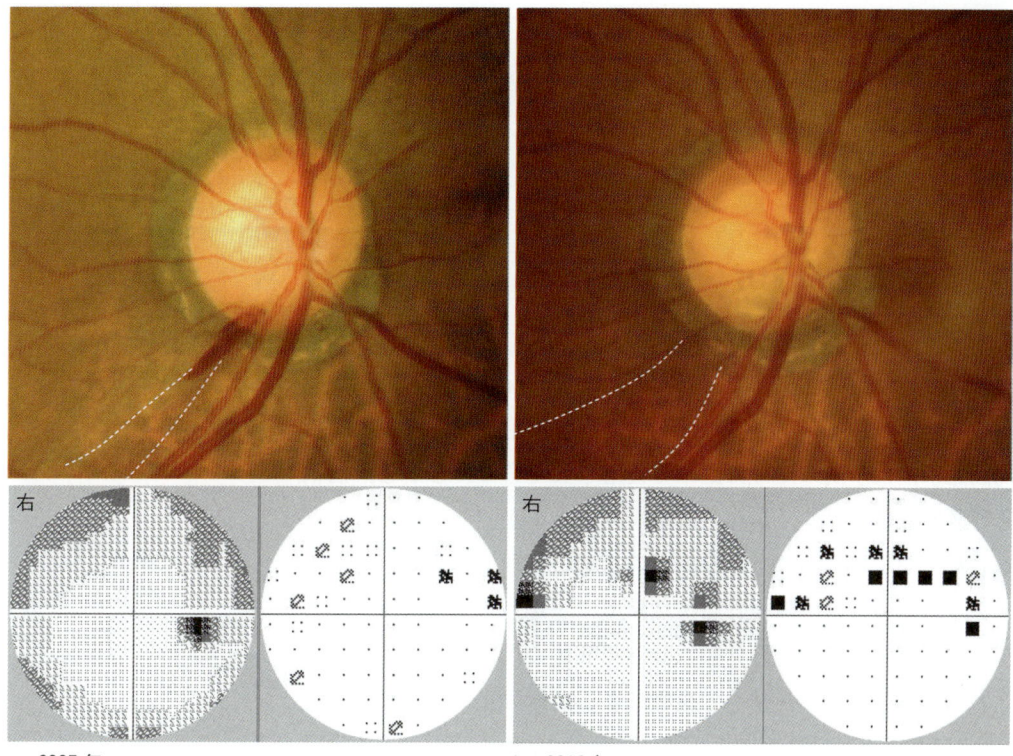

a. 2005年   b. 2012年

図7 正常眼圧緑内障，乳頭線状出血（72歳，女性）
視野は左図：グレースケール，右図：パターン偏差．7年前に右眼下耳側乳頭縁に線状出血出現．細い NFLD（nerve fiber layer defect）の内側縁に出血がみられ，現在，同部の rim は菲薄化し，血管走行も変化している．NFLD の幅も広くなり，視野も同部に対応する沈下が検出されている．

ち網膜神経線維層欠損の境界部に出現することが多い（d）．したがって，乳頭のどの部位でもみられるが，乳頭辺縁の菲薄部が乳頭の上下耳側にできやすいことから，乳頭辺縁の上下耳側に好発し，ことに下耳側に多くみられる（a）．また，乳頭出血の後では，出血部位に対応する視野障害の出現・進行がみられることが多く，乳頭出血は視野欠損の進行因子の一つ（b）とされており，眼底観察時の重要なチェックポイントの一つである（**図7**）．

模範解答 b, c, e

（鈴村弘隆）

緑内障視野の病期分類

病期分類は必要か？

　緑内障は慢性進行性疾患であり，その進行状況により対応が異なる．このため，種々の進行評価法が考えられ，治療の妥当性の評価や視機能予後の予測のために臨床で使用されている．しかし，病状の進行速度だけでなく，現在の病状が経過のなかでどの辺りに位置するのかを知っておくことも緑内障の適切な管理のうえで大切なことである．一方，緑内障視野障害は病型にかかわらず，ほぼ一定の進行様式を示すため，視野分類は緑内障病期の指標として適しているといえる．このため，種々の視野による病期分類がなされてきたが，万人に受け入れられている基準は存在せず，多施設の大規模研究の際には独自の病期分類や進行判定を定めているのが現実である．本項では，わが国で比較的使用されている分類法について述べる．

わが国で使用されている視野病期分類

湖崎分類[1]：動的視野による分類．1972年に発表され，1978年にIV，V期が再編され，VI期が追加された．イソプタの変化による分類であるため，暗点の有無・性状が考慮されていない．また，視野全体を重視した分類であるため，中心視野の変化や静的視野での変化には対応しにくい（図1）．

Aulhorn分類[2]：静的視野による分類．1976年，Aulhornらによって発表された．視野障害を五つの病期に分類しているが，半視野における視野障害のパターンで分類したため，半視野にまったく異常のないものと，異常のあるものとが同一病期になってしまう（図2）．

Aulhorn分類Greve変法[3]：静的視野による分類．Aulhorn分類のStage Iを暗点の深さでStage 0～IとStage Iに細分し，Stage IIIの鼻側穿破のなかでMariotte盲点と連続するものをStage IVとして独立させ，1982年に発表されたもので，1986年に一部説明が追加された．Aulhorn分類同様，半視野にまったく異常のないものと，異常のあるものとが同一病期になってしまう．Stage II以降は絶対暗点

文献はp.318参照．

7. 緑内障の視野　187

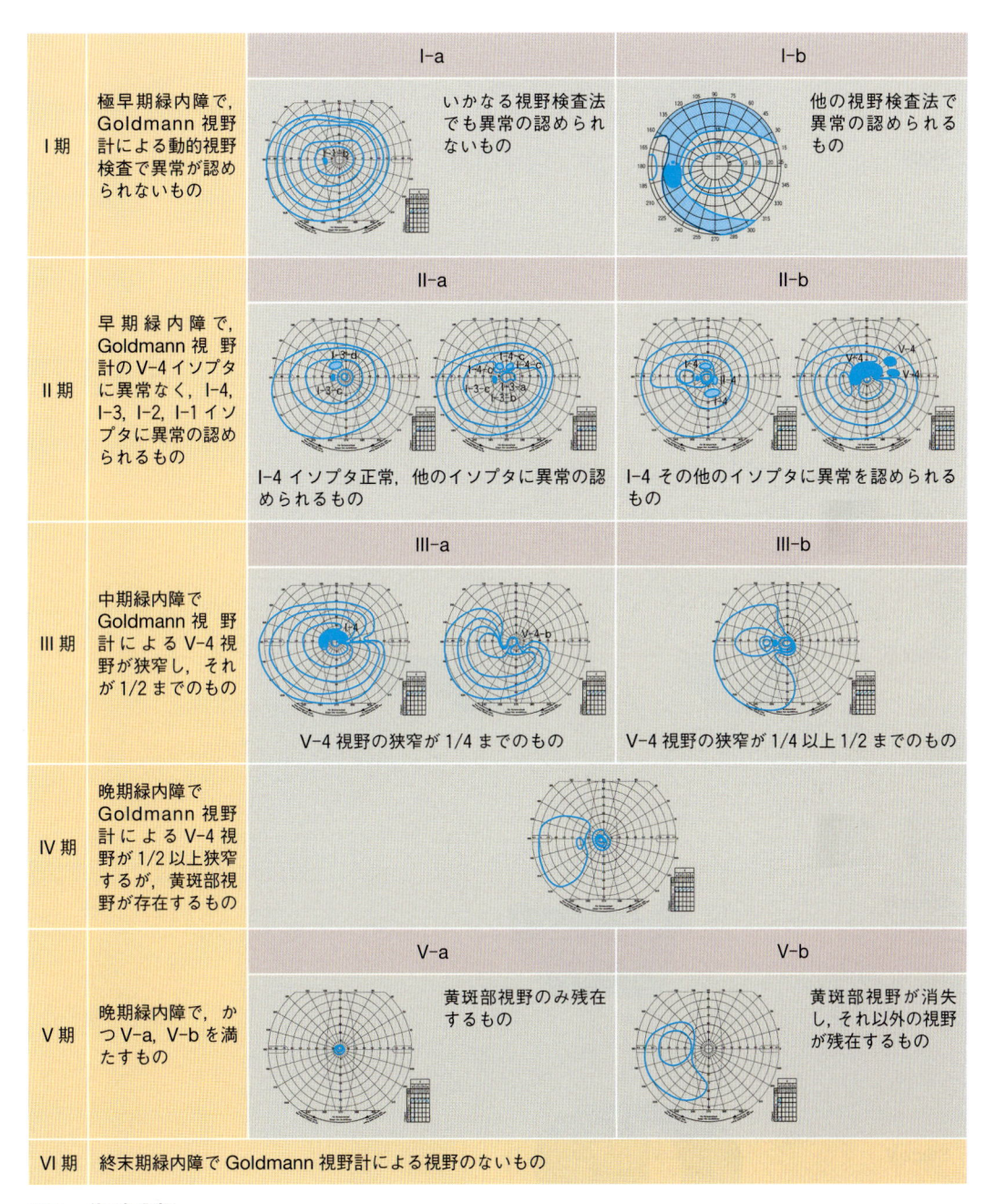

I期	極早期緑内障で，Goldmann視野計による動的視野検査で異常が認められないもの	I-a いかなる視野検査法でも異常の認められないもの	I-b 他の視野検査法で異常の認められるもの
II期	早期緑内障で，Goldmann視野計のV-4イソプタに異常なく，I-4，I-3，I-2，I-1イソプタに異常の認められるもの	II-a I-4イソプタ正常，他のイソプタに異常の認められるもの	II-b I-4その他のイソプタに異常を認められるもの
III期	中期緑内障でGoldmann視野計によるV-4視野が狭窄し，それが1/2までのもの	III-a V-4視野の狭窄が1/4までのもの	III-b V-4視野の狭窄が1/4以上1/2までのもの
IV期	晩期緑内障でGoldmann視野計によるV-4視野が1/2以上狭窄するが，黄斑部視野が存在するもの		
V期	晩期緑内障で，かつV-a，V-bを満たすもの	V-a 黄斑部視野のみ残在するもの	V-b 黄斑部視野が消失し，それ以外の視野が残在するもの
VI期	終末期緑内障でGoldmann視野計による視野のないもの		

図1　湖崎分類

の分布で評価するが，比較暗点の評価についての記載がないため病期判定が困難な症例がある．絶対暗点があっても，そのサイズが盲点より小さければStage Iに分類される一方，10 dB以上沈下している比較暗点が盲点より大きい場合には，該当する病期がない（**図3**）．
Anderson 分類[4]：Humphrey視野計（Humphrey field analyzer；HFA）での分類．Hodapp-Parrish-Anderson（HPA）visual field

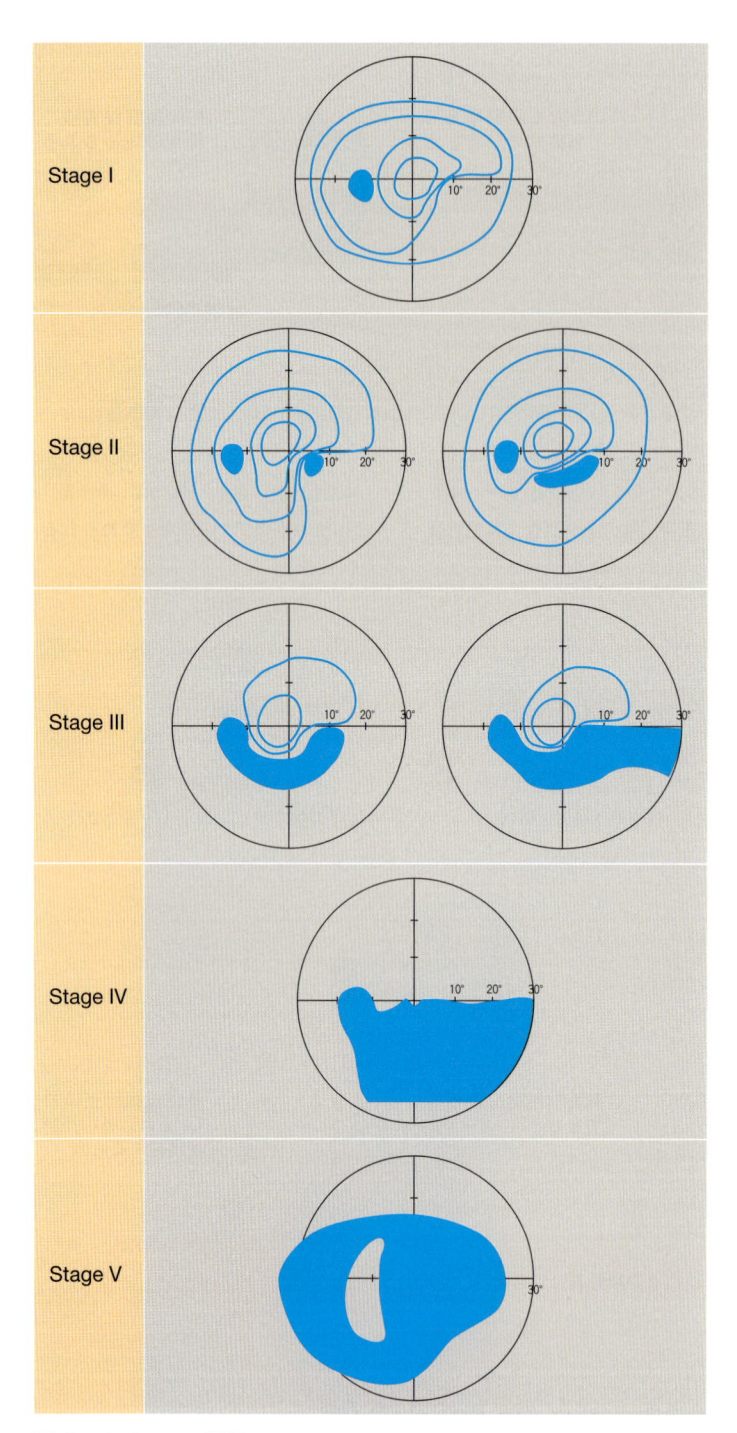

図2 Aulhorn 分類

staging system ともいわれている．最大の特徴は，視野障害のパターンではなく，数値で示される感度を用いていることで，平均偏差（mean deviation；MD）とトータル偏差（total deviation；TD）の変化および中心4点の感度で3段階に分類している（**表1**，**図4**）．

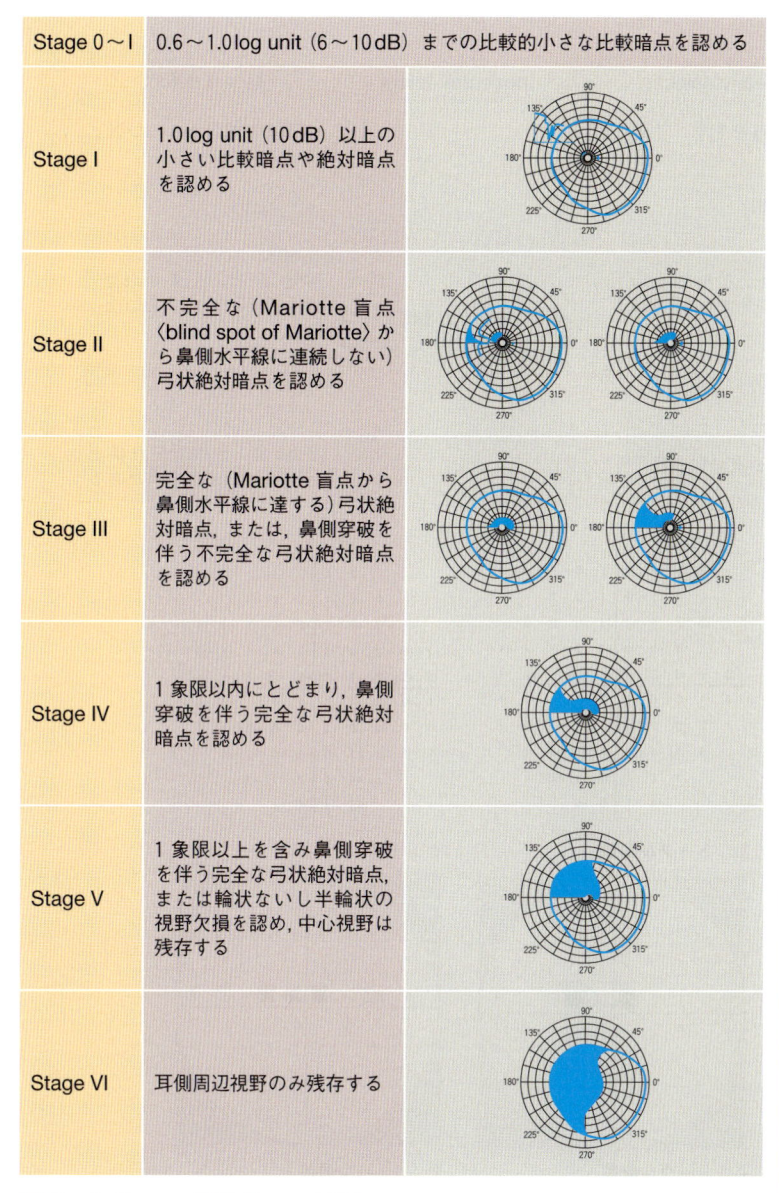

Stage 0〜I	0.6〜1.0 log unit（6〜10 dB）までの比較的小さな比較暗点を認める	
Stage I	1.0 log unit（10 dB）以上の小さい比較暗点や絶対暗点を認める	
Stage II	不完全な（Mariotte 盲点〈blind spot of Mariotte〉から鼻側水平線に連続しない）弓状絶対暗点を認める	
Stage III	完全な（Mariotte 盲点から鼻側水平線に達する）弓状絶対暗点，または，鼻側穿破を伴う不完全な弓状絶対暗点を認める	
Stage IV	1 象限以内にとどまり，鼻側穿破を伴う完全な弓状絶対暗点を認める	
Stage V	1 象限以上を含み鼻側穿破を伴う完全な弓状絶対暗点，または輪状ないし半輪状の視野欠損を認め，中心視野は残存する	
Stage VI	耳側周辺視野のみ残存する	

図3 Aulhorn 分類 Greve 変法

TD を基準にしているため白内障などで検査点の半数に p＜5％の点がみられても severe defect になってしまう．3 段階という大雑把な分類であるが，固視点付近の感度を考慮しており，緑内障管理を主眼に置いた分類といえる．なお，この分類使用にあたっては，まず視野異常が緑内障初期異常の基準を満たしていることが必要である．

まとめ

病期分類は個々の視野の状況を把握し，その後の治療方針決定に

表1 Anderson 分類

	early defect 以下の基準をすべて満たすもの	moderate defect	severe defect 以下の基準のうち一つ以上を満たすもの
mean deviation	＞－6 dB		＜－12 dB
total deviation （probability map での $p<5\%$ の点の数）	＜25％ 中心 30-2 なら 18 点以下 中心 24-2 なら 12 点以下	early defect の基準を一つ以上超え，severe defect の基準を満たさないもの	＞50％ 中心 30-2 なら 38 点以上 中心 24-2 なら 27 点以上
total deviation （probability map での $p<1\%$ の点の数）	＜10 点		＞20 点
中心 5°内の感度	すべての点≧15 dB		0 dB が 1 点以上または上下に 15 dB 未満の点がある

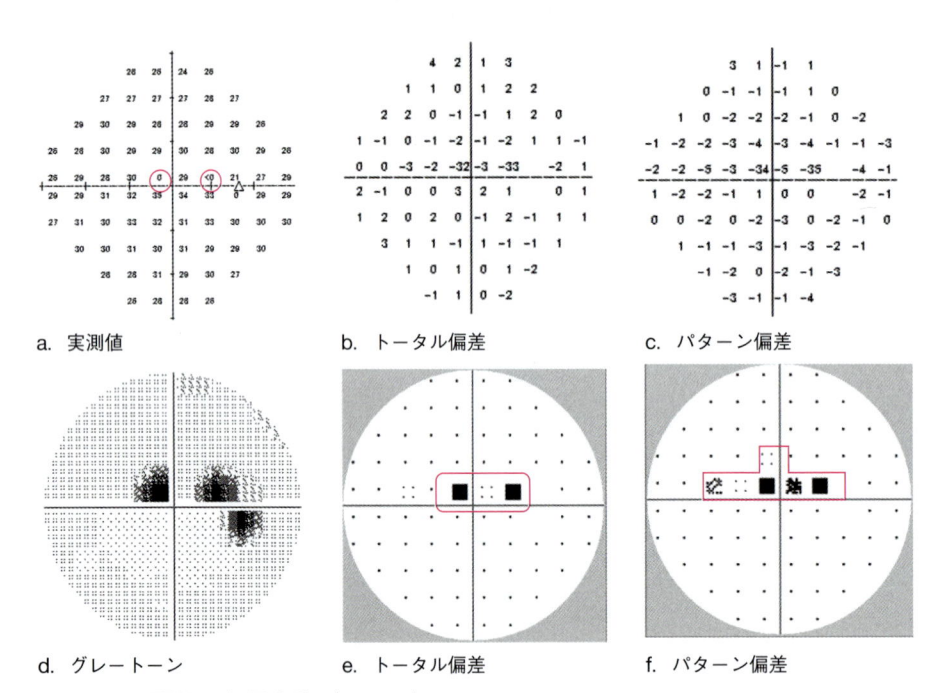

a. 実測値

b. トータル偏差

c. パターン偏差

d. グレートーン

e. トータル偏差

f. パターン偏差

図4 原発開放隅角緑内障（POAG）（60歳，女性）
HFA 中心 30-2 SITA-Standard の結果．MD：－1.32 dB，PSD：7.88 dB，$p<0.5\%$，GHT：正常範囲外．0 dB の検査点は傍中心部と Mariotte 盲点直近の点の 2 か所にみられるのみの症例．Anderson 分類では，中心 4 点内に 0 dB が存在するため，severe defect に分類される．また，HFA では視標 III の 0 dB が Goldmann 視野計の視標 V-4 相当のため，湖崎分類では III-a 期に該当すると思われるが，Aulhorn 分類では 0 dB の検査点が Mariotte 盲点まで連続しないため Stage II，Aulhorn 分類 Greve 変法では，10 dB を超える感度低下部位が Mariotte 盲点よりも小さいため Stage I に相当し，同じ症例でも分類によって病期に大きな差がでる．
GHT：glaucoma hemifield test（緑内障半視野テスト）
PSD：pattern standard deviation（パターン標準偏差）

役立てるためのものであり，実際の判定にあたって判断に迷うものは，臨床的に最も近い病期に分類すればよい．

（鈴村弘隆）

緑内障性視野障害の判定

　緑内障性視野異常は，網膜神経線維層（retinal nerve fiber layer；RNFL）の走行に沿って出現するので，明らかな障害のあるものでは，眼底所見との相応性を確認しやすく判定は比較的容易である．しかし，軽度の視野障害ではその判定は容易ではなく，グレースケールでの判定は不可能である（図1）．そこで，単一視野解析結果に表示される各指標や表示を用い，緑内障性視野異常を判定するための判定基準が考えられている．

大規模 study での基準

Collaborative Normal-Tension Glaucoma Study[1]：連続した3点で5dB以上の沈下と，そのうちの1点が10dB以上の沈下であることを視野異常としている．

Collaborative Initial Glaucoma Treatment Study[2]：Humphrey視野計（Humphrey field analyzer；HFA）中心24-2（Central 24-2；C24-2）Full Threshold のトータル偏差確率プロット（total deviation probability plots；TD plots）で $p<5％$ の点を異常と判定している．

Advanced Glaucoma Intervention Study[3]：HFA C24-2 Full Threshold のトータル偏差（total deviation；TD）で5〜9dBの感度低下を異常と判定し，鼻側視野で隣接3点以上（隣接点は水平線をまたいでもよい）が異常の場合を鼻側欠損，鼻側視野で水平線の上下どちらかに限局した1点以上の異常を鼻側階段，上半視野また

文献は p.319 参照．

表1　Anderson 基準

PSD または CPSD が $p<5％$ 以下
GHT（緑内障半視野テスト）が正常範囲外
pattern deviation probability plots（PD plots）において C30-2 の最周辺部以外の検査点で，$p<5％$ の点が隣接した3点以上で，うち1点が $p<1％$ 以上の沈下を示すもの（ただし，これらの異常は緑内障視野障害出現可能部位にあること）
いずれか一つを満たせば，緑内障視野異常の可能性が高い．

PSD：pattern standard deviation（パターン標準偏差）
CPSD：corrected pattern standard deviation（修正パターン標準偏差）

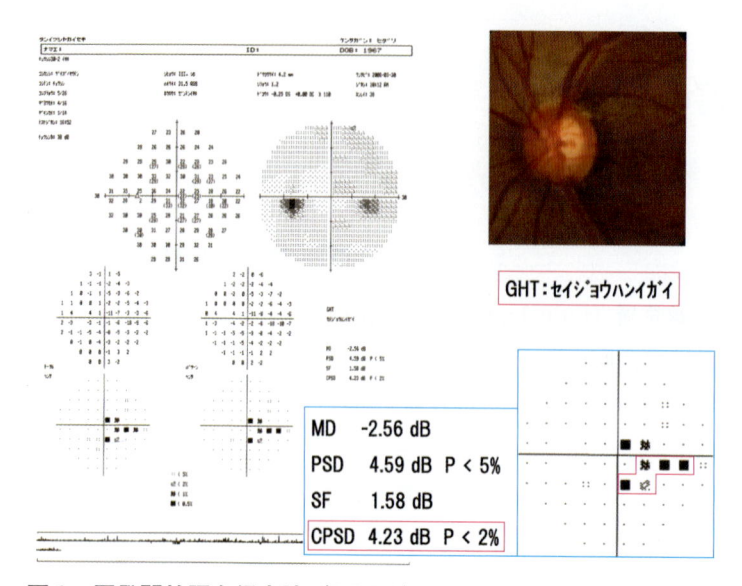

図1 原発開放隅角緑内障（POAG）（38歳，男性）
Anderson 基準（表1）の三つの基準をすべて満たす症例．Full Threshold での測定のため，視野指標は CPSD で判定する．Weber-Caprioli の基準でも，TD，PD いずれでも基準を満たしている．

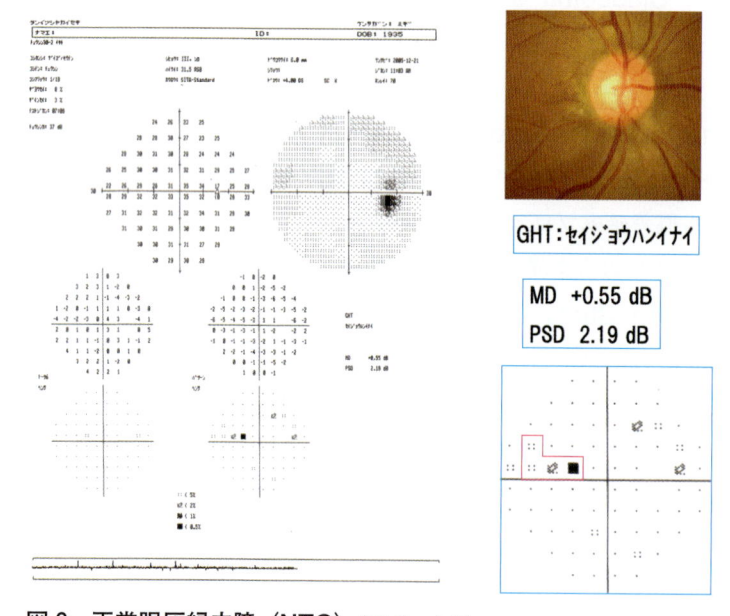

図2 正常眼圧緑内障（NTG）（70歳，女性）
Anderson 基準では，PD plots のみ基準を満たす．一方，Weber-Caprioli の基準では，TD で該当する異常はなく，PD で $p<1\%$ の点は1点しかないものの，$p<5\%$ の点は鼻側で4点連続してみられ，基準に該当する．

は下半視野のいずれかでの隣接した3点以上の異常を半視野欠損としている．

Weber-Caprioli の基準[4]：Caprioli の分類[5]をアレンジし，上下の

7. 緑内障の視野 193

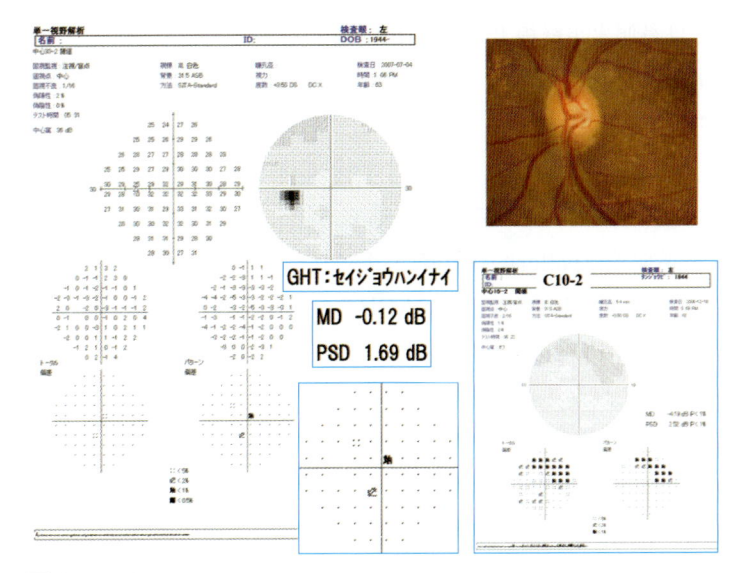

図3 NTG（62歳，女性）
Anderson基準では，三つの基準とも要件を満たさないが，RNFLの走行と一致する傍中心暗点がみられ，緑内障性視野障害の可能性が高い．確認のため行ったC10-2では，該当する暗点を核とする感度低下が上半視野にみられ，C30-2の傍中心暗点が緑内障性視野障害であることが裏づけられた．Weber-Caprioliの基準には該当しない．

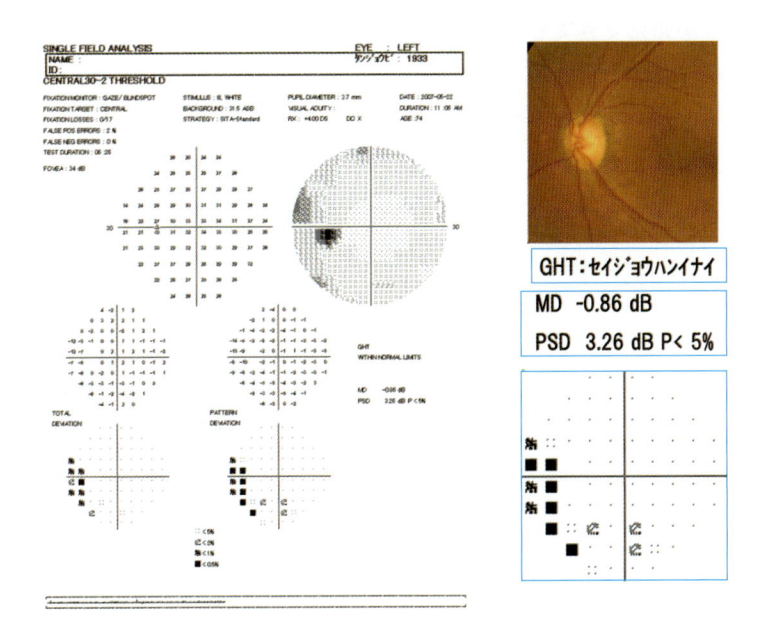

図4 NTG疑い（74歳，男性）
Anderson基準では，PSDのみ該当し，半視野に感度低下があるにもかかわらず，GHTでは引っかからない．これは，GHTのクラスタがMariotte盲点よりも鼻側領域にしかないため，耳側の視野障害があっても，異常と判定されないことによる．Weber-Caprioliの基準でも，Mariotte盲点より耳側領域での基準がないので判定ができない．

弓状領域で $p<0.01$（または10 dBの沈下）の点が二つ以上隣接する，または，上下の弓状領域で $p<0.05$（または5 dBの沈下）の点

が三つ以上隣接する場合，もしくは鼻側水平経線上下で10 dBの差の点が2点以上隣接する場合を早期と定義している．

Anderson 基準[6]

日本緑内障学会診療ガイドラインに採用されている判定基準である（表1）．この基準はパターン標準偏差（pattern standard deviation；PSD），緑内障半視野テスト（glaucoma hemifield test；GHT），PD確率プロット（PD probability plots；PD plots）の3項目の基準を満たすか否かで判定するもので，いずれか1項目を満たせば初期緑内障性視野異常の可能性が高いとされる（図1～4）．このなかで，PD plotsでの判定は，沈下点の配列の判定に主観が入りやすく注意が必要であるが，感度は最も高い．緑内障での沈下点はRNFLの走行に沿ったものであるため，水平経線をまたいだり，RNFLの走行と直交するような沈下点の配列は緑内障の異常とは判定しにくい．

まとめ

精度の高い結果が得られ，異常が発見できても，それが緑内障性視野異常か否かを最後に判定しなければならない．判定基準はあくまで緑内障性視野異常を早くキャッチするためのもので，判定基準に該当しなくとも早期異常の場合も多々あり，疑わしきは繰り返しの検査と構造異常との関連の確認が大切である．

（鈴村弘隆）

画像診断と視野の関係

緑内障でみられる視神経乳頭部の変化

　緑内障の画像診断と視野の関係を理解するためには，まずは網膜神経線維束の解剖および眼底と視野がどのように対応するかを知っておく必要がある．緑内障は，視神経乳頭の篩状板付近において網膜神経節細胞の軸索である網膜神経線維が障害され，軸索輸送障害が起こるために網膜神経節細胞障害が生じ，その結果，網膜神経線維が脱落して，緑内障に特徴的な視神経乳頭陥凹拡大やリムの菲薄化および網膜神経線維層欠損などの緑内障性視神経症を生じる．したがって，緑内障性視野障害は，必ず網膜神経線維の走行に対応している．光干渉断層計（optical coherence tomography；OCT）であれ，HRT（Heidelberg Retina Tomography）であれ，緑内障の画像診断と視野の関係は，常にこの原則に従って考える必要がある（図1）．

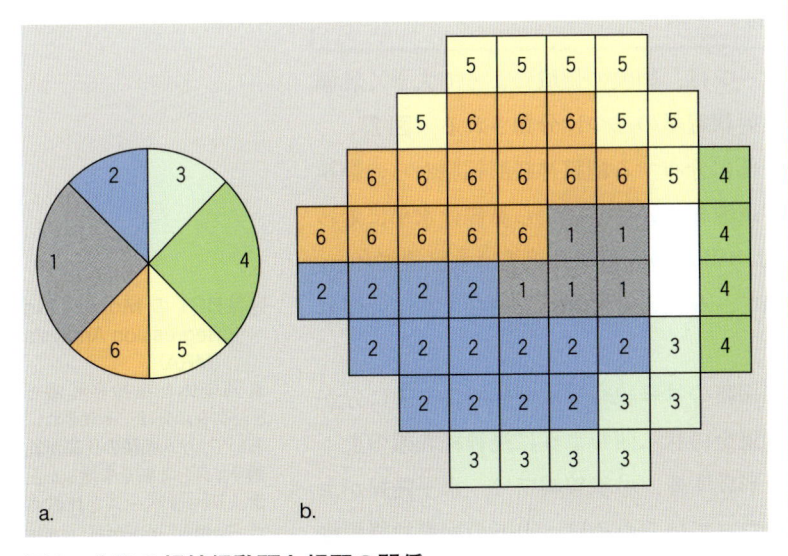

図1　右眼の視神経乳頭と視野の関係
a. HRT II および HRT3 の視神経乳頭の6セクタ．
b. Garway-Heath ら[2]による，視神経乳頭の6セクタに対応する Humphrey 視野24-2の視野のクラスタ．視神経乳頭の各セクタと同じ番号の視野のクラスタが対応する．左眼はミラーイメージである．

文献は p.319 参照．

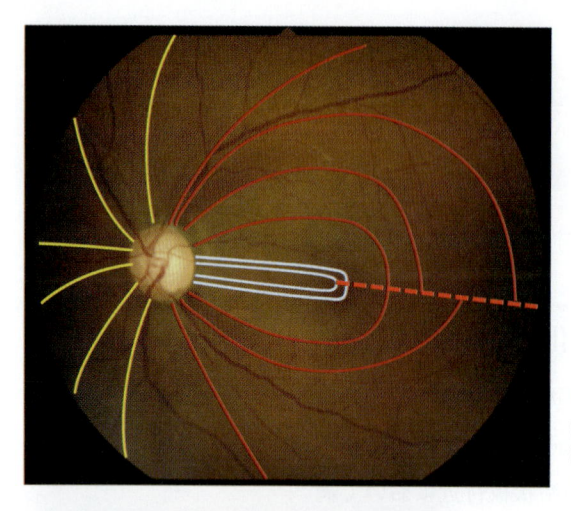

図2　左眼眼底写真と神経線維走行の関係
網膜神経線維の走行パターンは，乳頭黄斑線維束（水色線），弓状線維（赤色線），放射状線維（黄色線）の三つに分類される．赤点線は水平縫線．

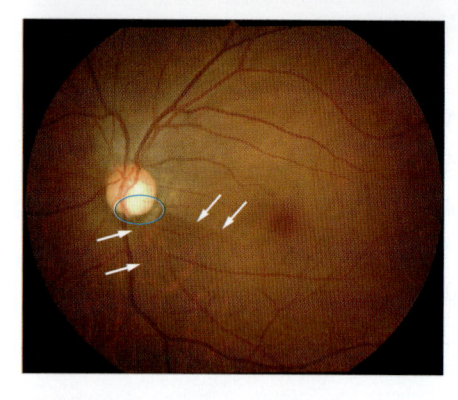

図3　緑内障の症例1（50歳，女性，左眼）
a. 眼底写真．下耳側（4時から6時）に網膜神経線維層欠損がみられ（白矢印），対応するリムも菲薄化している（青色線丸）．

網膜神経線維束の解剖

　網膜神経線維の走行パターンは，網膜の領域によって大きく乳頭黄斑線維束，弓状線維，放射状線維の三つに分類される（図2）．

　乳頭黄斑線維束は，黄斑部に分布する網膜神経節細胞からの網膜神経線維からなる．乳頭黄斑線維束の中心窩から鼻側は水平に走って乳頭耳側に入り，中心窩より耳側の乳頭黄斑線維は水平縫線（temporal raphe）から垂直に出て，鼻側の黄斑線維を囲むように乳頭耳側に入る．

　黄斑部よりも耳側周辺部網膜の神経線維は水平縫線の上下に分かれて走行し，乳頭黄斑線維束を弓状に囲むように視神経乳頭の上下縁付近に入り，弓状線維を形成する．弓状線維では，水平縫線が上下の網膜神経線維の境界となっているために，上下の網膜神経線維の変化は独立したものとなる．したがって，視神経乳頭の上下いずれかに限局した緑内障性変化では，その視野障害は水平経線を越えて拡大することはない．

*1 **HRTのMoorfields Regression Analysis（MRA）**
乳頭全体と視神経乳頭を6セクタに分け，それぞれにおいて，リム面積の比率が乳頭サイズと年齢を考慮した正常人データベースと比較され，"within normal limits（緑色のチェックマーク）"，"borderline（黄色の感嘆符）"，"outside normal limits（赤色バツ印）"の3段階で表示される．

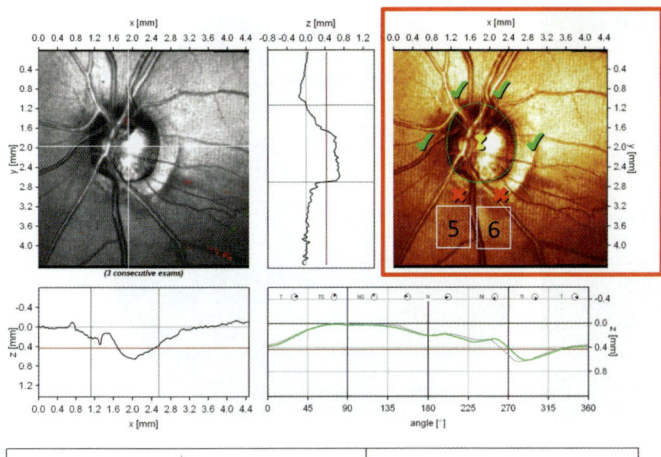

7. 緑内障の視野　197

(図3のつづき)

b. HRT II プリントアウト (Stereometric Report with Moorfields の follow-up report). 反射率画像 (上段右の赤枠) に各セクタの Moorfields Regression Analysis (MRA)[*1] の判定結果を重ねて表示. 緑内障判定プログラム MRA の結果は "outside normal limits" (赤下線).

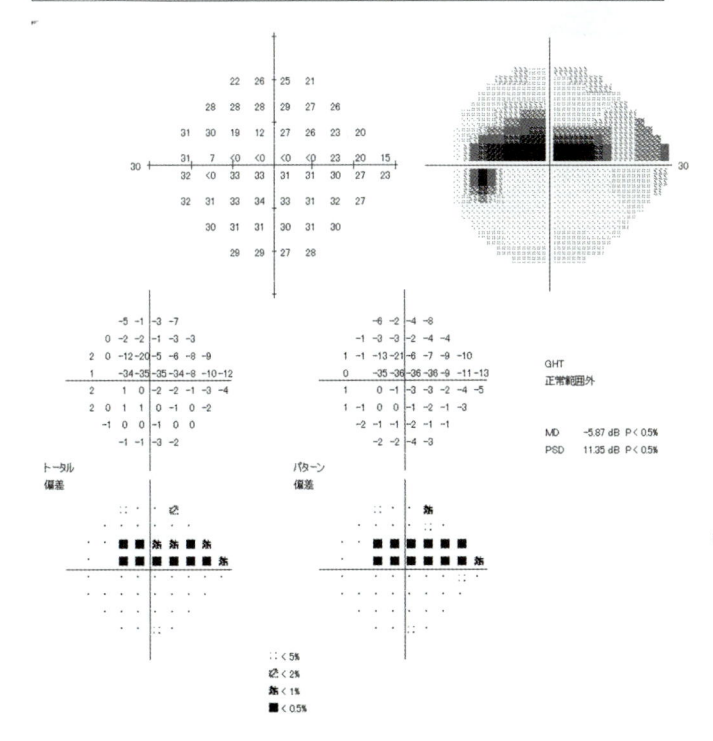

c. Humphrey 視野 24-2 SITA-Standard. 眼底写真の下耳側の網膜神経線維層欠損に対応した視野障害がみられる. HRT の MRA では図1の5と6のセクタに対応する下鼻側 (5) と下耳側 (6) が outside normal limits であるが, 視野障害は主にセクタ6に対応するクラスタにみられる.

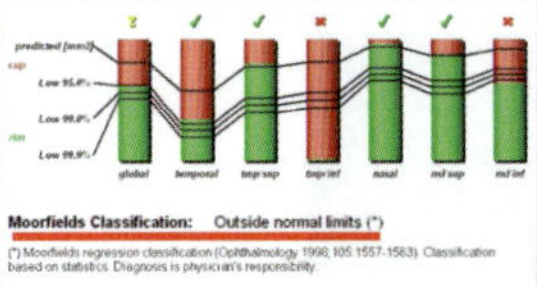

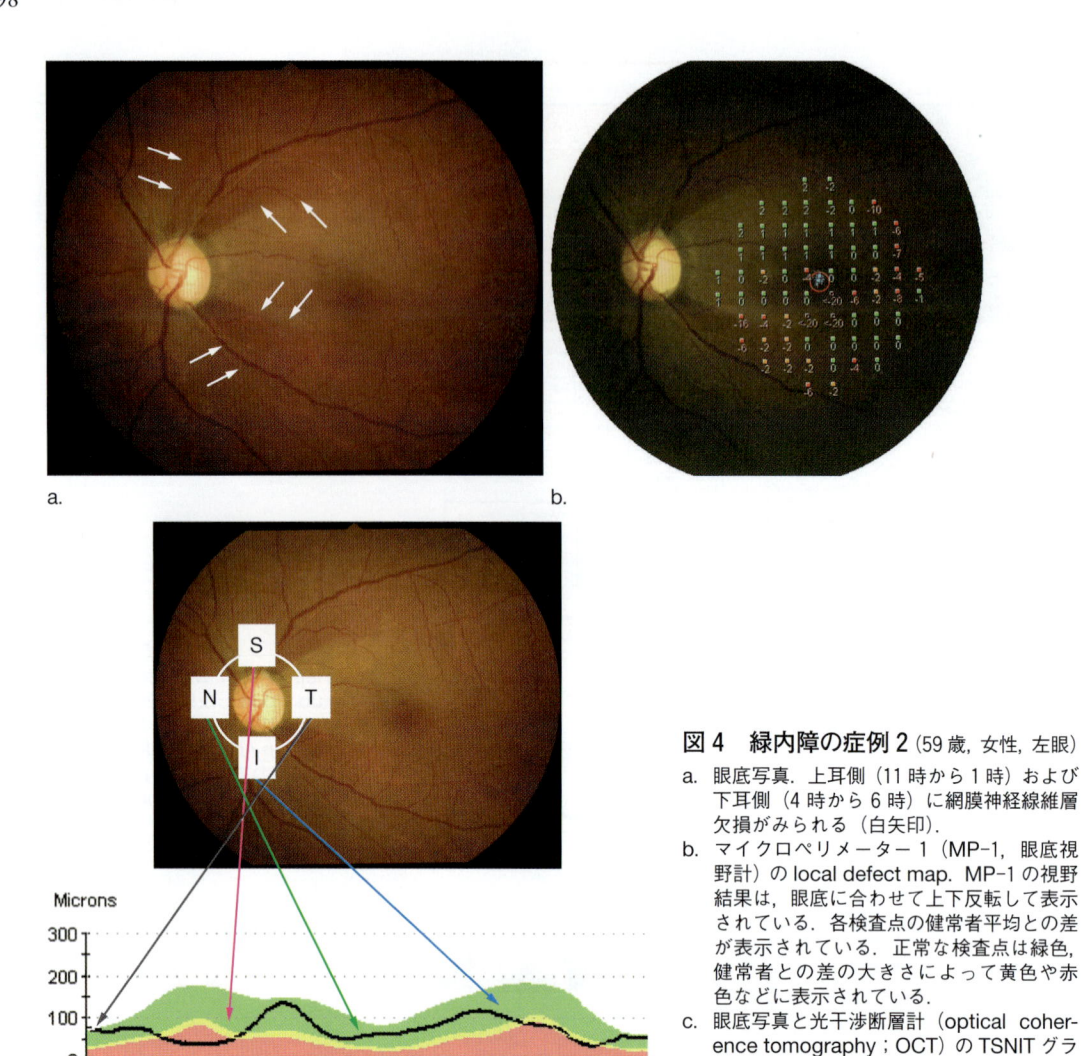

図4　緑内障の症例2 (59歳，女性，左眼)

a. 眼底写真．上耳側（11時から1時）および下耳側（4時から6時）に網膜神経線維層欠損がみられる（白矢印）．
b. マイクロペリメーター1（MP-1，眼底視野計）の local defect map．MP-1の視野結果は，眼底に合わせて上下反転して表示されている．各検査点の健常者平均との差が表示されている．正常な検査点は緑色，健常者との差の大きさによって黄色や赤色などに表示されている．
c. 眼底写真と光干渉断層計（optical coherence tomography；OCT）のTSNITグラフ[*2]との対応．網膜神経線維層欠損に対応する部位のOCTの網膜神経線維層は菲薄化している．

[*2] **TSNITグラフ**
乳頭周囲の網膜神経線維層厚を耳側→上方→鼻側→下方→耳側で表示したグラフである．正常では上方，下方が厚く，耳側，鼻側が薄く，グラフは二峰性を呈する．グラフに正常範囲が緑色，正常の5%未満1%以上は黄色，正常の1%未満は赤色の領域として表示される．

眼底と視野

　眼底と視野は対応している．中心窩は固視点に対応し，鼻側と耳側を分けている．そしてお互いの対応は，上方の網膜は視野の下方に，耳側網膜は視野の鼻側に対応している．視神経乳頭は中心窩の鼻側で，視神経乳頭の中心は中心窩を通る水平経線のやや上に位置する．そのためMariotte盲点は，固視点の耳側で，固視点を通る水平経線のやや下方になる．

　しかし，視野検査の結果は，"患者が見ているもの"をそのまま表している．そのため，右眼の盲点は固視点の右側，左眼の盲点は固

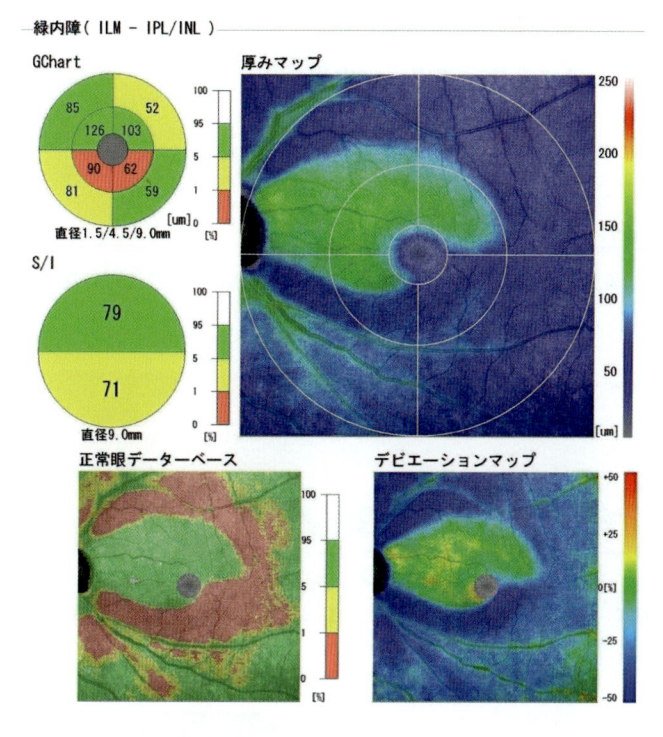

7. 緑内障の視野　199

(図4のつづき)
d. OCTの網膜内層厚(内境界膜から内網状層と内顆粒層の境界まで＝網膜神経線維層＋網膜神経節細胞層＋内網状層，ganglion cell complex*3に相当)のマップ．厚みマップ，正常眼データベース，デビエーションマップが表示される．網膜内層厚マップでは，いずれにおいても網膜神経線維層欠損に対応する乳頭につながる異常がみられる．網膜内層の障害部位と，図4bのMP-1の視野障害部位が，非常によく一致していることがわかる．

視点の左側になる．それに対して眼底写真(直像)を見るときは，検者側からの視点である．そのため，右眼の視神経乳頭は中心窩の右側，左眼の視神経乳頭は中心窩の左側になる．したがって，眼底写真と視野検査結果を対応させようとすると，視点が異なるため左右の対応に注意が必要である．

　眼底写真(直像)と視野検査結果を対応させる場合には，まず固視点は中心窩に，Mariotte盲点は視神経乳頭に相当する．下方の網膜は上方視野に対応し，上方の網膜は下方視野に対応する．すなわち，眼底写真と視野検査結果を対応させてみるためには，中心窩と視神経乳頭の位置関係はそのまま固視点とMariotte盲点の関係と同じで，上下だけを反転して対応させる必要がある(図3a, c)．画像診断と視野の対応も同様である(図3b, c)．

　緑内障性視野障害は必ず網膜神経線維の走行に対応しているので，視神経乳頭のリムの菲薄化している部位や網膜神経線維層欠損の部位から視野障害の位置がある程度推測可能である(図3, 4)．

画像診断と視野の関係

　画像解析装置により明らかにされた，視神経乳頭のリムの菲薄化部位や網膜神経線維層の菲薄化部位および黄斑部における網膜内層

*3 網膜神経線維層，網膜神経節細胞層，網膜内網状層の3層を合わせてganglion cell complex (GCC)として測定し，緑内障診断での有用性が報告されている[6]．その後メーカーによっては，健常者で個人差が大きいとされている網膜神経線維層を除いた，網膜神経節細胞層＋網膜内網状層の厚みを測定し解析している．

の菲薄化部位より，視野障害の位置がある程度推測可能である[1,2]．また，画像解析装置は定量性もあるので，ある程度，視野の障害程度も推測可能である[3-5]．

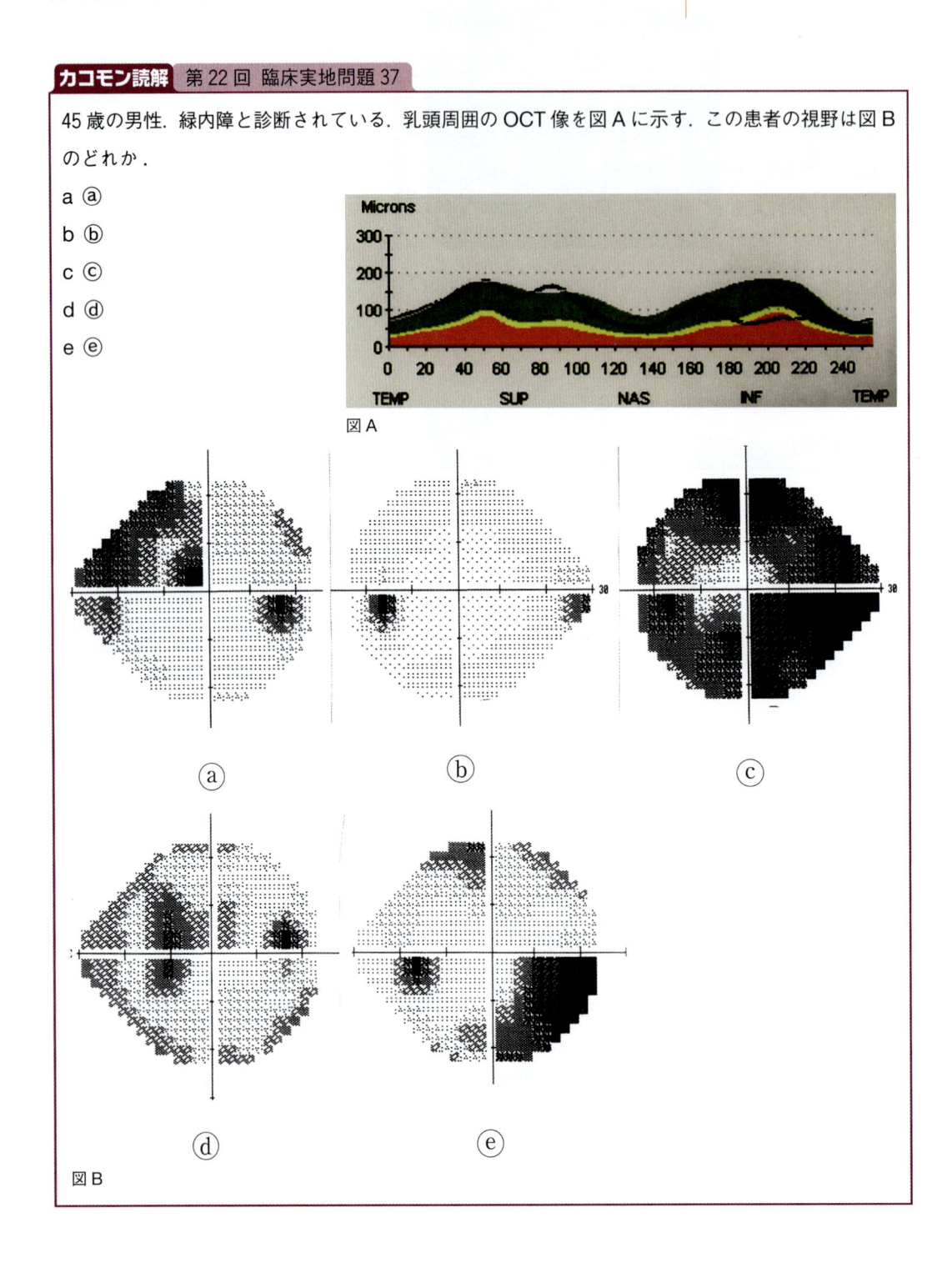

カコモン読解　第22回 臨床実地問題37

45歳の男性．緑内障と診断されている．乳頭周囲のOCT像を図Aに示す．この患者の視野は図Bのどれか．

a ⓐ
b ⓑ
c ⓒ
d ⓓ
e ⓔ

図A

図B

[解説] 画像はOCTにより乳頭周囲の直径約3.4 mmの円周の網膜神経線維層厚を測定し，円周の網膜神経線維層厚を耳側→上方→鼻側→下方→耳側で表示したグラフである．黒い実線が被検者の測定値である．正常では上方，下方が厚く，耳側，鼻側が薄く，グラフは二峰性を呈する．グラフに正常範囲が緑色，正常の5%未満1%以上は黄色，正常の1%未満は赤色の領域として表示される．このグラフでは，下方（INF）の部分が正常の1%未満の赤色の範囲にあり，下方の乳頭周囲網膜神経線維層厚が菲薄化している．上方の乳頭周囲網膜神経線維層厚は正常範囲内であるから，視野障害は下方の乳頭の障害に対応する上方に視野障害をきたしているはずである．aは，やや下方にも視野障害があるようにもみえるが，他に上方優位の視野障害の図は見当たらず，答えはaと思われる．

[模範解答] a

（大久保真司）

視野進行評価

視野進行評価の目的

　緑内障，特に正常眼圧緑内障を含む開放隅角緑内障では，その病状の進行は慢性で緩徐であるが，進行の様式は症例により大きく異なり，また同一眼でも時期や治療の効果によって多様に変化する可能性があるため，定期的に繰り返し行った静的自動視野計の結果に基づき，その進行を客観的に評価することが重要となる．数回の視野検査を行った段階で急速な進行が一目瞭然の症例もある一方，多くの場合，視野の生理的な変動もあるため正確な進行評価には長期間にわたる多くの視野検査の結果が必要となる．しかし，データが多くなれば

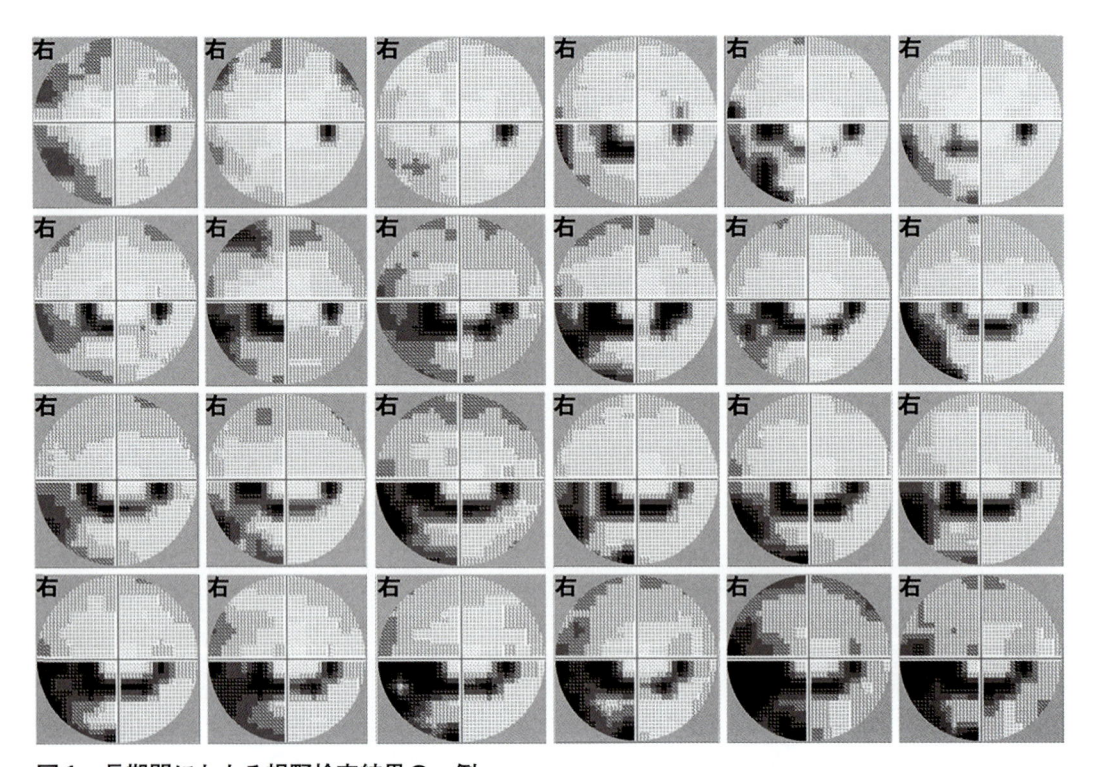

図1　長期間にわたる視野検査結果の一例
80歳，女性．正常眼圧緑内障症例の右眼．約25年間にわたる24回の視野検査のグレースケールの結果を，左上から右下への時系列で配列した．全経過期間中の視野を一覧すると典型的な緑内障性視野障害の進行パターンを示していると考えられるが，経過中には進行がある期間とない期間があるようにもみえ，臨床的に有意な進行か，進行の速度が急速といえるかどうかという観点では，定量的なパラメータと統計学的な解析が必要になる．

表1 視野の進行を評価するさまざまな観点

進行の場所	視野の上方か下方か，周辺か中心か
進行の形状	暗点が隣接点に拡大するか，既存の暗点の感度がさらに低下するか
進行の速度	1年あたりの進行速度，平均的な緑内障症例の進行速度との比較
進行のみられる期間	治療変更，手術の前後などの期間で進行に変化がないか
病期	初期における進行か，中期・後期における進行か
統計学的な確からしさ	偶然の変化である確率を信頼区間，p値などで評価
白内障による影響	白内障の程度，視力，中心窩閾値，TDとPDの差異

TD：total deviation（トータル偏差），PD：pattern deviation（パターン偏差）

多くなるほど，検査結果をそのまま並べて見るだけでは客観的な評価は困難となり（**図1**），統計学的な手法による評価が求められる．

診療と研究の両面において，視野障害進行の客観的な評価は不可欠である．OCT（optical coherence tomography；光干渉断層法）を中心とする光学的機器を利用した検査は，緑内障性視神経障害の定量的評価と緑内障の早期診断には非常に有用であるが，視野検査は神経節細胞の機能障害とその進行を評価する最も信頼性の高い検査として位置づけられる．正確な進行評価による将来の視野障害の推定は手術の適応など治療方針決定のための重要な情報となり，緑内障治療の効果は，対象症例の視野進行の停止または緩徐化，あるいは対照群と比較して視野進行のあった症例の頻度が減少することによって評価される．視野進行の"あり"，"なし"を判定するのみではなく，さまざまな場面で目的に応じて，進行の多面的な評価が必要である（**表1**）．

視野進行評価の方法

視野障害の進行を評価する方法は，その統計学的手法から，トレンド解析（trend analysis）とイベント解析（event analysis）に大別される．トレンド解析は，視野障害の程度を表すパラメータを従属変数，時間を独立変数とした一次回帰分析を行い，その回帰直線の統計学的有意性と傾きの大きさから進行を評価する方法である．イベント解析では，経過観察期間中のある時期の視野をベースラインとして設定し，以降の毎回の視野検査結果とベースラインとの2時点での変化量が，想定される生理的変動の範囲と比べて統計学的に有意かどうかを評価する．

トレンド解析の実際：一般に回帰直線の統計学的有意水準（p値）が

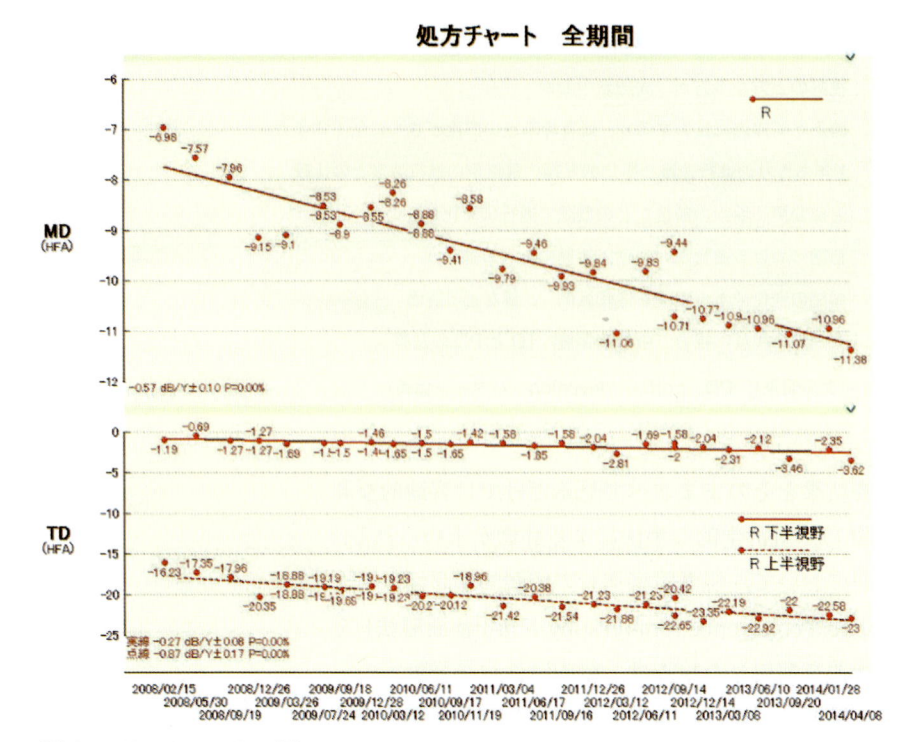

図2 MD slope の一例

46歳，NTG患者．視野計データベースシステムであるHfaFiles（ビーライン）を使うことで，Humphrey視野計のデータを電子カルテ上で参照しつつ，さまざまな方法での進行評価が容易に行えるようになる．
この図では右眼のHumphrey視野計 24-2 プログラムのMD（mean deviation，上段）と上下半視野ごとのTD（total deviation，下段）の平均値のトレンド解析結果が表示されており，手術の前後など任意に指定した期間でのグラフ表示と進行速度の解析が可能である．本症例では，MDのグラフをみると進行のない時期と進行のある時期を繰り返し階段状に進行しているようであるが，6年間の期間全体のMDの回帰直線の傾き（MD slope）は−0.57 dB/年であり，期間中に26回と多くのデータがあるため信頼区間は±0.1 dB/年，$p<0.01\%$と信頼性の高い結果が得られ，統計学的に有意な負の値であるといえる．
年間−0.57 dB/年の進行速度は急速ではないが，十分に緩徐とはいえない．上下視野の解析をみると下半視野の進行は緩徐で，上半視野のほうが結果の変動が大きく進行が速いことがわかる．視野のどの部位に進行があるのかは，別の方法で判断する必要がある．

設定した値より小さく，かつその傾きが負であるときに"進行あり"と判定するが，Humphrey視野計にはこの手法を用いた解析プログラムが内蔵されている．mean deviation（MD）をパラメータとして，同一眼に対し同じプログラムで5回以上の検査結果があるときに"MD slope"の表示ができ，dB/年の単位で計算されたMDの回帰直線の傾きと，信頼区間，p値がわかる．また，別に視野データの解析ソフトを使用することで，これらの解析はより簡単に行うことができる（図2）．近年，Humphrey視野計では visual field index（VFI）をパラメータとしたトレンド解析結果も表示される．VFIは pattern deviation（PD）をもとに計算される，中心視野に重みづけをした新しいパラメータで白内障の影響も受けにくいと考えられ，

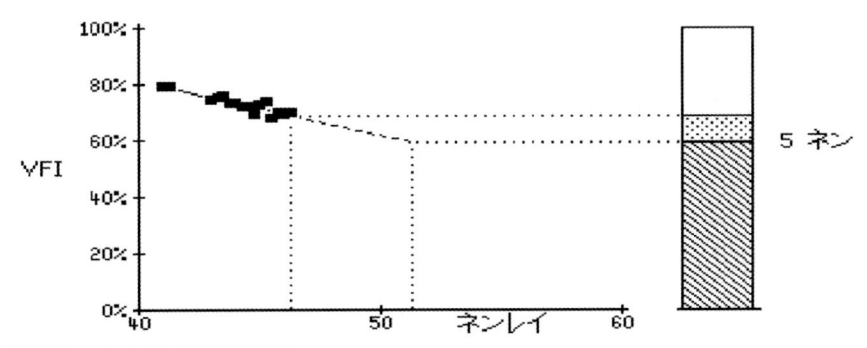

図3 VFIトレンド解析の一例
図2と同一症例のHumphrey視野計内蔵のVFIの進行解析の結果.経時変化の回帰直線が計算され,グラフの傾きが表す1年あたりの進行速度と,統計学的な有意性,3～5年後のVFIの推定値が図示される.この症例では進行速度は-2%/年(95%信頼区間:-1.5～-2.5%/年)であり,統計学的にはp<0.1%で,有意な進行があることはほぼ確実な結果である.データ数が十分で傾きの信頼区間が狭いため,より正確な将来の視野の推定が可能であり,5年後のVFIの推定値が約60%であることがわかる.
VFI:visual field index

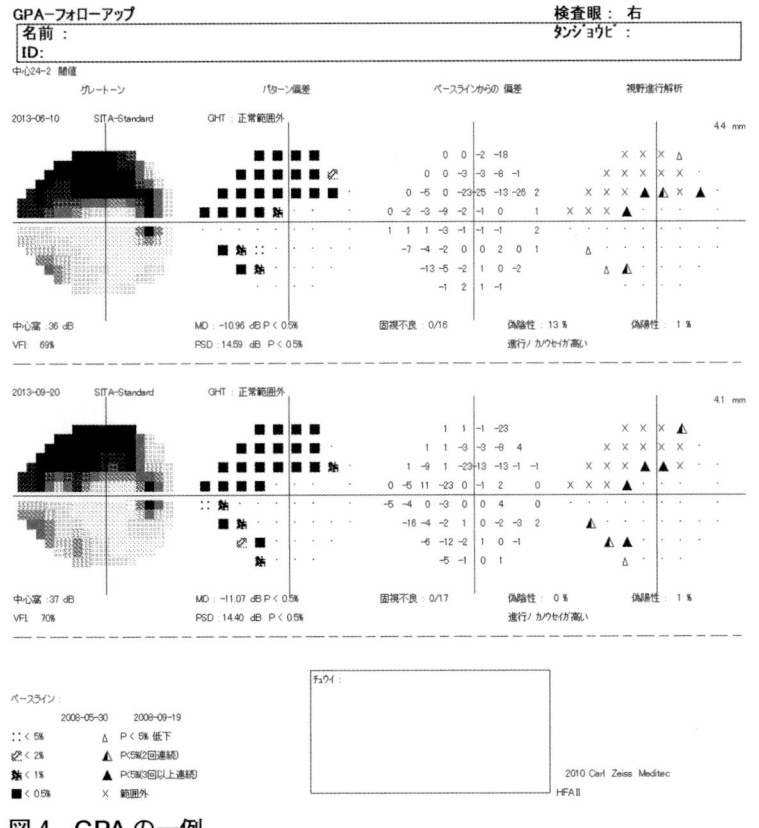

図4 GPAの一例
図2と同一症例.Humphrey視野計内蔵のGPAによる進行解析の結果.2008年のベースライン視野に比べて,どの検査点で進行が疑われるのかがわかりやすく表示される.この症例では,上半視野では中心の固視点に近い部分,下半視野では鼻側の部分で進行が疑われる.

年齢別の正常視野を基準として障害のない状態が100％，視野全体の感度が失われた状態が0％となる．MD slopeと同様に回帰直線の傾き，信頼区間，p値が示され，経過観察期間の長さに応じて3〜5年後の将来のVFIの予測値が図示される（図3）．

イベント解析の実際：通常，最初の2〜3回程度の検査結果の平均値をベースラインとして設定し，その後の視野検査をベースラインと比較して，規定した値より大きな，統計学的に有意な変化が認められたときに"進行あり"と評価する．Humphrey視野計に内蔵されているプログラムとしてGuided Progression Analysis（GPA）があり，30-2あるいは24-2 SITAプログラムの検査結果を用い，最初の2回の視野をベースラインとして以降の検査結果のPDについて，検査点ごとにベースラインとの比較が行われる．有意な悪化のあった検査点は，連続2回，3回以上，より確実に繰り返しみられたかどうかもあわせて，シンボルを用いて表示される（図4）[*1]．

進行評価方法の使い分け

トレンド解析とイベント解析にはそれぞれメリット・デメリットがあり（表2），解析対象が視野全体か検査点ごとか，あるいは有意な進行と判定する基準値の設定などによって評価方法の性質は変わる．既報で用いられた複数の方法で同一の対象群を判定すると，イベント解析は概して感度が高く特異度が低い傾向があり，MD slope法は設定値により比較的バランスのよい判定結果を示した[1]．しかし，評価方法に単純な優劣があるわけではなく，対象群によって判定結果は変わりうる．また，臨床研究において眼圧レベルの異なる2群の差異を検討する場合，初期緑内障患者に治療を開始するかどうかを検討する場合，後期緑内障患者に線維柱帯切除の適応を検討する場合など，場面によって進行評価の目的はさまざまであり，最適な評価方法も変わりうる．眼圧下降治療の有効性を評価するような大規模な対象群での前向き試験では，イベント解析の手法が選択されることが多いのに対し，個々の症例に対して視野の進行を評価する臨床の場面では，MD slope法に代表されるトレンド解析を使用する機会も多いと考えられる．

緑内障の臨床では長期間にわたる継続的な進行評価と，点眼追加の前後や白内障手術，緑内障手術の前後など，限られた期間ごとの進行評価も必要であり，ベースライン視野に依存しないトレンド解析のメリットが大きい[*2]．視野検査結果を直線で近似することには

[*1] GPAでは悪化した検査点の位置が容易にわかる．仮にMD（mean deviation）では同程度の低下があったとしても，悪化した検査点の位置が周辺視野か中心視野か，上方か下方かで臨床的な意義は大きく異なる．

表2　トレンド解析とイベント解析の特徴

トレンド解析
視野障害の連続的な進行に対して感度が高い
視野障害の進行速度という重要な情報が得られる
統計学的有意性と進行速度から，柔軟な進行判定基準が設定可能
十分な回数の視野検査結果が得られてからでないと進行評価ができない

イベント解析
視野検査を行うごとに進行判定が可能
進行のあった時点を特定できるため，その時点で追加治療を行う，臨床試験を打ち切るなどの臨機応変な対応が可能
最初のベースラインの設定が重要であり，判定結果はベースラインに大きく依存する

文献はp.319参照．

[*2] 長期には，視野障害は必ず進行する．臨床的にはその速度が重要であり，任意の期間でトレンド解析を行って視野を経時的にグラフ表示すると，患者に説明する際にも治療の効果や将来の視野の状態が理解されやすい．

限界もあるが，進行の速度を計算し将来の視野を予測することが容易であり，治療方針を考えるうえで非常に重要な情報が得られる．進行評価には白内障の影響を可能な限り排除し，信頼性の高い視野検査結果を得ることも重要であり，特にトレンド解析の精度を高めるには，長期間に短い間隔で多数の視野データのあることが重要である[2]．既存の方法以外にさまざまな統計学的手法による進行評価も可能であり[3]，今後は視野のより正確な将来予測，シミュレーションが注目されると考えている．

カコモン読解　第24回　一般問題70

正常眼圧緑内障で正しいのはどれか．2つ選べ．
a 直ちに治療を開始する．
b 視野障害の進行は急速な場合が多い．
c 眼圧下降治療は必ずしも有効でない．
d 乳頭出血はリムノッチの部位に多い．
e 網膜神経線維層欠損を上下鼻側に認める．

解説　まず選択肢だけをみると，"場合が多い"，"必ずしも有効でない"，"多い"と幅のある表現をしているb，c，dは否定しにくく，"直ちに"，"認める"と断定的な表現のa，eは正解になりにくい．

正常眼圧緑内障の視野障害の進行は高眼圧を伴う緑内障に比べて緩徐であることが多く，それ以外の疾患を慎重に除外したうえで診断し，一般に治療を開始する前にはベースライン眼圧と視野障害の程度を把握すべきである．眼圧が低く緑内障性変化がごく初期の場合などでは，視野の進行評価を行いながら長期にわたって無治療で経過観察をすることもありうる．治療開始後に，目標眼圧に達する十分な眼圧下降が得られても視野の進行が抑制できない症例もしばしば経験する．乳頭出血は緑内障のなかでも正常眼圧緑内障で高頻度にみられ，リムノッチの近傍，網膜神経線維層欠損（retinal nerve fiber layer defect；RNFLD）と健常網膜の境界に接して出現することが多い．高眼圧を伴う緑内障ではびまん性のcuppingの拡大，RNFLDを認めることが多いのに対し，正常眼圧緑内障では局所的なノッチやRNFLDを呈することが多いと考えられているが，その好発部位は上下耳側である．以上から，正解はc，dとなる．

模範解答　c, d

（石山由佳子，間山千尋）

エビデンスの扉

緑内障多施設共同前向き研究と視野評価法について教えてください

緑内障研究における視野評価法の重要性

　1990年代以降，欧米で行われた複数の大規模な多施設共同前向き研究により，緑内障の発症や進行のリスクファクターや，眼圧下降治療が緑内障の進行を抑制する効果が検討されてきた．その研究結果は，正常域に眼圧下降した開放隅角緑内障や正常眼圧緑内障に対しても，目標眼圧を設定して更なる眼圧下降を目指すエビデンスとなっている．これらの研究では視野障害の進行によって緑内障の進行が評価され，視野の進行が抑制されたかどうかで治療効果が評価されるため，視野の評価法は研究結果を左右する重要な要素である．

　これらの研究の多くで，視野の進行評価法としてイベント解析が用いられている．イベント解析が前向き研究に適する理由としては，①検査点ごとのイベント解析は比較的鋭敏に進行を検出し，決められた研究期間内で対象群間のわずかな差を検出しやすいことや，②視野検査の回数が少ない段階でも進行評価が可能で，進行のあった時点を特定して追加治療の開始や試験打ち切りなどの判断がしやすいことなどが挙げられる．これに対し，トレンド解析を行った場合には進行速度が評価でき，群間の比較や治療効果は進行速度の差として検討できるが，十分な回数の視野検査結果が得られるまでは信頼できる解析が行えない．ある期間までの解析では有意な進行がみられたが，より長期間の視野検査データが加わると進行が有意ではないと判定される可能性もあり，毎回の視野検査ごとに進行の有無を判定するような研究デザインには適さない面がある．視野の評価方法，進行の判定の基準が変われば評価結果が変わりうるため，目的にあった方法の選択が求められる．

　本項ではいくつかの多施設共同前向き研究について簡単な概要と，視野評価法をまとめた．なお，それぞれの研究の当初の目的であった報告の後に多くの追加解析が行われ，報告によってトレンド解析を含めた別の評価法が用いられている場合があるが，代表的な評価法について述べる．

表1 AGIS スコアの計算方法

有意な感度低下の定義

検査点の位置により，下方では5dB，中心上方では6dB，周辺下方では7dB，周辺上方では8dB，上方・鼻側の最周辺では9dB以上の低下で有意な感度低下と定義

スコアの計算方法

1. 鼻側の6検査点の中に
 三つ以上の連続する暗点がある（nasal defect） → +1点
 上方また下方のみに限局する一つ以上の暗点がある（nasal step） → +1点
2. 上方または下方の半視野に三つ以上連続する暗点（hemifield defect）があり，
 暗点の大きさが　3〜5点　　→ +1点
 　　　　　　　　6〜12点　→ +2点
 　　　　　　　　13〜20点　→ +3点
 　　　　　　　　>20点　　→ +4点
 暗点の半数が　12dB以上低下　→ +1点
 　　　　　　　16dB以上低下　→ +2点
 　　　　　　　20dB以上低下　→ +3点
 　　　　　　　24dB以上低下　→ +4点
 　　　　　　　28dB以上低下　→ +5点
3. 上方または下方の半視野に二つの連続暗点があり，そのうちの少なくとも一つが
 12dB以上沈下 → +1点

以上を合計して視野全体で0〜20点のスコアを算出する．

AGIS（Advanced Glaucoma Intervention Study）

対象：米国内11施設，35〜80歳の591例．最大限の薬物治療を受けていても眼圧，視野欠損，視神経乳頭所見の少なくとも一つが悪化した原発開放隅角緑内障（primary open-angle glaucoma；POAG）．

目的：アルゴンレーザー線維柱帯形成術（argon laser trabeculoplasty；ALT）をまず行い，進行のあったときに後から線維柱帯切除術（trabeculectomy；TLE）を行う群と，先にTLEを行い進行があればALTを追加する2群に無作為に分けて，その有効性を比較した．その後，視野の進行と眼圧値，眼圧変動などさまざまな因子との関係が検討されている．

視野評価方法：AGISスコアという独自の視野評価方法を採用している．これは，Humphrey視野計の24-2プログラムにおける52検査点のTD（total deviation）の値から算出するもので，中心視野に重みづけがされ，0点（視野障害なし）から20点（末期）までのスコアが計算される（表1）．6か月ごとに視野検査を行い，ベースラインから4点以上のスコアの変化を有意な悪化または改善とするイベント解析の手法を用いている[1]．

結果：当初の目的であるALTの有効性については，10年間の観察期間で黒人では先にALTを行った群，白人では先にTLEを行った

文献は p.319 参照．

表2 CIGTS スコアの計算方法

> Humphrey 視野計 24-2 プログラムのトータル偏差プロットの各検査点について，隣接する周囲の検査点に有意な暗点が二つ以上あり，そのうち2番目に低い p 値が
> 　＜0.05 なら1点
> 　＜0.02 なら2点
> 　＜0.01 なら3点
> 　＜0.005 なら4点
> として点をつける．視野全体の 52 の検査点の点数を合計して得られる 0～208 までの値を，10.4 で割ることにより最終的に 0～20 のスコアを算出する．

群で視野進行が少なかった．臨床上，より重要な問題として治療後眼圧と視野の進行との関係が検討されており，術後平均眼圧が 14 mmHg 未満，14～17.5 mmHg，17.5 mmHg 以上の3群の6年間の経過の比較では，17.5 mmHg 以上の群では 14 mmHg 未満の群と比べて視野が有意に悪化しやすく，14 mmHg 未満の群ではほとんど進行がみられないこと，また眼圧が 18 mmHg を一度も上回らなかった群では視野進行をほぼ認めなかったのに対し，測定の半数以上で眼圧が 18 mmHg を上回った群では有意な視野悪化がみられたことなどが報告されている[2]．

注意点：TLE に代謝拮抗薬を用いた術式と用いない術式が混在し，対象は白人と黒人が主で黄色人種はほとんど含まれない．

CIGTS（Collaborative Initial Glaucoma Treatment Study）

対象：米国内 14 施設，25～75 歳の 607 例．眼圧，視神経乳頭所見，視野所見のいずれかの基準を満たし，新たに診断された POAG．

目的：薬物療法群（β遮断薬単剤から開始し，必要時に変更，追加）と手術療法群（TLE 施行後，効果不十分時に ALT，点眼を追加）の視野の進行を比較．

視野評価方法：0～20 点の独自の視野スコア（表2）を算出し，6か月ごとの視野検査でイベント解析の手法で進行を評価[3]．

結果：白内障発症の影響を補正すると，5年の観察期間で両群間に視野進行の有意差を認めなかった．治療前の視野障害が高度であること，高齢，非白人，糖尿病の既往が視野進行の有意な危険因子であった．

注意点：TLE 施行時の代謝拮抗薬の使用は統一されておらず，明らかな視野障害がなく高眼圧と視神経乳頭所見のみから緑内障と診断された症例が多く含まれている．

EMGT (Early Manifest Glaucoma Trial)

対象：50～80歳, 255例のスウェーデンの集団検診で新規に診断された未治療の早期POAG患者．平均眼圧は20.6 mmHg, MD (mean deviation) 中央値は−4 dB.

目的：治療群129例と対照群126例に無作為割り付けを行い，治療効果を比較検討．治療群ではALT後にベタキソロール点眼，効果不十分な場合にラタノプロスト点眼が追加された．

視野評価方法：Humphrey視野計のGlaucoma Change Probabilityを修正した方法で，検査点ごとにイベント解析の手法で評価された[4]．

結果：視野または視神経乳頭所見に進行を認めた症例は治療群で45％，対照群では62％であり，治療群で有意に進行の頻度が少なく，進行を認めるまでの期間も長かった．視野進行とベースライン眼圧には有意な関連を認めず，進行の危険因子として治療前の視野障害が高度であること，経過期間中の眼圧高値，高齢，偽落屑の存在，MD高値，両眼性であることが報告されている．11年の経過観察後には，中心角膜厚が薄いことも危険因子に加えられた．

注意点：後期緑内障は含まれず，対象のほとんどが白人に限られる．

OHTS (Ocular Hypertension Treatment Study)

対象：米国内22施設，40～80歳，1,636例の視野に異常がない高眼圧症患者．

目的：817例の薬物治療群と819例の経過観察群に無作為に割り付け，眼圧下降治療による緑内障の発症抑制効果を検討した．治療群の目標眼圧は24 mmHg以下かつベースライン比20％以下（18 mmHg以下になれば眼圧下降率は不問）．

視野評価方法：CPSD (corrected pattern standard deviation；修正パターン標準偏差) とGlaucoma Hemifield Test (GHT) のいずれかに3回連続で異常を認める時点で緑内障発症と定義されている[5]．

結果：5年間のPOAG累積発症率は治療群で4.4％，経過観察群で9.5％となり，統計学的な有意差を認めた．高眼圧，高齢，PSD (pattern standard deviation；パターン標準偏差) 高値，薄い角膜厚，大きな垂直C/D比，乳頭出血などが有意なPOAG発症の危険因子であった．

注意点：試験期間が5年間に限られ，対象にアジア系の人種がほと

表3　CNTGSの視野悪化の定義

暗点の感度低下または拡大	二つ以上の隣接する検査点において，ベースラインの値よりも10dB以上の低下
新たな暗点の出現	ベースラインで正常だった三つ以上の隣接する検査点において，それぞれ5dB以上の低下があり，そのうち少なくとも1点が10dB以上低下
固視点近傍の暗点の出現	ベースラインで正常だった固視点近傍の四つの検査点のうち，少なくとも一つが10dB以上低下

んど含まれない．

CNTGS（Collaborative Normal Tension Glaucoma Study）

対象：欧米24施設，20～90歳，145例の正常眼圧緑内障（normal tension glaucoma；NTG，眼圧24mmHg以下）患者．

目的：観察期間中に視神経乳頭所見，視野，乳頭出血から緑内障が進行したと判断された症例を79例の無治療群と66例の治療群に無作為割り付けが行われ，治療群は30％の眼圧下降を目標として薬物治療，ALT，TLEを単独あるいは併用で行って，その後の視野や乳頭所見の進行を比較検討した．

視野評価方法：ベースラインと比較して暗点の感度低下または拡大，固視点近傍の暗点の出現，新たな暗点の出現を視野悪化の定義としているイベント解析の手法（**表3**）を用いている[6]．

結果：治療群の12％，無治療群の35％で視神経障害または視野欠損の進行を認め，生命表解析により5年生存率に統計学的有意差を認めた．視野進行の危険因子として片頭痛，乳頭出血，女性が挙げられ，治療開始前の眼圧，年齢は有意な因子ではなかった．

注意点：対象の治療前平均眼圧は治療群で16.1±2.3mmHg，無治療群で16.9±2.1mmHgであり，わが国でみられるような，より低い眼圧のNTG患者における眼圧下降効果のエビデンスとしては不十分．

UKGTS（United Kingdom Glaucoma Treatment Study）

対象：英国内10施設，19歳以上，516例の新規に診断されたPOAG患者．

目的：ラタノプロスト点眼群258例とプラセボ群258例に無作為割り付けを行い，2年間という比較的短期間での進行を比較した．

視野評価方法：Humphrey視野計のGPAプログラムにもとづき，同一の3か所に2回連続で有意な悪化がみられ，さらにその後1か月以内の2回の視野検査でも確認された時点で視野の進行と定義された．当初は2年間の視野進行例の頻度を比較する予定であったが，中間解析の結果を受けてエンドポイントは視野進行までの期間に変更された．

結果：2年間で視野進行を認めた症例は，プラセボ群では25.6％に対しラタノプロスト点眼群では15.2％であり，視野が進行するまでの期間のハザード比は0.44で，有意にラタノプロスト点眼群で長かった[7]．

注意点：点眼薬による眼圧下降治療の視野進行抑制効果をプラセボ群を対象として示した，初めての無作為割りつけ試験であり，2年間（実際には1年間）で視野の進行に有意差を認めた．OCTなどの画像検査も同時に実施しており，今後の報告も注目される．

（石山由佳子，間山千尋）

クリニカル・クエスチョン

各種進行判定プログラムの使い分けと視野検査の頻度について教えてください

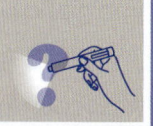

Answer Humphrey視野計では，MD slopeはびまん性の，GPAは局所性の視野変化を検出します．Octopus視野計では，Polar解析が各測定点の沈下量，Cluster解析が沈下量の平均動向を検出します．視野検査は，ベースライン視野を得るために少なくとも2回，経過観察のためには，わが国では6か月ごとに行うことが一般的です．

進行判定プログラムの使い分け

緑内障性視野障害（visual field defect；VFD）の進行形式は画一的ではない．そこで，自動視野計にはいくつかの進行判定プログラムが準備されており，その概要については本巻他項目を参照されたい．本項ではHumphrey視野計とOctopus視野計の両者における各種判定プログラムの使い分けについて検討した．

Humphrey視野計（HFA）：同一眼における5回以上のmean deviation（MD）から作成した回帰直線（MD slope）の傾きと信頼区間を算出し，VFDの進行の有無を解析（トレンド解析）し統計学的に判定する．一方，信頼性が良好な最初の2回の検査により算出された各検査点のpattern deviation（PD）をベースラインとし，これに対する現在の各検査点のPDを比べることにより視野進行の有無を統計学的に解析（イベント解析）するのがGPA（Glaucoma Progression Analysis）である．前者はびまん性の，後者は局所性の視野変化を反映する．

MD slopeとGPAの解析結果は必ずしも一致しない．2012年12月に受診し，HFAによる視野検査を5回以上行っていた正常眼圧緑内障（normal-tension glaucoma；NTG）56例の右眼でMD slopeの悪化は28眼（50％）に認め，一方，GPAにより視野障害の進行が指摘されたのは31眼（55.4％）だった（表1）．しかし，GPAにより悪化と判定された31眼中，局所障害の典型的な進行と判断できたのは13眼（41.9％）にすぎず，周辺部などの限局性の悪化である非典型例を10眼（32.3％），典型・非典型的変化の混在を8眼（25.8％）に認めた．特に，局所障害を反映するGPAは，進行と判

表1 緑内障性視野障害の進行性判定結果（同一眼でのMD slopeとGPAの一致性）

		MD slope	
		悪化	非悪化
GPA	悪化	17	14
	非悪化	11	14

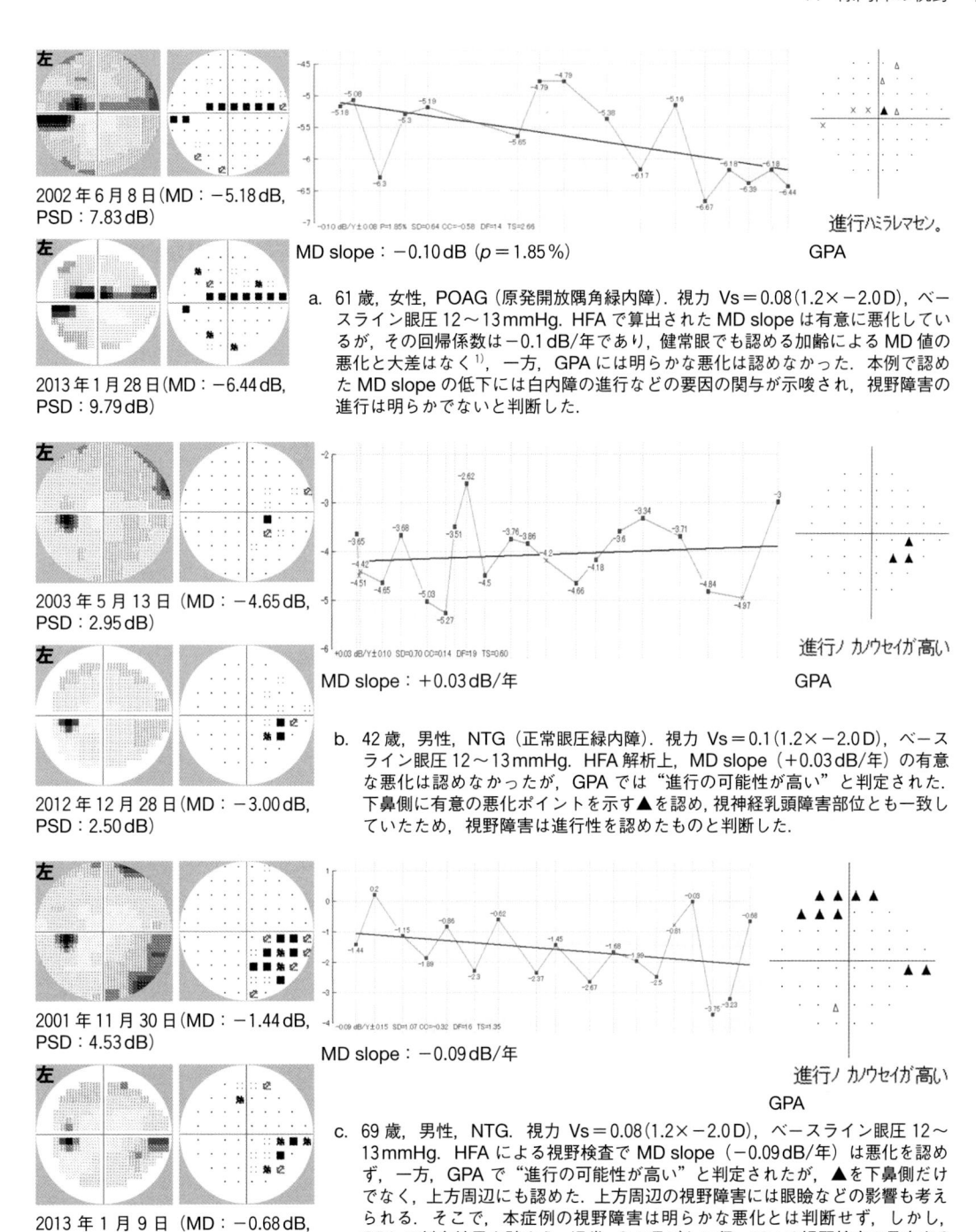

2002年6月8日 (MD：−5.18 dB, PSD：7.83 dB)

2013年1月28日 (MD：−6.44 dB, PSD：9.79 dB)

MD slope：−0.10 dB (p=1.85％)

GPA 進行ハミラレマセン。

a. 61歳，女性，POAG（原発開放隅角緑内障）．視力 Vs＝0.08(1.2×−2.0D)，ベースライン眼圧 12〜13 mmHg．HFA で算出された MD slope は有意に悪化しているが，その回帰係数は−0.1 dB/年であり，健常眼でも認める加齢による MD 値の悪化と大差はなく[1]，一方，GPA には明らかな悪化は認めなかった．本例で認めた MD slope の低下には白内障の進行などの要因の関与が示唆され，視野障害の進行は明らかでないと判断した．

2003年5月13日 (MD：−4.65 dB, PSD：2.95 dB)

2012年12月28日 (MD：−3.00 dB, PSD：2.50 dB)

MD slope：+0.03 dB/年

GPA 進行ノ カノウセイガ 高い

b. 42歳，男性，NTG（正常眼圧緑内障）．視力 Vs＝0.1(1.2×−2.0D)，ベースライン眼圧 12〜13 mmHg．HFA 解析上，MD slope（+0.03 dB/年）の有意な悪化は認めなかったが，GPA では"進行の可能性が高い"と判定された．下鼻側に有意の悪化ポイントを示す▲を認め，視神経乳頭障害部位とも一致していたため，視野障害は進行性を認めたものと判断した．

2001年11月30日 (MD：−1.44 dB, PSD：4.53 dB)

2013年1月9日 (MD：−0.68 dB, PSD：3.75 dB)

MD slope：−0.09 dB/年

GPA 進行ノ カノウセイガ 高い

c. 69歳，男性，NTG．視力 Vs＝0.08(1.2×−2.0D)，ベースライン眼圧 12〜13 mmHg．HFA による視野検査で MD slope（−0.09 dB/年）は悪化を認めず，一方，GPA で"進行の可能性が高い"と判定されたが，▲を下鼻側だけでなく，上方周辺にも認めた．上方周辺の視野障害には眼瞼などの影響も考えられる．そこで，本症例の視野障害は明らかな悪化とは判断せず，しかし，GPA の判定結果を踏まえ，通常，6か月ごとに行っている視野検査の予定を3か月後に早めることとした．

図1 MD slope と GPA の検査結果
MD：mean deviation
PSD：pattern standard deviation

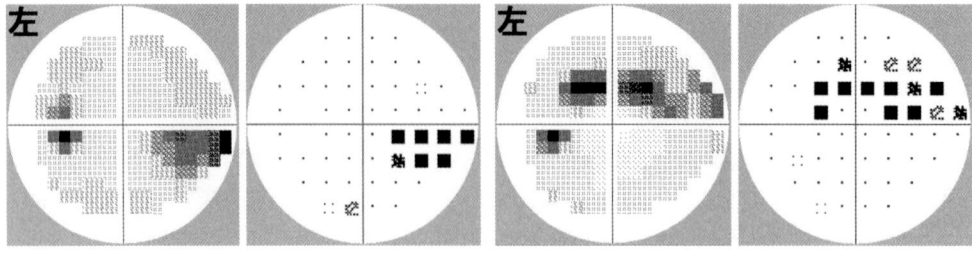

a. 66歳，男性，NTG. MD：−5.14 dB, VFI：94％.
b. 68歳，男性，NTG. MD：−4.32 dB, VFI：88％.
c. 56歳，男性，NTG. MD：−2.85 dB, VFI：83％. 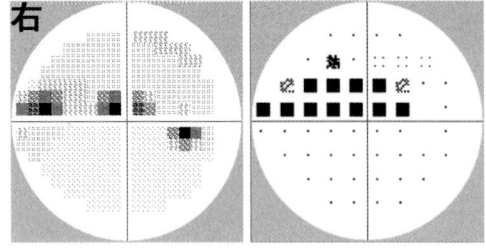

図2　HFA による visual field index（VFI）
a は3症例のうち MD 値が最も低値を示し，一方，VFI は最も高値を示した．すなわち，MD 値と VFI の不一致性が明らかだった．Pattern deviation に注目すると，c では視野障害が中心4点にまで及び，一方，a はこれを回避していた．この点からも VFI が，より中心視野に重みづけをして算出されていることが理解できる．

定されたその部位とほかの臨床所見との一致性の確認が欠かせない．すなわち，MD と GPA の両者は"使い分け"よりむしろ，相補的に解釈する必要があり（図1a〜c），VFD の進行判定においては眼科医の最終判断が重要である．

　VFI（visual field index）は GPA と同様に PD に基づいて計算され，しかし，より中心視野に重みを置いた視機能判定であり日常生活上の視機能の評価に有利とされる[1]．トレンド解析が可能であり，また，残存視機能を％単位で表示し，3〜5年後の視野障害の予測値も算出されるため，QOV（quality of vision）の判定に有用であることが期待される（図2）．

Octopus 視野計（Octopus）（図3〜6）：視野解析ソフトは Eye Suite™ Perimetry と称するが，緑内障の特徴を考えた視神経の形態学的所見と機能的評価（視野）の視覚的対応を意図した解析である[2]．

　視野進行解析として Octopus では3回以上の視野結果の Polar 解析と Cluster 解析に基づく Cluster トレンド解析[3] と Polar トレンド解析[4]が提供される．

　Polar 解析は，各測定点について直接的な沈下量を網膜神経線維に沿って視神経乳頭に投射させて表示したものである．3回以上の視野検査結果の直線回帰分析（トレンド解析）によって得られる各測定点の沈下量の結果を視神経乳頭に投射し，視野障害を生じている部位ごとに悪化・改善を線の長さで表示するのが Polar トレンド解析である．各測定点に注目した解析であり，イベント解析の一種

文献は p.320 参照．

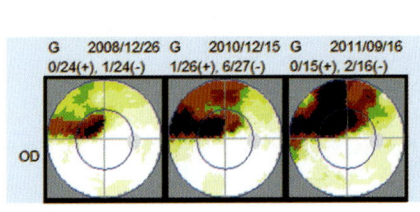

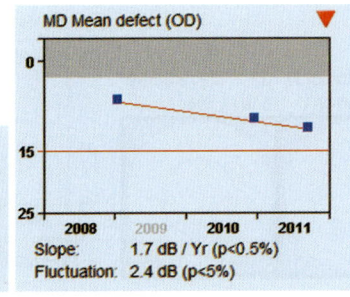

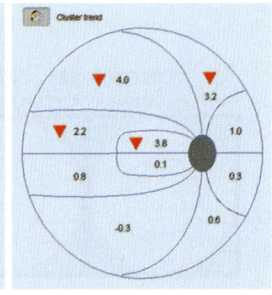

a. グレースケール　　　　　b. MD slope　　　　　　　c. Cluster トレンド解析

図3　ぶどう膜炎による続発緑内障（46歳，男性）
Octopus により上方の視野障害を認めた．眼圧のコントロールが困難であり，MD slope も有意に悪化した．ここで，上方の四つの領域の Cluster トレンド解析では▼のマークを認め，悪化が明らかだったが，その平均沈下量の傾きはクラスタ間で異なり，特に上方クラスタでの数値が最も高値を示したことから，視野障害の部位診断に有用だった．

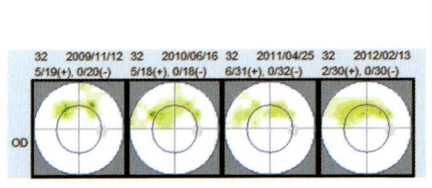

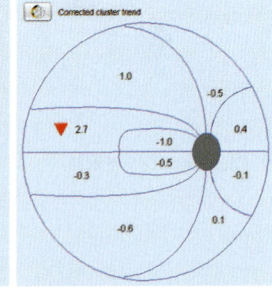

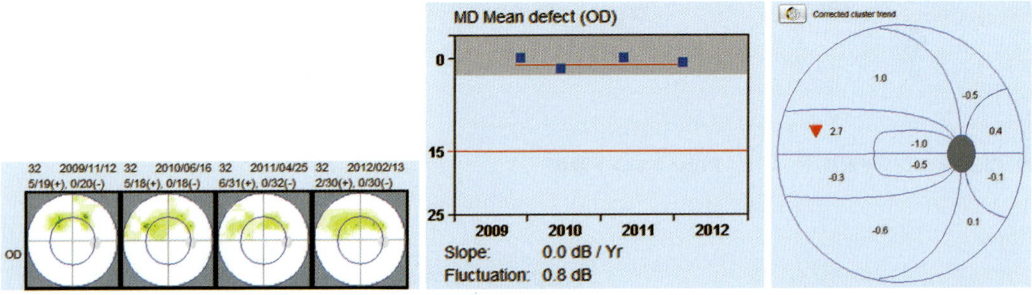

a. グレースケール　　　　　b. MD slope　　　　　　　c. Cluster トレンド解析

図4　NTG（58歳，女性）
NTG だが，Octopus では上方の視野障害を認めた．眼圧はベースライン（15 mmHg）から継続的に 20％下降していた．上方 Bjerrum 領域の感度低下に注目したところ，MD slope では有意な悪化は認めなかったが，一方，Cluster トレンド解析では▼のマークを認め，悪化が明らかだった．その平均沈下量の傾きは 2.7 dB/年であり，変動範囲とされる 2.0 dB/年を超えたため，治療の追加を考慮した．

であると考えられる．

　緑内障性視野変化を網膜神経線維束に沿ってグループ分け（クラスタ化）し，各クラスタにおいて認めた平均沈下量（mean defect）に基づく解析が Cluster 解析である．なお，Octopus では HFA の GHT（glaucoma hemifield test）にはない鼻側にもクラスタが設定されている．3回以上の視野結果に基づき，各クラスタでの平均沈下量を解析するが，有意性のある悪化は赤三角，改善は緑三角，変動は橙三角が表示される．

　Polar 解析は各測定点の沈下量，Cluster 解析はその領域の平均沈下量の動向を表すため，Polar 解析は Cluster 解析に比べ，微細な変化に対してより鋭敏である．

視野検査の頻度

　緑内障視野障害の進行の有無は，原則的にベースライン視野と比

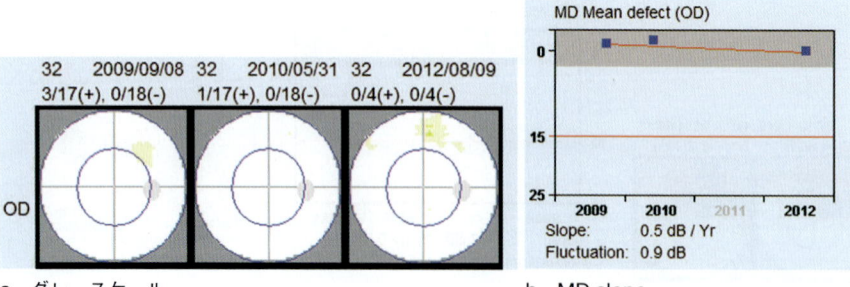

a. グレースケール b. MD slope

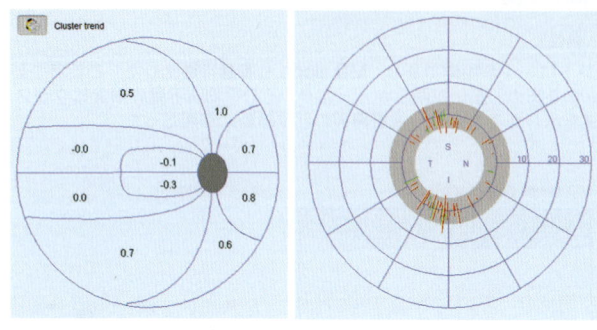

c. Cluster トレンド解析 d. Polar トレンド解析

図5 NTG(69歳, 女性)
NTGでベースライン眼圧は14mmHg前後だったが, 乳頭の上下方向にノッチングがあり, 11時に乳頭出血を認めた. 眼圧は点眼薬投与により12mmHg前後にコントロールされており, Octopusにより算出されたMD slope, Clusterトレンド解析の両者ともに有意の悪化を認めなかった. しかし, Polarトレンド解析では正常範囲を超えた感度低下を11時と6時方向の測定点において認め, 特に6時でこれが目立ち, 乳頭出血の位置と相応すると考えた.

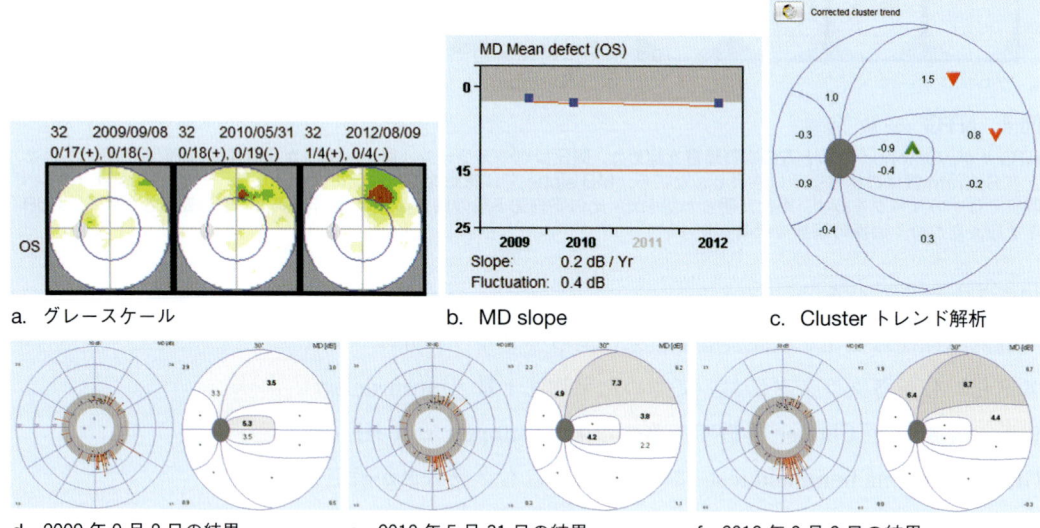

a. グレースケール b. MD slope c. Cluster トレンド解析

d. 2009年9月8日の結果 e. 2010年5月31日の結果 f. 2012年8月9日の結果

図6 NTG(67歳, 女性)
NTGで眼圧はベースラインから20%下降し, 12mmHgにコントロールされていた. MD slopeは悪化していなかったが, Clusterトレンド解析では有意の悪化を認めた. ここで, Octopusの2010年のPolar解析に注目すると, 2009年のそれに比べ6時方向に沈下量が増加した測定点を限局的に認めた. さらに, 2012年のPolar解析ではそれまで沈下が明らかであった測定点に隣接した測定点でも同様の変化を認め, 緑内障性視野障害の典型的進行パターンが反映されたと考えた. Polar解析の軽度視野変化に対する鋭敏性を示す典型例と考えた.

較することにより確認する. そこで, 経過観察の当初は, ベースライン視野を得るため少なくとも2回視野を測定する. 理想的には, 第1回データは除外が望ましいため, 視野検査を"なるべく短い間

隔"で予定する．

　経過観察時の視野検査の頻度が少なければ，視野障害の悪化が検出しにくく，たとえば年1回では年3回の検査に比べ悪化の検出が1年以上遅れる[5]ことが報告されており，これに基づいて欧州眼科学会のガイドラインでは1年間に4回以上視野を調べることを推奨している．わが国では正常眼圧緑内障が多く，その進行速度は速くはないことが報告されているため，"6か月ごと"の検査が一般的である[*1]．

　一方，視野障害の重症度やその進行のリスク因子である"目標眼圧"は症例ごとに異なる．そこで，目標眼圧が達成されており視野障害の進行が明らかでなければ"6〜12か月に1度"の間隔で，一方，目標眼圧が達成されず，視野障害の進行が疑われれば"2〜4か月に1度"視野を調べるよう計画する．また，各回の視野検査で，前回の結果に比べ，視野障害の進行が疑われれば"異常値は再検！の原則"に則り，できるだけ早く再検査し，障害部位の再現性を確認する．

（吉川啓司）

[*1] 乳頭低形成やその類縁疾患では視野障害の進行は緩徐とされるが，加齢による視野悪化もあるため1年に1回程度の視野検査は必要であろう．

> エビデンスの扉

FDTを用いたスクリーニングにおける緑内障性視野障害の感度，特異度を教えてください

これからの視野計に期待される役割

　緑内障の診断管理のうえで，FDTスクリーナー（Frequency Doubling Technology Screener，Carl Zeiss Meditec）に期待されている役割は，一つ目にはhospital-basedな環境においてHumphrey視野計やOctopus視野計のようなstandard automated perimetry（SAP）と呼ばれる視野計とは異なった機序の視野計として，SAPではまだ検出できない機能異常を先行して検出することである．二つ目に期待されている役割は検診の場における使用である．FDTスクリーナーは，設置も簡単であり，検査時間も短いことから緑内障などの視野異常をきたす疾患のスクリーニングの場での活躍が期待され，事実，全国の検診施設では，導入されている所もあり，またいくつかの緑内障有病率調査にも使用された．本項では，その両者における感度，特異度と注意事項を述べる．なお，frequency doubling technologyを利用した視野計には，FDTスクリーナーとSAPに似た視標配置のHumphrey Matrixがあるが，本項では，主にFDTスクリーナーについて述べる．

FDTスクリーナーの概要（図1）

　FDTスクリーナーは，空間低周波数0.25 cycles/degreeの正弦波格子に時間周波数25 Hzの逆位相のフリッカを点滅させ，frequency doubling illusion（周波数倍増幻覚）を生じさせる[1]ことにより，神経節細胞の機能低下を検出し緑内障性視神経症による視野異常をより効率的にとらえる機能をもつとされる．コントラスト感度は，0～56 dBで，視標呈示時間は200～400 msec，呈示間隔は無作為に0～500 msecとなる．視標配置は，中心20°（C-20，10°の16個の四角と中心5°の円形視標）あるいは鼻側に30°まで伸びた中心30°プログラム（N-30，10°の18個の四角と中心5°の円形視標）とがある．それぞれスクリーニングプログラムと閾値プログラムがあり，健常者の99％，95％の応答をもとに4段階表示（5％，2％，1％，0.5％

文献はp.320参照．

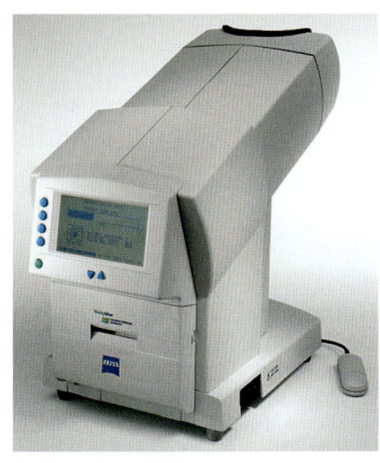

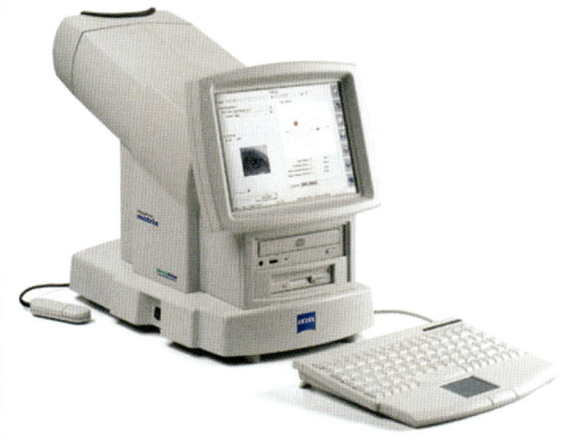

a. Humphrey FDT　　　　b. Humphrey Matrix

図1　Humphrey FDT と Humphrey Matrix の外観

未満）される．視野全体のインデックスとして，びまん性障害を表す mean deviation（MD）と局所障害を示す pattern standard deviation（PSD）を表示する．スクリーニングプログラムには片眼40〜90秒，閾値プログラムでは片眼4〜5分の所要時間を要す[2]．

hospital-based における FDT スクリーナー使用

　眼科臨床で使用された場合の報告は多くあるが，臨床での使用の場合は，スクリーニング目的でも閾値プログラムが使用されることが多く，FDT で検出する視野異常は SAP 視野異常に1〜2年先行するといわれている[3]．海外の報告によると FDT スクリーナーによる緑内障性視野異常の検出において，Cello ら[4] によると感度・特異度は，早期（MD＞−6 dB）85％・90％，中期（−6 dB＜MD＜−12 dB）96％・96％，後期（−12 dB＜MD＜−22 dB）100％・100％と報告されているが，Sample ら[5] によると感度・特異度は70％・86％，Quigley[6] によれば感度・特異度は91％・94％と，ばらつきがある報告がされている．症例の Stage にもより，極早期例において SAP に先行して緑内障性視神経障害を検出するという報告とともに，早期症例においては検出されにくい場合もあるという報告があることは注意が必要である．検出力を増すために視標の位置を改善した機種が Humphrey Matrix であり，臨床使用および SAP との比較検討には Humphrey Matrix のほうが望ましいかもしれない．

マス・スクリーニングにおける FDT スクリーナーの使用

　持ち運びも容易で，操作も簡単で，短時間での視野スクリーニン

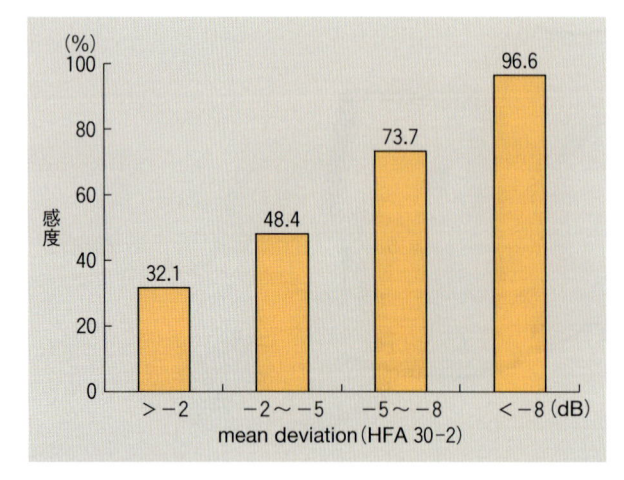

図2 Humphrey FDTの感度と mean deviation (HFA 30-2)
(Iwase A, et al：Performance of frequency-doubling technology perimetry in a population-based prevalence survey of glaucoma：the Tajimi Study. Ophthalmology 2007；114：27-32.)

グが可能な FDT スクリーナーは，検診や調査にも採用されている．

住民検診[7]では，感度 92％，特異度 93％，企業検診[8]の例では，感度は早期例（MD＞－6 dB）では 83.3％，後期例（MD＜－6 dB）では 100％と報告されている．一方，疫学調査での結果は少し異なっている．緑内障の疫学調査は，緑内障性視神経の定義も厳しく，また，複数の検査をスクリーニングに使用するため，多くの極早期の緑内障例が発見される．

また，Humphrey 視野計の測定結果の判定や視神経の判定基準がはっきりしているため，感度・特異度の客観性が高いと考えられる．さらに同じ基準で実施された他の調査とも比較可能であり，十分に検査された健常者も存在するため，特異度の計算も正確である．結果をみると，多治見スタディ[9]では，全体での感度 55.6％（95％CI：48.1～63.0），特異度は 92.7％（95％CI：92.0～93.4％），Stage 別の感度を図2に示す．同様に The Los Angeles Latino Eye Study（LALES）[10]では，感度 59～68％，特異度 79～80％であった．The Beijing Study[11]では，感度（眼）64.3％，特異度（眼）90.8％，感度（人）72.9％，特異度（人）86.1％であった．これらは，特異度は高いものの，計算される陽性的中率は低い．

わが国の緑内障の最大の特徴は，正常眼圧緑内障の有病率が高いことである．適切な視野検査が検診には必須ではあるが，検診の場における FDT スクリーナーの使用においては，ほかの検査所見と総合的かつ慎重な評価を眼科専門医による判定で行うことが望ましいと考える．

（岩瀬愛子）

クリニカル・クエスチョン

進行した視野障害を有する後期緑内障患者の視野評価法について教えてください

Answer 視野の測定プログラムとしては，中心視野に測定点を絞ったものが大半を占めますが，進行期の緑内障では中心視野に 0 dB の領域が増え，また元来，周辺視野の情報量は少なく，視野全体の情報の把握が難しくなっています．そこで測定範囲や測定点の配置や視標サイズを変更することで，より詳細な視野情報が得られる可能性があります．

緑内障における視野障害の特徴

緑内障における視野検査は，周辺視野からのみ視野障害が始まる症例が非常に少ないこと（全体の約 10％ 以下）[1-5]，さらに測定時間の制限からも主に中心 30°内が静的に測定されている．しかしながら，視野障害が進み進行期に入ると，中心 30°内に 0 dB の領域が増加するため，視野としての情報量が急速に少なくなる．一方，周辺視野に関しては，元来，視感度が低く，変動も大きいため自動視野計による静的視野測定は不向きである．一部の自動視野計では動的測定プログラムを導入し周辺視野の評価に用いる試みがなされているが，現在のところまだ不完全なものが多く，現時点でも手動による投影式球面視野計である Goldmann 視野計を用いた動的視野測定が行われている．しかしながら，近年 Goldmann 視野計を用いた動的視野測定は年々減少傾向にあり，残存した中心視野，周辺視野を現在日常臨床で用いられている視野計で，いかに測定し評価していくかについて述べる．

文献は p.321 参照．

測定範囲，測定点配置の変更

静的視野検査で最も用いられている Humphrey 視野計プログラム 30-2 の測定点配置は，中心 30°内を格子状に 6°間隔で配列したものである．また，変動の多い上下周辺部の測定点を除いた 24-2 も広く用いられている（図1）．Octopus 視野計では，緑内障用のプログラム G2 など中心部や鼻側にやや密に測定点を集め，全体の測定点を減らし，より効率的に緑内障性視野障害の検出可能な配置を，標準で採用している．一方，進行期の視野では固視点近傍にのみ視

a. 測定点配置 30-2　　　b. 測定点配置 24-2

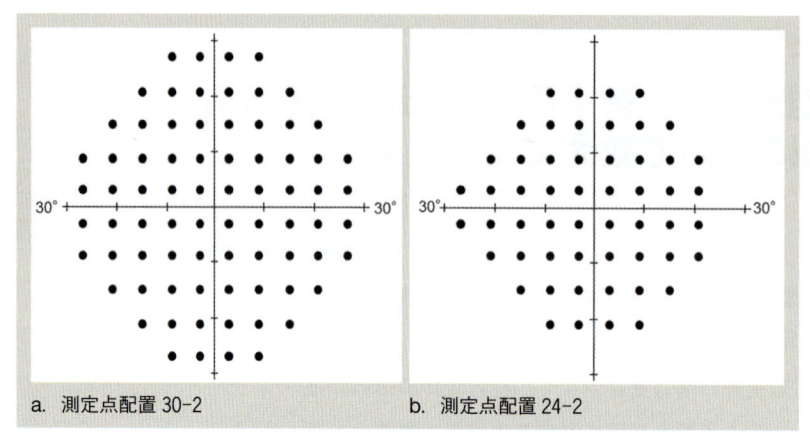

図1　Humphrey 視野計 30-2，24-2 の測定点配置

a. 測定点配置 10-2　　　b. 測定点配置 M1X，M2

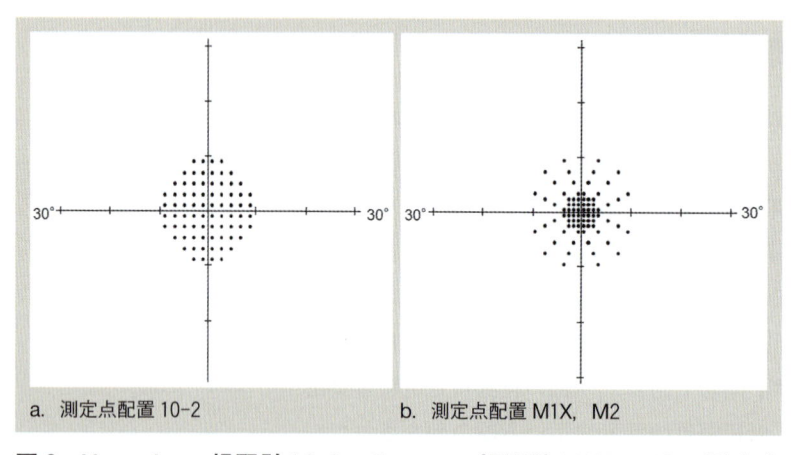

図2　Humphrey 視野計 10-2，Octopus 視野計 M1X，M2 の測定点配置

感度が残存している症例も多く，このような場合には，より中心視野を密に測定するプログラムが必要となる．Humphrey 視野計では 10-2，Octopus 視野計では M1X，M2 が中心 10°内により多くの測定点を配置しており（**図2**），固視点に迫った障害を評価するうえで有用である．また，中心 30°外の周辺視野に対し測定点配置をもつプログラムも存在する．しかし，周辺視野では閾値の変動が大きく，必ずしも静的視野測定には適さない．周辺部視野の評価には，動的視野測定を行うほうが効率的である場合が多い．

視標サイズの変更

静的視野検査においては，視標サイズ III（視角 0.43°，面積 4 mm^2）が一般的に使用されている．しかしながら視野障害が進むと，0 dB の測定点が中心 30°内に増加するため，視野としての情報量が急速

に少なくなってしまう．そこで，視標サイズを標準のサイズIIIからサイズV（視角1.72°，面積64mm^2）に変更することにより視野としてのダイナミックレンジを大きくし，残存した視野情報をより多く得る方法がある．視標サイズ変更の有用性は，過去の研究においても報告されている[6,7]．また，視標サイズVを用いると従来のサイズIIIを用いた視野検査に比べ，屈折の影響を受けにくいという利点もある．しかし現在のところ，サイズVを用いた正常値のデータは確立されておらず，さらにサイズIIIからの切り替え時期をどうするかなどの問題点も残されている．

自動視野計を用いた動的視野測定

　動的視野計の代表であるGoldmann視野計を用いた動的視野測定は，年々減少傾向にある．そこで，近年は自動視野計を用いた動的視野測定が試みられている．現在，国内にて市販されている自動動的視野測定プログラムは，Octopus Goldmann Kinetic Perimetry（GKP），OCULUS Twinfield Kinetic Perimetry，Humphrey Kinetic Test，Kowa AP-7000 イソプタの四つがある．Humphreyを除いた動的プログラムは，測定経線の呈示に制限がないために，ほぼGoldmann視野計と同様の測定方法で検査を行える．そのため，かなり類似した視野変化を検出することができる．一方，自動動的視野測定の問題としては，測定経線の決定が検者によって行われるため，測定結果に検者の技量が大きく影響を及ぼしてしまう．また，視標を経線上で定速移動させた場合，応答のばらつきによりある測定点が中心に入り込み鋸歯状のイソプタ（偽スパイク）を形成することがしばしばある．また機種によってはイソプタ，暗点描写アルゴリズムの不完全性も残されており，今後は検者の技量に影響を受けない完全自動動的視野測定の開発が望まれる[8]．

　Goldmann視野計による動的視野測定が減少傾向にある今日，各診療所に普及した自動視野計を用い，測定条件（測定範囲，測定点配置，視標サイズ）を変更することにより，より詳細な視野情報を得ることができる可能性がある．また，自動視野計を用いた動的視野測定も試みられており，今後は個々の患者の視野の状態にあった検査を選択し，進行した視野障害を把握していく必要性がある．

〔橋本茂樹〕

8. 視神経，視路疾患の視野

視神経，視交叉

視野を評価するうえで，視神経から視交叉の疾患は，視力障害を伴ったり，検眼鏡的に視神経乳頭や乳頭周囲網膜の特徴的な変化をきたすことがあり，視野の形状の分析だけでなく，視力から，瞳孔，色覚，眼底検査を含めて総合的に評価することが大切である．

視神経

視覚は，感覚系で最も複雑な系からなる．聴神経線維は約3万本だが，視神経は約100万本あり，全脊髄の後根線維よりもはるかに多い．対象の視覚情報は，投影された，その網膜上の空間的位置に応じて，形態，色，動きといった属性が，それぞれ異なる網膜神経節細胞（M, P, K細胞）[*1]によってとり出され，別々に処理されていく．網膜の部位をもとに視覚が再現されていくため，視覚情報の伝導路（視路）は，場所に応じて特徴的な網膜部位再現性（retinotopy）を示す．

[*1] M, P, K細胞については，本巻"網膜神経節細胞の種類と機能選択的視野検査について教えてください"（p.83）を参照されたい．

視神経（1）解剖

網膜面では，網膜神経節細胞の軸索（＝神経線維）は無髄で，篩状板を越えるとオリゴデンドロサイトによって髄鞘化され有髄となり白色調となる．視神経は，視神経乳頭から左右の神経線維が交叉する視交叉までを指す．網膜神経節細胞の各情報を伝える視神経は，高次の処理系を反映して，視力（＋色覚）にかかわる中心視野と眼球運動にかかわる周辺視野に大きく分かれて異なる投射系をつくる．

視神経乳頭（〜強膜内視神経）：無髄でも軸索は光学的に光を散乱するため，網膜上は，中心窩を避けるように神経線維は走る．中心窩から放射状に出た視力にかかわる乳頭黄斑線維束は，視神経乳頭耳側に投射し，網膜中心血管の外側1/3〜1/4に楔形をなして乳頭内に入る（図1a）．網膜は中心窩を通る垂直線を境界に，耳側と鼻側に分かれ，視交叉での同側投射線維と対側投射線維の分かれ目の起源となる．中心窩の耳側に伸びる耳側縫線を境に，上下網膜からの線維は，それぞれ乳頭の上下に分かれて入り，より耳側からくる線維ほど，中心窩を大きく迂回して，乳頭の上下の極の近くへと入

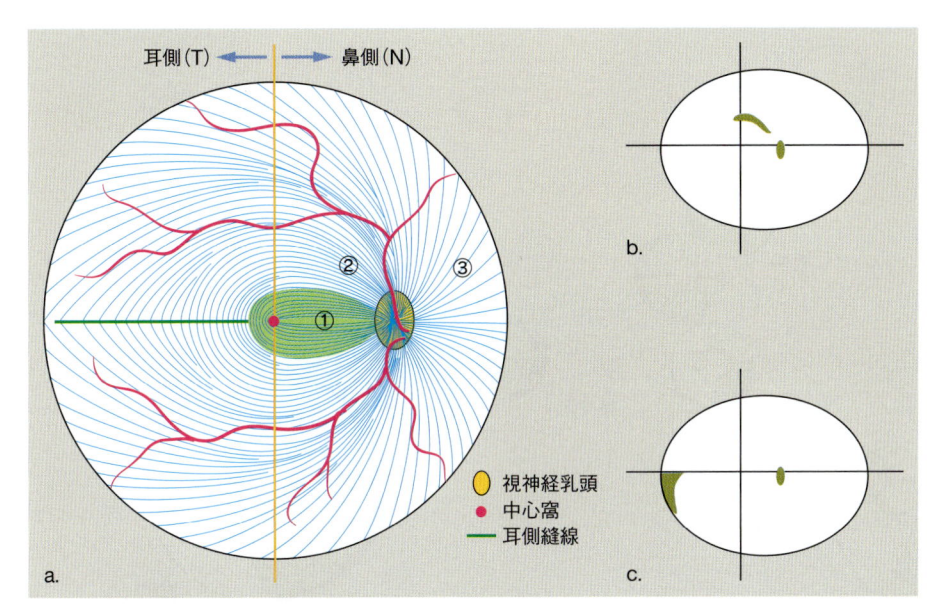

図1 網膜神経線維と視野障害

a. 網膜神経線維の走行模式図．中心窩から視神経乳頭に入る乳頭黄斑線維束（①）は視力を伝え，視野上，中心窩は固視点，乳頭は盲点に対応する．中心窩の解像度を上げるため耳側の網膜神経線維は，中心窩を避けるように上下に迂回して乳頭に入る．そのため，耳側縫線を境に上下の網膜は，完全に上下に分離され，上側の線維は乳頭の上方へ，下側の線維は乳頭の下方に入る．その走行は弓のような形をなすので，弓状線維束（②）と呼ばれる．耳側縫線は視野の固視点から鼻側に伸びる水平線をなす．一方，乳頭の鼻側の網膜からの線維は，そのまま乳頭に入っていくので，放射状線維束（③）と呼ばれる．網膜は，中心窩を通る垂直線を基準に耳側と鼻側に分けられる．

b, c. 網膜神経線維束欠損性視野障害の例．緑内障初期の網膜神経線維束欠損としてGoldmann動的視野検査のBjerrum暗点（b），Rönne鼻側階段（c）がある．これら神経線維束欠損性の視野障害の特徴は検眼鏡的に対応する網膜神経線維束の欠損を認める点で，視野は眼底と対照して評価する．

る．その結果，乳頭では，耳側網膜の上下線維の間に乳頭黄斑線維束がはさまれ，固視点を通る水平線を境に鼻側視野の上下は分離して処理される．一方，盲点を含む耳側視野に対応する鼻側網膜からの線維は，乳頭の鼻側に放射状に収束する．

視神経（眼窩内）：乳頭耳側に入った乳頭黄斑線維束は，強膜管から眼球を出た直後では視神経の外側に位置し，その上下に耳側網膜上下1/4象限からの投射線維が砂時計のように分かれて並ぶが，後方へ行くに従い，乳頭黄斑線維束は視神経の中心に移動する（**図2**）．乳頭黄斑線維束が視神経の中心を構成するに伴い，上下に分かれていた耳側網膜の上方線維と下方線維が視神経の耳側で接するようになり，これらが視交叉で同側に投射する線維群となる．一方，乳頭の鼻側に入った鼻側網膜からの線維は，そのまま視神経の鼻側を視交叉の接合部まで走り続け，視交叉で対側に投射する．

視神経（2）視野

網膜神経線維の走行に沿った視野欠損を認めれば，網膜神経節細

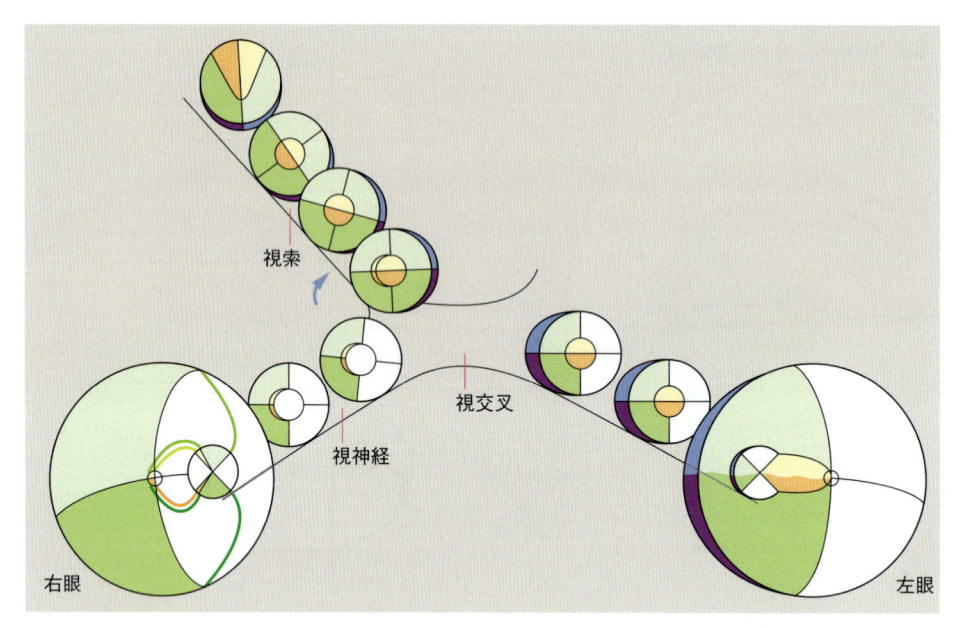

図2 視神経から右視索への網膜神経節線維の走行の模式図

中心窩を通る垂直線で視交叉の交叉のしかたが決まる．視神経乳頭を出る際，中心窩を通る水平線の上下で網膜神経線維は分割され，その上下の線維束の間に乳頭黄斑線維束がはさまれている．
1. 乳頭黄斑線維束の走行：左眼鼻側黄斑線維束は，乳頭では先端を中心に向け扇形に耳側半分を占める．右眼耳側黄斑線維束は弓状神経線維のように砂時計状に上下に分かれて視神経乳頭に入る．耳側に位置した乳頭黄斑線維束は視交叉に近づくにつれ，視神経の中心へと移動する．黄斑線維は視索に入った直後は，視索の中心に位置するが，後方へ行くに従い，上下の網膜周辺線維の間に割って入り，その狭間を上方へ移動し視索の背側に出て外側膝状体の後上方域に終止する．
2. 周辺視野にかかわる網膜神経線維の走行：右眼耳側網膜神経線維は縫線の上下で分かれて，上方線維は乳頭の上方へ，下方線維は下方へと砂時計のように入る．一方，左眼鼻側周辺網膜線維は乳頭の鼻側に放射状に入る．左視神経は視交叉に近づくに従い，左網膜上方線維は鼻側へ回転し始め，視交叉から右視索へ入るにつれ上方線維は右視索背内側に位置するようになる．

胞から視神経までの障害と考えてよい*2．網膜神経線維は，機能解剖学的に①乳頭黄斑線維，②弓状線維束，③鼻側放射状線維束の三つ（図1a）に分かれ，それぞれの障害に応じて欠損が生じる．これら神経線維束欠損性の視野障害の特徴は，検眼鏡的に対応する視神経乳頭および網膜神経線維束の欠損を認める点にある．

乳頭黄斑線維束：中心窩から乳頭の耳側半分を結ぶ線維束で，中心窩の障害は，視力低下をきたし，視野上，中心暗点を形成し，さらに障害の程度に応じて盲中心暗点となる．

弓状線維束：中心窩の耳側に位置する神経線維は，水平線（耳側縫線）で上下に分かれて，対応する乳頭の上下に入り弓状線維束と呼ばれる．障害される位置に応じて，盲点拡大のSeidel暗点*3，固視点から10〜20°の帯状の領域に認められるBjerrum暗点，視野の鼻側水平経線を境に形成されるRönne鼻側階段というように緑内障性視野障害の研究から人名を冠して呼ばれることがある（図1b, c）．

鼻側放射状線維束：乳頭の鼻側に放射状に入る鼻側放射状線維束の

*2 光干渉断層計（OCT）などの眼底3次元画像解析検査法の進歩で，後天性に外側膝状体の経シナプス逆行性変性によって，半盲患者に対応する網膜神経線維層の菲薄化が起こることがわかってきた．

*3 動的視野検査で盲点の拡大として知られるSeidel暗点は，静的自動視野検査では一般的に認められないことから人為的という見かたがある．

表1 視神経疾患の視野の特徴

両眼性	中心視力の低下（＋）	乳頭黄斑線維束の限局性障害型 ↓ 盲中心暗点	中毒性視神経症 遺伝性視神経症 栄養障害性視神経症
	中心視力の低下（－）	非乳頭黄斑線維束障害型 ↓ 神経線維束障害型欠損	原発開放隅角緑内障 慢性うっ血乳頭 先天性視神経乳頭異常（低形成）
片眼性	中心視力の低下（±）	混合型＝ 乳頭黄斑線維束 ＋ 神経線維束欠損型	圧迫性視神経症 外傷性視神経症 視神経炎＊ 虚血性視神経症＊ 網膜中心動脈分枝閉塞症＊

＊乳頭黄斑線維束を保存することもある．一方，圧迫性視神経症，外傷性視神経症は原則として中心視力の低下を伴うと考えてよい．

障害は，盲点とつながる楔状（扇形）の耳側視野欠損となる．

視神経（3）臨床診断

視力検査：視神経疾患は乳頭黄斑線維束の障害性（視力低下）の有無によって表1のように分かれる．視交叉より後方の中枢性の視力障害は，両側ともに障害されない限り，起こらない．視神経疾患による視力低下は，起これば必ず罹患側に認められる．中毒，栄養障害，遺伝などの乳頭黄斑線維束障害型は，最終的には両眼酷似した盲中心暗点となる．一方，原則的に片眼性に起こる視神経炎，虚血性視神経症，網膜中心動脈分枝閉塞症では乳頭黄斑線維束が保存され視力低下のないこともあるが，圧迫性や外傷性視神経症は原則として視力低下を伴うと考えてよい（本項で後述する"視交叉（3）臨床診断"を参照されたい）．

瞳孔検査：対光反射において，同一光刺激で誘発される縮瞳量に左右差はない．一方を光刺激したとき誘発される縮瞳量が，他眼刺激時より少ない場合，相対的瞳孔求心路障害（relative afferent pupillary defect；RAPD）陽性といい，同側の視神経障害を強く示唆する．ことに閉鎖性頭部外傷による外傷性視神経症や球後視神経炎では，認めれば，外来検査上，唯一の他覚的所見である．

色覚検査：神経炎では，病初期から色覚が障害されることが多い．

眼底検査（1）視神経乳頭形成異常（低形成）：成人と小児では対応が異なる．成人では，耳側半盲の鑑別として，乳頭低形成の神経線維束欠損性視野が重要である．盲点につながる放射状線維束障害型（図3a）の両耳側欠損は，検眼鏡的に対応する二重輪を認めれば，

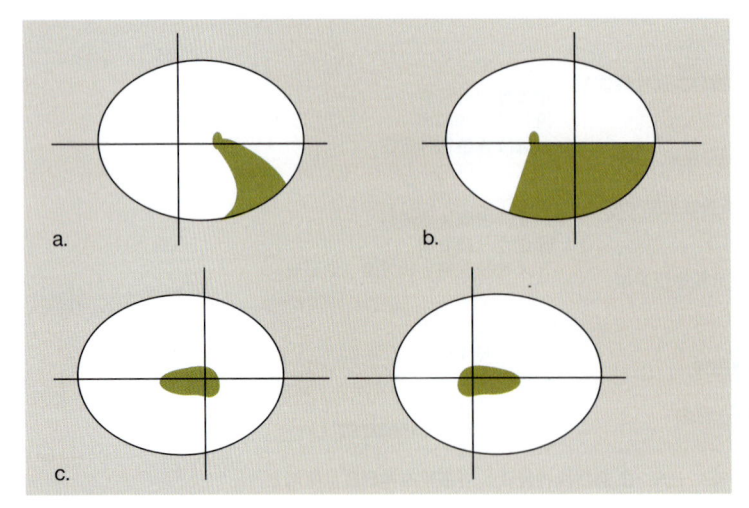

図3 視神経疾患の視野
a. (網膜鼻側) 放射状神経線維束欠損性視野
b. 下方水平視野欠損
c. 盲中心暗点

虚血性視神経疾患のリスクはある (disk at risk) が, 進行性はない. 定期的な視野と光干渉断層撮影および眼圧の経過を初診から少なくとも3年から5年は追って, 進行性がないことを確認することが大切で, 頭部の神経放射線学的検査は半盲性欠損でない限り必要ない. 一方, 発育途上の小児では"現在進行形"の場合があり, 視交叉の構造異常 (de Morsier症候群；中隔・視神経異形成症) や腫瘍 (頭蓋咽頭腫や視神経膠腫) が隠れている場合がある. 年齢に応じて, 頭部MRI検査, 成長曲線の記録, 成長ホルモンの測定を行う.

眼底検査 (2) 視神経炎：視神経の髄鞘に対する自己免疫に基づく原発脱髄性視神経症と考えられている臨床症候群である. 15～45歳の女性に好発し, 急性の単眼性視力あるいは視野障害で発症し, 眼球運動痛を伴うことがある. 視力低下のないものから光覚消失までさまざまだが, 色覚は早期より障害される. 中心視野が主に障害されるが, 典型的な中心暗点を形成することはまれで, 多くは弓状, 水平性 (altitudinal), あるいは同名半盲様視野欠損を中心視野に認める. 視野の形からは, 視神経炎に特徴的なものはなく, 視野の形状は診断上あまり役立たない.

両側性視神経炎は, 小児ではよくみるが, 成人ではまれで, 男性ならLeber遺伝性視神経症, 高齢女性では抗アクアポリン4抗体陽性視神経炎 (視神経脊髄炎) のような非典型的な視神経炎を考える.

眼底検査 (3) 虚血性視神経症：視神経の梗塞を虚血性視神経症 (ischemic optic neuropathy；ION) という. 急性期に乳頭腫脹を認める前部型 (AION) と認めない後部型 (PION) に分かれる. PIONは, 透析や外科手術などの外因性のショックに併発し, 眼科の臨床

上はAIONが中心である．視神経乳頭が先天的に小さい構造上の異常に，糖尿病，高血圧などの全身的な循環障害のリスクをもった中高年に，夜間低血圧発作などの負荷が加わって乳頭の低灌流をきたして発症する非動脈炎型AIONと，高齢者に，巨細胞性動脈炎によって短後毛様体動脈が閉塞し発症する動脈炎型AIONがある．AIONは卒中型視力障害で知られているが，必ずしも中心視力の低下を伴わずに周辺視野欠損で発症するものもある．

　視野の特徴は，神経線維束欠損性の視野障害が原則で，動脈炎性はより高度に強く障害される．AIONは，水平視野欠損（図3b）を好発（58％）し，中心暗点（26％）がこれに続く．視神経炎とは視野障害の形状からは区別できない．診断は，蛍光造影眼底検査で，乳頭の充盈遅延の証明による．

眼底検査（4）中毒性ないし遺伝性視神経症：実地臨床において両眼性の急性視力障害に盲中心暗点（図3c）を認めれば，まず，悪性貧血やシンナー（メチルアルコール）中毒のような栄養障害あるいは中毒性疾患を除外する．視野から診断できず，検眼鏡的に弓状神経線維束の白濁を認めるとメチルアルコール中毒が示唆され，さらに傍乳頭微細血管拡張症を伴っていればLeber遺伝性視神経症と診断できる．

　気がつかないうちに徐々に両眼の視力低下をきたし，左右対称の盲中心暗点を認める若年～成人の場合は，検眼鏡的に，乳頭耳側が楔形（扇状）に明瞭に萎縮していれば常染色体優性遺伝型視神経萎縮を考える．一方，発症年齢が低く3～4歳までの幼児の場合，より重篤な視力障害（<0.01）で眼振を伴い失調などの神経学的異常を伴う劣性遺伝型が示唆される．

眼底検査（5）浸潤性ないし圧迫性視神経症：視神経の腫瘍性疾患は，視神経膠腫や視神経鞘髄膜腫のような内在性腫瘍やサルコイドーシス，リンパ腫，白血病などの浸潤性視神経症に下垂体腫瘍や内頸動脈瘤のような外来性に視神経を圧迫する圧迫性視神経症がある．

　視神経鞘髄膜腫では，中心暗点や周辺イソプタが沈下する（break through）欠損が特徴である．通常は中心視力の低下が2週以上にわたり徐々に進行する．視野検査上，注意を要するのは，初期の中心暗点は動的視野検査では見逃すので，平面視野計や中心10°の静的自動視野検査が必要である．

視交叉

　網膜から後頭葉の一次視皮質に至る視路の最も大きな特徴は，固

視点（中心窩）を通る垂直線で，外界の左右半側空間からの視覚情報が，視交叉で分離され，視交叉後方の視路は，反対側半側空間を処理するところにある．視交叉から前の視神経は，左眼，右眼の身体座標に拘束されるが，視交叉を越えると，身体から離れて，固視点を通る垂直線によって分かれた空間座標系に基づいて処理される．

視交叉（1）解剖

視神経の線維が，視交叉で交叉して対側の視索に入るか，そのまま同側の視索に入るかは，中心窩を通る垂直線の鼻側か，耳側のどちら側からやってきたかで運命が決まる．たとえば，ラットでは胎生14～17日，視交叉の正中部の放射状グリア細胞にephrin-B2が発現し，（下）耳側網膜の網膜神経節細胞の軸索の成長円錐のEphB1受容体を反発して同側視索へと誘導する．網膜の位置が，視覚情報処理基盤になる．

視交叉（2）視野

視神経の後方で，乳頭黄斑線維束が中心に移動し芯となり，その結果，分かれていた耳側網膜の上下が接するようになり視神経の耳側（外側）上下に収まる（図2）．一方，視神経の鼻側（内側）は常に，鼻側網膜の上下の線維が走り，視交叉との接合部で視神経は，三つの線維群に分かれる．

周辺視野投射系：鼻側網膜からの線維は，視交叉につくと対側に向かい，下鼻側網膜1/4象限からの線維は，視交叉前方の正中で交叉し，上方網膜1/4象限からの線維は視交叉後方（尾側）で交叉し対側視索に入っていく．前世紀，眼球摘出後の剖検例の交叉線維が前方に大きく突出して係蹄をなしている（Wilbrand膝）と注目されたが，視神経萎縮による人為的結果で，正常では存在しない[1]．一方，耳側網膜からの線維は，視神経の外側の位置のまま視交叉でも外側を保って同側視索に入る．交叉：非交叉の割合は，組織学的に53：47[2]，機能的には52：48[3]で，視索の横断性病変の対側RAPDの根拠である[*4]．

中心視野投射系：視神経の中心を走る乳頭黄斑線維束は，視交叉に入っても，そのままの位置を保つ．視交叉後方で，中心窩を通る垂直線から鼻側の乳頭黄斑線維束が，対側に向かって前後に広がり交叉して，反対側視索へと入る（図4）．一方，耳側乳頭黄斑線維束は交叉せず，そのまま中心の位置を保って同側視索に入る．周辺視野

文献はp.321参照．

[*4] 本巻"視索，外側膝状体"の"視索/瞳孔検査"を参照されたい．

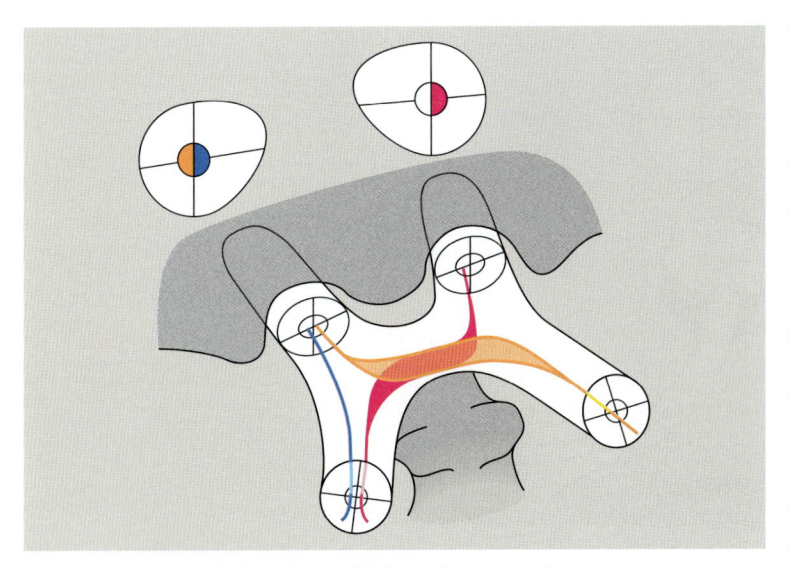

図4 乳頭黄斑線維束の小さな視交叉（Traquair）
視力にかかわる乳頭黄斑線維束も左右に交叉し，視交叉後方では，片方の視路で両眼の視力が保持される．そのため半盲患者は両側障害されない限り視力は保存される．交叉する鼻側乳頭黄斑線維束は，視交叉の後方で対側の視索に向かって広がった後，視索の中心に収斂する．そのため，視交叉の後方障害で交叉する乳頭黄斑線維が選択的に障害されると半盲性中心暗点が生じる．

と同様の，この黄斑線維の交叉をTraquairは"小さな視交叉"と呼んで，臨床的に，視交叉後方病変では両側性に障害されない限り，中心視力は一側性障害では保存される，大事な解剖学的特徴とした．

視交叉（3）臨床診断

視力検査：片眼視力低下は，視神経から末梢性の障害が原則で，視索より後方病変は，片眼視力低下はきたさない．視索から後方は，両側障害でない限り，視力低下は生じない．しかし，視交叉病変の視力は，その構造を反映し複雑である．特に，視力にかかわる乳頭黄斑線維束は，視神経管をくぐって視交叉に移行する接合部では視神経の中心に位置し，軟膜血管叢からの終末血管によって栄養されている．このため，外傷，圧迫などの物理的負荷に脆弱で，視交叉接合部は視力低下をきたしやすい．

視野検査（1）視神経／視交叉接合部～視交叉前角：視神経が視交叉に移行する接合部から，鼻側網膜線維が離れだすため，内側を走るこの交叉線維のみが障害されると同側の単眼性の正中線を守る耳側半盲型の視野欠損をつくる（**図5**）．通常，圧迫性の病変によることが多いため，終末血管によって栄養され，視神経の中心に位置する乳頭黄斑線維も同時に障害され，同側中心暗点に同側耳側半盲型欠

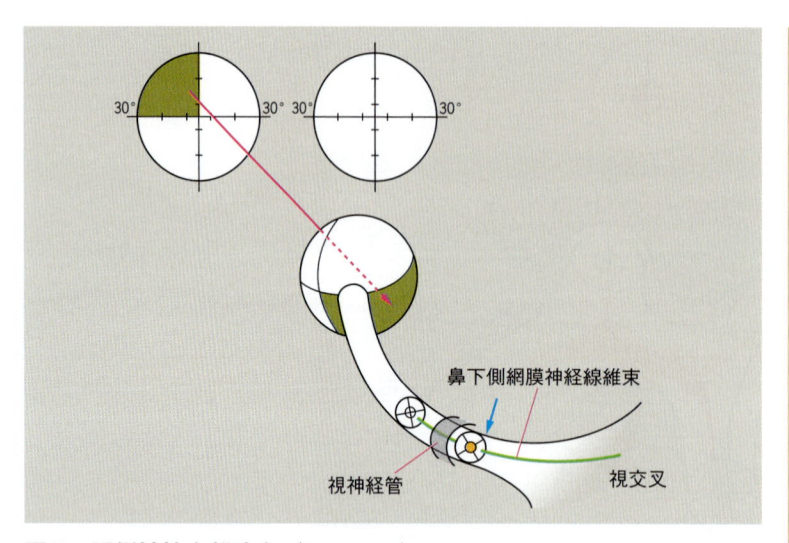

図 5　同側性接合部暗点（Traquair）
視神経が視神経管を通り抜け視交叉に接合する部位は，乳頭黄斑線維束が中心に位置し，軟膜血管の終末血管によって栄養される．そのため，この部の浸潤性ないし圧迫性病変（青矢印）では，交叉する鼻側網膜神経線維が障害されるとともに中心を走る乳頭黄斑線維束も非特異的に障害され視力低下，中心暗点を合併する．ことに鞍上部の腫瘍の頻度が高いので，その場合には下鼻側網膜線維が障害される上耳側 1/4 盲に中心暗点（視力低下）を伴いやすい．

損をきたす．これを"Traquair の接合部暗点"という．圧迫病変が大きいと対側から視交叉前方で交叉する下鼻側網膜線維を障害し，中心暗点を呈する眼の僚眼の上耳側に 1/4 盲を認める．Smith は，視力障害を主訴に受診してきた患者には，対側の視力のよいほうの眼の正中線を守る耳側欠損の有無を検査することが大切とし，認めれば対側の接合部に病変があり，これを接合部暗点と呼んだ．対側の上耳側 1/4 盲は，動的視野検査では早期の変化は見逃すため，必ず静的自動視野計測で評価する．

　視神経は，視神経管を通り抜けて視交叉とつながる．視神経を栄養する軟膜血管は終末血管のため，転倒や打球によって眉毛上部に擦過傷を生じる鈍的外傷は視神経管に衝撃が直達するため，軟膜血管で視神経管とつながる視神経は慣性によって保持される．そのため，ずれが生じて軟膜血管が障害されやすく，中心を走る乳頭黄斑線維が障害されやすい．また，甲状腺眼症による眼窩先端部の圧迫性視神経症や，髄膜腫や転移性腫瘍による視交叉接合部の圧迫性病変では，神経線維を非特異的に障害するため，網膜神経線維束欠損性の周辺視野障害に視神経の中心を走る乳頭黄斑線維束の障害による視力障害（中心暗点）を伴いやすい．

　視神経管から出た直後の視交叉前方の接合部を下から腫瘍が押し

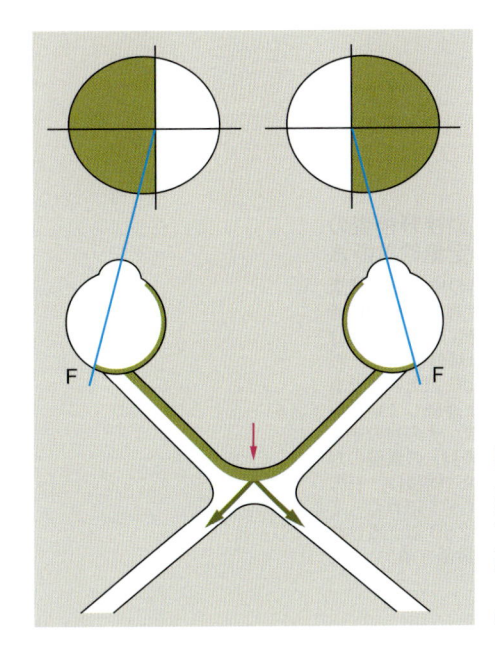

図6 両耳側半盲
交叉する鼻側網膜神経線維は，視交叉の前方で交叉するので，視交叉の下に位置する下垂体腫瘍や鞍部髄膜腫が上方に伸びて圧迫する（矢印）と，交叉線維が選択的に障害され両耳側半盲となる．

上げて視神経管の上壁に圧迫すると，水平線を守る水平下半盲を生じる．病変の広がりに応じ，片眼から両眼性の水平下半盲となり，視力低下を伴う．

視野検査 (2) 視交叉体部：交叉線維が障害されるので両耳側半盲が視交叉体部の典型的な視野（**図6**）で，1か所の病変で両眼の視野障害をきたす最初の視路である．通常は，視力が保存されることが多い．

　視交叉の下方から圧迫する下垂体腫瘍は，耳上側の視野から欠損が始まり，右眼では時計方向に，左眼では反時計方向へと欠損が進む．鞍上性視交叉下方病変には鞍部結核，内側蝶形骨縁髄膜腫，頭蓋咽頭腫，動脈瘤がある．下垂体から視交叉までは約1cmの距離があり，視野検査上，早期の欠損でも腫瘍は大きな塊状となっている．したがって，早期発見には，静的自動視野計測による定量的診断が必要である（**図7**）．

　視交叉の上方の線維を圧迫する鞍部上性視交叉上方病変には鞍部結節髄膜腫，頭蓋咽頭腫，動脈瘤，紡錘状前大脳動脈拡張症があり，両耳側半盲でも下方の欠損が著明となる傾向がある．小児では胚細胞腫が大きく成長し第三脳室のモンロー孔（Monro foramen）を閉じると閉塞性水頭症を合併し，うっ血乳頭を呈することがある．

　エタンブトール（ethambutol；EB）は早期に色覚障害をきたし両側性盲中心暗点を呈する中毒性視神経症を起こす薬物の代表だが，両耳側半盲が好発する．一例を除いて視交叉のMRI画像は正常[4]

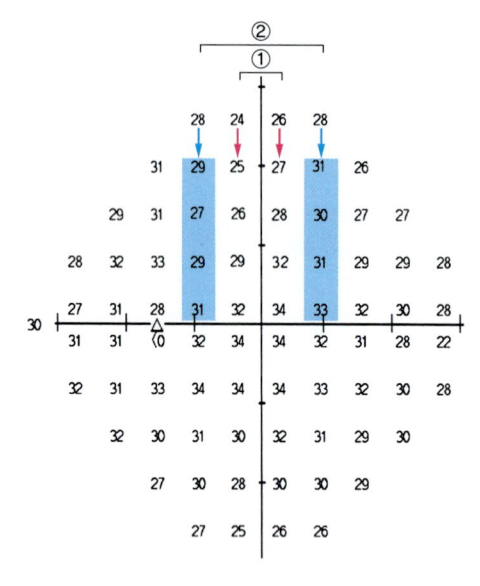

図7 静的自動視野検査の半盲の定量的診断法

スクリーニングの中心視野検査（30°，20°）の半盲を定量的に診断するには，最初に，正中線をはさんで，左右の対の数値を比較（赤矢印）し，2 dB以上の差を有意とし，三つ以上連続していないか調べる．続いて，その対のすぐ横（2番目の縦の列）の数値の対（青矢印）を比べ，同様に，一方が閾値が高く，すべてにわたって他側の閾値より2 dB以上高ければ半盲性欠損と診断する．

で，機序は依然不明である．

視野検査（3）視交叉後角：視交叉後方の障害は，両耳側半盲性暗点が特徴的である．大切な点は，乳頭黄斑線維束のTraquairの小さな視交叉のおかげで，純粋に鼻側乳頭黄斑線維束のみが障害される両耳側半盲性暗点となる症例では，視力は保存される点である．病変が視交叉の後方に近づくにつれ視索に影響を及ぼすため，視交叉障害性の視野に対側同名半盲を伴うようになる．

視野検査（4）視交叉外側：視神経から視交叉の外側は，内頸動脈（鞍上部）が外側を走るので，その動脈瘤によって同側鼻側半盲が生じる．動脈硬化によって対側の内頸動脈の壁が硬化していると対側衝撃損傷によって両鼻側半盲に発展することがある．

瞳孔検査：RAPDは視野欠損の左右差を反映するため，視神経の障害が高度なほど同側RAPDとなる．視索は，横断性に完全に障害されない限りRAPDは生じない．

眼底検査：視交叉は第三脳室の前方の床を構成しているため，脳圧が上昇して第三脳室が拡大すると視交叉を上から圧迫することになり，うっ血乳頭を伴って両耳側半盲をきたす．初期には上から圧迫されるため下方欠損となり，両耳側下1/4盲を呈する．

交叉線維が圧迫されて生じる両耳側半盲では，圧迫によって鼻側網膜の神経線維が萎縮し，耳側の非交叉性線維は保存される．このため，視神経乳頭の上下に入る耳側線維のみ色調が保たれるため，砂時計型の辺縁（rim）に蝶ネクタイ型の萎縮となる．

8. 視神経, 視路疾患の視野

カコモン読解 第18回 一般問題53

前部虚血性視神経症で正しいのはどれか. 2つ選べ.
a 高齢者に多い.　　b 乳頭は陥凹が大きい.
c 視力は最後まで保たれる.　　d 水平半盲が特徴的である.
e 脈絡膜循環不全を伴わない.

解説　前部虚血性視神経症（anterior ischemic optic neuropathy；AION）は, 大きく動脈炎性と非動脈炎性（non-arteritic AION；NAION）の二つに分けられる. 頻度的には, 非動脈炎性のNAIONが圧倒的に多く, 平均年齢57～67歳, 50歳代以降の急性視神経症の原因疾患の第1位を占める. 高齢者とは65歳以上を指し（WHO〈世界保健機関〉による）, 側頭動脈炎によるAIONの特徴で, 平均年齢70歳の高齢者疾患である. NAIONは構造上, 視神経に陥凹のない"小さな乳頭"に糖尿病や高血圧といった小血管病を背景に, 何らかの後毛様体動脈系の低灌流が原因で起こる視神経乳頭の梗塞である. 一方, 動脈炎性は乳頭を選ばず発症し, 陥凹のある乳頭にAIONを認めれば, 動脈炎性が示唆される. AIONでは, 外傷性や圧迫性視神経症と異なり, 視力が保存されることもある. NAIONでは水平半盲が好発し, Hayreh SSは多数の蛍光造影眼底検査から脈絡膜の葉状梗塞と視野欠損の関係を論じたが, 健常者でも脈絡膜循環遅延を認めることからNAIONとの関連性はないと考えられている.

dは正答の一つとすぐに選べる. つぎに, 比較的ましなのはaなので, aとdということになる. 動脈炎性とNAIONを区別せずにAION一般について問う設問としては, 内容が練られておらず, 不適切な問題である.

模範解答　a, d

カコモン読解 第20回 臨床実地問題36

19歳の女性. 視力は両眼ともに1.2（矯正不能）, 眼圧は右15mmHg, 左16mmHg. 眼底写真と視野とを図A, Bに示す. 診断はどれか.
a 脳下垂体病変　　b 正常眼圧緑内障　　c 炎性視神経萎縮
d 鼻上側の視神経乳頭低形成　　e 生理的視神経乳頭陥凹拡大

図A

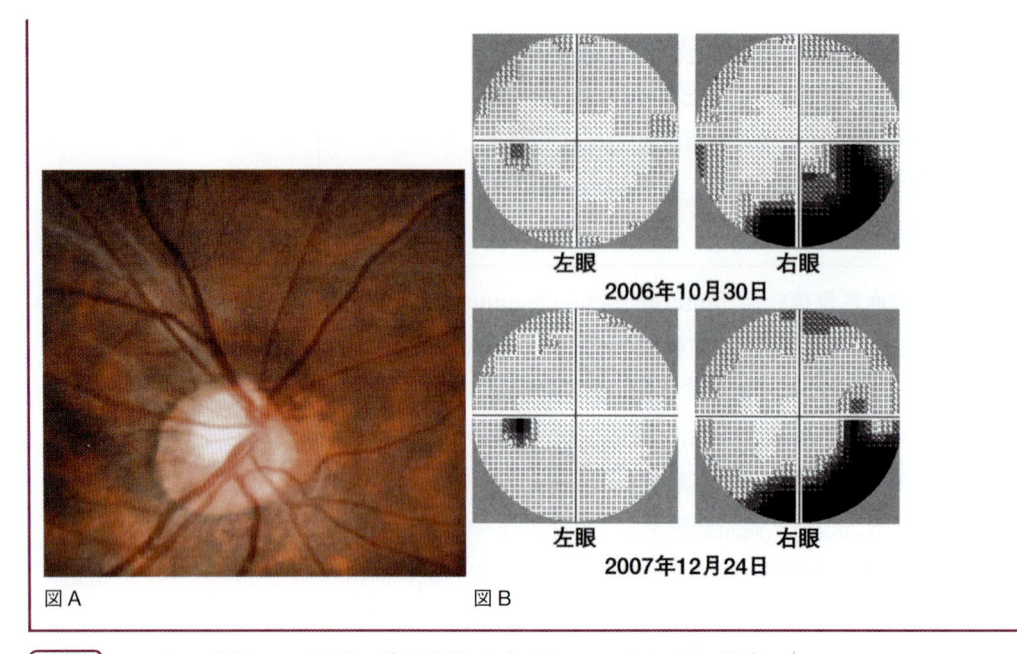

図B　左眼／右眼　2006年10月30日
左眼／右眼　2007年12月24日

解説　19歳の女性で，主訴や受診動機が書かれていないが，視力は両眼1.2と良好で，視野が**図B**に2006年10月30日と2007年12月24日の二つの静的自動視野検査の中心視野のグレースケールが示されていて，左眼に正中経線を越えて広がる，盲点につながる放射状網膜神経線維束障害性の視野欠損を認める．**図A**から検眼鏡的に左眼乳頭の鼻上側を中心に鼻側全体に部分二重輪を認め，視野欠損に対応する低形成乳頭を認める．dが，あてはまる．

　成人で視神経乳頭低形成が臨床の現場で問題となるのは，通常，偶然，視野検査で鼻側視野欠損が発見されたり，眼底をのぞいて，うっ血乳頭との鑑別が必要な時である．19歳という年齢から，正常眼圧緑内障（b）は考えにくいが，中年で，初診で視野欠損を伴う乳頭低形成を認めた場合，進行性の有無について，眼圧とOCTを含めて少なくとも3年間，確定には5年の経過をみて変化のないことを確認する必要がある．aの脳下垂体病変は，成人の乳頭低形成では視野欠損が正中経線を無視して広がっているようだとすれば，脳の画像検査の適応はない．しかし，乳幼児の乳頭低形成では話しは異なり，脳の画像検査が必須である．cの炎性視神経萎縮という語は現在用いられることはなく，既往歴が不明な場合，検眼鏡所見では診断できない．eは，画像検査の経過が示されていないので論外である．

模範解答　d

8. 視神経, 視路疾患の視野

> **カコモン読解** 第22回 一般問題66
>
> 球後視神経炎で正しいのはどれか. 2つ選べ.
> a 限界フリッカ値が低下する.
> b 球後痛の発生はまれである.
> c MRIのSTIR法が有用である.
> d 求心性視野狭窄が特徴的である.
> e 光覚喪失の場合には視力回復はみられない.

[解説] 視神経炎（脱髄性視神経症）では, 限界フリッカ値（critical flicker frequency；CFF）が低下するので, aは○. 米国の治験（Optic Neuritis Treatment Trial；ONTT）では, 球後痛は92％と好発するが, わが国を含めアジアでは17～71％（平均50％）と比較的少ない. 一方, 検眼鏡的な乳頭腫脹は, その逆でアジアでは44～71％（平均56％）に認められるが, ONTTでは35％と少ない. bは微妙で△. STIR（short TI inversion recovery）法で視神経が高信号を示せば視神経炎が示唆されるが, 正常であるからといって否定できない. 診断は眼窩脂肪抑制モードでGd（ガドリニウム）造影検査による. cも微妙で△. 視神経炎では中心暗点～盲中心暗点が比較的多いが, 求心性狭窄を含めて種々の視野欠損を示し, 視神経炎に特徴的な欠損はないので, dは×. 視神経炎では, 光覚消失例でも視力1.0となることはよくあり, eは×. bか, cかと問われれば, cのほうがましなので, aとcを選ばざるを得ない.

[模範解答] a, c

> **カコモン読解** 第22回 一般問題70
>
> 視野異常を来さないのはどれか.
> a 多発硬化症　　b シンナー中毒　　c 外側膝状体梗塞
> d 内頸動脈海綿静脈洞瘻　　e empty sella症候群

[解説] すべて視野異常をきたし得る病態である. 強いて議論の余地があるとすれば, eのempty sella症候群が考えられるが, 特発性頭蓋内圧亢進症との関連や, 視野欠損の合併例の報告がある. また, dも静脈灌流が障害され静脈うっ滞性網膜症, 網膜中心静脈閉塞症による乳頭腫脹（disc edema）や, 後方型では虚血性視神経症が生じる. 不適切問題である.

[模範解答] （解答にあたる選択肢はないと考える.）

カコモン読解 第22回 一般問題71

視神経膠腫を疑うべき所見はどれか．2つ選べ．
a 両耳側半盲　b 視神経の管状肥厚　c 神経線維腫症（I型）
d 抗アクアポリン4抗体上昇　e 血清α-フェトプロテイン上昇

解説　視神経膠腫は，良性の若年者に認められる毛様細胞性星細胞腫と悪性の成人に発生する神経膠芽腫がある．一般的に，視神経膠腫というと良性の毛様細胞性星細胞腫を指す．片側性が主だが，視交叉や対側視神経あるいは視索に及ぶ例もある．小児に発症するので眼球突出や斜視，検眼鏡的に乳頭毛様静脈を伴う視神経萎縮で気づかれる．視交叉膠腫では，検査ができれば両耳側半盲を認めるのでaは微妙だが，視神経膠腫を"文字どおり"視神経に限局したものと狭義にとらえると×．硬膜下（視神経内）をびまん性に増殖する性質を反映し，画像上，境界鮮明な管状ないし紡錘状に肥厚するのが特徴．bは○．CTは視神経管のびらんはみることができるが，MRIのほうが視神経管への進展や視交叉への浸潤をみるのには適している．神経線維腫症I型（NF1）に合併することが知られている．cは○．その場合は，孤発性の視神経膠腫より予後がよい．ただ，NF1では軟膜を破ってくも膜下腔に広がりMRI画像上，脳脊髄液がとり囲んでいるようにみえる（くも膜過形成）ことがある．また，著明に肥厚した腫瘍がねじれるのもNF1に特徴的である．一方，孤発例ではT2強調像で囊胞を認めることがある．dの抗アクアポリン4抗体は視神経脊髄炎，eのα-フェトプロテインは小児の神経下垂体や松果体に好発する頭蓋内胚細胞腫瘍で上がる．

模範解答　b，c

カコモン読解 第23回 一般問題72

外傷性視神経症で正しいのはどれか．3つ選べ．
a 視神経管骨折の合併が多い．
b 早期から乳頭蒼白を呈する．
c 広範な視野欠損を生じやすい．
d 眉毛部外側の鈍的外傷で生じる．
e 早期に副腎皮質ステロイドの全身投与を行う．

解説　a．視神経管骨折を画像的に認めるのはまれで，×．b．他の視神経疾患と同様，視神経への侵害刺激後，1か月半〜2か月後

に視神経萎縮を呈するようになる．一般に視神経乳頭の虚血性変化が強いと，早く蒼白化する．早期の意味が不明だが，×．外傷性視神経症では，原則として中心視力の低下を伴い，網膜神経線維束欠損性視野障害を認める．cは△．眉毛部外側に擦過傷を認めることが多く，dは○．外傷性視神経症の治療には，まだ定まったガイドラインはない．メチルプレドニゾロン大量投与（＞2,000 mg/日）は禁忌で一致しているが，低〜中用量（＜499 mg）の投与は，現場の医師の判断に委ねられている．したがって，一応，eは○．なお，意識清明な患者で，外傷後視力障害が進行性に増悪する場合，24〜48時間で視力が改善しない患者で，flash VEPが少なくとも健常眼の50％誘発される例やRAPD（relative afferent pupillary defect；相対的瞳孔求心路障害）が2.1 log単位以下の場合は，内視鏡視神経管減圧術を考える[*5]．d，eに加えて，選ぶとするとcが残る．

[*5] 本シリーズ"21．眼救急疾患スクランブル"の"3．外傷で救急処置が必要な眼疾患"の"視神経/外傷性視神経症，視神経管骨折"の項を参照されたい．

模範解答　c, d, e

カコモン読解　第24回 臨床実地問題28

30歳の女性．健診で眼底異常を指摘されて来院した．視力は右0.5（1.0×−3.50 D），左0.6（1.0×−2.50 D）．眼圧は右14 mmHg，左16 mmHg．前眼部と中間透光体に異常はない．右眼眼底写真と自動静的視野検査の結果を図A，Bに示す．考えられる疾患はどれか．

a 偽乳頭浮腫
b 視神経低形成
c 正常眼圧緑内障
d 傾斜乳頭症候群
e 視神経乳頭コロボーマ

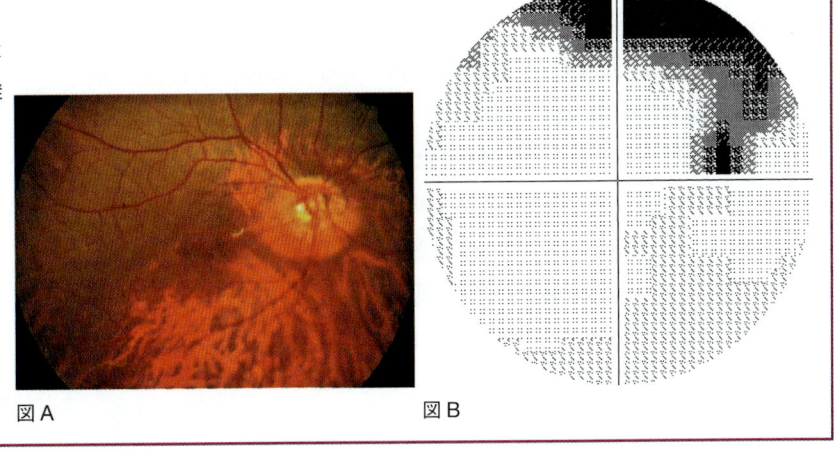

図A　　　　　　　　図B

解説　健診で眼底異常を指摘された30歳女性で，視力，眼圧に異常なく，**図B**の右眼の静的自動視野検査の中心視野のグレースケール表示から，盲点につながる上方の網膜神経線維束欠損性視野障害を認め，**図A**から検眼鏡的に下方にチルトした低形成乳頭を認め，脈絡膜の斑紋の露出から下方拡張症（inferior fundus ectasia）を伴っ

ている．a, b, d のいずれにも該当するが，形状からは d に分類することになる．

模範解答 d

カコモン読解 第24回 臨床実地問題 36

9歳の男児．右眼眼底写真と自動静的視野検査の結果を図A，Bに示す．診断はどれか．
a 発達緑内障　　b 近視性乳頭　　c 正常眼圧緑内障
d 遺伝性視神経萎縮　　e 鼻上側視神経低形成

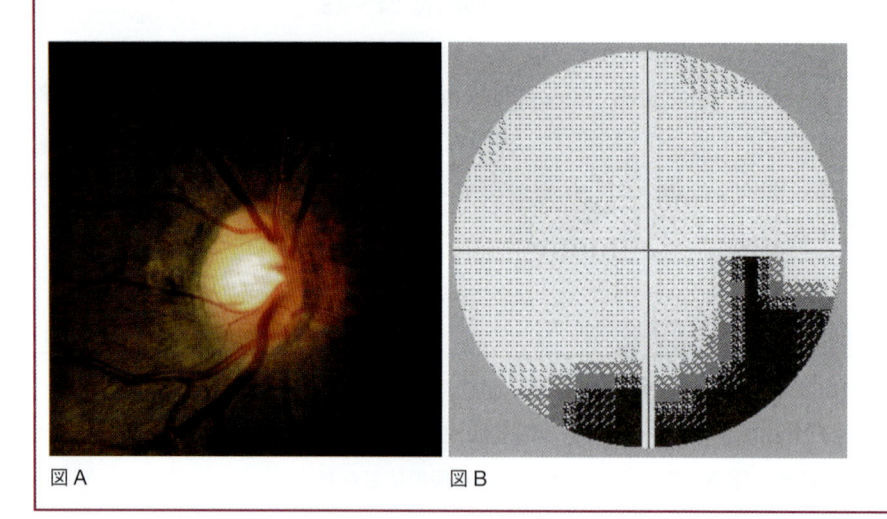

図A　　　図B

解説　9歳の男児で，図Bの自動静的視野検査から盲点につながる下方の放射状網膜神経線維束欠損性の視野異常を認め，対応するように検眼鏡的に図Aに鼻上側を中心に鼻側に色素輪を伴って低形成乳頭を認めるので，eとなる．

このカラー写真では，乳頭耳側の色調が辺縁を含め悪く，退色しているようにみえ，また，耳側乳頭周囲に色素沈着を散在性に認め，灰色半月（grey crescent）を伴った優性遺伝型視神経萎縮のようにみえる．視力や他眼の記載がなく，視野はグレースケールなので中心暗点の有無がわからないが，優性遺伝型では図Bのような網膜神経線維束欠損性視野異常にはならない．

模範解答 e

（柏井　聡）

視索，外側膝状体

　視交叉後方の視野障害は，その病変の特徴を反映する．臨床的に小児と成人で病因が異なるので，分けて考える．成人では，片側性の視交叉後方障害による視野障害は，脳梗塞が最も多い．虚血性梗塞が半数を超え，出血，外傷が続き，新生物の頻度は少なく，その外科的切除手術後の視野障害を加えて，出血や外傷程度の頻度となる．半盲の原因病巣では，後頭葉が最も多く，半数を占める．一方，小児では，半盲の原因は外傷か新生物で，視放線障害が最も多い．この他，先天性の原因や，また，小児でも梗塞性（虚血，出血）もあるが，頻度は低い．

視索

　視神経で混在していた網膜神経節細胞の軸索は，視索から網膜神経節細胞の大きさと軸索の太さ（機能と関係してP，M，そしてK細胞系投射線維）によって，交叉線維と非交叉線維に分かれて，入力する外側膝状体の位置に応じて複雑な層構造をとるようになる．

視索 (1) 解剖

　視索内の線維の走行は，外側膝状体の層構造と密接に関連する．空間の同一点について複数の網膜神経節細胞（P，M，K細胞）がそれぞれ視覚的に異なる属性を引き出し，外側膝状体の各層に投射する．そのため，視索の後方に進むにつれ，網膜神経節細胞の大きさと軸索の太さ，および左右眼に分かれて交叉性（対側鼻側網膜），非交叉性（同側耳側網膜）に基づいて層構造をとるようになる（図1）．視索の最も大きな特徴は，左右網膜の対応点が，視索に入ったところでは水平方向に並ぶが，後方に進むにつれ90°回転し，上下に並走するようになる．中心窩から耳側に水平に伸びる耳側縫線は，外側膝状体の前では上方に向く．

視索 (2) 視野

中心視野投射系：小さな視交叉[*1]をつくった後，左右の乳頭黄斑線

[*1] 本巻"視神経，視交叉"（p.228）の項を参照されたい．

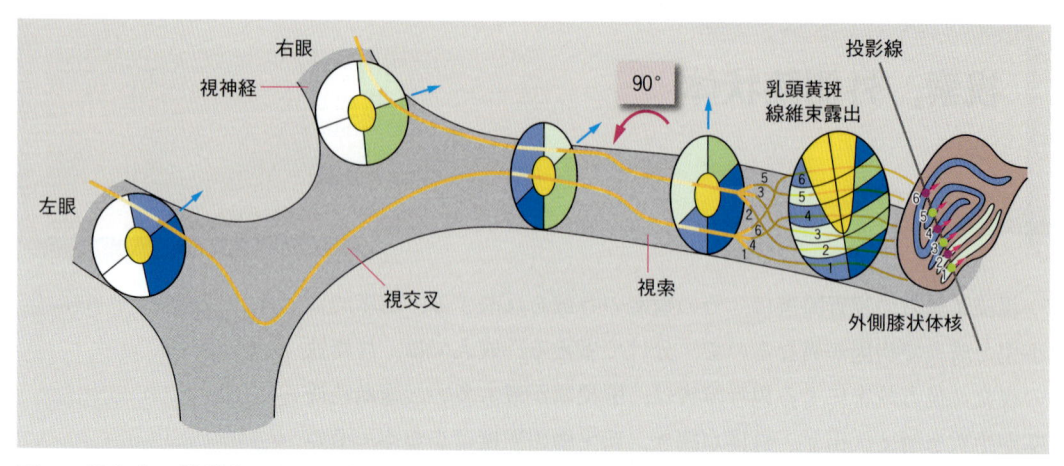

図1　視索内の線維束の90°回転と層構造の模式図
左右網膜の対応点からの投射線維は，視索に入ったところでは水平に並ぶが，視索を進むうちに90°回転し，左右眼からの上方網膜線維は視索の内側で上下に並走するようになる．さらに線維の種類に応じて，軸索の太い線維は吻側へ，細い線維はさらに2層に分かれ，鼻側からの交叉線維群は，外側膝状体核（lateral geniculate nucleus；LGN）の1，4，6層へ，耳側の非交叉線維群は2，3，5層へと投射する．LGNの腹側2層は運動視の大細胞層，背側4層は小細胞層からなり，視力にかかわる乳頭黄斑線維束（■）は，視索の後方で上下の網膜線維の間に割り込み，外側膝状体の直前では背側に大きく顔を出す（乳頭黄斑線維束露出）．LGNの断面図で，網膜の対応点は，串刺しされたように線状に並ぶ．
(Patten J：Neurological Differential Diagnosis. London；Harold Starke：1980. p.17. Figure 3.6. 改変.)

維束は視索に入った直後は，視索の中心に位置しているが，後方へ行くにつれ背側に移動し半側網膜上方からの投射線維と下方からの投射線維（対側半側視野の上下1/4象限）の間に割り込み，上方に広がる楔形をなして外側膝状体の後上方域に終止する（乳頭黄斑線維束露出，図1）．

周辺視野投射系：右眼耳側半側網膜上方からの非交叉線維は右視索内で徐々に正中線に向かって（mesially）回転し始め，上方線維は背内側（dorsomesially）に，下方からの投射線維は背外側に位置するようになる．一方，対側からの交叉線維である左眼鼻側半側網膜上方線維も呼応して右視索内を進むにつれ上方線維が腹内側（ventromesially）に向かって回転し，下方線維は腹外側に回転していく．その結果，左右の上下の視野の網膜の対応点が，外側膝状体に近づくにつれ，上下に連なるようになり，左右の上方半側網膜からの投射線維（下方視野）は内側に，下方半側網膜からの線維（上方視野）は外側に揃うようになる（視索内90°回転）．右眼網膜の水平に伸びる耳側縫線（図1，青矢印）は，視索後方では，上方に垂直に向う．この右眼の耳側縫線の間をそれまで視索の芯に位置していた中心視野からの投射線維が，視索後方2/3から3/4で縫線に沿って割って入って，背側に向かって楔形（乳頭黄斑線維束露出，図1）に広がる．

視索（3）臨床診断

　成人では，視索が障害されることはまれだが，小児では視索病変の頻度が高い．これは，トルコ鞍部の腫瘍の頻度が高いことが一因している．

　視索の 80％ が外側膝状体背側核に入り後頭葉一次視皮質に投射する膝状体視覚系を構成し，視力，視野，色覚（形態視）に関与する．また，外側膝状体へ向かう線維は分枝し上丘腕から中脳被蓋へ投射し対光反射の求心路を構成する．一方，残りの線維は外側膝状体-鳥距溝路（geniculocalcarine pathway）外の中脳（上丘，視蓋前域）および視床後部（視床枕などの間脳）および脳幹の諸核へ投射する膝状体外視覚系となり，saccades（衝動性眼球運動）など眼球運動系に関連した視覚性定位運動，空間視，周辺視に関与する．

視力検査：視索から後方の片側性障害では，視力低下は生じない．また，解剖学的に両側性に障害されることはきわめてまれで，通常，大脳盲（両眼視力低下）は外側膝状体から後方の両側障害による．

視野検査：視交叉後方病変は，垂直経線に沿った同名半盲を生じる．しかし，視交叉後方の視野障害の最も大きな特徴は，左右眼ともに固視点を境に同じ側に視野欠損が生じる同名性にある．

　同名半盲は，原則として視索から後方の病変をそれ以上区別できない．しかし，対応点を構成する交叉線維と非交叉線維が上下にきちんと一致しだす後方以外の視索の部分障害では，交叉線維と非交叉線維の障害に差が出るため左右の視野欠損に差が生じる（incongruous）ことがある．

　外側膝状体より後方の障害では，注意障害がない限り，視野欠損は絶対的である．一方，色視標を用いた視野検査で，外側膝状体より末梢性病変で差が出ることがあるが，実際的ではなく，視索の臨床診断には，瞳孔および眼底検査が役立つ．

瞳孔検査：対光反射の古典的求心路は，外側膝状体に向かう視細胞からの光刺激を伝える網膜神経節細胞の軸索が視索後方 2/3 から分枝し上丘腕を通って中脳被蓋の視蓋前域オリーブ核（pretectal olivary nucleus；PON）に入力する線維よりなる．この PON の介在ニューロンが入射光の明るさ（対数）に応じて瞳孔径を収縮させる遠心信号に変換し，両側性に Edinger-Westphal 核に出力し，動眼神経の副交感神経枝が毛様体神経節を介して瞳孔括約筋を収縮させる遠心路をつくる．したがって，外側膝状体でシナプスを変えた視放線か

ら後方の視路は，対光反射に関与せず，外側膝状体以降の障害では，瞳孔反応に異常は生じない．

　視交叉は交叉線維のほうが多い[*2]ので，一側視索の横断性病変は，対側同名半盲とともに対側の瞳孔に相対的瞳孔求心路障害（relative afferent pupillary defect；RAPD）が生じる．もし，視索の病変と同側にRAPDを認めれば，占拠性病変を意味し必ず同側の視神経を障害している．また，上丘腕から中脳被蓋にかけての片側病変は，外側膝状体から視放線に至る視覚に関係した視索線維が障害されなければ，視力や視野は正常で，病変側の対側にRAPDが生じる．両側性に障害されると対光・近見反応の解離となり，中脳背側症候群の早期の徴候の一つである．

眼底検査：視索の病変は，網膜神経節細胞の軸索の下行性変性を生じて視神経萎縮をきたす．視索の不可逆的障害が6週以上持続すると，同側眼の耳側網膜神経線維束と対側眼の鼻側網膜神経線維束が消失し，検眼鏡的に，同側視神経乳頭の耳側蒼白に，特徴的な対側乳頭の蝶形萎縮を形づくる．従来，外側膝状体より後方病変ではシナプスを越える逆行性変性は胎生期でない限り，後天性には生じないと考えられてきたが，最近，OCTやMRIによって，成人でも後天性に経シナプス性逆行変性が視神経や視索に起こることが示されてきた[1]．

[*2] 本巻"視神経，視交叉"の項の"視交叉（2）視野"（p.234）の"周辺視野投射系"を参照されたい．

文献はp.321参照．

外側膝状体

　網膜の対応点からの投射線維は視索内の90°回転によって上下に並び，外側膝状体の各層に垂直に終止する．たとえば，左眼の左下方視野（＝上鼻側網膜1/4片）内の各点は右外側膝状体の内側1，4，6層に投射し，右眼のその対応点の上耳側網膜1/4片からの投射線維は，正確に，その上下に並ぶように右外側膝状体内側の2，3，5層に投射され，左右の対応点がきちんと各層の垂直方向に並ぶ（図1）．

外側膝状体（1）解剖

　外側膝状体には，背側核と発生学的に古い腹側核を認めるが，ヒトでは，腹側核は痕跡をとどめている程度で，背側核が外側膝状体の主たる核で，肉眼的に見える層構造をなす（図2）．ヒト外側膝状体背側核は腹側に2層の大細胞層（magnocellular laminae），背側に4層の小細胞層（parvocellular laminae）の6層からなる．霊長類の外側膝状体は大細胞層，小細胞層ともにそれぞれ2層からなり，固

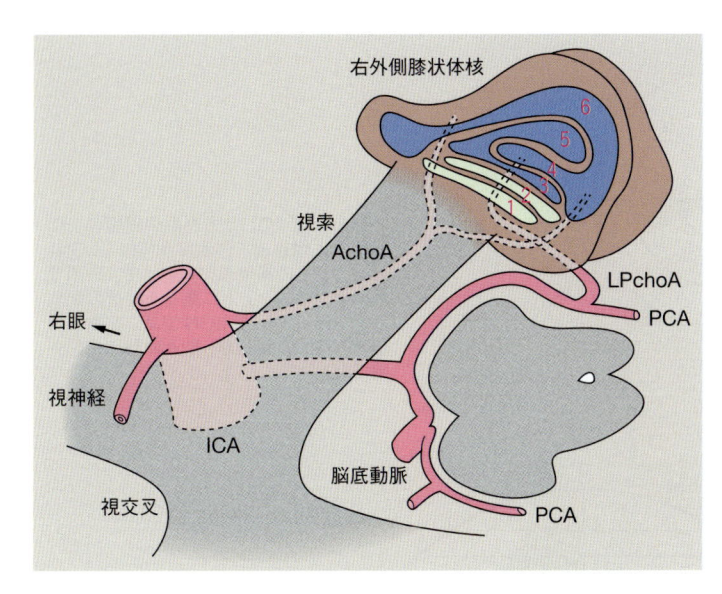

図2 外側膝状体の層構造

外側膝状体は，腹側に2層の大細胞層（magnocellular laminae），背側に4層の小細胞層（parvocellular laminae）の6層からなる．腹側から数えて第1，4，6層は反対側眼（鼻側網膜）から，第2，3，5層は同側眼（耳側網膜）から網膜神経線維が投射する．外側膝状体核（LGN）は，内頸動脈（ICA）からの前脈絡叢動脈（AchoA）と後大脳動脈（PCA）からの外側後脈絡叢動脈（LPchoA）が栄養する．

視点を境に反対側の半側視空間（同側鼻側半視野と対側耳側半視野）を表す．しかし，ヒトでは小細胞層（第3，6層）が分割され入り込んで4層になるため，一つの層が半側視空間を完全には表していない．外側膝状体第1，4，6層は反対側眼（鼻側網膜）から，第2，3，5層は同側眼（耳側網膜）からの網膜神経線維の投射を受け，左右の眼の情報は，整然と区別されている．交叉線維は耳側半月分だけ非交叉線維より多いため同側投射層は常に短い．

サルを用いた電気生理学的実験から，外側膝状体の各層のニューロンは網膜部位再現（retinotopy）的に分布する．各層の視野地図はMalpeliとBakerのアカゲザルのデータ[2]を用いてConnollyとVan Essenが開発したアカゲザルの外側膝状体の各層の2次元地図に展開して，初めて私たちに見慣れた"地図"となる[3]．それによると網膜半円（極座標系）が，外側膝状体の矩形の各層（直交座標）に展開（複素対数変換）され，視野の水平（経）線は，外側膝状体の矢状断に沿って，後端に位置する固視点（中心窩）から前方に向かって周辺視野が伸び，各層の内側の境界線は下方垂直経線，外側の境界線は上方垂直経線を表す（**図3**）．

外側膝状体では左右の対応点からの投射が，隣り合う上下の層に垂直方向に柱状に配置されるが，外側膝状体では各層間の連絡はなく，一次視中枢（V1）で初めて両眼視細胞が出現する．外側膝状体のニューロンの受容野特性は，網膜神経節細胞と基本的には変わらないが，網膜と異なり，各層に網膜外の後頭葉V1や高次視覚野，上丘，視蓋前域，視床網様体核からの投射を受けている点が異なる．

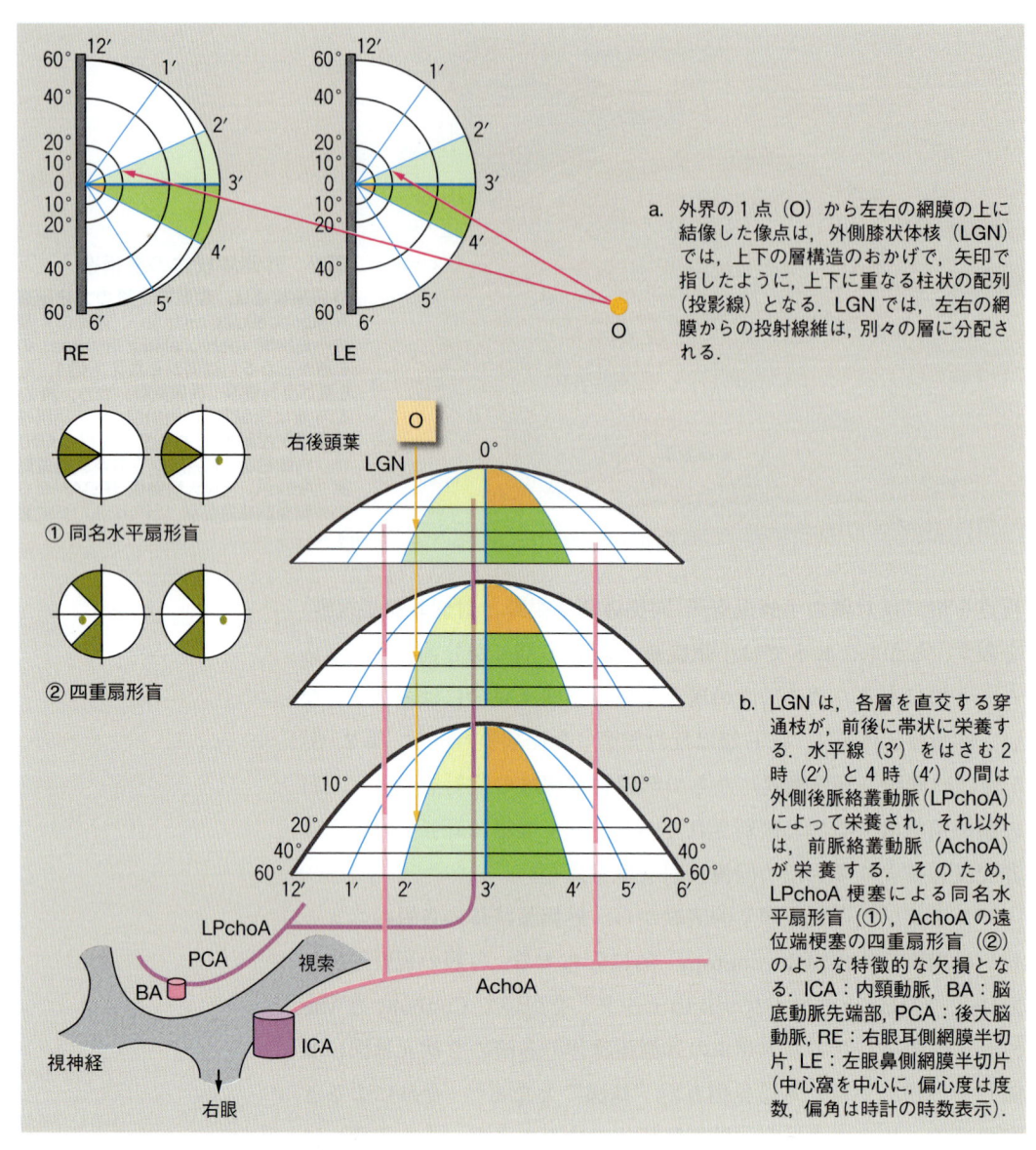

図3 外側膝状体投影線と血管走行

a. 外界の1点 (O) から左右の網膜の上に結像した像点は, 外側膝状体核 (LGN) では, 上下の層構造のおかげで, 矢印で指したように, 上下に重なる柱状の配列 (投影線) となる. LGN では, 左右の網膜からの投射線維は, 別々の層に分配される.

b. LGN は, 各層を直交する穿通枝が, 前後に帯状に栄養する. 水平線 (3′) をはさむ2時 (2′) と4時 (4′) の間は外側後脈絡叢動脈 (LPchoA) によって栄養され, それ以外は, 前脈絡叢動脈 (AchoA) が栄養する. そのため, LPchoA 梗塞による同名水平扇形盲 (①), AchoA の遠位端梗塞の四重扇形盲 (②) のような特徴的な欠損となる. ICA: 内頚動脈, BA: 脳底動脈先端部, PCA: 後大脳動脈, RE: 右眼耳側網膜半切片, LE: 左眼鼻側網膜半切片 (中心窩を中心に, 偏心度は度数, 偏角は時計の時数表示).

これら網膜外からの入力は, 網膜からの求心線維よりはるかに多く (ネコ外側膝状体5:1), 外側膝状体ではV1とのシナプスが最も多い. 網膜外入力も各層の網膜部位再現性に従い, 層によってシナプスのパターンが異なり, 各層で異なった視覚情報処理が想定されている. このように, 外側膝状体は, 網膜とは異なり, 中枢性の視覚信号の変調および選択的注意にかかわる.

外側膝状体 (2) 視野

外側膝状体での網膜部位再現性は, 組織切片を含めて簡単にはわ

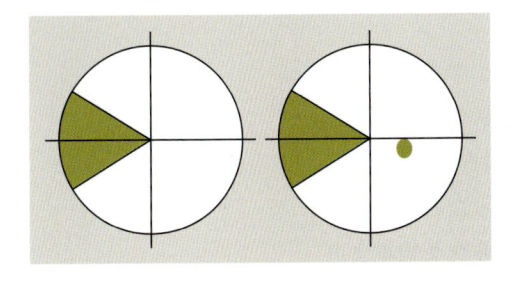

図4 外側後脈絡叢動脈梗塞による同名水平扇形盲(homonymous horizontal sectoranopia)

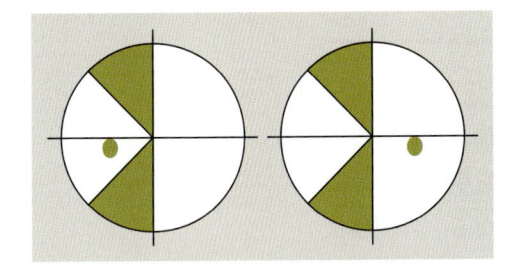

図5 前脈絡叢動脈の遠位端の閉塞によるFriesenの四重扇形盲(quadruple sectoranopia)

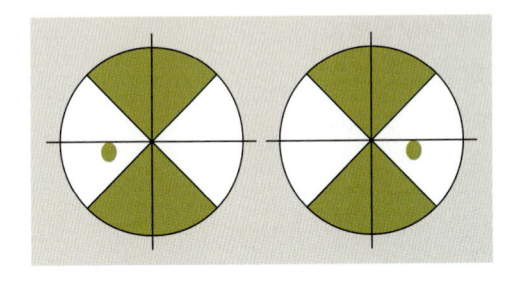

図6 砂時計型視野欠損

からない．外側膝状体の血行支配の観点から，大ざっぱに，外側膝状体の中央を通る前後の矢状面が視野上の水平線に対応し，正中(内側角)に向かって上方網膜線維(下方視野)，外側(外側角)に向かって下方網膜線維(上方視野)が展開する．外側膝状体背側核には2系統の栄養血管があり各層の対応点を結ぶ投影線(図2, 3)に平行に伸び，両者には吻合はなく，終末血管であるため梗塞によって支配域を反映した特徴的な視野欠損が生じる．視野の水平線の走る外側膝状体の中央，門は後大脳動脈からの外側後脈絡叢動脈が栄養し，内頸動脈に由来する前脈絡叢動脈は，内側角と外側角を灌流する．その結果，外側後脈絡叢動脈梗塞は，固視点を先端に水平線をまたいで扇形に同名性に欠損が生じ同名水平扇形盲(homonymous horizontal sectoranopia, 図4)，前脈絡叢動脈の遠位端の梗塞は，ちょうど，その扇形部分を保存して図地反転させたような欠損が生じ，水平線の上下をまたぐ部分を保存して上下の1/4分画が欠損する四重扇形盲(quadruple sectoranopia, 図5)となる[*3]．外側後脈絡叢動脈梗塞では，視床，内包，あるいは中脳が巻き込まれて記憶障害，

[*3] 前脈絡叢動脈症候群については，本巻"視放線，後頭葉"(p.253)の項を参照されたい．

対側感覚障害を伴うことがある．

外側膝状体の線維の走行（脆弱性）と関連してNa中毒による髄鞘融解症（extra-pontine myelinolysis）で，外側膝状体が両側性に障害され，ちょうど砂時計のような欠損（図6）が報告されている．また，外側膝状体炎でその逆の砂時計型に視野が残ったという報告があるが，実際の外観は非対称的で交叉線維の方が非交叉線維より濃厚に障害された両側異名半盲と考えられる[4]．

外側膝状体（3）臨床診断

外側膝状体は，視索や視放線と近接するため，単独障害はきわめてまれである．いずれの障害でもよく似た視野欠損を生じる．片側性に外側膝状体全体が障害されると完全同名半盲となる．外側膝状体で有名となった同名水平扇形盲は，視放線や後頭葉の障害でも生じる．外側膝状体の障害でも視索と同様の視神経萎縮が検眼鏡的に認められるが，RAPDを認めれば視索と決まる．後頭葉病変では，外側膝状体と異なり，他の神経学的異常を伴うことはなく，欠損は一致性（congruous）が原則である．

カコモン読解 第20回 一般問題66

右側の視索症候群にみられる所見はどれか．
a 右眼散瞳　　b 右同名半盲　　c 左眼視力低下
d 左眼視神経乳頭帯状萎縮　　e 右眼相対的瞳孔求心路障害

解説 視索は網膜（神経節細胞）からの神経線維で構成され，その障害は感覚系の異常で，瞳孔不同は生じず，aは×．左同名半盲となるので，bは×．視力に関する乳頭黄斑線維束も視交叉で交叉するので，視交叉から後方の病変では，片側視路の障害では視力低下は起こらないので，cは×．耳側半盲となる対側眼では，中心窩から耳側の縫線をはさんだ上下の網膜線維は保存されるため，乳頭の上下の扇形部分は正常で，水平に帯状に視神経萎縮となるので，dが認められる所見である．反対に同側眼は砂時計型萎縮となる．視交叉では対側からの交叉線維のほうが多く，視索の横断性病変は対側にRAPD（relative afferent pupillary defect；相対的瞳孔求心路障害）を認めるので，eは×[*4]．

模範解答 d

（柏井　聡）

[*4] 前述の"視索（3）臨床診断"を参照されたい．

視放線，後頭葉

　視放線は，側頭，頭頂の両葉に広がり，pie-in-the-sky 欠損（対側上 1/4 盲）は側頭葉性視野欠損，対照的に下方 1/4 象限の濃い同名半盲（pie-on-the-floor 欠損）は頭頂葉性視野欠損と公式化されているが，視野から確定的な病巣診断はできない．側頭葉病変では内包後脚症状，頭頂葉では角回症状（Gerstmann 症候群）や固視不良など随伴神経症状を参考にする．

　後頭葉で一次視皮質（V1）が鳥距溝に沿って前後方向に長く展開するため，後大脳動脈の梗塞で，往々にして V1 の前方や後方の辺縁（境界）の血流が側副路から保存される．その結果，中心窩の後頭極の黄斑回避，最周辺視野の頭頂後頭溝の耳側半月が保存されたり，逆に，それら側副路からの血行支配が優勢な場合，梗塞によって同名半盲性中心暗点や耳側半月欠損をきたす．

視放線

　視放線の特徴は，視索での 90°近心回転（mesial）を，視放線で逆回転して再び網膜の上下関係を鳥距溝をはさんだ上下の対応にとり戻すところにある（図 1）．また，外側膝状体は，後頭葉 V1 へ投射するだけでなく，後頭葉から皮質下行線維（corticofugal fibers）を受けるので，視放線は双方向性の線維からなる．

視放線（1）解剖

　視野を考えるうえで，視放線は中心視野投射系，上下周辺視野投射系（上方・下方網膜線維群）の三つの線維群に分ける（図 2）．

　外側膝状体の対側上 1/4 視野を受けもつ（腹）外側部から出た下方（腹側）網膜線維群は，前下方へ向かって側頭葉内に入り側脳室下角の上を前外側方に走り，下角の前端，鉤の手前で後方へ反転する（マイヤー係蹄；Meyer's loop）．反転後，これら下方網膜線維群は内包後脚のレンズ核後部を通り，下角の外側の外矢状層を通り抜け鳥距溝（図 2）の下唇の前方部分に終止する．

　対側下 1/4 視野の外側膝状体の（背）内側部から出た上方（背側）

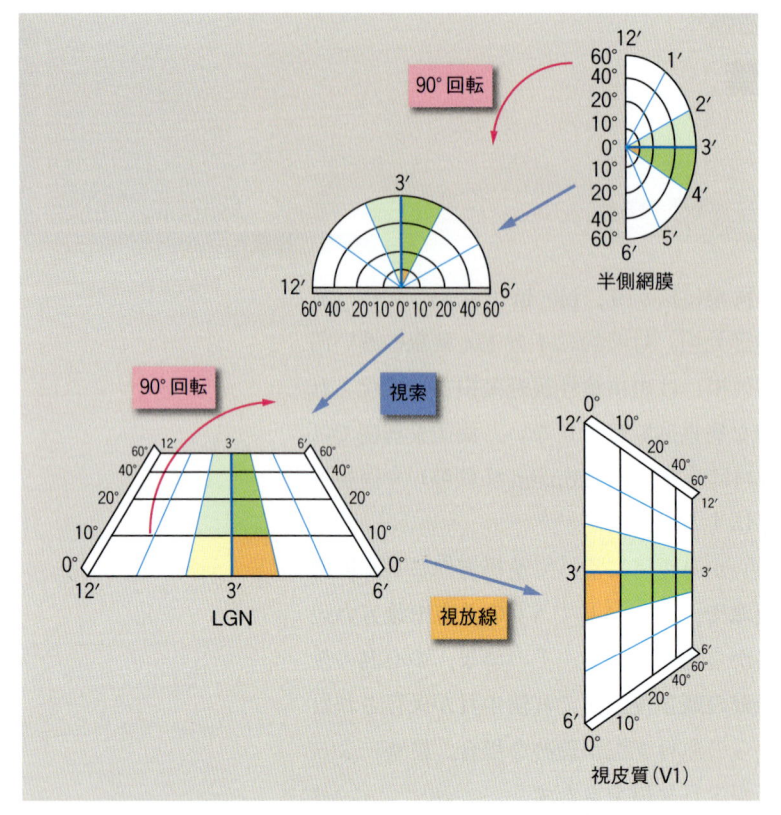

図1 網膜の各部位からの投射線維の回転

視索での内側に向かう 90°近心回転（mesial）を，視放線で反対方向に回転して再び網膜での解剖学的"上下関係"をとり戻し，後頭葉の一次視中枢（V1）へ投射する．図では，わかりやすいように網膜の極座標が，単純な複素対数変換（単極子）で外側膝状体（lateral geniculate nucleus；LGN），V1を直交座標で表している．網膜を時計で表すと12時の位置が外側膝状体では内側に横になっているが，V1では立ち上がって，再び12時は上に，6時は下になる．

網膜線維群は，直ちに背側に折れて後方へ向かい鳥距溝上唇前方部分へ直行する．

　中心視野を構成する黄斑線維と連絡する視放線は，外側膝状体の背側の下方（腹側）網膜線維群と上方（背側）網膜線維群の間の中央1/3を視放線中間線維群として，視放線の前半部分ではやや内側に位置しているが，後方へ行くにつれ側脳室後角の外側に位置するようになり，後頭極を中心に後頭葉のV1の後方に広く投射する．この後部視放線では，周辺視野に対応した線維群は中間線維群の上下に側脳室後角をはさんで，ちょうど馬のひずめの両端のように側脳室をはさむように分布し，視皮質の前方部分に終止しつつ後方へと投射する．

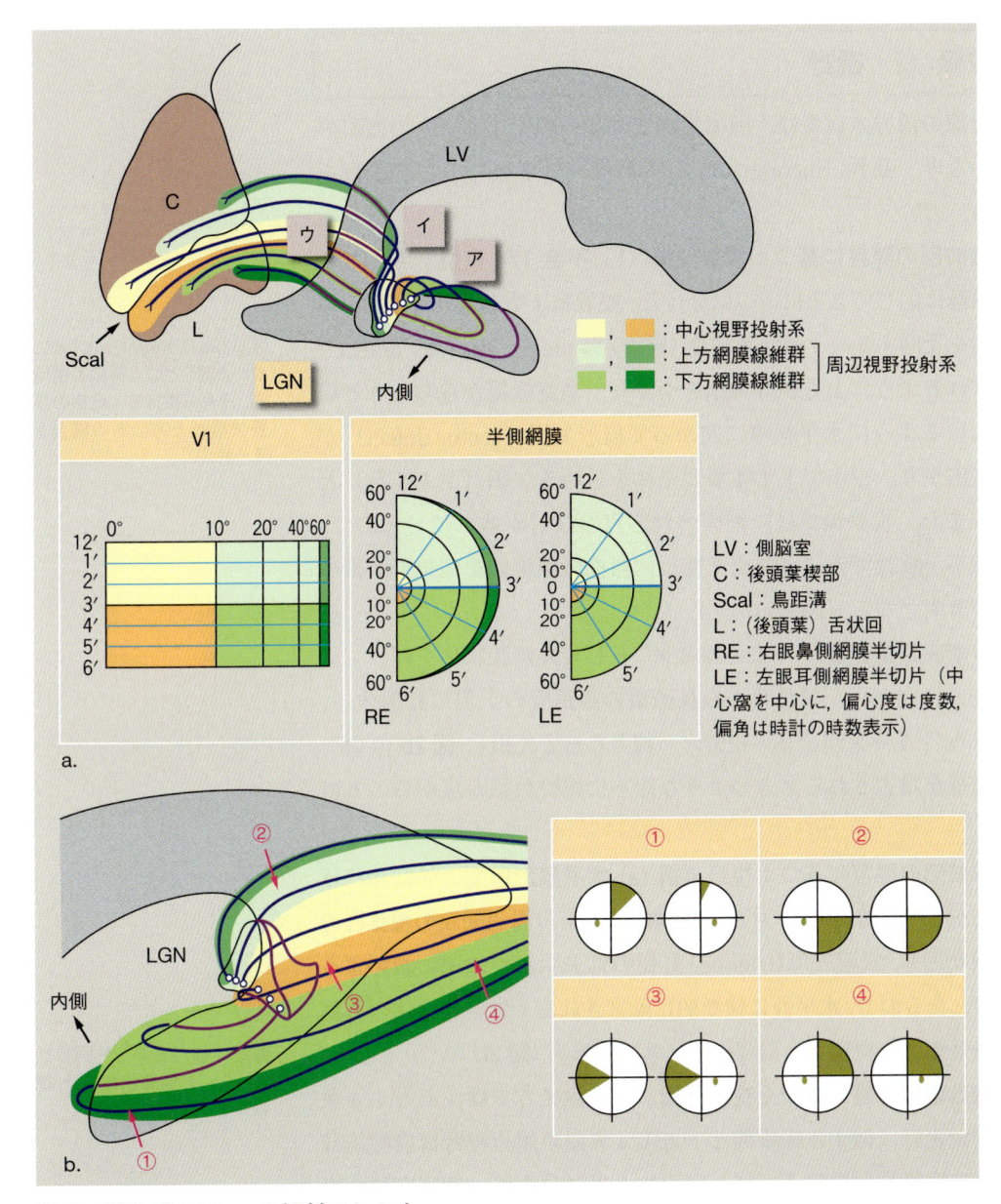

図2 視放線のV1への投射のしかた

a. 左外側膝状体核(LGN)を内側から外側に向かって見た図．V1は，わかりやすいように模式的に直交座標で示す．
ア．LGNの外側から出た上1/4視野を表す下方の視放線（濃緑色）は前下方に進んで，側脳室下角の上をヘアーピン状に回る（マイヤー係蹄）．
イ．LGNの内側から出る下1/4視野を担当する上方の視放線（薄緑色）は直ちに背側に折れて後方へ向かい，鳥距溝(Scal)上唇前方部分へ直行する．
ウ．LGNの中央から出る黄斑線維と連絡する視放線（黄色）は，下方線維群と上方線維群の間を視放線中間線維群として，後頭極を中心に後頭葉のV1の後方に広く投射する．V1では網膜の極座標系（半円）が中心窩を後頭極，周辺網膜（耳側半月）を前端に直交座標系（矩形）となる．

b. 左視放線を外側から内側に向かって見た図と視放線の視野欠損
① マイヤー係蹄が障害される同側鼻側視野欠損が著明な左右差のある上1/4盲となる．
② LGNの内側から出る上方線維群は"一束"となって背側に折れるため，下1/4象限全体の視野が一塊となって欠損する．
③ 側副三角(trigone)の外側が水平性に障害されるとLGNの外側後脈絡叢動脈の梗塞と同様の同名水平扇形盲が生じる．
④ 視放線後方の障害は，上方1/4と下方1/4象限の周辺視野を構成する線維群が黄斑線維投射群によって完全に上下に分割されるため，水平線を守る1/4盲となる．

視放線（2）視野

　視放線の前方の病変は，腫瘍性病変が多いのでイソプタの傾斜の緩やかな非一致性（incongruous）の対側同名半盲ないし 1/4 盲を生じる．

視放線前部の障害に基づく視野欠損（1）不全 1/4 盲型：障害される線維群に応じてさらに二つに分ける．視放線下方網膜線維群は，側頭葉内を迂回するので側頭葉病変（腫瘍）は pie-in-the-sky defect[*1] と呼ばれるように上方視野欠損をつくり，垂直経線からちょうど扇子を広げるように水平経線に向かって扇形欠損（sector defect）が徐々に広がり，やがて上 1/4 象現全体を占める欠損（上 1/4 盲）となる．また，視放線では，網膜の対応点の投射が離れているので，欠損は不一致性で常に（非交叉性）同側投射線維の鼻側視野欠損のほうが著明となる（**図 2b** の ①）．

　上方網膜線維群は，"一束の線維束" として外側膝状体を離れて直ちに後方に向かい，頭頂葉から後頭葉の鳥距溝の上堤に投射する．そのため，下 1/4 象現全体の視野が一塊となって欠損し（**図 2b** の ②），下方線維が障害されるときのような徐々に視野欠損が広がることはない．

視放線前部の障害に基づく視野欠損（2）水平扇形盲型：外側膝状体の中央から出た黄斑線維の投射線維群は，上下の周辺網膜の線維群の間に割り込み，側副三角（trigone）外側の外矢状層では細い板のような側壁となるので，水平性に横断的に障害されると外側膝状体の外側後脈絡叢動脈の梗塞[*2]と同様の同名水平扇形盲（**図 2b** の ③）となる．

後部視放線の障害に基づく視野欠損：視放線後方では，上方 1/4 象限の周辺視野に関する線維群と下方 1/4 象限の周辺視野構成線維群は，黄斑線維投射群によって，完全に上下に分かれ，側脳室後角の天井と床になり "U 字形" に覆っている．したがって，臨床的に側脳室の側副三角から後角の外側の視放線後方の障害は水平線を守る完全 1/4 盲となる（**図 2b** の ④）．

視放線（3）臨床診断

　視放線は外側膝状体と視皮質（V1 の C4 層）を結ぶ外側膝状体-鳥距溝路（geniculocalcarine pathway）で，系統発生的に新しい膝状体視覚系をなす．一般に系統発生的に新しい終脳の投射路は，すべて内包を通って各半球の髄質（半卵円中心）を通り各大脳皮質へ

[*1] pie in the sky は "絵にかいた餅" という英語の慣用句．それに掛けて，扇形の視野欠損が上方にある場合をそう呼ぶ．

[*2] 本巻 "視索，外側膝状体" の "外側膝状体（2）視野" を参照されたい．

扇状に放散する（放線冠）．外側膝状体を出た密な線維束（視脚）も，視床からの他の投射線維（触放線）の後腹側縁，内包後脚のレンズ核の後方を通るので，内包のレンズ核後部の梗塞性病変では対側知覚障害とともに同名半盲を伴うことがある．

片側病変では視力低下はきたさず，視力低下がみられる場合は両側性障害があると考えなければならない[*3]．臨床的には瞳孔反応は正常である．原疾患によるうっ血乳頭や胎生期の経シナプス性変性による視神経萎縮を除いて，光干渉断層計（optical coherence tomography；OCT）を用いない限り，検眼鏡的には異常は認めない．

視放線前部を栄養する前脈絡叢動脈は，視索，外側膝状体の中心的血管で，77％のヒトは内頸動脈から，12％が中大脳動脈に由来する．前脈絡叢動脈は，視索の後方から外側膝状体の終止部，また，視放線の前方を灌流しているので，その梗塞は対側同名半盲ないし四重扇形盲に加えて，内包後脚〜大脳脚障害による対側片麻痺，視床症状として対側感覚障害が前脈絡叢動脈症候群の三徴として知られている[*4]．視放線下方線維群は，中大脳動脈の遠位端で灌流され，頭頂葉症状を伴うことがある．

側頭葉病変：循環障害や外傷は少なく，腫瘍が多い．臭い（鉤回発作）やまれに幻視といった複雑部分発作，Wernicke失語，記憶障害などを合併することがある．内包後脚症状として対側片麻痺や対側感覚障害を認めれば，視放線障害を示唆する．

頭頂葉病変：右同名半盲（左角回障害）ではGerstmann症候群（失書，失算，手指失認，左右失認），下1/4盲では視覚性消去現象を認めれば頭頂葉病変を示唆する．図形の模写などの構成失行も参考になる．

後頭葉

後頭葉の病変は視野欠損や視覚症状が中心で，虚血性の同側三叉神経第1枝（硬膜枝）痛を除いて同名半盲に局在性のある神経学的異常を合併しにくい．また，梗塞性病変が多いので視野はイソプタの傾斜の急峻な深い欠損が特徴で，左右一致性（congruous）の対側同名半盲ないし1/4盲となる．

後頭葉（1）解剖

後頭葉の前方は頭頂後頭溝によって頭頂葉と境されるが，外側面の境界線は不明瞭である．後頭葉内側面は，鳥距溝の上部から頭頂後頭溝まで広がる楔部と，下方は側副溝までの舌状回よりなる．側

[*3] 本巻"視神経，視交叉"の"視交叉（2）視野"を参照されたい．

[*4] 本巻"視索，外側膝状体"の"外側膝状体（2）視野"を参照されたい．

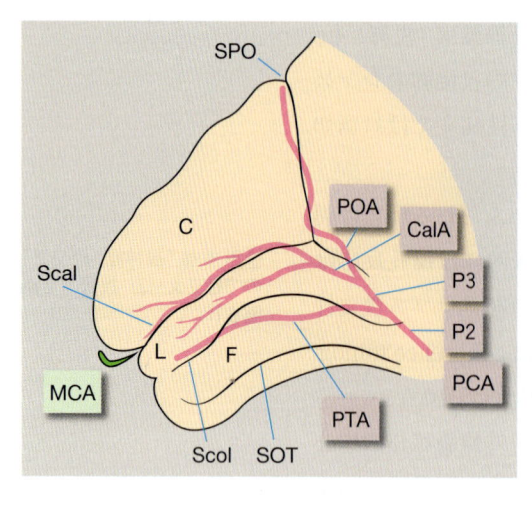

図3　後頭葉内側面

後頭葉は，内側から見ると，鳥距溝（Scal）によって，上の楔部（C），下の舌状回（L）に分かれ，前方の頭頂葉と頭頂後頭溝（SPO）によって，舌状回は下方の内側後頭側頭回（紡錘回，F）と側副溝（Scol）によって境される．一次視皮質（V1）は，後頭葉内側面の鳥距溝を水平線として，上唇は対側網膜上方1/4象限，下唇は下方1/4象限を表し，Broadmann17野にあたる．なお，色中枢V4として有名な紡錘回（内側後頭側頭回，F）は，後頭側頭溝（SOT）と側副溝の間，海馬傍回の下方にあり，側頭葉の外側後頭側頭回と後頭側頭溝によって境される．

後大脳動脈（PCA）は，後交通動脈を出しP2となって後側頭動脈（PTA）を分岐し，PCA遠位端P3となり，やがて頭頂後頭溝（SPO）に沿って上がる頭頂後頭動脈（POA）と鳥距動脈（CalA）に分かれる．中心窩にあたる後頭極は中大脳動脈（MCA）からも灌流される．

副溝を越えると，内側後頭側頭回（紡錘回）となる（図3）．

一次視皮質（V1）：網膜からの視覚情報が外側膝状体を経て視放線（膝状体鳥距路）となって終止する大脳皮質を一次視皮質（primary visual cortex；V1）といい，視野の水平線にあたる鳥距溝（の基底〈base〉）をはさんで下唇（calcarine lip）と上唇に上下の視野が展開し，Broadmann17野にあたる．細胞構築学的には異型皮質に属し，2，3層は狭いが外側膝状体が投射する4層が厚く特にその中間の主にM経路が入力する有髄神経線維層4Bが分厚く，白線（Gennari線）となって肉眼的に見えるので，有線皮質（striate cortex）と呼ばれ，吻側は頭頂後頭溝と鳥距溝の接合部を越えて前腹側に伸び，尾側は後頭極を覆ってさらに外側に1.0～1.5cm広がる．

対側半視野が投射する半側網膜（極座標系）はV1の"直交"座標系へと擬等角写像（複素対数変換）され，網膜上の隣り合う空間的なつながりが維持（網膜部位再現；retinotopy）される（図2a）．中心窩を端点とする対側半側網膜の水平経線は鳥距溝に沿って前方に伸び，後頭極（中心窩）から中心視野10°がV1の55～60％を占め，最吻側8～10％が視野の耳側半月に対応する[1]．V1では，垂直経線は，後頭極と前端を除いて，水平経線と平行に走り，鳥距溝上唇の上縁が下方垂直経線，下唇の下縁が上方垂直経線となる．

高次視覚野：視覚刺激によって活性化され，反対側視野を再現する領域を視覚野（visual area）という．V1は一次視覚野（有線皮質）ともいい，その他の視覚野は，有線外皮質（extrastriate cortex）と呼ばれ，高次の視覚野をなす．V1に続くV2は，境界線のV1の垂直経線を軸とした鏡映変換で，網膜の対側上1/4象限と対側下1/4象限が，腹側（舌状回）と背側後頭葉皮質（楔部）に空間的にそれ

文献はp.322参照．

それ分かれて処理される．V1，V2 は，外側膝状体からの運動方向，色，両眼視差など視覚刺激の属性を階層的並列分散処理する二つの流れの源になる．側頭葉に向かう対象の視覚的認識にかかわる腹側路，対象間の空間関係の把握やそれらへの視覚的運動性誘導にかかわる頭頂葉に向かう背側路がある．V3 の定義は議論が分かれ，V3/VP，V3A など呼称も分かれている[2]．

後頭葉（2）視野

　カーボンコピーのように左右一致性の，完全ないし不完全性の，黄斑回避を呈する同名半盲が，後頭葉に特徴的な視野欠損である．血管性や腫瘍性病変は V1 だけでなく隣接脳組織も障害され V1 単独障害はまれだが，後頭葉の外傷や異物では，たとえば鳥距溝の上唇といった解剖学的境界を守る限局的な障害が起こることが知られている．また，前後に長い V1 では，構造的に視放線と異なり，水平線を守る 1/4 盲をつくるのは難しい．ところが，視覚連合野の上下視野が分離した V2/V3 の障害では水平線を守る孤立した対側同名 1/4 盲となり，V1 が保存された舌状回の V1/V2 病変で対側上 1/4 盲が知られている[3]．

黄斑回避：後大脳動脈梗塞のような後頭葉性同名半盲では中心視野が保存されることがあり，黄斑回避という．視野上，黄斑部は固視点周囲 2〜10°の範囲に対応する．したがって，10°を越えている場合は固視不良が疑われ，少なくとも 3°以上ないと黄斑回避とはいえない．後大脳動脈と中大脳動脈による後頭極の血管二重支配（図 3）や黄斑部の両側性皮質投射が考えられている．

同名半盲性中心暗点：中心窩が広がる後頭極の梗塞による同名半盲性中心暗点症候群は，突発性であり，検眼鏡的に異常なく，視力も正常なのに自覚的には視力障害感（近見＞遠見）が強く，平面視野計による中心視野測定で初めて診断できるユニークな疾患として古くから知られていた[4]．MRI 検査の普及で，視野上は，視角 4.2°程度の暗点でも後頭極を含む大きな梗塞巣を認めるのが特徴である．

　疑えば，中心視野 10°を精査する．一般のスクリーニングの静的自動視野検査（中心 24°や 30°）では，パターン偏差のプロット図で，$p<5\%$ の感度低下点が二つ以上隣り合って塊を形成しないと有意な局所的視野欠損とはいえないが，固視点の周りの 4 点（特異点；singular point）は例外で，左右の同一象限に対で認められれば同名半盲性傍中心暗点と考えてよく[5]，後頭葉の画像検査で確認できれ

ば，神経内科医へ脳梗塞の全身的精査について対診する．

耳側半月症候群：V1は，後頭極を中心窩（固視点）に前方の頭頂後頭溝（最周辺視野＝耳側半月）まで周辺視野が展開する．前後に長く伸びたため，血行支配に関連し局在的に脆弱となり，V1の前後で特徴的な視野欠損が生じる．後大脳動脈遠位部（図3）は鳥距動脈（CalA）と頭頂後頭動脈（parieto-occipital artery；POA）に分かれ，50％のヒトは鳥距動脈が主血管として鳥距溝（Scal）に沿って上下に多数の栄養血管をだし，1/3は鳥距動脈が上下に分岐して上唇，下唇を支配している．一方，10％以下のヒトでは，鳥距動脈が楔部か舌状回のどちらかを灌流し，残りを頭頂後頭動脈（POA）か，後側頭動脈（PTA）が栄養する（図3）．

視交叉後の病変は，両眼性視野障害が原則であるが，鳥距溝の先端，頭頂後頭溝と接する鼻側不対網膜神経線維由来の視放線投射域が障害されると対側耳側半月のみ欠損する単眼性視野欠損を生じる．視野上は，鼻側網膜分離症と区別できないので散瞳下の眼底検査が必須である．Goldmann動的視野検査で耳側視野は固視点から90°，鼻側視野は60°なので，その差30°の耳側周辺視野のみが単眼性に欠損し耳側半月症候群という．頭頂後頭溝までのV1の前方10％が責任病巣で，頭頂後頭動脈が灌流する．

V1の後方60％は対側中心視野10°にあたり，10°から60°の耳側半月までの周辺視野はV1の30％を構成し，通常（半数のヒト）は鳥距動脈に栄養され，梗塞が起こると，対側耳側半月30°が保存された同名半盲となる（図4）．

両側性病変：視野欠損が垂直経線を越えないのが，視交叉後の片側視路障害の特徴である．これは左右の視索〜視放線が，解剖学的に中脳をはさんで左右の視路が離れていることが関係している．ところが，左右に大きく隔てられていた視放線がV1に到着すると，脳溝（大脳縦裂）をはさんで左右が接するようなる．また，V1を栄養する左右の後大脳動脈は一本の脳底動脈の分枝である．その結果，後頭葉では病変によっては左右皮質が同時に障害され，左右の半側空間に同時に視野欠損が生じることがある．ただし，正中線に段差（vertical step）を認めるのが視皮質性視野障害の特徴の一つで，交叉性1/4盲（checkerboard quadrantanopia，図5a）や独特の両側視野欠損が知られ，皮質盲もその一つである（図5b, c）．

解剖学的な特徴から後頭葉では血管性病変が多いが，大脳性盲は，若年者のMELAS（mitochondrial encephalopathy, lactic acidosis

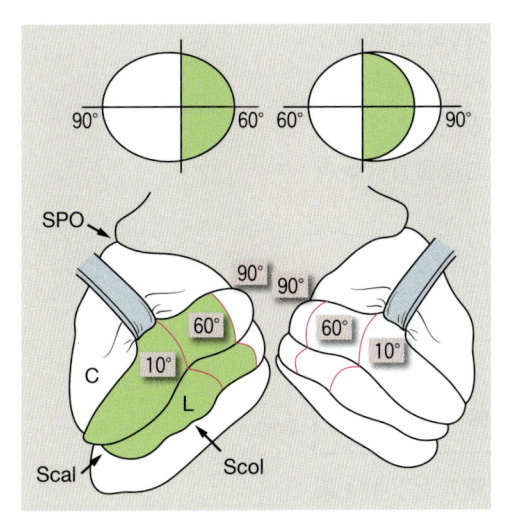

図4 右耳側半月が保存された右同名半盲

一次視皮質（V1）は鳥距溝の上下に展開するので，スパーテルで上唇をもち上げないと見えない．左鳥距動脈が梗塞しV1の緑色部分が障害されると右同名半盲となるが，右耳側60°から90°の耳側半月が頭頂後頭動脈に栄養されている場合，右耳側半月が保存される．
SPO：頭頂後頭溝，Scal：鳥距溝，Scol：側副溝，C：楔部，L：舌状回

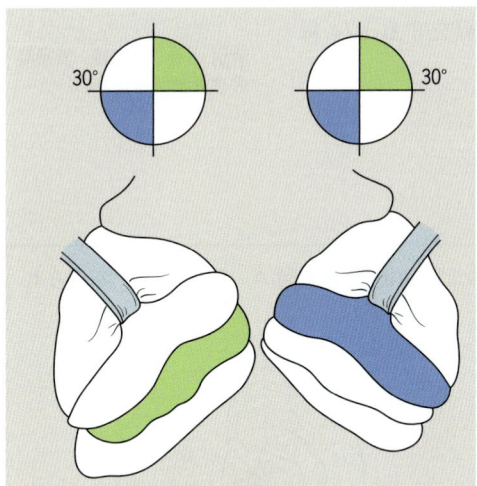

a. チェッカー盤視野

b. 両側同名中心暗点

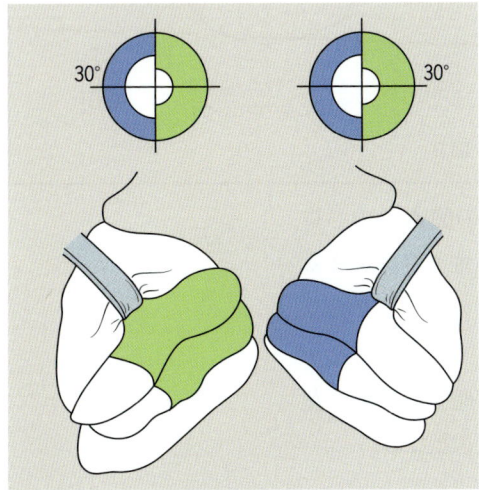

c. 両側黄斑回避を伴う皮質盲

図5 両側後頭葉病変による独特の視野欠損

鳥距溝の上唇をスパーテルでもち上げV1を露出し，責任病巣を緑と青色で示し，対応する視野欠損は中心30°の静的自動視野測定で模式的に表している．

and stroke-like episodes）や一酸化炭素中毒などの代謝性低酸素，また視路のほとんどは白質によって構成されているので髄鞘が障害される白質ジストロフィで起こることが知られている．また，脳血管撮影後や小児において頭部外傷後，一過性に生じる皮質盲は救急外来の病歴聴取で大切である．

> **カコモン読解** 第19回 一般問題69
>
> 上方1/4同名半盲を来す障害部位はどれか．
> a 視索　b 外側膝状体　c 側頭葉　d 頭頂葉上部　e 後頭葉

解説　視放線では，中心視野の投射線維が対側網膜の上下1/4象限からの投射線維の間に入り込むため，視放線の前端部分や，後方の側脳室周辺部分では，構造上，障害されると水平線を守る1/4盲となる[*5]．答えはc．

模範解答　c

[*5] 本巻"視放線，後頭葉"の項を参照されたい．

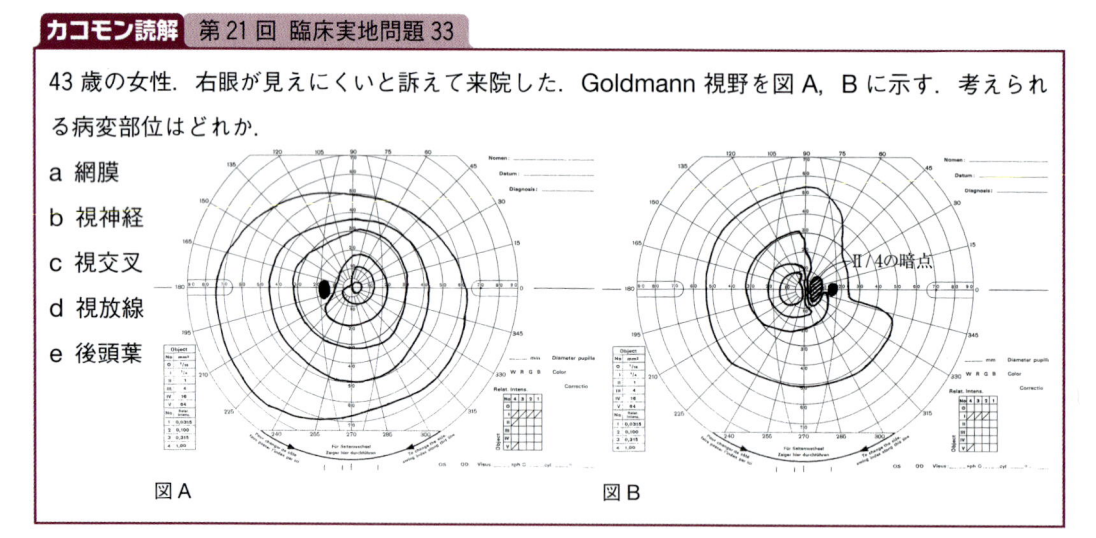

> **カコモン読解** 第21回 臨床実地問題33
>
> 43歳の女性．右眼が見えにくいと訴えて来院した．Goldmann視野を図A，Bに示す．考えられる病変部位はどれか．
> a 網膜
> b 視神経
> c 視交叉
> d 視放線
> e 後頭葉
>
> 図A　　　図B

解説　図に示されたGoldmann動的視野は，左眼の図Aの中心視野をよくみるとイソプタI-2の左上1/4象限が正中垂直経線を守るようにみえ，それに呼応するかのようにI-3とI-4のイソプタのラインが内に向かって弯曲している．右眼の図Bは，I-4イソプタが正中経線を守る半盲性欠損を呈し，II-4で耳側半盲暗点を認め，左右を合わせて両耳側上1/4盲となる．したがって，cとなる．

模範解答　c

（柏井　聡）

高次脳機能障害

高次脳機能障害とは

　高次脳機能障害の定義は，学術用語と行政用語で若干の違いがあるので注意を要する．学術用語としての高次脳機能障害とは，脳損傷に起因する認知障害全般をいい，記憶障害，社会的行動障害，地誌的障害，遂行機能障害，注意障害，半側空間無視，半側身体失認，失語，失行，失認などを指す．特に記憶障害，社会的行動障害，遂行機能障害，注意障害は頻度が高く，日常生活に及ぼす影響が大きい．病識が欠落する場合も少なくなく，社会生活に支障をきたすことが多い．その一方で，行政的高次脳機能障害の診断基準は，このような症状の存在に加え，"その時点で実際に日常生活または社会生活に制約があり，脳の器質的病変の原因となる事故による受傷や疾病の発症の事実が確認されていること"が必要で，先天疾患，周産期における脳損傷，発達障害，進行性疾患（認知症など）を原因とするものは除外される．本項では，このような高次脳機能障害を視路疾患の一つとしてとらえ，損傷部位と視野のパターンから整理したい．

求心性視野狭窄に伴うもの

　外側膝状体からの後頭葉投射部位は，中心窩からの投射部位が後極付近の大脳外側面にあり，周辺視野になるほど内側面前方へと移動していることがわかっている．したがって，両側後頭葉内側面の前方皮質，または，そこに至る視路に病巣がある場合，求心性視野狭窄が生じるが，このような病巣が生じることはまれである．しかし，脳損傷に伴う求心性視野狭窄は少なくない．交通事故などにより前頭葉の前部に脳挫傷をきたし，社会的行動障害，遂行機能障害，注意障害などに伴って求心性狭窄が生じることがある．広範囲の前頭葉損傷を伴う場合では，眼科に限らず，検査場面での協力が得られないことや途中で感情失禁のため検査が続行できなくなることもある．しかし，前頭部の強打で生じうる視野欠損は，眼球自体の外

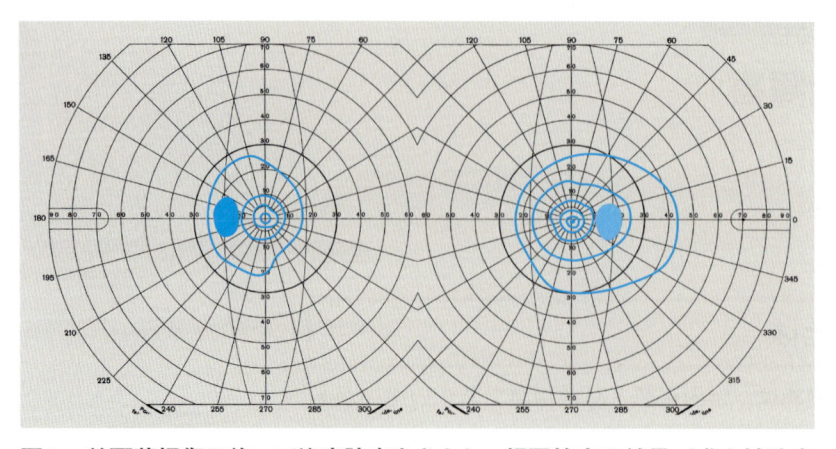

図1 前頭葉損傷に伴って注意障害をきたし，視野検査の結果が求心性狭窄を示した例
21歳．左前頭葉，側頭葉挫傷．VD＝1.2，VS＝1.2．

傷や外傷性視神経症による可能性も否定はできない．また，心因性視覚障害として求心性視野狭窄がみられる場合もあり，他の眼所見と総合して視野異常を評価しなければならない[*1]．前頭葉損傷に伴って注意障害をきたし，視野検査の結果が求心性狭窄を示した例を図1に示す．

右同名半盲に伴うもの

　左側の視路損傷のため，病巣が左頭頂葉に及んでいる場合は，Gerstmann症候群が生じることがある．Gerstmann症候群では，失算，失書，左右失認，手指失認を生じる．この症候が視野検査を遂行不能にすることはないが，病巣が側頭葉のWernicke（ウェルニッケ）野に及ぶと感覚性失語を生じ，言語理解が困難になるため，検査の説明に対する理解が困難となる．それでも視標に視線を向けることを基準にして視野を記録することは可能であり，定性的な測定は可能である．また，病巣が後頭葉に限局し，高次脳機能障害がまったくない状態であっても，黄斑分割の右同名半盲では読書困難が生じる．それは，横書き文章が左から右へ記載されるためで，右方向への眼球運動が必要になるものの，その到達点の視野が不明確なために生じる．経験的には，ここに約5°の黄斑回避が存在するとそれほど問題ではなくなるようである．これは，読書時の眼球運動の振幅と関連するものと思われる．このような患者に対する横書き文字による書面の読書時の対策について図2に紹介する．

[*1] 高次脳機能障害を伴う求心性視野狭窄についても，網膜疾患などで生じるものと同様に，視力が高くても空間認知が困難になっている患者が多いため，衝突や転倒に留意し，必要に応じ白杖などの使用が有効となる．

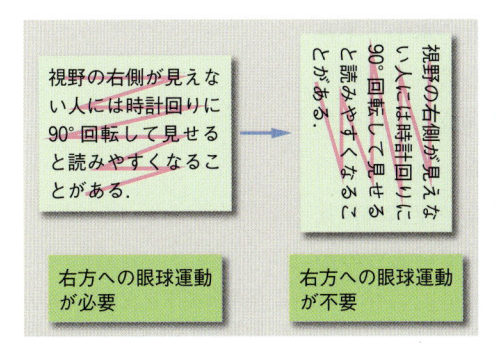

図2 高次脳機能障害を伴わない黄斑分割の右同名半盲による読書困難をきたした患者に対する読書時の対策

横書きの文章を時計回りに90°回転して読むようにする．こうすると，左から右であったサッケード方向が上から下へと変わり，行替えについても右から左へのままなので，右方向の視野障害が読書困難の原因にならなくなる．文字が横倒しになってしまうため，第一印象はよくないが，読書速度を測定すると明らかに速いため，見た目を気にしなければ実用的な方法である．

左同名半盲に伴うもの

　右側の視路損傷で病巣が頭頂葉に及んでいる場合は，左半側空間無視が生じやすい．左半側空間無視は，患者の左側にある対象を無視する症状で，なかなか改善せず，生活に大きな支障をきたすことが多い．左側にあるものに衝突したり，左側のおかずを食べ残したりすることもある．自覚されない場合も多く，周囲から左方向を注意するようにいわれても，なかなか修正がきかない．視野検査では，左視野に出した視標が見えていないのか，それとも無視しているのかの判断が困難となる．また，半側空間無視に伴って運動維持困難が生じることも多い．これは，同じことをし続けることができなくなる症状であり，視野検査では，固視不良になる．左側を無視するというが，どこを基準に左側かというのは実は明確ではない．時に視線方向がその基準とはならないこともあり，固視が著しく不良であっても，真半分の黄斑分割の左同名半盲が記録されることがある．したがって，このような場合は，半側空間無視と運動維持困難の影響を考慮すべきである[*2]．

[*2] 半側空間無視の基準となる正面が，ある程度利き手の方向に影響される場合がある．このため，読みものの右端を右手でもたず，左端を右手でもつようにすることで行替えがスムーズに行えるようになることもある．

水平下半盲に伴うもの

　水平下半盲は，両側後頭葉の鳥距溝上唇とそれにつながる視放線の障害で生じる．通常の脳梗塞や外傷で生じることは非常にまれであるが，一酸化炭素中毒や窒息から救命された場合の後遺症としてみられる場合がある．このような患者では，MRI（magnetic resonance imaging）においては明確な病巣を認めない例であっても，SPECT（single-photon emission computed tomography）などで脳血流を測定してみると両側後頭葉外側面に血流低下をきたしていることがある．これは，この領域が後大脳動脈と中大脳動脈の境界部にあたることから生じる．また，静脈洞血栓症でも同部位の出血性

梗塞が生じる．これらに伴い，視空間認知障害とともに水平下半盲が生じうる．水平下半盲は，中心視野を含む下方中心暗点の形状を示し，視力低下を伴いやすい．これは，大脳の中心窩投射領域が後頭葉外側面に位置しているためである．後頭葉外側面から上部後頭葉，頭頂葉へかけての両側病変は，見えてもつかめない症状（視覚失調）や奥行知覚異常などの原因となる．また，動いているものが動いて見えない運動盲という症状をきたす場合もまれにある[*3]．

水平上半盲に伴うもの

　水平上半盲は，両側後頭葉の鳥距溝下唇とそれにつながる視放線の障害で生じる．この場合は中心視野を回避することが多く，視力低下を伴わない場合も少なくない．後大脳動脈の梗塞による両側後頭側頭葉底部病変でみられるが，この部位への血管は脳幹部への枝を有していることが多いため致死的となり，実際に生存する患者はさほど多くはない．両側後頭側頭葉底部病変をきたした患者では，病巣が大きいと，見えても視対象が何かわからない（視覚失認）という症状が生じ，病巣が限局していると色がわからない（大脳性色覚異常），顔がわからない（相貌失認），地誌的障害の一型であるランドマークがわからない（街並失認）という症状が生じうる．また，両眼視差から形態を知覚する機能が損なわれる場合やまぶしさを感じなくなること（無羞明）もある（図3）．さらに，病巣が前方へ拡大し海馬に至ると，重篤な記憶障害をきたす．

視野障害をまったく認めないもの

　脳損傷が視路に関係しない場合は，基本的には視野障害は発生しない．しかし，視路が前頭から後頭まで広く分布しているため，何らかの視野障害を示すことがしばしばであり，脳損傷患者の視野検査は必須である．前頭葉外側面は，視路から最も距離があるので，視野障害を認めないことが多い．したがって，たとえば左前頭外側部のBroca（ブローカ）野損傷により生じる運動性失語では視野障害を合併していないことが多い．この場合，発語が障害されて患者の訴えを聴取することは困難になるが，患者が検査方法を理解することは可能であり，社会的行動障害[*4]や遂行機能障害[*5]などの他の症候が重篤でなければ，視野検査を行うことができる．一方，外傷がその原因である場合は，外傷性視神経症や重篤なうっ血乳頭後の視神経症のために視野異常をきたすことがある．また，頭部を強打

[*3] 水平下半盲に伴う視力障害をきたした患者では，視力低下の割に色覚が保たれている場合が多く，後遺症対策としての環境整備には色情報が有用である．

[*4] 社会的行動障害
意欲・発動性の低下，情動コントロールの障害，対人関係の障害，依存的行動，固執などにより社会的行動に障害をきたす．

[*5] 遂行機能障害
目的にかなった行動計画ができなくなり，実行できなくなる．環境と適切に関わるために必要な自らの行動を修正する能力が障害されることにより，社会的に不適切な行動をとってしまう．

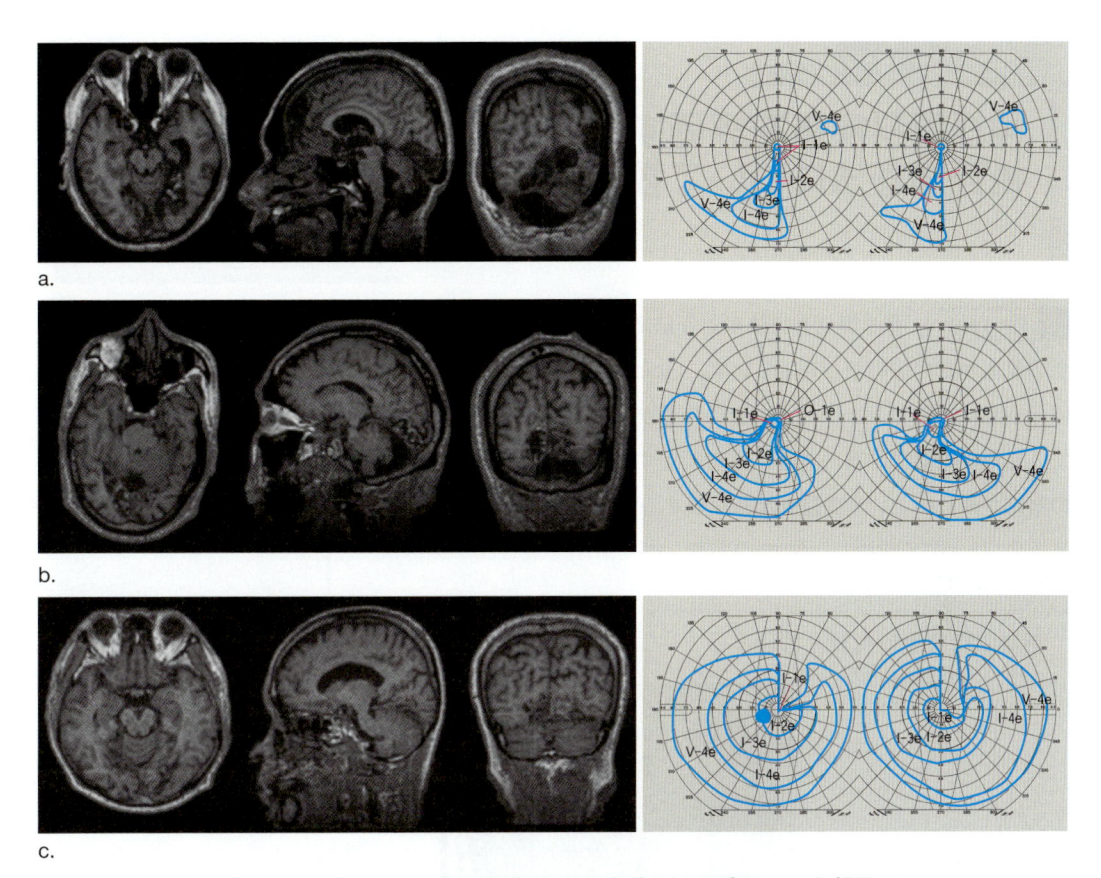

図3 両側後頭側頭葉底部病変により無羞明をきたした症例の頭部 MRI と視野
左から MRI 軸位断，MRI 矢状断，MRI 前額断，左眼視野，右眼視野．
(Horiguchi H, et al：Lack of photophobia associated with bilateral ventral occipital lesion. Jpn J Ophthalmol 2011；55：301-303.)

したとき脳が強く揺さぶられ，大脳灰白質に病巣が生じなくとも，それらをつなぐ大脳白質が広範囲に損傷されるびまん性軸索損傷では，視野異常を認めないことも多いが，注意障害をはじめ，あらゆる高次脳機能障害が生じうるので要注意である．

(仲泊　聡)

クリニカル・クエスチョン

神経眼科疾患を評価するのに適した視野検査法について教えてください

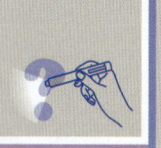

Answer 最も簡便な方法は対座法で，たとえば左右においた物の色の見えかたの違いから判定します．Goldmann 視野計はあらゆる神経眼科疾患に対応できますが，検者の技量が結果を左右する難点があります．自動視野計は半盲の判定には有用ですが，高齢者や子どもの患者への対応が難しいという問題点があります．

スクリーニング

神経眼科疾患の視野を評価するとき，最も大事なのは，緊急性が

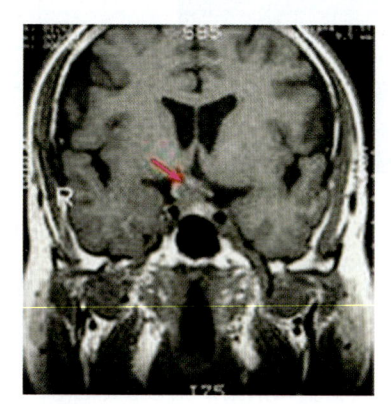

a. MRI

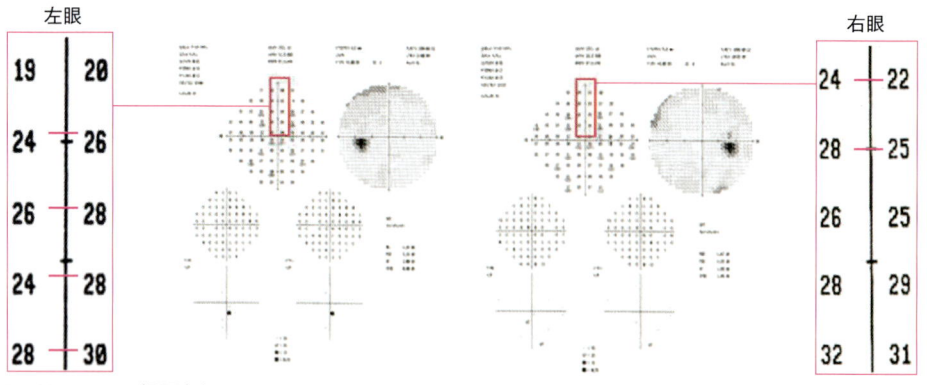

b. Humphrey 視野中心 30-2

図1 下垂体腫瘍患者の Humphrey 視野計による視野障害の検出
Humphrey 視野計の中心 30-2 プログラムの正中感度の左右差 2 dB 以上 4 点，3 dB 以上 3 点で有意と考えられる．61 歳，男性．MRI で下垂体腫瘍（赤矢印）を認め (a)，Humphrey 視野中心 30-2 で，左眼において正中 2 列の感度で 2 dB 以上の感度差が 4 点存在し，左耳側半盲を認めた (b)．
（藤本尚也：視野 VI 問題篇．神経眼科 2002；19：77-84．）

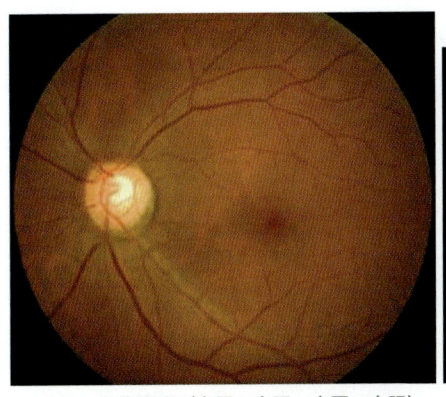

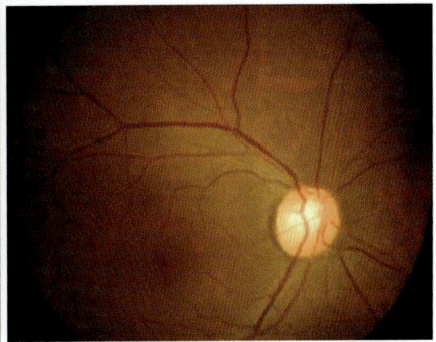

a. カラー眼底写真（左図：左眼，右図：右眼）

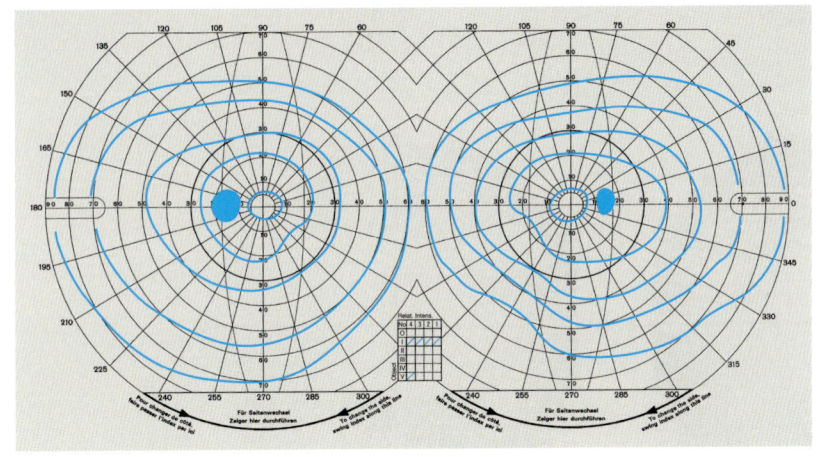

b. Goldmann 視野計の計測結果

図2　視神経低形成患者の Goldmann 視野計による視野障害の検出
57歳，女性．右眼の視神経乳頭血管分岐部上方偏位を認め，Goldmann 視野で，右周辺下方の沈下を認めた．

あるかどうかである．治療を急ぐ場合は，予約をとりなおして改めて別の日に視野検査を行うのか，すぐに行わなければならないのかが重要である．生命予後にかかわる脳動脈瘤を視野異常から検出できることもある．新たに患者と対峙したとき，もし同名半盲であれば，内頸動脈瘤も考えなくてはならないので，その点に注意すべきであろう．スクリーニングとして最も簡便で，どこでもできるのは対座法である．

　対座法は，患者と対峙して，検者の視野と患者の視野を比較して行う方法もあるが，こと半盲に関しては，左右の物で比較する方法が簡便である．左右に，たとえば赤鉛筆を2本並べ，左右で色を比べてみる．半盲は神経眼科疾患において原則として中心から発症するので，比較的左右近距離で色の見えかたに左右差がでる．

　また，簡便な方法として絵やチャートを用いて，その見えかたか

a. 中心 30-2

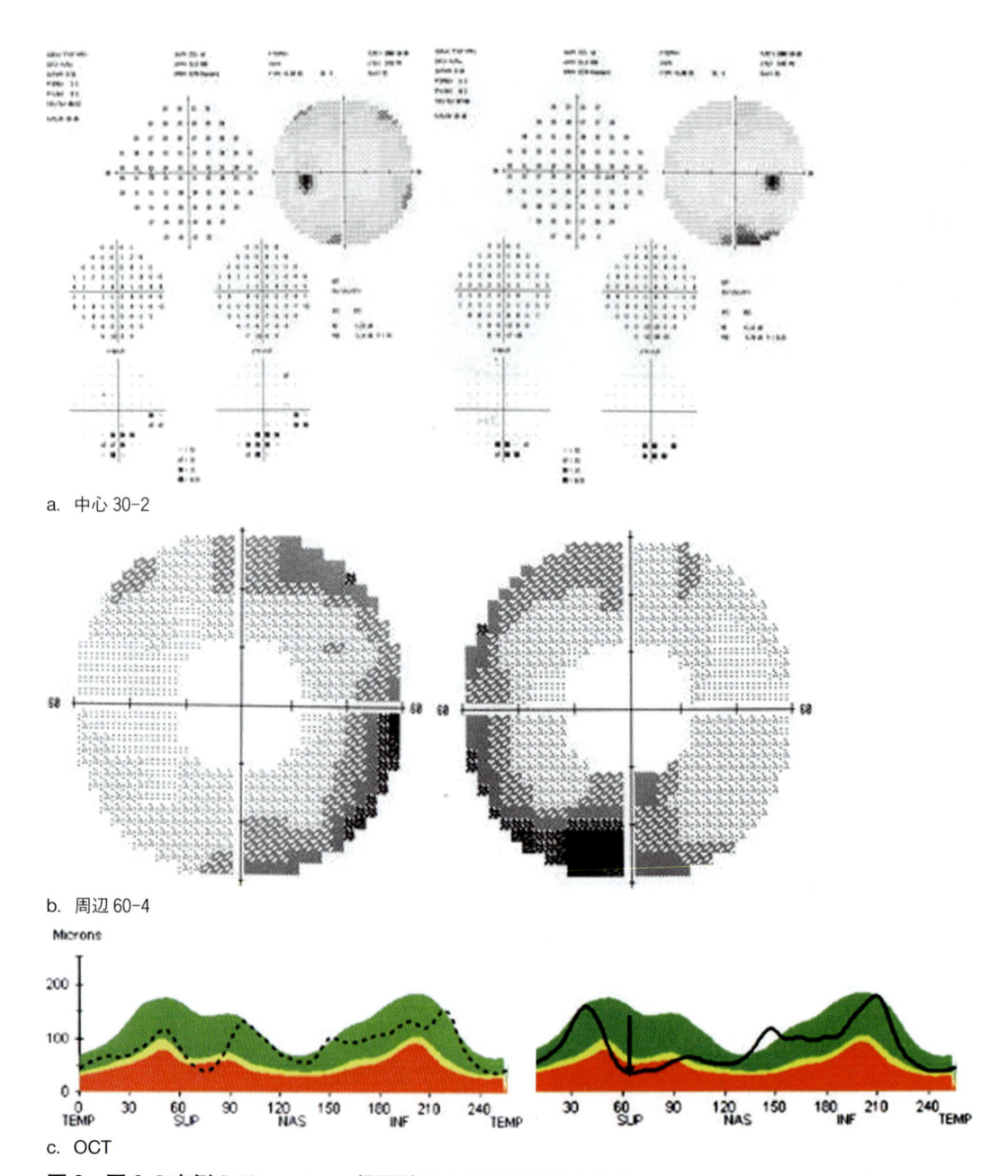

b. 周辺 60-4

c. OCT

図3 図2の症例のHumphrey視野計による視野障害の検出（左図：左眼，右図：右眼）とOCT
図2のHumphrey視野で，右中心30-2で下方，周辺60-4でも下方に暗点を認めた．OCTで右上方神経線維層厚の菲薄（矢印）を伴っていることがわかり，視神経低形成と考えた．

ら判定する．Amslerチャートや河本法で視野異常を検出できる．

Goldmann 視野計

神経眼科疾患の視野で，スクリーニング，精査として有用なのがGoldmann視野計による検査である．周辺の障害（視神経低形成な

ど），半盲，視神経疾患の急性期，障害の大きさの程度などあらゆる神経眼科疾患に対応できる．しかし，検者による技能差が大きく，ある程度熟練した検者が必要となる．日常生活への配慮はこのGoldmann 視野がある程度基準となって，注意を喚起できる．たとえば視神経低形成で下方が見えなければ，つまずきやすい，下垂体腺腫による両耳側半盲は人とぶつかりやすい，などである．

自動視野計による静的視野

　神経眼科疾患で自動視野計による検査が一般的になってきた．診断，視野の定量に役立つ．診断に関しては，半盲，特に潜在性半盲が，垂直経線の左右差で判定する方法により，より明確に判定できるようになった（**図 1**）[1,2]．各象限ごとに基準値から測定されるので，半盲（垂直，水平）が鮮明になる．また治療の評価を数値により定量化でき，統計解析できる．視神経炎の視野障害も従来いわれているより多彩であることが，自動視野計により示された[3]．自動視野計の問題点は，信頼性のある視野がとれないと評価できないので，視力低下眼には不向きかもしれない．また高齢者，子どもは対応できないこともある．下方の暗点は，視神経低形成を考え，周辺視野測定（Goldmann 視野，Humphrey 視野周辺 60-4）することを勧める（**図 2, 3**）．

文献は p.322 参照．

　　　　　　　　　　　　　　　　　　　　　（藤本尚也）

9. その他の視野障害

心因性視覚障害（機能性視覚障害）と詐病

はじめに

　複雑な社会情勢の変化を反映し，ストレスを背景とする疾患が増加しており心身医学の重要性がとりあげられるようになっている[1]．心身症のひとつである心因性視覚障害は，見えていることを自覚できない状態である．神経眼科外来では，しばしば原因不明の視覚障害について診察を依頼されるが，眼科専門医による日常診療で器質的疾患が見つからない症例に合理的な診断をつけることは困難なことも多い．逆に器質的疾患に心因性疾患が合併すると，自覚検査が多い眼科において検査の前提となる"意識"に心の問題が影響し，しばしば判断に迷う（**図1a**）．すぐに原因がわからない場合，まずは系統的検査計画をたて視覚障害の発症状況を整理し，観察・思考するだけで結論に至ることもある．ただし，先入観は器質的疾患を見逃し，心身症と診断してしまうこともあるので注意を要する．疑わしいときは眼科の一般・精密検査を再検査することはもとより脳神経学的検査も時に必要で，最後に，可能な場合は最新機器による追加検査も行うといった一連の流れ作業を行うとよい（**図1b**）．精密検査のひとつである"視野検査"は眼科臨床においてよく使われる検査法であるが，情報が豊富で微妙な判断にヒントを与えてくれる点で重要である．

　心因性視覚障害の重要な鑑別疾患に詐盲がある．近年の慢性的デフレ経済は安易な詐欺の温床となっているが，社会保障財政にも影響し社会的要求も相まって各自治体においても制限が入り，生活保護の取得も容易ではなくなった．それにより，ほかの経済的基盤を求めた新しいタイプの詐盲も増加している．詐盲は病院を介して診断を受けるため，状況によっては一種の詐欺になり刑法に抵触する．つまり，詐盲は保険金や社会保障などの不正受給のために行われる詐欺行為で，外傷による障害の程度を偽って，保険金や社会保障を過剰に請求する行為も含まれる．病気療養によって給与が保障されていることを悪用しようと，診断書を得る目的で病気を装う場合も

文献は p.322 参照.

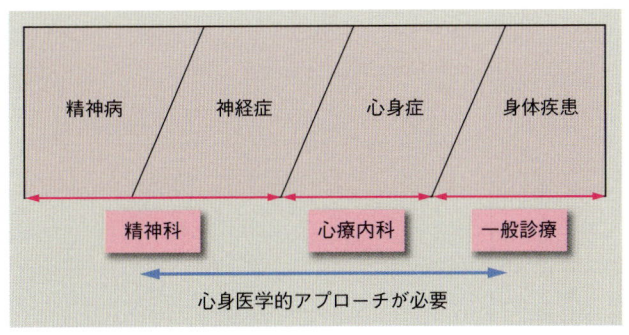

a. 神経科領域を含めた疾患スペクトル

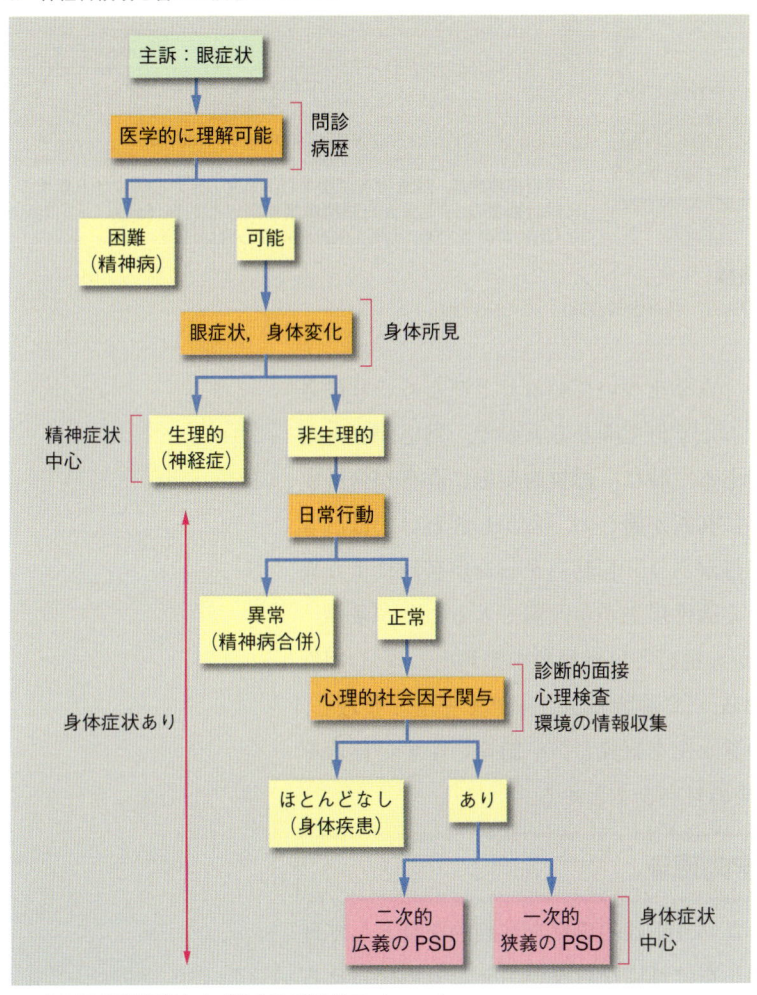

b. 心因性視覚障害および詐病の系統的アプローチ

図1 心身医学的アプローチの必要性

PSD：psychosomatic disorders（心身症）

これに相当し問題視されているが，心因性疾患による療養との区別は難しい．心因性視覚障害では見えていることを自覚できない状態であるのに対し，詐盲は見えていることを自覚しながら意図的に否定することが特徴である．心因性疾患と見た目の症状は同じである

図2 視野検査と視野感度曲線

a. 検査フローチャート

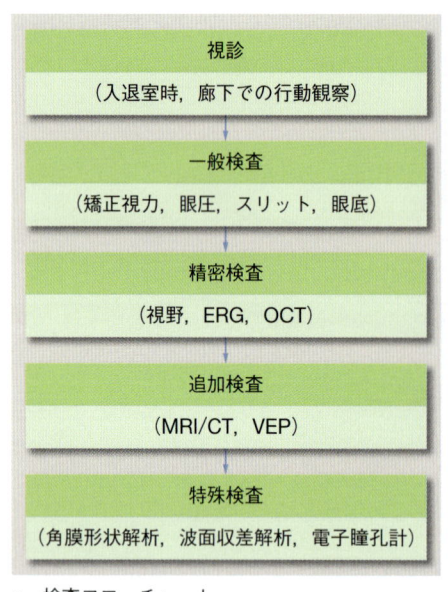

b. 視野感度曲線．刺激強度が増すにつれて，見える頻度は上昇する．試行回数の50％見えた視標輝度を閾値とする．false（−），false（＋）があるため，0％，100％にならない．

(b/柏井　聡：自動静的視野計の読み方．神経眼科 2009；26：243-260.)

から器質的疾患がないため「うそをついている」とひとくくりにされがちであるが，両者はまったく似て非なるもので，対応がまったく異なり初期診断は重要である．特に，器質的疾患に詐盲が合併すると，心因性視覚障害同様に判断が難しい．しかし詐盲は，はっきりとした目的意識と疾病利得があり，行動パターンが目的により異なるため詳細な観察により心因性疾患から区別できることが多い．

本項では①心理物理面から視野という現象を整理し，②心因性疾患と詐病の特徴をまとめる．③診断のフローチャートで整理し，視野検査の役割と典型例の診かたを概説し，④間違いやすい症例を提示する．最後に⑤その後の対応をまとめる．

視野という心理物理学的現象

視野では"見えている"という主観的感覚を客観的な量として理解するために感覚を定量化しなければならない．そこで用いられるのが，背景光に対して検査光の明るさを弁別する閾値である．ヒトは物理学的に同じ刺激を与えられても同じ感覚量に感じるとは限らず，心理学的反応は光刺激に対する視覚確率で表される（**図2b**）[2]．網膜の受容できる光のエネルギー（輝度）には上限（刺激頂）と下限（刺激閾）があり，その間に存在する視覚応答確率50％の輝度を閾値という．いわゆる感度（S）は閾値（I）の逆数となる（$S=1/I$）．

感度を等感度曲線で表現するものが動的視野であり，閾値プロットで表現するのが静的視野である．したがって，視野は"見えている"感覚に影響する因子の影響を受ける．これが本来"見えているはず"の患者が"見えていない"と主張する心因性疾患が特徴的視野を呈する理由となる．つまり，心の病が修飾した視野結果を見ている可能性がある．解釈が難しいときや信頼性に不安がある場合，複数の視野計で再現性を確認することも意味がある（表1）．

心因性疾患と詐病の特徴

日常接する疾患が精神科領域の精神病から一般診療科領域の身体疾患までひとつのスペクトル上に並ぶとすると（図1a），神経症の一部は精神病と心身症を含み，心身症の一部は神経症と器質的身体疾患を含みオーバーラップする．まず精神病を除外したのちに精神症状・身体症状により神経症・心身症・身体疾患を系統的に鑑別する[3]．心身医学的アプローチが必要となる眼科領域が眼心身症と考えられる．心因性疾患には身体化障害，転換性障害（表2），虚偽性障害などがある（表3）．虚偽性障害は詐盲の一種とされていたが，受診や検査をいとわず診療に積極的で，利得が病気によって同情を誘い，構ってもらえるという精神的利得のみである点で，詐盲とは異なる．訴える症状は視力，視野とも重篤である．詐盲は，はっきりとした経済的目的意識と疾病利得があり，行動パターンが目的により異なるため，どこに利得があるかについて詳細な観察を行うことで，心因性疾患から区別できることが多い[4]．古くから知られる眼心身症に心因性視覚障害や心因性盲（ヒステリー）があるが，器質的障害がない場合，一見，不定愁訴を訴えているかにみえ心因性の部分が放置されがちである．心身医学をとり扱う医療機関も増えており，積極的に相談することが奏効することもある．逆に器質的疾患の追求をおろそかにして安易に心身症と診断されることもある．視力改善を長期に認めない例では，検査の定期的な再検は必須である．

診断のフローチャートと視野検査の重要性

眼科診療において心の病の関与する場合，患者の行動を観察し，他覚的視力検査におけるレンズ打消し法や一般的な視野検査，調節検査，色覚検査から出てくる不合理な結果により気づくことも多い．しかし，冷静な判断を下すには，心証ができあがる前に必ず検査結果の検証を行う．つまり，すべてのデータを疑うことから始める．

表1　さまざまな視野計測法

主観的測定
Goldmann perimetry
Humphrey field analyzer
Octopus
microperimetry（MP-1）
客観的測定
full field ERG
multi focal ERG（VERIS™）
focal ERG
full field pattern VEP
multi focal VEP
瞳孔視野計

表2　身体表現性障害

身体化障害
鑑別不能な身体化障害
転換性障害
疼痛性障害
心気症
身体醜形障害
特定不能の身体表現性障害

表3　精神心理的要因が推定される疾患

心因性視覚障害
心因性盲
虚偽性障害
詐盲

表 4　視野測定の条件

1. 外部条件	顔の形，眼鏡枠，室内照明
2. 測定条件	背景（photopic），プロトコール（HFA C-30-2/C-24-2/C-10-2）
3. 個体条件	瞳孔径，屈折，中間透光体混濁，学習効果・測定時間・疲労，固視

まず重要な矯正視力を疑うことになり，次いで視野を疑う．器質的疾患がないという診断すら疑う必要があり，一般検査・精密検査を複数回再検する．最新機器を利用可能なら，角膜形状解析，波面収差解析により角膜形状の影響や中間透光体の散乱の影響などを除外した診断が容易になることがある．近年，日常診療にとり入れられているOCTにより微細な網膜疾患のないことと，一般検査との矛盾を確かめる．追加検査として頭蓋内疾患を疑う場合はMRIやCTといった神経画像検査を行い，視覚路が中枢まで到達しているか確認したい場合はVEP（visual evoked potential；視覚誘発電位）を用いる（図2a）．自覚検査の多い眼科において心因性疾患でも瞳孔反応（主に対光反応）は客観的で有用である．しかし，合併する疾患で瞳孔に影響がある場合は無効であるし，逆に瞳孔線維が障害されず視覚線維だけ障害される病態（たとえばLeber視神経症，栄養障害性視神経症，アルコール性視神経症）などは，きちんと除外する必要がある．

次いで，視野検査の重要性について述べる．実は検査は患者が診察に入る前から始まっていることに留意したい．日常生活で使われる視野は両眼視野の合計で，上側60°，下側70°，右側110°，左側110°（耳側110°，鼻側60°）である．中央は両眼視されて眼位異常がなければ通常立体視を形成する．また，入退室や通院時の行動を観察すると実際の視野がどの程度あるかはわかり，訴えの内容と照合することができる．たとえば，下方視野障害のある緑内障患者は上方障害の患者よりもしばしば訴えが強く，階段が降りづらいとかデスクワークで気になるといった具体的な訴えをする．また，視野狭窄のある人は網膜色素変性など杆体障害があることが多く，明暗変化への追随が難しい．部屋を急に暗くしてもすぐに迷わず座ったり，とっさに荷物を確かめる動作が確認されると視野障害が軽度であることがうかがえる．

一般的な視野検査を読み解く場合，測定におけるアーチファクトをまず除く必要がある．表4に掲げる項目に留意したい[5]．疾患の

影響や加齢によっても固視不良が起こることがあり考慮すべきである[6]．鑑別には Goldmann 視野計がよく使われるが，静的視野計も客観的で可能なら使用したい[7]．また，複数の視野計で矛盾がない点もよい指標となる．心因性視覚障害は測定条件がよく正常視野のはずだが，特徴的な視野異常が知られる．Goldmann 視野計による典型的視野障害に，①求心性視野狭窄，②らせん状視野，③星状視野，④管状視野，⑤水玉様視野がある．

求心性視野狭窄：ヒステリーの視野異常として Charcot により最初に記載され，現在では心因性視覚障害の代表的視野となっている[8]．求心性視野狭窄は動的視野検査である Goldmann 視野計で検出されるが，静的量的視野計においても同様の所見が検出され，中心部の閾値検査・全視野スクリーニング試験でもみられる．

らせん状視野：もうひとつの代表例としてらせん状視野がある（図 3a）．動的視野検査の途中でみられる．動的視野計では周辺より中心部固視点に向かって放射線状に視標を動かすが，検査の進行とともに固視点に近づき小さくなることで，らせん状を呈する．これは，検査中の疲労現象によるものと考えられる．

星状視野：似た症状に星状視野があり，視標移動の工夫により得られることがある（図 3b）．

管状視野：平面視野計を用い，測定距離を変えても得られる視野の広さの絶対値は変わらない（図 3c）．本来，検査距離が伸びると視野の広さの絶対値は拡大し円錐状をとるが，本疾患では距離による広がりがなく円柱状をとるため管状視野といわれる．求心性視野狭窄を示す器質的疾患では，このような視野は呈さず鑑別できる．

水玉様視野：静的視野計で生じる異常に水玉様視野がある（図 4b）．たとえば Humphrey 自動視野計の全視野 120 点スクリーニング検査を施行すると，予測値よりも 6 dB 以下の測定結果が出ると暗点として示される．強度の異常では求心性視野狭窄として示されるが，暗点が散在性に出現し水玉状を呈する．

花環状視野：最後に花環状視野を見てみよう（図 4a）．静的視野計においてグレートーンの模様から花環状を呈する視野が観察される．これは心因性の易疲労性により，動的視野に比し刺激変数がランダム化されているため，視野辺縁部が凹凸の激しい花環状になると推測されている．視覚は精神活動と密接な関係にあり意識障害時には消失し精神活動が低下しているとき，注意力や興味が弱いとき，記憶が障害されているときなども影響し感度低下がみられる．基本

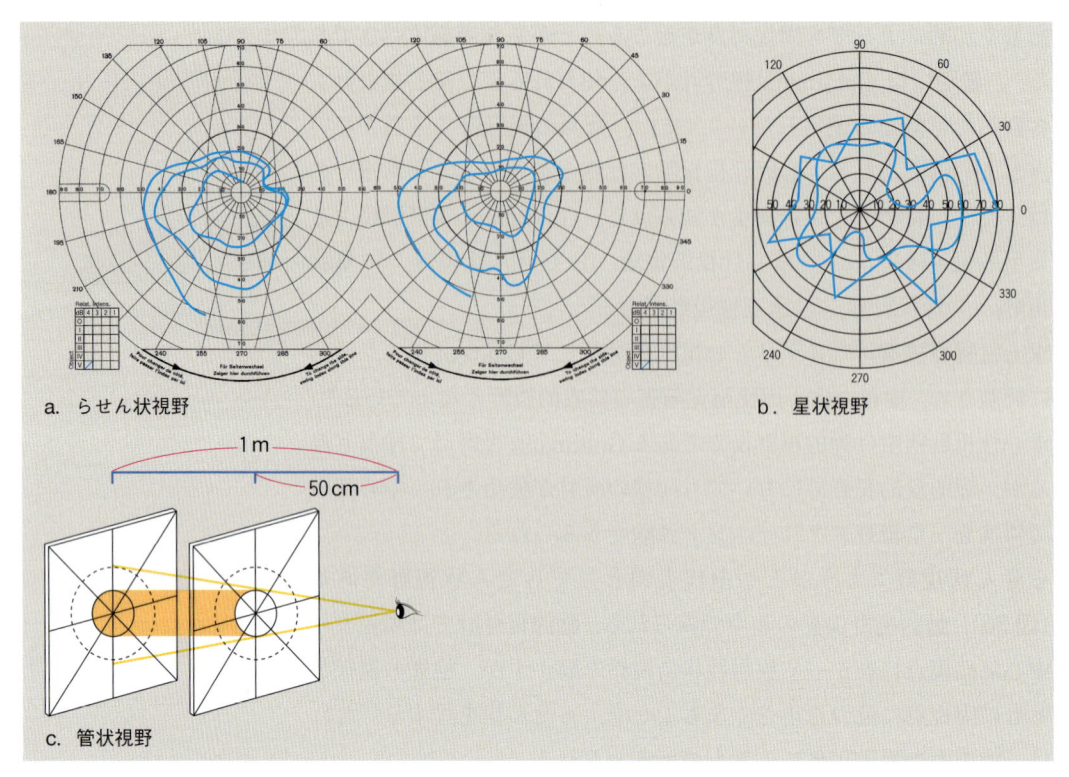

a. らせん状視野

b. 星状視野

c. 管状視野

図3 心因性視野障害として知られる古典的パターン（GPの場合）
a. らせん状視野．動的視野検査の途中でみられる．動的視野計では周辺より中心部固視点に向かって放射線状に視標を動かす．検査の進行とともに固視点に近づき小さくなることでらせん状を呈する．検査中の疲労現象によるものと考えられる．
b. 星状視野．視標を経線上の 0°→180°，45°→135°と反対側に移動したときに得られる．
c. 管状視野．平面視野計を用い，測定距離を変えても得られる視野の広さの絶対値は変わらない．本来，検査距離が伸びると，視野の広さの絶対値は拡大し円錐状をとる．しかし，本疾患では距離による広がりがなく円柱状をとるため管状視野といわれる．求心性視野狭窄を示す器質的疾患では，このような視野は呈さず鑑別できる．

（黒田紀子：視野検査．八子恵子ら編．心因性視覚障害．東京：中山書店；1998．p.13-21, 37-41．）

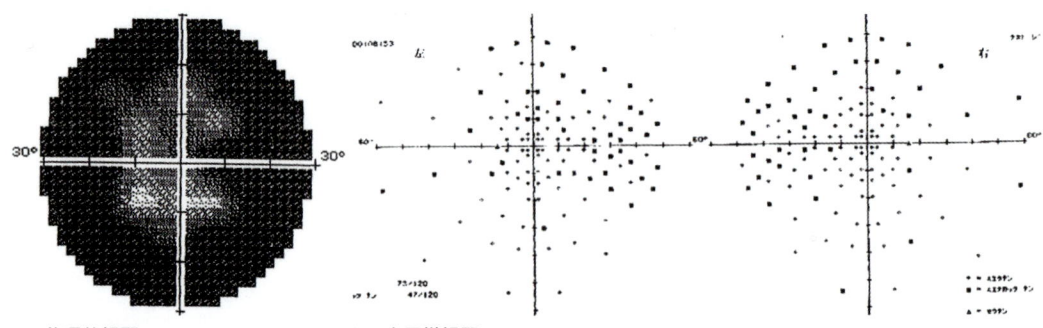

a. 花環状視野 　　　　b. 水玉様視野

図4 心因性視野障害として知られるパターン（静的自動視野計の場合）
a. 花環状視野．静的視野計においてグレートーンの模様から花環状を呈する視野が観察される．これは心因性の易疲労性により，動的視野に比し刺激変数がランダム化されているため，視野辺縁部が凹凸の激しい花環状になると推測されている．
b. 水玉様視野．静的視野計で生じる異常で，たとえば Humphrey 自動視野計の全視野 120 点スクリーニング検査を施行すると，予測値よりも 6 dB 以下の測定結果が出ると暗点として示される．強度の異常では求心性視野狭窄として示されるが，暗点が散在性に出現し水玉状を呈する．

（黒田紀子：視野検査．八子恵子ら編．心因性視覚障害．東京：中山書店；1998．p.13-21, 37-41．）

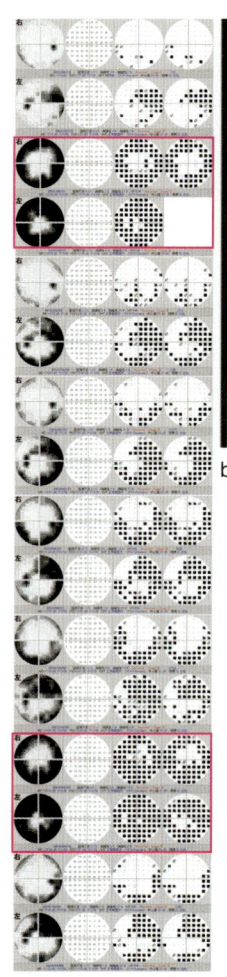

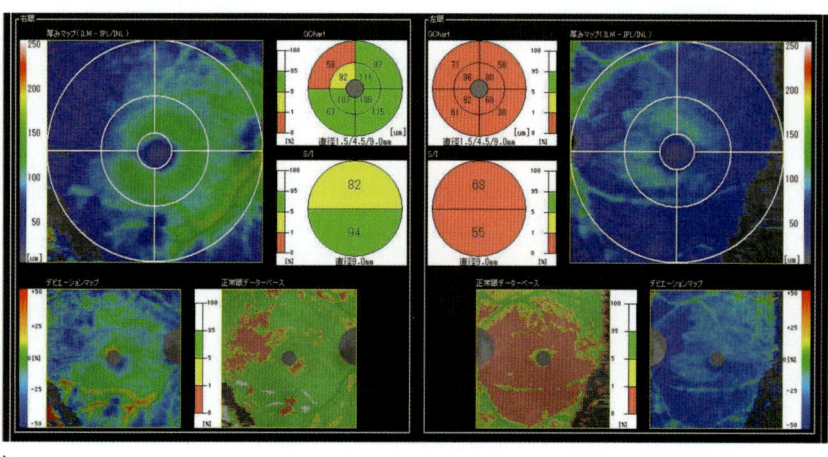

図5 心因性視覚障害を疑われた症例（1）
a. 緑内障フォロー中に悪化と軽快を繰り返す Humphrey 視野での経過図．☐時点の測定は花環状視野と思われる視野を示した．
b. 経過中，OCT 所見は変わらなかった．OCT でのフォローが可能である初期緑内障であれば，悪化の妥当性が評価可能である．

的には同じ現象である心因性の視野障害は，測定中の易疲労性を見ていると考えられる（**図3, 4**）[9, 10]．器質的疾患を背景に心因性疾患が関与する場合は難しい判断が要求されるが，視野情報を病状と突き合わせて理解できてくることも多い．現在は，この作業にOCTの情報を組み合わせると，より詳細に理解できる．しかし，OCTを過信すると，逆に見逃しの証拠にもなり注意を要する．

間違いやすい症例（1）心因性視覚障害を疑われた症例

心因性視覚障害を生じる年齢は，女性では，子どもの社会が形成される9歳前後に多い．一方，男性の場合は40〜50歳代の社会的ストレスがかかりやすい年代に多くみられる傾向にある．子どもの視覚障害は概ね予後良好で短期間に改善することがあり，逆に長期にわたり改善しない場合，原疾患をもう一度検索する必要があろう．

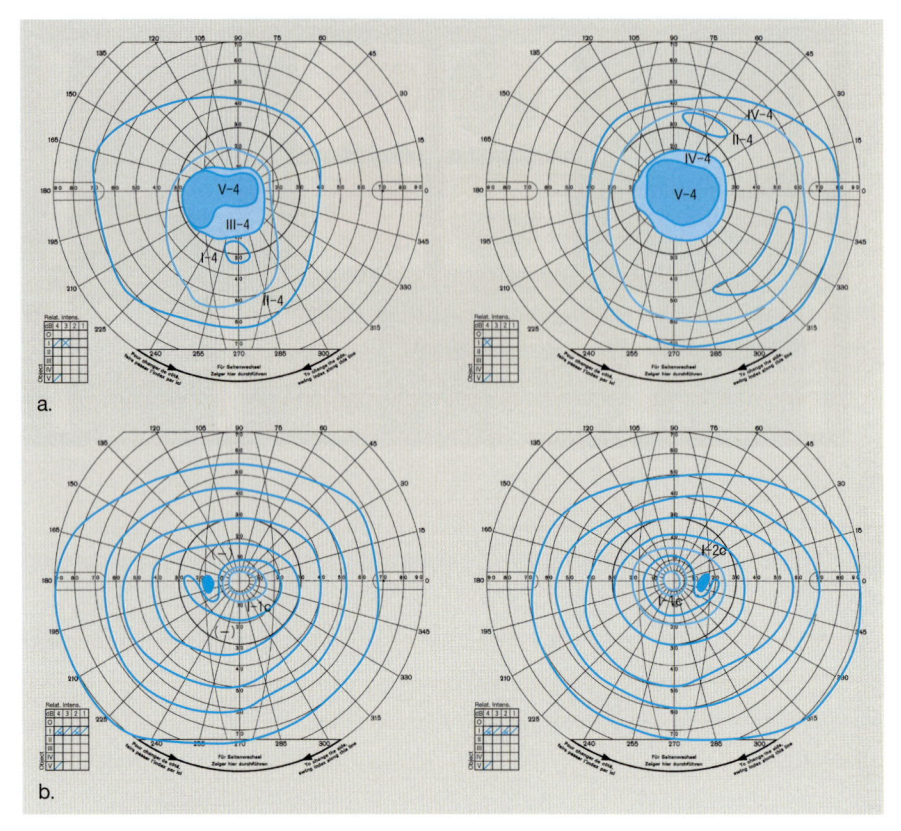

図6 心因性視覚障害を疑われた症例（2）
a. 中心暗点を伴う両眼視力低下（時期を経て左眼発症から両眼性となった），CFF低下も両眼対光反応良好，眼底正常範囲内（図6c参照）．視神経症検索でLeber病，抗AQP4抗体も陰性．頭蓋内疾患，眼窩疾患なし．中毒性・アルコール性視神経症も否定的であった．
b. 中心暗点が消失後の視力回復，母親の他界のあと急激に回復．自覚的検査では異常があるものの，他覚的検査では異常検出できず，心因性を示唆するエピソード．
CFF：critical flicker frequency

鑑別の難しい成人例として，まず症例1（図5）を見てみよう．73歳の男性で，緑内障の経過観察中に視野障害の悪化と軽快を繰り返した．図5のHumphrey視野経過図では，赤四角枠の時点で花環状視野（図4）と思われる視野を示した．眼圧経過は良好の正常眼圧緑内障であるが，経過中に急激な視野障害の悪化する場合は頭蓋内疾患や夜間高眼圧を疑う必要がある．しかし，経過中のOCT所見に変化がなかったことから経過をみることができ，経過から心因性変化であると診断できた．OCTでの経過観察可能である初期緑内障であれば，OCTの利用は判定に有用である．次に症例2は59歳の男性，左眼発症の急性視力視野障害で中心暗点があった．視神経症検索ではLeber病，抗AQP4抗体[*1]も陰性で，画像診断から頭蓋内疾患，眼窩疾患なく，中毒性・アルコール性視神経症も否定的であった．発症時の光視症と，当初の電気生理学的結果からAZOOR（acute

[*1] **AQP**
アクアポリン（aquaporin；AQP）は細胞膜に存在する，水分子を選択的に通過させる水チャネルであり，Pater Agreにより1992年に発見された．現在AQP0からAQP12までの13種類のアイソフォームの存在が報告されている．腎臓や膵臓など多くの期間に存在し，遺伝子異常で先天性疾患が起こることが知られており，眼球内でもAQP0,1,4,5,9の発現が報告されている．

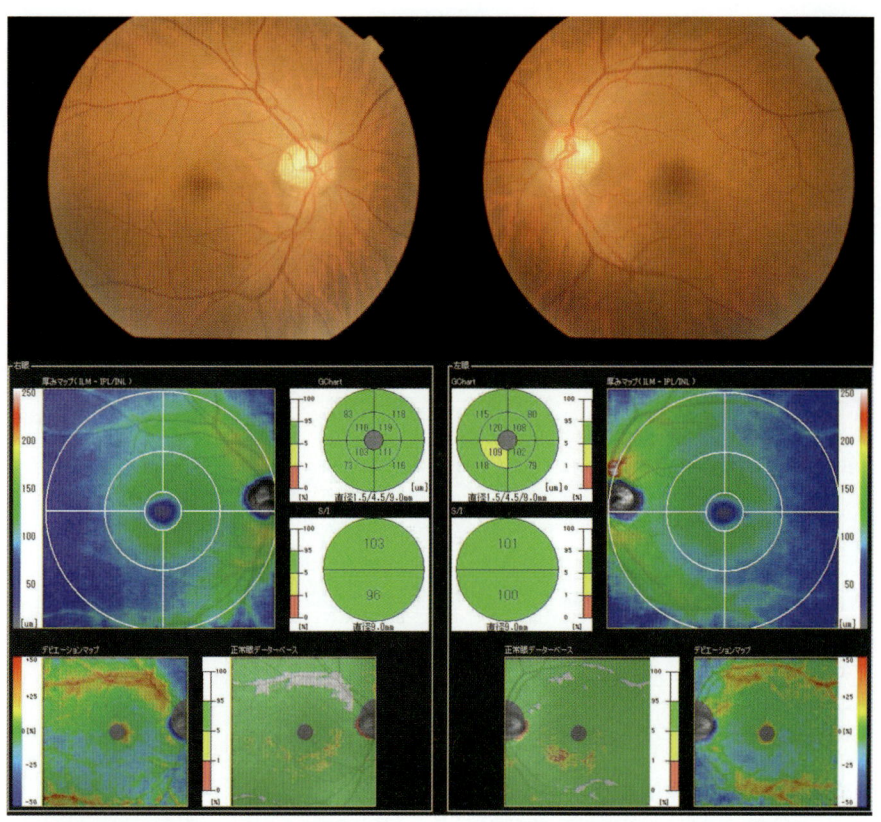

c. 眼底は正常と思われる．
（図6のつづき）

zonal occult outer retinopathy）として経過観察を行ったが，経過中に中心暗点を伴う両眼視力低下へ移行した（図6a）．中心CFF（critical flicker frequency）低下もあるが，両眼対光反応良好，眼底正常で，OCT画像も正常範囲内と考えられ，AZOORは否定的と思われた（図6c）．この時点で原因不明の視力障害で治療がないため，予後不良として仕事の継続が困難となり休職した．独居生活も難しく姉宅に転居したが，ほどなく母親の他界のあと急激に回復し，中心暗点消失とともに視力もCFFも回復した（図6b）．他覚的検査で異常検出し，測定バイアス（固視不良）により疾患性と診断したが，最終的な回復経過により心因性と診断できた．

間違いやすい症例（2）詐盲が疑われる症例の鑑別

詐盲は視機能障害がないため，測定条件はよいはずだが，それを逆に利用してくる特徴をもつ．以前の視野障害は求心性視野狭窄が多かったが，近年は事前に視野について準備している可能性があり，

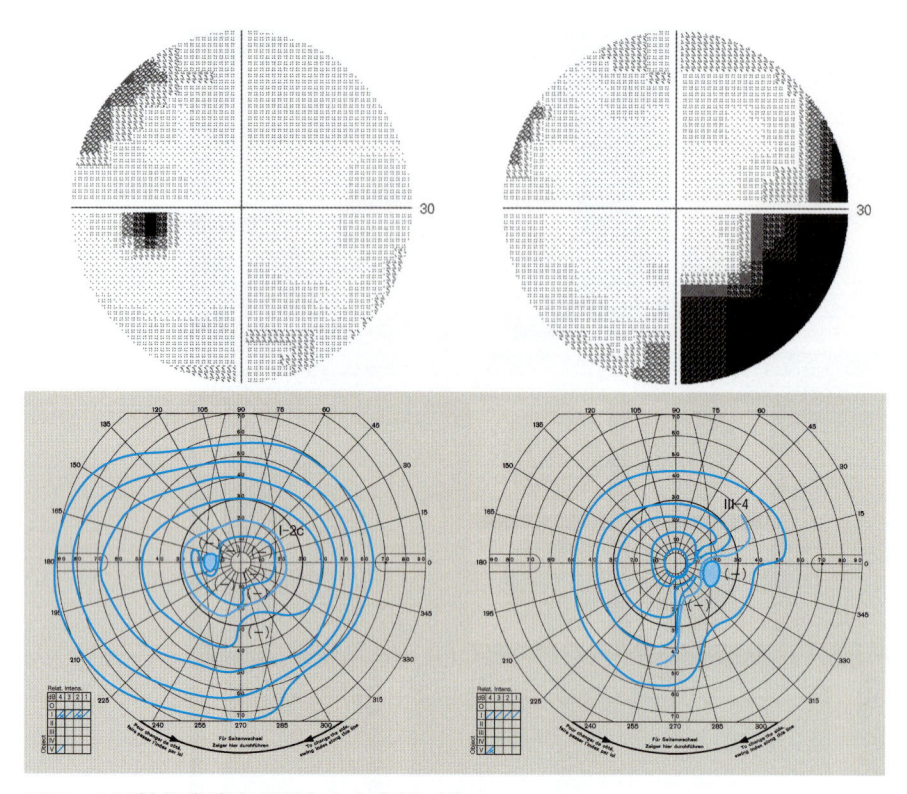

図7 心因性視覚障害を疑われた症例（3）
眼外傷（軽度の角膜びらんで回復）後の視力低下で来院．視野異常を伴う．外傷部位から片眼性と推定されるが，両眼性の異常を示す．頭部画像診断では所見検出されず．視野検査は非常に再現性が高い．対光反応良好だが，CFF 低下があり，この時点では外傷性視神経症は否定できない．

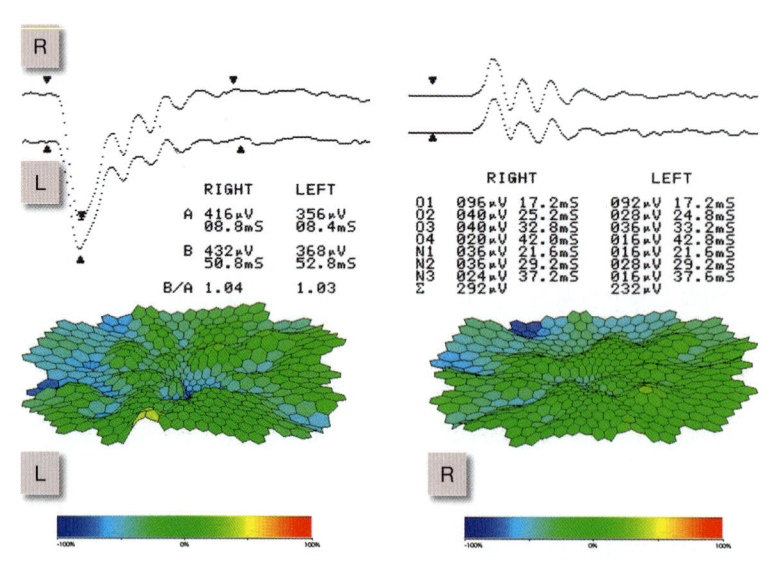

図8 症例3の電気生理学的検査結果
少なくとも，電気生理学的検査結果からは，器質的網膜疾患は否定的である．

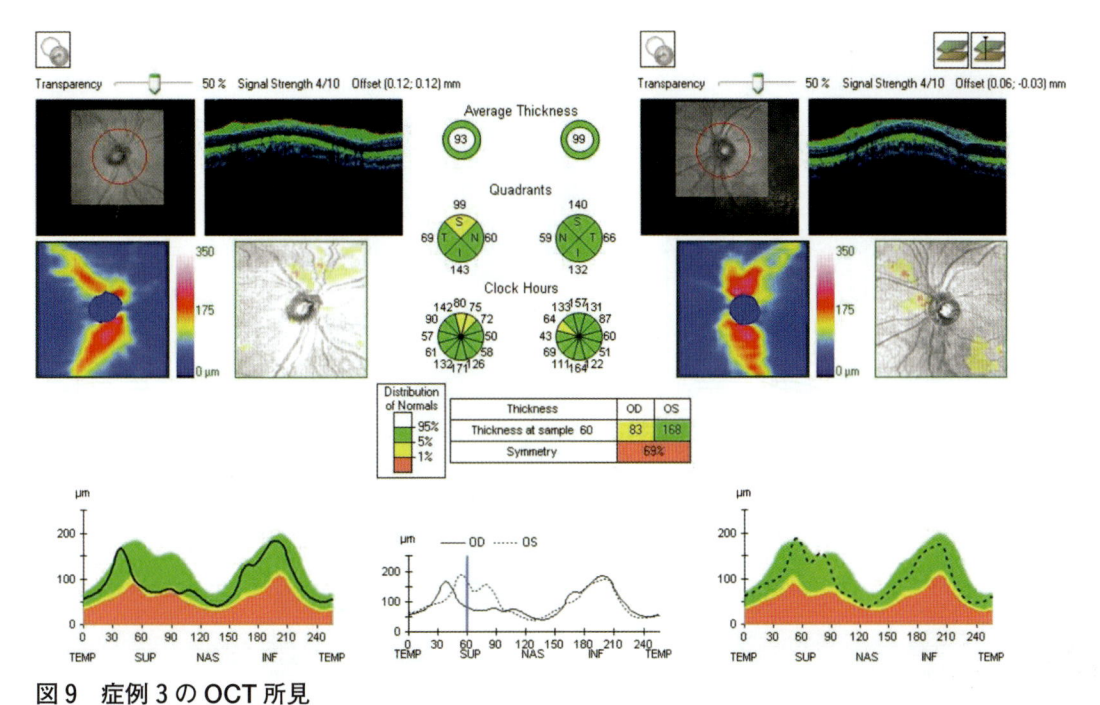

図9　症例3のOCT所見
乳頭周囲の神経線維厚は正常だが，外傷直後では判定困難．長期経過観察が必要となる．

　半盲や中心暗点のこともあり，特有のパターンはないと考えるほうがよい．片眼性のこともあれば両眼性のこともあり，詐盲と心因性視覚障害を視野だけで正確に鑑別することはできない．「まったく見えません」という症例では視野検査は無効のはずだが，詐盲例で逆に測定できることもある．器質的疾患を背景に心因性疾患と詐盲が関与する場合は難しい判断が要求されるが，視野情報を綿密に病状と突き合わせる．読み解くポイントは，患者の置かれた社会的状況を認識することにある．たとえば，事故では当事者は加害者と被害者があり，双方の立場から係争案件であることが多い．この場合，患者が被害者の立場で来院していることが多いため，双方の関係がぎくしゃくしていると心情的な条件が入り，相手を困らせようという目的が入る．また，過剰な訴えで保険金の請求を上げたり，身体障害の程度を偽って等級を上げたりするなど，目的とする利得により詐盲の目的が変わることに留意するとヒントが得られる．一方，間違いやすい疾患としてLeber視神経症がある．対光反応良好で，中心暗点のみで行動障害が出ないため詐盲と間違われやすいが，遺伝子診断が可能である（**図11b**）．またoccult macular dystrophyやAZOORといった視細胞外節の障害は視野パターンと局所ERG（electroretinogram；網膜電図）の異常から判定できるが，近年SD-OCT

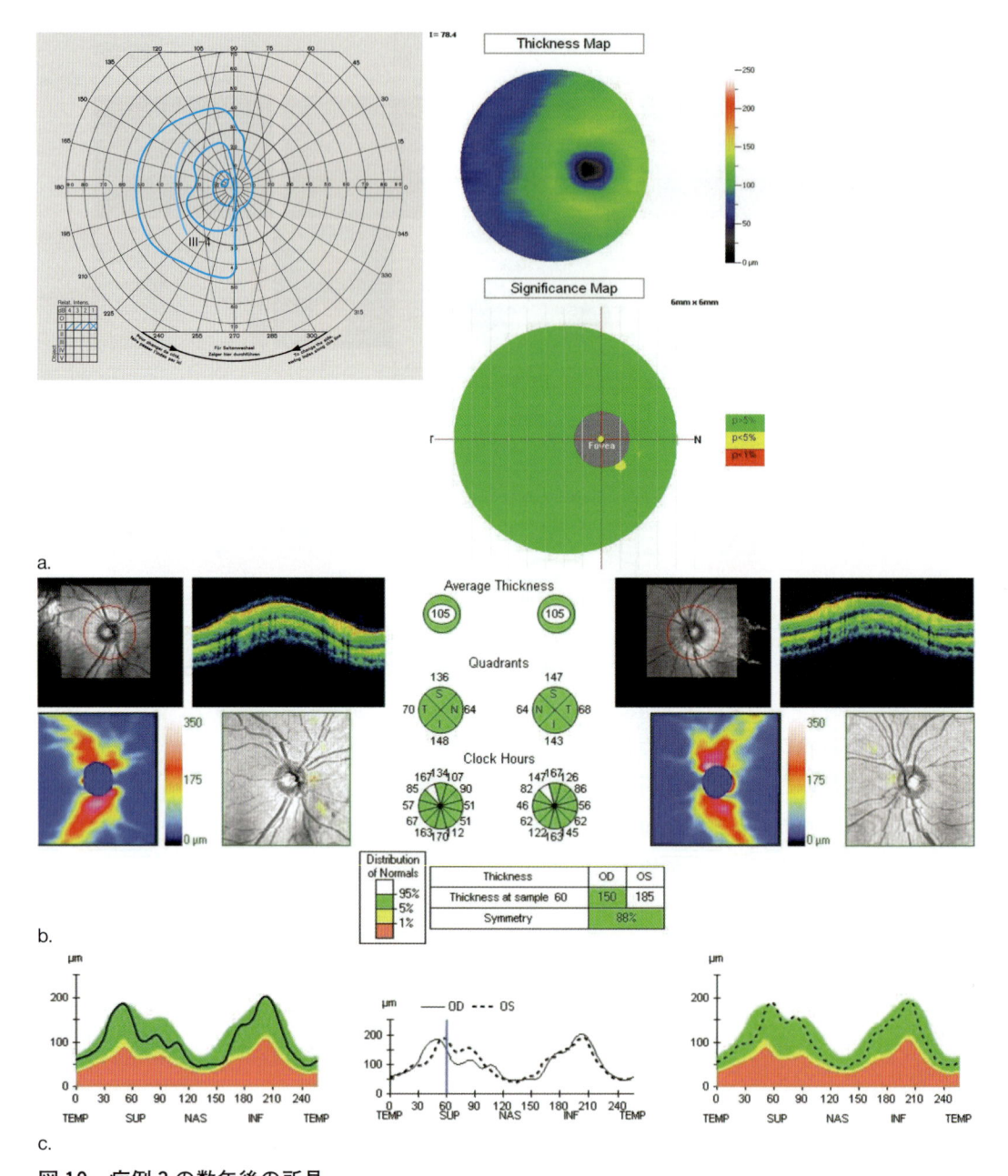

図10　症例3の数年後の所見

数年後，診断書を求めて来院，症状が治らず悪化している．OCTではGCC正常，乳頭周囲の神経線維厚も数年前と比べ変化なし．外傷性視神経症による視野障害なら悪化傾向があるはずだが，ない．心因性ないし詐病を疑う症例．
GCC：ganglion cell complex

（spectral-domain OCT）の出現で器質異常も検出されるようになり，診断が容易になった（**図11a**）．

次いで，症例3を見てみよう．27歳の男性で，眼外傷後の視力低下と眼球振盪で来院し，視野異常を伴った．外傷部位から片眼性と推定されるが，両眼性の異常を示す（**図7**）．一見，二つの視野検査

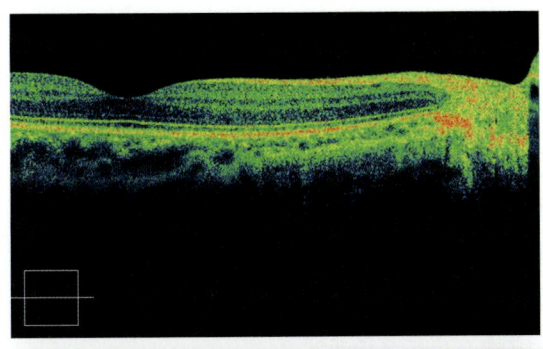

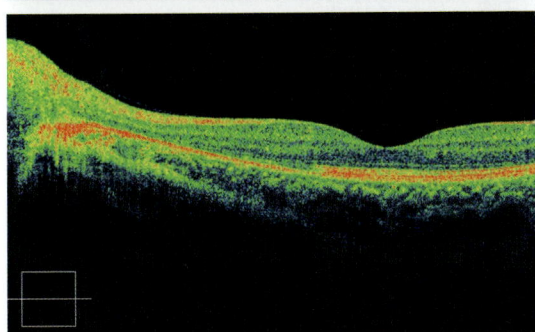

a. 若年女性. 左眼の急性視力低下, 眼底写真正常で心因性も鑑別に入ったが, OCT にて左眼乳頭から黄斑にかけて ellipsoid line (IS/OS line) が消失しており, 形態学的にも AZOOR と診断された症例.

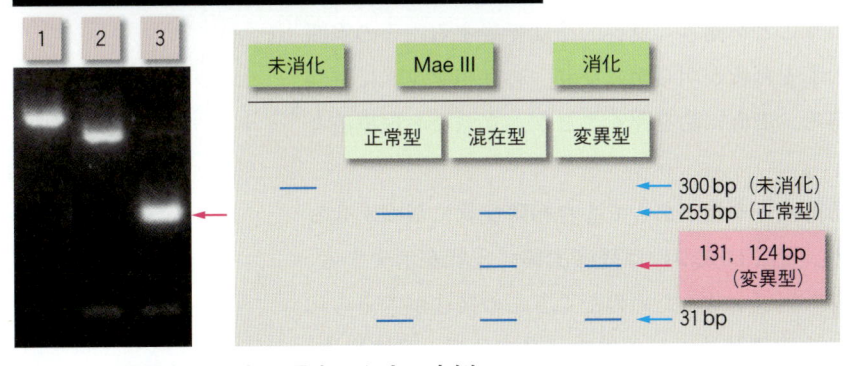

b. 急性視力障害, 中心暗点を生じた症例の OCT 所見と遺伝子の電気泳動パターン. 対光反応良好で詐病を疑われたが, 遺伝子変異から Leber 視神経症と診断された.

図 11 心因性視覚障害と間違いやすい症例

は非常に再現性が高い. 頭部画像診断では所見が検出されなかった. 対光反応良好だが, 中心 CFF 低下があり, この時点では外傷性視神経症は否定できない. 少なくとも, 電気生理学的検査結果から, 器質的網膜疾患は否定的である (図 8). 客観的指標となる OCT 画像では, 乳頭周囲の神経線維厚は正常であり機能検査と乖離があるが, 外傷直後では判定できない (図 9). 近医に転医された数年後, 再び"診断書"を求めて来院され, 症状が治らず悪化している (図 10a). この時, OCT では GCC (ganglion cell complex) 正常 (図 10b), 乳頭周囲の神経線維厚も数年前と比べ変化がない (図 10c). 外傷性視神経症による視野障害なら悪化傾向があるはずだが, ないことから心因性の影響ないし詐病が疑われた. 一般に視神経症の場合, 経

時的変化で必ずOCT上に変化が検出できるはずで，経過観察が重要である．

その後の対応

　心身症は，心身両面からの治療が必要である．身体面での治療内容は，身体的疾患の治療と同様である．心理面では精神療法を中心にして，薬物療法は補助的に用いることになる．心身症学的治療は，まず患者の訴えを全部聞いてみるところから始まる．次に身体諸検査を十分に行い，患者の訴えている身体症状に対して対症的身体療法を開始することが基本である．経過のなかで患者医師関係を形成し，発症に関与する心理問題を探り対応する．しかしながら，早い時期から症状が心身相関的なものであることを理解させようとあせることは禁物である．なぜなら患者の多くは自分の状態を心身症と考えていない．いきなり心身症のメカニズムを説明されたり専門的な心理療法を開始されたりすると，強い反感や不信感を抱く結果となる．まず患者のいうことを聞き，受容的態度で接する．その雰囲気のなかで生活上の不安葛藤が明らかになり，心身相関症状に気づかせ情緒的安定を得る．素直に話を聞くことが，立派な心理療法となる．

　人間には自我を防衛する本能があって心身相関症状に気づかせることは困難であるが，そこに気づけば後は次第に症状が消失する．これまでに患者自身で気づかせるためのたくさんの技法が考えられている．具体的には自律訓練法，行動療法，交流分析，家族療法，絶食療法，芸術療法，運動療法，バイオフィードバック療法，カウンセリング，森田療法などが行われることもある．踏み込んだ心理療法や薬物療法を併用する場合は心療内科などと連携したチーム医療を中心において治療プランが必要となる．不安緊張，いらいら不眠などの症状がみられるときは抗不安薬，睡眠薬などの向精神薬を併用すると有効であるが，薬物は補助的役割を果たすもので，その場しのぎの投薬を続けることは好ましくない．

　詐病の場合，疾患が存在しないので治療法はないが，診察していて詐病が判明しても相手の人格は尊重されなければならず，「ほんとうに見えないのですか？」とか，「嘘でしょう」などの言葉はいってはならない．相手側に診療側が嘘に気づいていて，これ以上嘘をつけないことを自ら悟らせるようにすることがよい．経過については冷静な態度で，相手側に診察結果は異常がないので視力に関しては

心配ないこと，また進行性のものでないことを説明する．相手は必ず診断書を求めてくるが，診断書の対応は注意を要する．しかも期日が迫っているなど発行を早めるよう主張するが，公文書である診断書作成に際しては診療にあたった医師自身が経過観察を含め納得できるまで書くべきではない．しかし，医師法により正当な事由がない限り医師は診断書の発行を拒めないため，どうしても矛盾を解決できないまま診断書を書かねばならない立場に立たされた場合，自覚所見と他覚所見が一致しない旨を記載する．

〔松下賢治〕

10. 視野とQOL

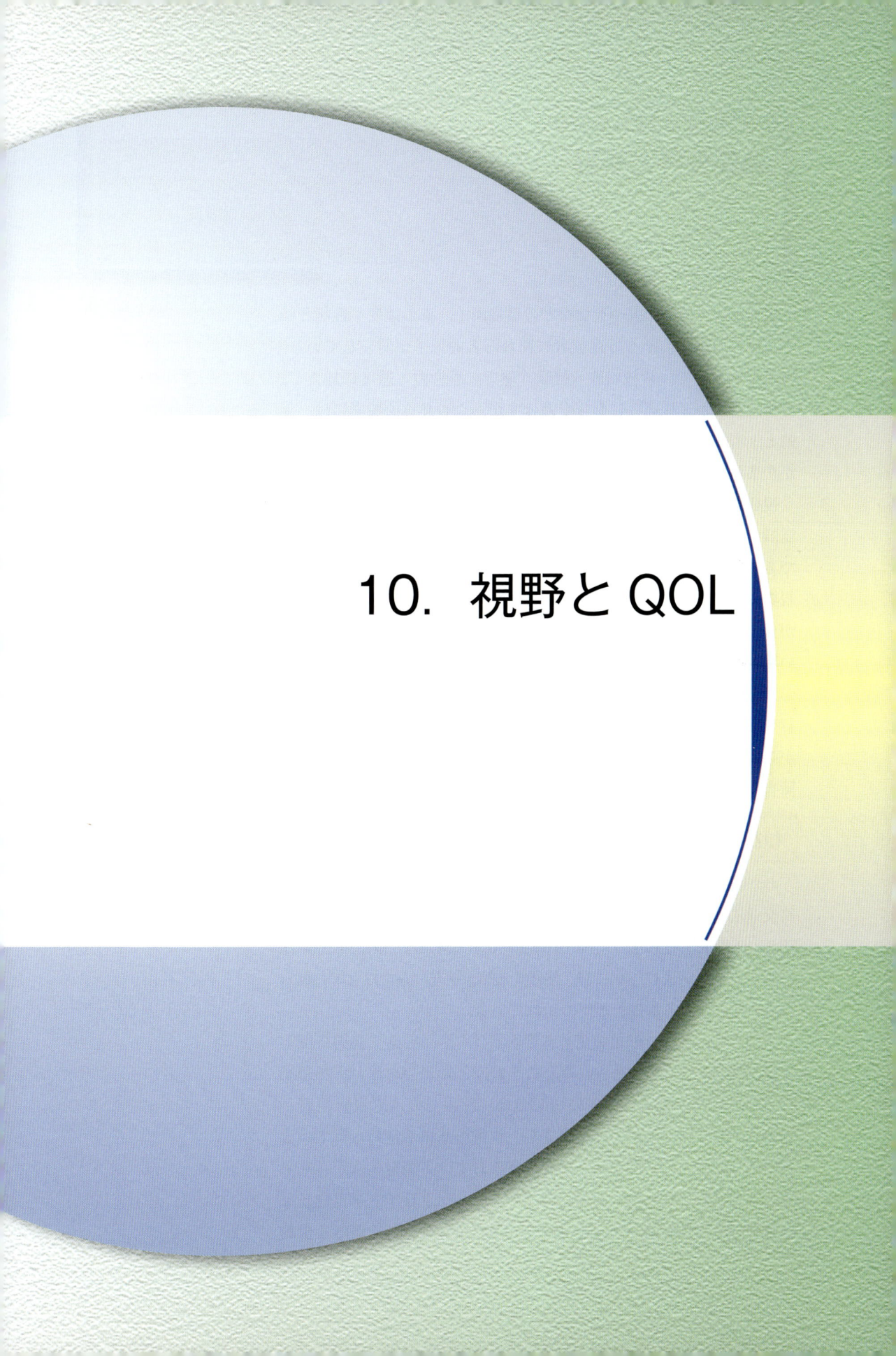

運転免許と視野

　運転には，道路状況や天候などの環境因子，車の速度や性能といった機械的因子，そして運転者に関わる人的因子が関与している．人的因子として，精神状態・経験・能力・思考力・態度に加えて，身体的要素が運転適性に影響を及ぼすが，この身体的要素には，年齢とともに，さまざまな病気（てんかん，認知症，睡眠障害など）が含まれる．なかでも視覚障害は，重要な因子である．

　視覚障害のうち，信号が識別できない強度の色覚異常や，標識を認識する視力基準に満たないものに関しては，そもそも免許が取得できない，あるいは免許更新を自らあきらめることが多い．一方，視野障害については，著明な求心性視野狭窄を認めても，中心視力が保たれる限り，免許の取得・更新が可能であり，自覚症状に乏しい場合は，病気であることを気づかずに運転している可能性もある．しかし，信号機などの道路標識の認識，右折・左折時の対向車や歩行者や自転車の確認のためには，中心視力だけでなく，十分な視野が必要であり，自動車運転を続けている末期緑内障患者では，視野障害による安全確認の不足が原因の交通事故を引き起こしうる．

わが国および欧米の運転免許における視野基準

　わが国での普通運転免許取得・更新の制度・規則については，道路交通法により規定されており，"両眼で0.7以上，かつ一眼でそれぞれ0.3以上"であり，"一眼の視力が0.3に満たない人，もしくは一眼が見えない人については，他眼の視野が左右150°以上で，視力が0.7以上"であることと定められている．

　米国では，各州で独自の免許基準が設けられている．視力に関しては，20/40以上を求められるところがほとんどであるが，20/200以上と低い州もある．視野に関しては，両眼での水平視野範囲が110°〜140°以上と，視力とは独立した視野の基準が定められている州が多い．さらに，わが国との相違点としては，限定免許が存在することである．これは，明るい時間のみ，ヘッドライトを点灯しない時間のみ，半径25マイル以内など，運転する時間帯や距離を規制

したものや，弱視眼鏡を装用しての運転を許可するものである．

一方，ヨーロッパでは，EU の基準（両眼での矯正視力が 0.5 以上，視野は 120°以上，片眼のみの場合は 0.6 以上）に準ずるものの，各国独自の基準を加えている．英国では，視力はナンバープレートが読めること（6/10 ～ 6/15 に相当する）と，実社会に即した基準になっており，視野についても Goldmann 視野計 IIIe の白色視標を用いて水平視野範囲 120°以上であること，かつ中心 20°以内には，エスターマン視野[*1] で定められた暗点がないこと，と測定方法についても詳細に記載されている（http://www.dft.gov.uk/dvla/）．

緑内障患者と自動車事故

日常臨床の場では，末期緑内障患者から，「十分左右の確認をしたつもりが，突然，横から車がでてきてぶつかった」と，安全運転に必要な視野が確保されていないことにより発生した事故なのではないかと推測される事例を経験する[1]．

欧米では，Owsley ら[2] が，55 ～ 87 歳の高齢者 294 例を 3 年間にわたって追跡調査をしたところ，56 例が事故を起こし，視野狭窄をきたした高齢者が，視野狭窄をきたしていない高齢者に比較して 2.2 倍事故を起こしやすかったとする報告をしているなど，緑内障患者の自動車事故率は健常者と比べて高いという報告が多い．しかし一方で，McGwin ら[3] のように，緑内障群（576 人）のほうが運転に慎重になるため，健常群（115 人）と比較して事故率は低かった（relative risk 0.67）とする報告もあり，視野障害との関係については，いまだ明らかにされていない．

わが国では，Tanabe らが，原発開放隅角緑内障患者を視野障害程度により HFA 30-2 の MD（mean deviation；平均偏差）値が両眼ともに－5 dB 以上を初期，視野が悪いほうの眼の MD 値が－5 ～－10 dB までを中期，また，－10 dB 以下を後期に分類し，過去 10 年間の事故歴の有無の比較を行った結果，初期群で 0％，中期群で 3.9％，後期群で 25％と後期群で有意に事故が多かったと報告している[4]．青木らも，後期群（両眼とも HFA 24-2 プログラムにて MD 値が－12 dB 以下）では過去 5 年間に事故歴が 34.5％と，初期・中期群と比較して，有意に多かったと報告しており[5][*2]，いずれの報告からも，視野障害度が高い症例では，事故のリスクが高いことが示唆されている．

[*1] エスターマン（Esterman）視野
生活不自由度を評価するために開発された両眼開放下で行う Humphrey 視野計の視野プログラムで，測定時間は，健常者で 6 ～ 8 分である．生活不自由度に重要とされる中心 30°と下半分の視野に比重がおかれ，点数配分が多くなっており，結果は，Esterman disability score（0 ～ 100 点）として表示される．

文献は p.322 参照．

[*2] 年齢をマッチングした初期・中期・後期緑内障患者各 29 人での過去 5 年間の事故歴を比較したもの．後期群に有意に事故率が高かったほかに，事故歴のある 10 人中 8 人が運転を継続していたこともわかった．

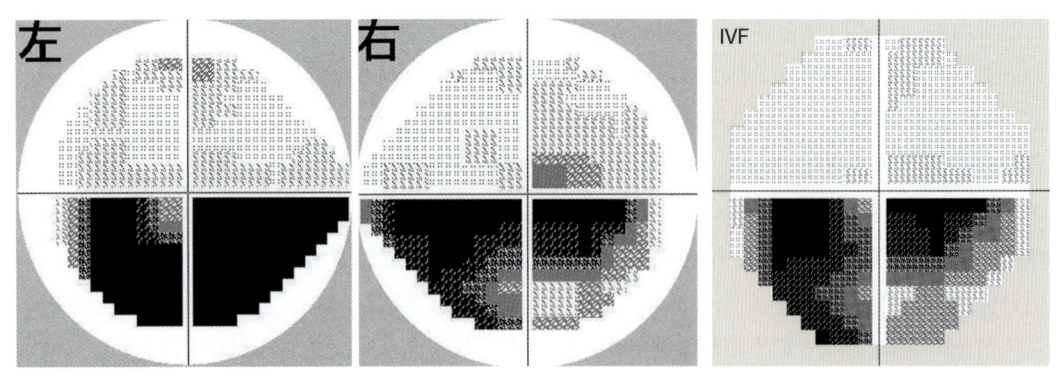

a. 左図：左眼，MD−18.09 dB，Vs＝(0.7)
　　右図：右眼，MD−15.36 dB，Vd＝(0.1)
b.

図1　下方視野欠損例
67歳，男性．原発開放隅角緑内障．運転歴は40年．過去5年間では，対物事故1回（電柱にぶつかる），人身事故1回．Humphrey中心24-2プログラムSITA-Standard結果（a）と，Humphrey視野検査より作成した両眼視野（Integrated Visual Field；IVF，b）

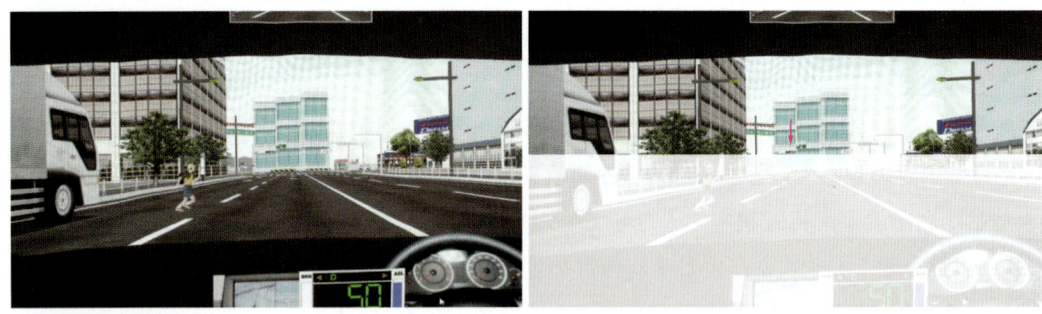

a. 晴眼者の視界　　　　　　　　　　　　　　　　b. 下方視野欠損の視界（イメージ）

図2　事故原因の検討
トラックの影から飛び出してきた子どもとノーブレーキで衝突．下方視野欠損のため，進行方向前方（患者は「信号（赤矢印）を見ていた」と証言）を見ていると，子どもは"見えなく"なってしまう．

ドライビングシミュレータを用いた検討

　ドライビングシミュレータ（DS）では，運転条件を一致させて自動車運転能力について調べることができる．われわれは，一般車のフロントグラスからの眺めを再現した，簡易ドライビングシミュレータ（DS，HondaセーフティーナビGlaucoma Edition）を開発した．これは，ハンドル操作がなく（運転技術に左右されない），スピードが一定の条件下で，危険を察知したところでブレーキを踏むもので，事故回避できたかどうかに焦点を合わせ，事故と視野との関連を調べるものである．個々の症例については，両眼視野（Integrated Visual Field；IVF[*3]）結果をもとに，DSのリプレイを見ながら，シミュレータ上で事故を起こした原因について考え，緑内障患者の安全運転指導に役立てている（図1，2）．

[*3] **Integrated Visual Field（IVF）**
右眼，左眼それぞれのHumphrey視野検査結果をもとに，各ポイントの実測値の値が高いほうを選択し（"BEST LOCATION"），作成する．生活不自由度との関連が高いと報告されている．

緑内障と免許を考えるにあたって注意すべき点

現時点では，どの程度の視野障害が自動車事故に結びつくか，エビデンスはない．地方では，電車やバスなどの公共の交通網の発達した都市部と異なり，自家用車以外での移動手段がなく，通勤・通院・買い物に車を運転する機会は多い．著明な求心性視野狭窄を認め，安全運転に支障をきたすと思われる場合は，運転を中止すべきであるが，多くの緑内障患者は，それぞれの視野欠損部位に応じて，注意深く運転することで，事故を回避できる可能性が高い．眼科医は，患者が自動車運転を継続しているかどうかを聞き，運転している場合は，視野検査結果を見せて，どういう場面での事故が起こりうるのかを説明し，注意喚起することが重要であると考える．また，最近では，著しい視野狭窄を認める網膜色素変性患者が起こした自動車事故の裁判事例が社会問題となっていることから，今後，視野狭窄患者の自動車事故について，責任を問われるケースが生じる可能性があることも，情報提供の一環として知らせるべきだと考える．

カコモン読解　第20回 一般問題19

大型自動車免許の視覚基準はどれか．3つ選べ．
a 視野　　b 色覚　　c 調節　　d 暗順応　　e 両眼視機能

解説　大型自動車とは，わが国における自動車の区分のひとつで，車両総重量11,000 kg以上，最大積載量6,500 kg以上，乗車定員30人以上の四輪車を指す．大型自動車免許（大型一種，大型二種）取得は，満21歳以上であり，かつ普通免許あるいは大型特殊免許を取得後3年以上の運転経験をもつ者に限定されている．

普通免許取得の条件は，色彩識別能力として"赤色，青色，および黄色の識別ができること"，"両眼で0.7以上，かつ一眼でそれぞれ0.3以上，または一眼の視力が0.3に満たない人，もしくは一眼が見えない人については，他眼の視野が左右150°以上で，視力が0.7以上"を満たすことが必要である．大型自動車免許では，それに加えて，"両眼で0.8以上，かつ一眼がそれぞれ0.5以上"と，視力の基準が高くなり，"深視力として，三桿（さんかん）法の奥行知覚検査器により3回検査した平均誤差が2 cm以内"であることが条件に加わっている（眼鏡・コンタクトレンズ使用可）．

模範解答　a, b, e

（国松志保）

視覚障害判定と視野

　1995（平成7）年4月20日にわが国における身体障害者福祉法施行規則が一部改正され，今までの視野の障害範囲に加え，視能率，損失率を算出することにより，視野障害単独で2～5級の障害等級を認定できるようになった[1]．現行の視野障害による等級判定の手順を図1に示す[2]．

文献は p.323 参照.

視覚障害者等級判定に用いられる視野計

　"視野はGoldmann視野計及び自動視野計又はこれに準ずるものを用いて測定する"と記載されている．臨床現場では，自動視野計による静的視野測定が主流であるが，等級判定においては自動視野計による等級判定方法が確立していない．そのため，現在でも視野

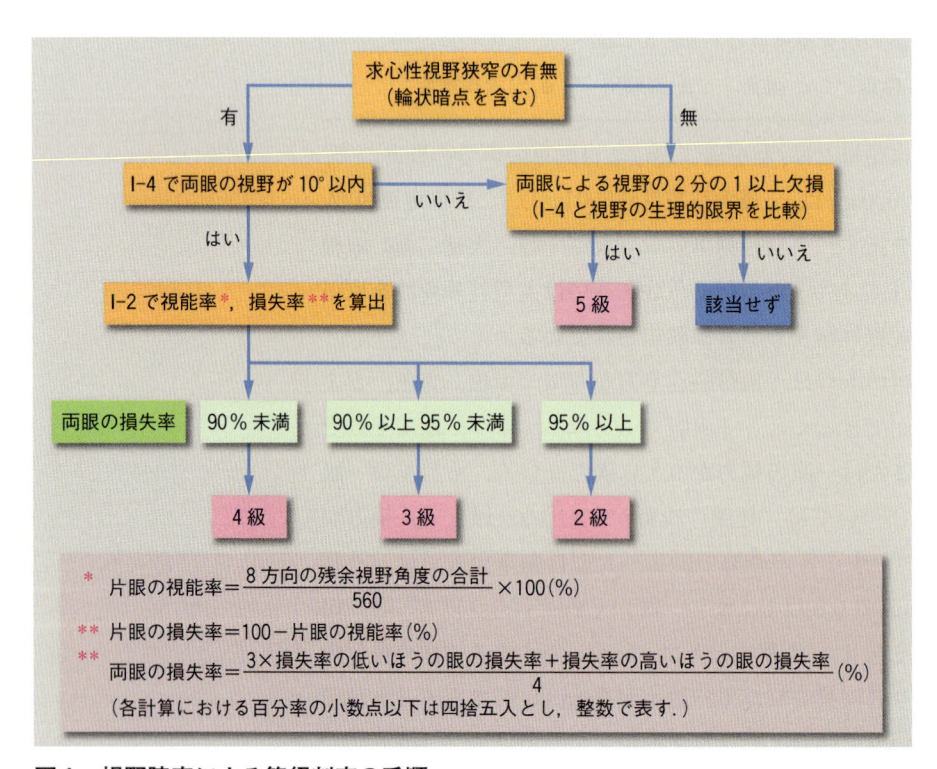

$$* \text{ 片眼の視能率} = \frac{8\text{方向の残余視野角度の合計}}{560} \times 100(\%)$$

$$** \text{ 片眼の損失率} = 100 - \text{片眼の視能率}(\%)$$

$$** \text{ 両眼の損失率} = \frac{3 \times \text{損失率の低いほうの眼の損失率} + \text{損失率の高いほうの眼の損失率}}{4}(\%)$$

（各計算における百分率の小数点以下は四捨五入とし，整数で表す．）

図1　視野障害による等級判定の手順
（松本長太：身体障害認定基準における量的視野検査の基本的な考え方．日本の眼科 2013；84：1576-1582 より改変．）

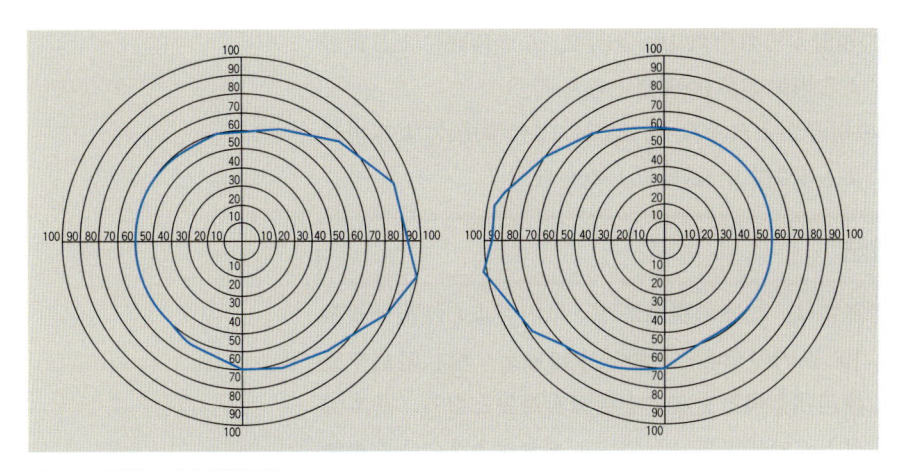

図2 視野の生理的限界（"身体障害者診断書・意見書"から抜粋）
視野の生理的限界は青色線の範囲にあたる．

障害の等級判定は，Goldmann 視野計またはこれに準ずる動的視野計が用いられている．

視覚障害者等級判定における動的視野計の視標条件

"Goldmann 視野計を用いる場合，周辺視野の測定には I-4 の視標を用い，中心視野の測定には I-2 の視標を用いる．それ以外の測定方法によるときは，これに相当する視標を用いることとする"と記載されている．しかし，I-4，I-2 が測定不能であった場合は V-4 の測定結果を診断書に記載しなければいけない都道府県もある．

各等級の判定要件

5級判定："両眼による視野の2分の1以上が欠けているもの．"対象となる視野障害様式は，求心性視野狭窄や不規則性視野狭窄ならびに同側半盲であり，両耳側半盲などの異名半盲は対象とならない．そして，これらの視野障害様式である周辺視野（I-4）面積が，視野の生理的限界の面積の2分の1以上欠損している場合に5級と判定される．ここでいう"視野の生理的限界"とは，身体障害者診断書・意見書に示されている青色線部分にあたる（図2）．また，"この場合の視野の測定方法は，片眼ずつ視野を測定し，それぞれの視野表を重ねあわせることで視野の面積を算定する"とし，"その際，視野の面積を厳格に測定しなくてもよいが視野表を添付する必要がある"と記載されており，視野の2分の1以上欠損は診断者の主観的評価に委ねられている．

4級判定："両眼の視野がそれぞれ10°以内のもの．"

3級判定："両眼の視野がそれぞれ10°以内で，かつ両眼による視野について視能率による損失率が90%以上のもの."

2級判定："両眼の視野がそれぞれ10°以内でかつ両眼による視野について視能率による損失率が95%以上のもの."

等級の判定方法

対象となる視野障害は，両眼の視野が10°以内の求心性視野狭窄である．しかし，10°以内の求心性視野狭窄に加え，輪状暗点や完全に分離している周辺残存視野を有する症例も対象となる．基本的に求心性視野狭窄はI-4で判定し，10°以内であればI-2による視能率，損失率を算出する．

視能率は，視野検査の結果を用い残余視機能を百分率にて評価する方法で，片眼の中心視野（I-2）の8方向（内，下内，下，外下，外，上外，上，内上）の残存視野の角度と，視野の正常域（内・上・下内・内上60°，下70°，上外75°，外下80°，外95°の8方向の合計560°）から図1の方法で算出される．

両眼それぞれの視能率を算出した後，損失率を算出する．損失率の算出方法は図1の通りである．

そして，両眼の損失率が90%未満であれば4級，90%以上95%未満であれば3級，95%以上であれば2級と判定される．

二つ以上の重複した障害がある場合：視力障害，視野障害の両者とも視覚障害者等級に該当する場合，等級別指数表（**表1a**）から合計指数（**表1b**）を算出することにより，重複障害の等級判定が可能である．たとえば視力障害3級，視野障害2級であれば合計指数は7+11=18となり，1級に該当する．

身体障害者手帳の申請から交付まで

都道府県により申請方法が一部異なるが，基本的な申請手順は以下の通りである．

1. 指定医[*1]により身体障害者診断書・意見書が作成される．
2. 最寄りの福祉事務所に申請書，身体障害者診断書・意見書を提出する．
3. 都道府県の社会福祉審議会（身体障害者更生相談所）で障害等級が決定され，都道府県知事が手帳の交付を決定する．
4. 審議結果が郵送され，福祉事務所で身体障害者手帳を受けとる．

身体障害者手帳を取得することによって，障害の種類と程度に応

[*1] 指定医
"身体障害者福祉法第15条の指定"を受けている医師のことであり，指定医の指定は，医療機関所在地の都道府県知事により行われる．

表1 等級別指数表 (a) と合計指数に対応した障害等級表 (b)

障害等級	指数	合計指数	認定等級
1級	18	18以上	1級
2級	11	11〜17	2級
3級	7	7〜10	3級
4級	4	4〜6	4級
5級	2	2〜3	5級
6級	1	1	6級

a.　　　　　b.

じた福祉サービス（所得税の減免や公共交通の運賃割引など）を利用することができる．都道府県，自治体により受けられる福祉サービスが異なるため，詳細については各都道府県，自治体のホームページを参照していただきたい．

カコモン読解　第18回 一般問題17

身体障害者福祉法に基づく視野判定で誤っているのはどれか．
a 周辺視野はI/4視標で測定する．
b 周辺視野が10度以上あれば中心視野の測定は不要である．
c 中心視野はI/2視標で測定する．
d 視能率の計算には8方向の視野測定を行う．
e 両眼の視能率による損失率は左右眼の平均で求める．

解説　a, c．Goldmann視野計を用いる場合，周辺視野の測定はI/4を用い，中心視野の測定はI/2を用いる．
b．"視能率を測定するのは，求心性視野狭窄により，両眼の視野がそれぞれ10度以内の場合である．なお，輪状暗点があるものについては，中心の残存視野がそれぞれ10度以内のものを含む"と記載されており，周辺視野が10度以上ある症例でも，輪状暗点や周辺残存視野の症例に対しては，中心視野を測定することが必要である．
d．視能率は，I/2を用いた中心視野で算出される．
e．片眼の損失率は，100－視能率(%)で算出される．両眼の損失率は，

$$\frac{3 \times 損失率の低いほうの眼の損失率 + 損失率の高いほうの眼の損失率}{4} (\%)$$

で算出される．

模範解答 b, e

カコモン読解 第19回 臨床実地問題5

83歳の女性．15年前から緑内障で通院加療している．視力は右0.1（0.4×－1.00D），左0.2（0.5×－0.50D）．眼圧は右14mmHg，左13mmHg．視野および障害程度等級表を図A，B，Cに示す．身体障害者診断はどれか．

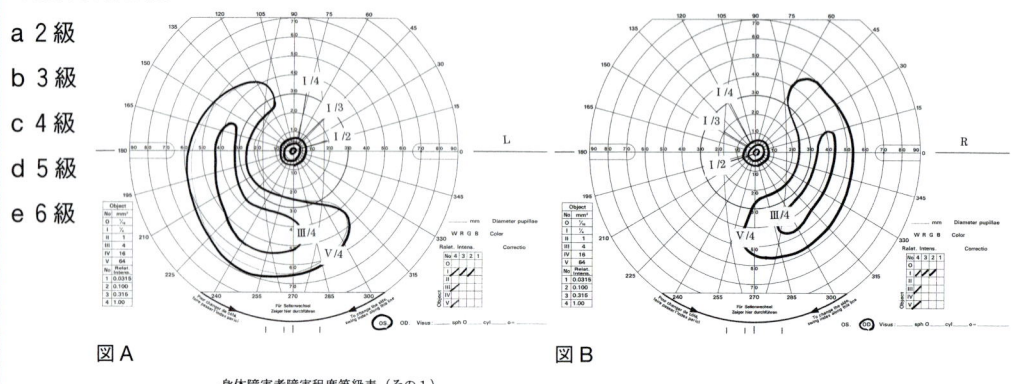

a 2級
b 3級
c 4級
d 5級
e 6級

図A　図B

身体障害者障害程度等級表（その1）

級別	視 覚 障 害
1級	両眼の視力（万国式試視力表によって測ったものをいい、屈折異常のある者については、きょう正視力について測ったものをいう。以下同じ。）の和が0.01以下のもの
2級	1　両眼の視力の和が0.02以上0.04以下のもの 2　両眼の視野がそれぞれ10度以内でかつ両眼による視野について視能率による損失率が95パーセント以上のもの
3級	1　両眼の視力の和が0.05以上0.08以下のもの 2　両眼の視野がそれぞれ10度以内でかつ両眼による視野について視能率による損失率が90パーセント以上のもの
4級	1　両眼の視力の和が0.09以上0.12以下のもの 2　両眼の視野がそれぞれ10度以内のもの
5級	1　両眼の視力の和が0.13以上0.2以下のもの 2　両眼による視野の2分の1以上が欠けているもの
6級	1眼の視力が0.02以下、他眼の視力が0.6以下のもので、両眼の視力の和が0.2を越えるもの

図C

解説　視力では，等級に該当しない（図C）．Goldmann視野計による視野判定では，両眼とも求心性視野狭窄＋周辺残存視野であり，I/4が中心10度内であるためI/2による視能率，損失率の算出が必要である．視能率は，$\dfrac{8方向の残存視野の角度の合計}{560} \times 100 (\%)$ で算出される．本症例の場合，両眼ともに8方向の測定経線とI/2イソプタとの交点は約1度であるため，左眼の視能率は $\dfrac{8}{560} \times 100 = 1.4\%$ であり，損失率は $100 - 1.4 = 98.6\%$ となる．右眼も同様で損失率は98.6%となる．以上から，両眼の損失率は $\dfrac{98.6 + 98.6 \times 3}{4} = 98.6\%$ となり，2級に該当する．

模範解答 a

10. 視野とQOL 301

カコモン読解 第21回 一般問題19

身体障害者福祉法で定められた視覚障害の認定で正しいのはどれか．2つ選べ．

a 視力障害は1級から6級まである．
b 視野障害は1級から5級まである．
c 視力障害と視野障害の等級を合算して認定する．
d 5年以上の臨床経験を有する眼科医であれば等級認定できる．
e「両眼の視力の和」とは矯正下両眼開放で測定した視力である．

解説 a．正しい．
b．視野障害は，2級から5級までである．
c．視力障害と視野障害の両方が該当する場合は，等級別指数表を参照に合計指数を算出し，等級判定を行う．
d．身体障害者手帳の申請に必要な"身体障害者診断書・意見書"を作成することができる指定医とは，"身体障害者福祉法第15条の指定"を受けている医師のことであり，指定医の指定は，医療機関所在地の都道府県知事により行われる．
e．等級判定に用いられる"両眼の視力の和"とは，片眼ずつ測定した矯正視力の和のことである．

模範解答 a，c

カコモン読解 第21回 臨床実地問題7

40歳の男性．Goldmann視野を図A，Bに示す．視力は右0.01（矯正不能），左0.02（矯正不能）．視野は両眼とも全方向同角度であり，V/4視標が12度，I/4が8度，I/3が6度，I/2が3度である．ただし正常者の全8方向視角合計は560度とする．身体障害者福祉法に基づく視野障害の程度判定で，この患者の視能率による損失率はどれか．

a 75％以上〜80％未満   b 80％以上〜85％未満   c 85％以上〜90％未満
d 90％以上〜95％未満   e 95％以上

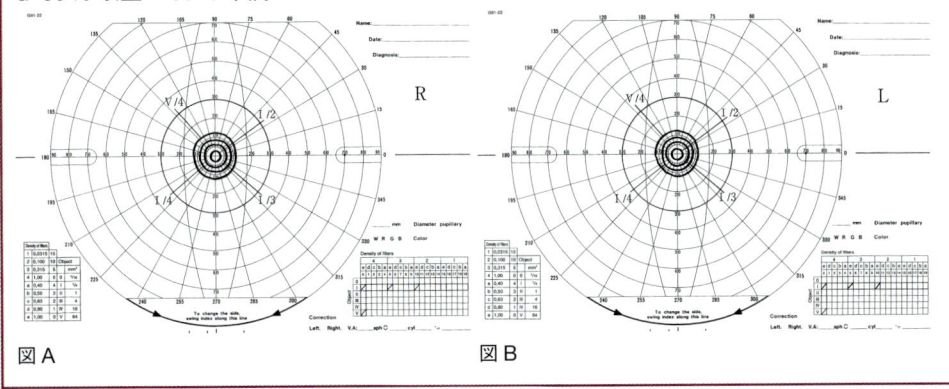

図A   図B

[解説] 両眼とも I/4 が中心 10 度内であるため，I/2 による視能率，損失率の算出が必要である．まず視能率は，

$$\frac{8方向の残存視野の角度の合計}{560} \times 100(\%)$$

で算出される．本症例では，両眼とも全方向同角度であり，I/2 は 3 度である．以上から片眼の視能率は $\frac{24}{560} \times 100 = 4.3\%$ となり，損失率は $100 - 4.3 = 95.7\%$ となる．両眼の損失率は，

$$\frac{3 \times 損失率の低いほうの眼の損失率 + 損失率の高いほうの眼の損失率}{4}(\%)$$

で算出され，本症例では，$\frac{95.7 + 95.7 \times 3}{4} = 95.7\%$ となる．

[模範解答] e

カコモン読解 第22回 臨床実地問題6

48歳の男性．網膜色素変性があり，身体障害者診断書・意見書の作成を希望して来院した．聴覚障害ですでに6級の障害者認定を受けている．視力は右 0.02（矯正不能），左 0.03（矯正不能）．Goldmann 視野計 I/4 で測定した視野は両眼とも 10°以内で視能率による損失率は 93％であった．視覚障害に関する障害程度等級表と等級別指数表を図A，B，Cに示す．障害の程度（等級）はどれに相当するか．

a 1級　b 2級　c 3級　d 4級　e 5級

級別	視 覚 障 害
1級	両眼の視力（万国式試視力表によって測ったものをいい，屈折異常のある者については，きょう正視力について測ったものをいう．以下同じ．）の和が0.01以下のもの
2級	1 両眼の視力の和が0.02以上0.04以下のもの 2 両眼の視野がそれぞれ10度以内かつ両眼による視野について視能率による損失率が95％以上のもの
3級	1 両眼の視力の和が0.05以上0.08以下のもの 2 両眼の視野がそれぞれ10度以内かつ両眼による視野について視能率による損失率が90％以上のもの
4級	1 両眼の視力の和が0.09以上0.12以下のもの 2 両眼の視野がそれぞれ10度以内のもの
5級	1 両眼の視力の和が0.13以上0.2以下のもの 2 両眼による視野の2分の1以上が欠けているもの
6級	一眼の視力が0.02以下，他眼の視力が0.6以下のもので，両眼の視力の和が0.2を越えるもの

図A

障害等級	指数
1級	18
2〃	11
3〃	7
4〃	4
5〃	2
6〃	1
7〃	0.5

図B

合計指数	認定等級
18 以上	1級
11 〜 17	2〃
7 〜 10	3〃
4 〜 6	4〃
2 〜 3	5〃
1	6〃

図C

[解説] 両眼の矯正視力の和は 0.05 であり，3級（指数7）に該当する．視野の損失率は93％であり，3級（指数7）に該当する．視力障害と視野障害の両方が該当する場合は，等級別指数表を参照に合計指数を算出し，等級判定を行う必要があり，本症例では合計指数14となり，2級に該当することになる．

[模範解答] b

カコモン読解 第23回 一般問題22

身体障害者福祉法で定められた視覚障害の程度判定で正しいのはどれか．2つ選べ．
a 6級には視野障害の項目はない．
b 視覚障害は1級から7級まである．
c 正面視での複視は6級に相当する．
d 10°以内の求心性視野狭窄では視能率を算出する．
e Goldmann視野計を用いる場合，周辺視野測定にはI/2の視標を用いる．

解説 a. 視野障害の項目は2級から5級にある．
b. 視覚障害は1級から6級までである．
c. "両眼を同時に使用できない複視の場合は，非優位眼の視力を0として取扱う"と記載されているだけで，6級とは限らない．
d. Goldmann視野計を用いる場合，I/4が10°以内であれば，I/2を用いて視能率を算出する．
e. Goldmann視野計を用いる場合，周辺視野の測定はI/4を用い，中心視野の測定はI/2を用いる．

模範解答 a, d

（萱澤朋泰）

ロービジョンと視野

視野欠損の自覚

　視野欠損部位は，眼科臨床で得られる検査結果の形状通りに本人に自覚されているかといえば，そうではない．欠損部は黒いスポットとして知覚されるわけではないし[1]，暗点であるはずの視野も，周囲の続きが見えているかのように視野を補完する機能（filling in）が働く場合もあれば，Charles Bonnet症候群といわれる幻視が生じる場合もあり，視野障害は自覚的には過小評価されるしくみがある．さらに，網膜色素変性患者が重度の視野狭窄になるまで自分の視野が狭いことを自覚せずにいるように，少しずつの視野変化は，網膜剝離や出血などのように急激に生じる視野欠損に比べて本人には気づきにくい．

　しかし，視野障害があれば，日常生活の中での行動の失敗体験は避けられない．"キャッチボールのボールが消えてとれなかった"，"歩いていてぶつかることが多くなった"，"読書中の改行を間違えることがある"という動作の失敗によって，本人にとっては何かおかしいと感じる場面は必ずある．眼科臨床に携わる者がどのような視野欠損がどのような行動の障害と結びつくのか理解することは，視野状態のスクリーニングの観点，ロービジョンケアの観点，患者の生活理解の観点から意味深い[1]．

文献はp.323参照.

視野欠損と困難の出現

　どの程度の視野の狭窄が生活動作に困難をもたらすかは，個々の課題内容とその他の視機能の状態にもよるので，単純に視野の広さの量的な境界線を明記するのは難しい．しかし，"歩行"，"運転"，"読書"といった各日常課題ごとに区切って，それぞれに必要な視機能特性について着目した研究が報告され始めている．たとえば，2010年に，Lovie-Kitchinらが示した109人のロービジョン患者の歩行を分析した研究[2]では，半径35°より狭くなると移動課題に問題が生じ始め，7°まで狭くなると重大な問題に発展することを示

し，7°レベルに進行する前段階で移動に関するリハビリテーションを開始すべきことを提案している．

　視野の部位については，歩行には中心視野とその周囲の左，右，下領域が重要であることや，下方視野の欠損が日常生活全般に不利であることの報告がある．

　また，欠損部位が周辺部であるか中心部であるかによって，日常生活で体験する困難場面が異なることが知られている．周辺部の欠損（視野狭窄）の状態では主に移動や探索課題に困難が生じ，中心部の欠損では主に読み書きと顔認知に困難が生じる．以降，この二つの特徴的な視野欠損に伴う困難と対処策について詳細にまとめる．

視野狭窄（1）困難になる日常課題

　視野狭窄は，以下のような日常課題に支障をきたす．
一度に広い領域からの情報が必要である課題：進行方向を確認しながら足下の障害物を検出する歩行課題，視野からはみ出すような巨大な対象を近くで見る課題，集会で話者と周囲の反応を同時に観察する場面の理解，など．
位置の予測ができないものを検出する課題：歩行中の障害物の検出と回避，球技スポーツ，落としたものの探索，など．
暗所下での課題：映画館などでの移動など．
読み書き課題（重度の狭窄や視力障害との合併の場合）：書面のレイアウト判断，文字認知に必要な拡大をすると視野に文字数が入らず速く読めない，など．

視野狭窄（2）困難への対応

　すべての課題に共通した配慮として，以下のポイントがある．
対象のサイズを狭窄した視野内に収める：① 視距離を遠ざけて縮小する，② デジタルカメラや凹レンズで縮小表示する，など．
探す手間を省く工夫をする：① 物を定位置に置く，② 敷居や小箱で空間を限定する（**図1a**），③ 始点終点を視覚判断せず，数（階段の段数，おかずの数など）や位置（触覚サインや音声サインを見つける）で判断する，④ 重要サインは視認性を高めた表示で視線の高さに設置する（**図1b**），など．
情報を触覚と音声に転換する：① 重要なボタンなどに触覚マークをつける，② PCやスマートフォン操作でキーボードや音声を利用する，など．

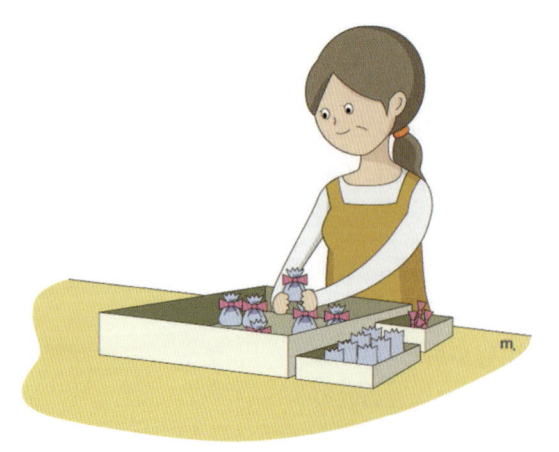

a. 箱を使った境界線づくりと落下防止の工夫

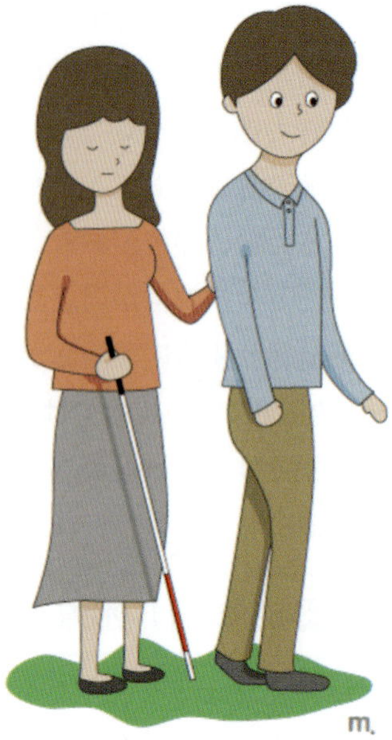

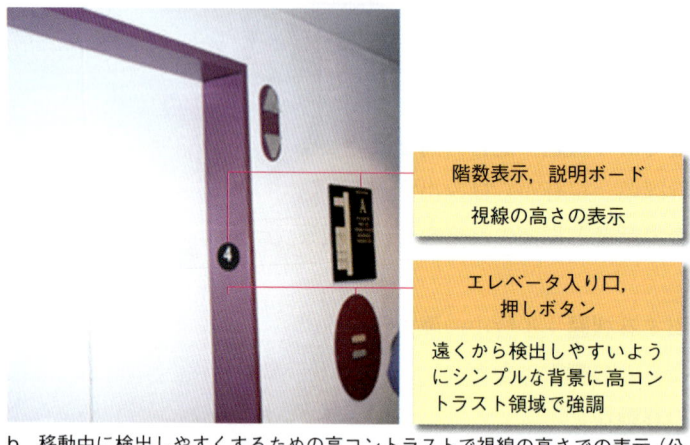

図2 手引き歩行
腕に触れてもらいながら半歩先を歩くことで，進行方向や地面の勾配の情報を伝えることができる．

階数表示，説明ボード
視線の高さの表示

エレベータ入り口，押しボタン

遠くから検出しやすいようにシンプルな背景に高コントラスト領域で強調

b. 移動中に検出しやすくするための高コントラストで視線の高さでの表示（公共施設内のエレベータ）

図1 探す手間を省くための工夫例

人的サポート：①手引き歩行（図2），②"ここ"，"そこ"など指示語を使わない，③集会時など周囲の様子の説明，声かけ，④共有物の位置，ドアの開閉状態などを一定に，⑤公共施設の誘導ライン設置（図3）など．

移動時の問題：視野狭窄と最も関わりが大きい移動の問題については，専門職（通称，歩行訓練士）による専門的な介入がある．障害の程度に合わせ，手引き歩行，伝い歩き，白杖利用，などのテクニックの指導により問題解決の手技を得られる．

中心視野障害（1）困難になる日常課題

中心視野障害は，以下のような日常課題に支障をきたす．

文字の読み書き：文字読みの困難は，どのようなライフスタイルにおいても生活全般に影響を及ぼす．心理的インパクトも大きい．中

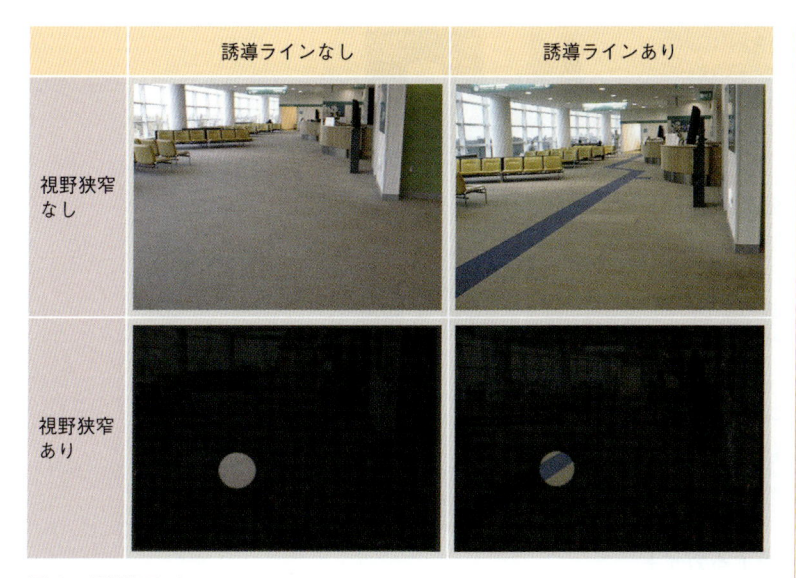

図3 誘導ライン
広い空間は，視野狭窄の状態では位置と方向の把握が難しい．床の誘導ラインや壁の手すりは，方向の手掛かりとして効果的に機能する．

心暗点を伴う代表的な疾患の加齢黄斑変性患者とうつ傾向の関連性も多く報告がある．暗点が中心を含む場合は，周辺を代替領域として（偏心視）読み書きをすることになるが，その場合に必要な拡大は，中心暗点のない同等視力の条件に比べ，はるかに大きな拡大を要する[3]．さらに行たどりや改行の眼球運動も，その他の条件より困難を伴う．また，中心視野のなかで欠損部が右視野にある場合は横書きが，左視野にある場合は縦書きの読みが障害されることが多い．

コミュニケーション場面：中心暗点は文字読み同様，顔の認知課題も障害され，社会場面で不都合を生じることがある．偏心視のための視線移動も"視線をそらす"という社会的にマイナスの意味として誤解される経験をする場合もある．

細かな位置合わせ：均等に野菜を切る，ペンのキャップをはめる，ゴルフのボールを打つなど細かな位置合わせ課題が困難になったり，奥行き感覚の低下を感じる場面がある．

変視によるゆがみの不快感：人の顔がゆがんで判断できない，窓枠やテレビの枠などが波打って見える，など視野の欠損ではなく変視による困難を経験する場合がある．

両眼視による混乱視：左右眼の視野欠損の状態によっては，両眼開放視をすることで位置の判断や文字認知が，片眼視時より困難になる場合がある．

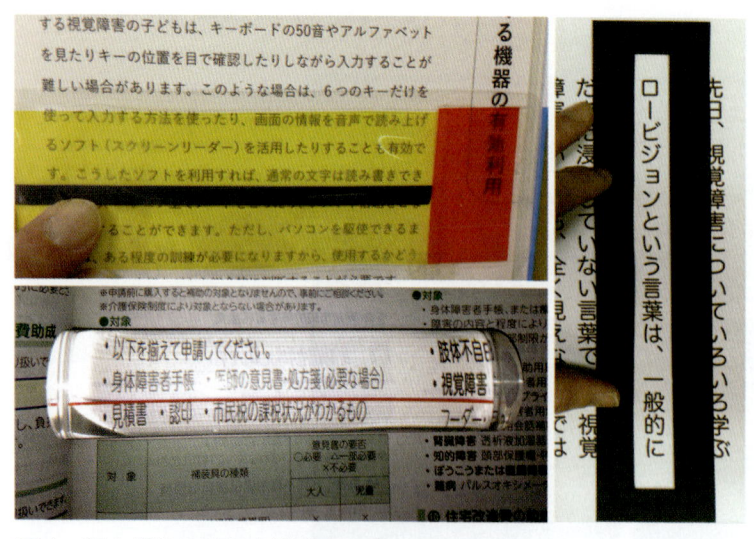

図4 行たどりや改行を補助するガイド
黄色フィルムにラインをつけたもの（左上図），誘導ラインつきの拡大鏡（左下図），黒紙に穴をあけた読書用スリット（右図）．

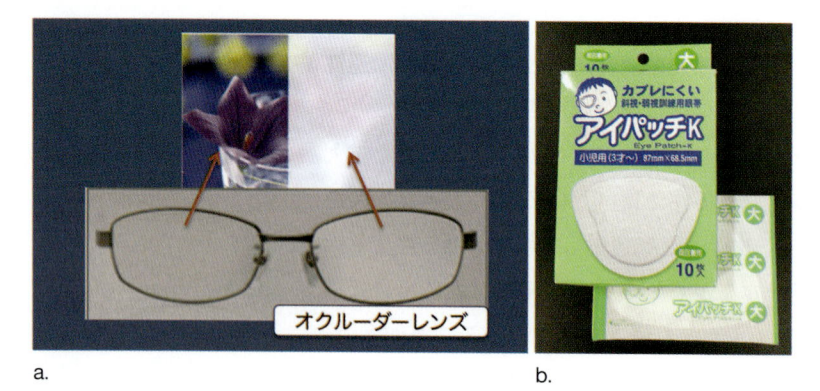

a.　　　　　　　　　　　　　　　　b.
図5 片眼を遮閉する用具
片眼遮閉用オクルーダーレンズ（a，オクルア〈東海光学〉のパンフレットより）と片眼遮閉用絆創膏（b）．

中心視野障害（2）困難への対応

偏心視の利用：中心暗点がある状態で注視をする場合は，中心に代わる視野領域を迅速に安定して利用する偏心視のテクニックを習得する必要がある．注視の代替領域である preferred retinal locus（PRL）は，その場の照度[4]や課題内容によって複数を使い分けることが多い．子どもは自然と獲得するのに対して，高齢者は暗点の存在や偏心視の効果について説明が必要な場合が多く，暗点の位置を意識することで読み間違いが減るという報告もある[5]．

文字の読み書きへの適切なサポート：必要な拡大の評価と補助具の

選定をする．視力値から予想されるより極端な拡大を必要とする場合もあることに注意が必要である．大きな拡大が手軽にできる拡大読書器や，縦書き横書きやサイズや行幅などを自由に調整できる電子情報の利用を候補に含める．行たどりや改行の補助具として，読書用のスリット（罫プレート，タイポスコープと呼ばれる）は有効であることが多い（**図4**）．文字の読み書きサポートが全般的なQOL得点を上げるという報告がある．

位置情報を得る工夫：等間隔に野菜を切る，キャップをはめるなどは，触覚ベースで配置や長さを判断する工夫をする．

変視や両眼開放による不快感への対応：変視の強いほうの眼など，片眼を遮閉すると効果的な場合がある．遮閉には，眼鏡にオクルージョンフォイル，遮閉効果の強いレンズ（たとえばオクルア〈東海光学〉など），レンズカバー，アイパッチなどの利用がある（**図5**）．

社会的場面：すれ違っても気づかない可能性があることや，視線をそらして注視することなど，周囲の人々に事前の説明と理解を得ることで誤解を避ける．

（田中恵津子）

文献

項目起始頁	文献番号	文献
		■ 視野の定義
2	1	Lauber H：Das Gesichtsfeld-Untersuchungsrundlagen, Physiologie und Pathologie. In：Engelking E, et al, editors. Augenheilkunde der Gegenwart. München：J. F. Bergmann；1944.
2	2	Dubois-Poulsen A：Le champ visuel. Paris：Masson & Cie；1952.
2	3	松尾治亘：視野．市川　宏編．新臨床眼科全書．東京：金原出版；1993．p.1-3.
2	4	von Graefe A：Über die Untersuchung des Gesichtsfeldes bei amblyopischen Affektionen. Albrecht Von Graefes Arch Klin Exp Ophthalmol 1856；2：258-298.
2	5	Aubert H, et al：Beiträge zur Kenntnis des indirekten Sehens. Albrecht Von Graefes Arch Klin Exp Ophthalmol 1857；3：1-37.
2	6	Bjerrum J：Om en tilføjelse til den saedvanlige synsfeltundersögelse samt om synsfeltet ved glaukom. Nordisk Ophthalmol Tidsskr 1889；2：141-185.
2	7	Rønne H：Über das Gesichtsfeld beim Glaukom. Klin Monatsbl Augenheilkd 1909；47：12-33.
2	8	Scott GI：Traquair's clinical perimetry. London：Henry Kimpton；1957.
2	9	Goldmann H：Ein selbstregistrierendes Projektionskugelperimeter. Ophthalmologica 1945；109：71-79.
2	10	Harms H, et al：Vergleichende Untersuchungen über den Wert der quantitativen Perimetrie, Skiaskotometrie und Verschmelzungsfrequenz für die Erkennung beginnender Gesichtsfeldstörungen beim Glaukom. Doc Ophthalmol 1959；13：303-332.
2	11	Fankhauser F, et al：On automation of perimetry. Albrecht Von Graefes Arch Klin Exp Ophthalmol 1972；184：126-150.
2	12	Heijl A：The Humphrey field analyzer, construction and concept. Doc Ophthalmol Proc Ser 1985；42：77-84.
2	13	Harrington DO：The visual fields. A textbook and atlas of clinical perimetry. 5th ed. St. Louis：Mosby；1981.
		■ Goldmann 視野計
20	1	Goldmann H：Ein selbstregistrierendes Projektionskugelperimeter. Ophthalmologica 1945；109：71-79.
20	2	Bettina K, et al：Age-related influence of different stimulus velocities in automated kinetic perimetry. ARVO Abstract. Invest Ophthalmol Vis Sci 2001；15：S852.
		■ Octopus GKP，その他の自動視野計を用いた動的視野測定
25	1	Portney GL, et al：Automated perimetry, background, instruments and methods. Surv Ophthalmol 1978；22：271-278.
25	2	Heijl A, et al：A clinical comparison of three computerized automatic perimeters in the detection of glaucoma defects. Arch Ophthalmol 1981；99：832-836.
25	3	橋本茂樹ら：Octopus101 kinetic program の使用経験．日本眼科紀要 2003；54：200-204.
25	4	Hashimoto S, et al：Development of a new fully automated kinetic algorithm（Program K）for detection of glaucomatous visual field loss. Invest Ophthalmol Vis Sci 2015；56：2092-2099.

文献番号：アラビア数字（1, 2, 3…）は本文中に参照位置のある文献，ローマ数字（i, ii, iii…）は項目全体についての参考文献であることを示します．

項目起始頁	文献番号	文献
		■ Humphrey 視野計／測定プログラムとストラテジ
32 - 1		Garway-Heath DF, et al：Mapping the visual field to the optic disc in normal tension glaucoma eyes. Ophthalmology 2000；107：1809-1815.
32 - 2		Reddy GR：A Visual Field Evaluation with Automated Devices. New Delhi：Jaypee Brothers Medical Publishers；2006.
32 - 3		Schaumberger M, et al：Glaucomatous visual fields. FASTPAC versus full threshold strategy of the Humphrey Field Analyzer. Invest Ophthalmol Vis Sci 1995；36：1390-1397.
32 - 4		Bengtsson B, et al：A new generation of algorithms for computerized threshold perimetry, SITA. Acta Ophthalmol Scand 1997；75：368-375.
32 - 5		Bengtsson B, et al：SITA Fast, a new rapid perimetric threshold test. Description of methods and evaluation in patients with manifest and suspect glaucoma. Acta Ophthalmol Scand 1998；76：431-437.
		■ Humphrey 視野計／測定結果の解釈
39 - 1		Asman P, et al：Glaucoma Hemifield Test：Automated Visual Field Evaluation. Arch Ophthalmol 1992；110：812-819.
39 - 2		Levi DM, et al：Vernier acuity, crowding, and cortical magnification. Vision Res 1985；25：963-977.
39 - 3		Bengtsson B, et al：A visual field index for calculation of glaucoma rate of progression. Am J Ophthalmol 2008；145：343-353.
		■ Octopus 視野計／測定プログラムとストラテジ
45 - 1		Matsumoto C, et al：Automated flicker perimetry in glaucoma. In：Mills RP, editor. Perimetry Update 1994/1995. Amsterdam and New York：Kugler Publications；1995. p.141-146.
45 - 2		Weber J, et al：Test time and efficiency of the dynamic strategy in glaucoma perimetry. Ger J Ophthalmol 1995；4：25-31.
45 - 3		González de la Rosa M, et al：Top perimetry：A theoretical evaluation (Suppl). Vision Res 1996；36：88.
		■ Octopus 視野計／測定結果の解釈
49 - 1		Bebie H, et al：The cumulative defect curve：separation of local and diffuse components of visual field damage. Graefes Arch Clin Exp Ophthalmol 1989；227：9-12.
		■ short-wavelength automated perimetry（SWAP）
70 - 1		Weinreb RN, et al：Risk assessment in the management of patients with ocular hypertension. Am J Ophthalmol 2004；138：458-467.
70 - 2		Quigley HA, et al：Retinal ganglion cell atrophy correlated with automated perimetry in human eyes with glaucoma. Am J Ophthalmol 1989；107：453-464.
70 - 3		Yucel YH, et al：Effects of retinal ganglion cell loss on magno-, parvo-, koniocellular pathways in the lateral geniculate nucleus and visual cortex in glaucoma. Prog Retin Eye Res 2003；22：465-481.
70 - 4		Sample PA, et al：Acquired dyschromatopsia in glaucoma. Surv Ophthalmol 1986；31：54-64.
70 - 5		Yamazaki Y, et al：A comparison of the color mechanism in high- and low-tension glaucoma. Ophthalmology 1989；96：12-15.
70 - 6		Hendry SHC, et al：Neuronal chemistry and functional organization in the primate visual system. Trends Neurosci 1988；21：344-349.

項目起始頁	文献番号	文献
70 - 7		Sample PA, et al：Color perimetry for assessment of primary open-angle glaucoma. Invest Ophthalmol Vis Sci 1990；31：1869-1875.
70 - 8		Leeprechanon N, et al：Frequency doubling perimetry and short-wavelength automated perimetry to detect early glaucoma. Ophthalmology 2007；114：931-937.
70 - 9		Nomoto H, et al：Detectability of glaucomatous change using SAP, FDT, flicker perimetry, and OCT. J Glaucoma 2009；18：165-171.
70 - 10		Johnson CA, et al：Blue-on-yellow perimetry can predict the development of glaucomatous visual field loss. Arch Ophthalmol 1993；111：645-650.
70 - 11		van der Schoot J, et al：The ability of short-wavelength automated perimetry to predict conversion to glaucoma. Ophthalmology 2010；117：30-34.

■ frequency doubling technology（FDT）

73 - 1		Maddess T, et al：Performance of nonlinear visual units in ocular hypertension and glaucoma. Clin Vis Sci 1992；7：371-383.
73 - 2		Johnson CA, et al：Frequency doubling technology perimetry using a 24-2 stimulus presentation pattern. Optom Vis Sci 1999；76：571-581.
73 - 3		Anderson AJ, et al：Frequency-doubling technology perimetry and optical defocus. Invest Ophthalmol Vis Sci 2003；44：4147-4152.
73 - 4		Anderson AJ, et al：Effect of dichoptic adaptation on frequency-doubling perimetry. Optom Vis Sci 2002；79：88-92.
73 - 5		Sponsel WE, et al：Clinical classification of glaucomatous visual field loss by frequency doubling perimetry. Am J Ophthalmol 1998；125：830-836.
73 - 6		Iwase A, et al：The prevalence of primary open-angle glaucoma in Japanese：the Tajimi Study. Ophthalmology 2004；111：1641-1648.
73 - 7		Tatemichi M, et al：Performance of glaucoma mass screening with only a visual field test using frequency-doubling technology perimetry. Am J Ophthalmol 2002；134：529-537.
73 - 8		Medeiros FA, et al：Frequency doubling technology perimetry abnormalities as predictors of glaucomatous visual field loss. Am J Ophthalmol 2004；137：863-871.

■ フリッカ視野

76 - 1		Matsumoto C, et al：Automated flicker perimetry using the Octopus 1-2-3. In：Mills RP, editor. Perimetry Update 1992/1993. Amsterdam and New York：Kugler Publications；1993. p.435-440.
76 - 2		Matsumoto C, et al：Automated flicker perimetry in glaucoma. In：Mills RP, editor. Perimetry Update 1994/1995. Amsterdam and New York：Kugler Publications；1995. p.141-146.
76 - 3		Matsumoto C, et al：The influence of target blur on perimetric threshold values in automated light-sensitive perimetry and flicker perimetry. In：Wall M, et al, editors. Perimetry Update 1996/1997. Amsterdam and New York：Kugler Publications；1997. p.191-200.
76 - 4		Matsumoto C, et al：Automated flicker perimetry in glaucoma using Octopus 311：a comparative study with the Humphrey Matrix. Acta Ophthalmol Scand 2006；84：210-215.

■ flicker-defined-form perimetry

80 - 1		Quaid PT, et al：Defining the limits of flicker defined form：effect of stimulus size, eccentricity and number of random dots. Vision Res 2004；45：1075-1084.
80 - 2		Rogers-Ramachandran DC, et al：Psychophysical evidence for boundary and surface systems in human vision. Vision Res 1998；38：71-77.

項目起始頁	文献番号	文献
80 — 3		Livingstone MS, et al：Psychophysical evidence for separate channels for the perception of form, color, movement, and depth. J Neurosci 1987；7：3416.
80 — 4		Flanagan JG, et al：The phantom contour illusion letter test：a new psychophysical test for glaucoma? In：Perimetry Update 1994/1995：proceedings of the XI th International Perimetric Society Meeting, Washington, D.C., U.S.A., July 3-7, 1994. Amsterdam, New York：Kugler Publications；1995. p.405-409.
80 — 5		江浦真理子ら：Heidelberg Edge Perimeter（HEP）の使用経験．あたらしい眼科 2012；29：1573-1578.

■ 網膜神経節細胞の種類と機能選択的視野検査について教えてください

83 — 1		Marc RE, et al：The synaptic organization of the retina. In：Levin LA, et al, editors. Adler's Physiology of the Eye. 11th ed. Edinburgh：Saunders/Elsevier；2011. p.443-458.
83 — 2		Rodieck RW, et al：Chapter 11 Cell types. In：Rodieck RW, editor. The First Steps in Seeing. Sunderland：Sinauer Associates, Inc.；1998. p.226-265.
83 — 3		Wong KY, et al：Ganglion-cell photoreceptors and non-image-forming vision. In：Levin LA, et al, editors. Adler's Physiology of the Eye. 11th ed. Edinburgh：Saunders/Elsevier；2011. p.526-544.
83 — 4		Provencio I, et al：A novel human opsin in the inner retina. J Neurosci 2000；20：600-605.
83 — 5		Zaidi FH, et al：Short-wavelength light sensitivity of circadian, pupillary, and visual awareness in humans lacking an outer retina. Curr Biol 2007；17：2122-2128.
83 — 6		Nomoto H, et al：Detectability of glaucomatous changes using SAP, FDT, flicker perimetry, and OCT. J Glaucoma 2009；18：165-171.
83 — 7		Quigley HA, et al：Chronic glaucoma selectively damages large optic nerve fibers. Invest Opthalmol Vis Sci 1987；28：913-920.
83 — 8		Johnson CA：Selective versus nonselective losses in glaucoma. J glaucoma 1994；1：S32-S44.
83 — 9		Matsumoto C, et al：Automated flicker perimetry in glaucoma using Octopus 311：a comparative study with the Humphrey Matrix. Acta Ophthalmol Scand Suppl 2006；84：210-215.
83 — 10		Johnson CA, et al：Screening for glaucomatous visual field loss with frequency-doubling perimetry. Invest Opthalmol Vis Sci 1997；38：413-425.
83 — 11		Quaid PT, et al：Defining the limits of flicker defined form：effect of stimulus size, eccentricity and number of random dots. Vision Res 2004；45：1075-1084.
83 — 12		江浦真理子ら：Heidelberg Edge Perimeter（HEP）の使用経験．あたらしい眼科 2012；29：1573-1578.
83 — 13		Johnson CA, et al：Blue-on-yellow perimetry can predict the development of glaucomatous visual field loss. Arch Opthalmol 1993；111：645-650.

■ 機能選択的視野検査は，どのような時に有用ですか？

87 — 1		Heuer DK, et al：The influence of simulated light scattering on automated perimetric threshold measurements. Arch Ophthalmol 1988；106：1247-1251.
87 — 2		Budenz DL, et al：The effect of simulated cataract on the glaucomatous visual field. Ophthalmology 1993；100：511-517.
87 — 3		Uyama K, et al：The influence of target blurring and simulated opacity of the ocular media on automated perimetric thresholds. J Jpn Ophthalmol Soc 1993；97：994-1001.
87 — 4		Matsumoto C, et al：Automated flicker perimetry in glaucoma. In：Mills RP, editor. Perimetry Update 1994/1995. Amsterdam and New York：Kugler Publications；1995. p.141-146.

項目起始頁	文献番号	文献
87 – 5		Matsumoto C, et al：The influence of target blur on perimetric threshold values in automated light-sensitive perimetry and flicker perimetry. In：Wall M, et al, editors. Perimetry Update 1996/1997. Amsterdam and New York：Kugler Publications；1997. p.191-200.
	■ 眼底視野計（MP-1, maia™）	
91 – 1		Dinc UA, et al：Assessment of macular function by microperimetry in intermediate age-related macular degeneration. Eur J Ophthalmol 2008；18：595-600.
91 – 2		Vujosevic S, et al：Detection of macular function changes in early（AREDS 2）and intermediate（AREDS 3）age-related macular degeneration. Ophthalmologica 2011；225：155-160.
91 – 3		Sato S, et al：Correlation between the ganglion cell-inner plexiform layer thickness measured with cirrus HD-OCT and macular visual field sensitivity measured with microperimetry. Invest Ophthalmol Vis Sci 2013；54：3046-3051.
91 – 4		藤原篤之ら：Macular Integrity Assessment（MAIA）を用いた正常網膜感度の検討．日本眼科学会雑誌 2014；118：15-21.
91 – 5		梶田房枝ら：正常者における 2 種類の眼底直視下視野計の計測結果の比較．あたらしい眼科 2012；29：1709-1711.
	■ 眼底対応視野（コーワ AP-6000, コーワ AP-7000™）	
95 – 1		Sommer A, et al：Clinically detectable nerve fiber atrophy precedes the onset of glaucomatous field loss. Arch Ophthalmol 1991；109：77-83.
95 – 2		Quigley HA, et al：Retinal ganglion cell atrophy correlated with automated perimetry in human eyes with glaucoma. Am J Ophthalmol 1989；107：453-464.
95 – 3		Tuulonen A, et al：Nerve fiber layer defects with normal visual fields. Do normal optic disc and normal visual field indicate absence of glaucomatous abnormality? Ophthalmology 1993；100：587-597.
95 – 4		Kani K, et al：Fundus controlled perimetry. Doc Ophthalmol Proc Ser 1979；19：341-350.
95 – 5		Nakatani Y, et al：Detection of visual field defects in pre-perimetric glaucoma using fundus-oriented small-target perimetry. Jpn J Ophthalmol 2012；56：330-338.
	■ Amsler チャート，M-CHARTS®	
99 – 1		Amsler M：Earliest symptoms of diseases of the macula. Br J Ophthalmol 1953；37：521-537.
99 – 2		Matsumoto C, et al：Quantification of metamorphopsia in patients with epiretinal membranes. Invest Ophthalmol Vis Sci 2003；44：4012-4016.
99 – 3		Arimura E, et al：Retinal contraction and metamorphopsia scores in eyes with idiopathic epiretinal membrane. Invest Ophthalmol Vis Sci 2005；46：2961-2966.
99 – 4		Arimura E, et al：Quantification of metamorphopsia in a macular hole patient using M-CHARTS™. Acta Ophthalmol Scand 2007；85：55-59.
	■ 変視症と QOL について教えてください	
108 – 1		Okamoto F, et al：Associations between metamorphopsia and foveal microstructure in patients with epiretinal membrane. Invest Ophthalmol Vis Sci 2012；53：6770-6775.
108 – 2		Arimura E, et al：Correlations between M-CHARTS and PHP findings and subjective perception of metamorphopsia in patients with macular diseases. Invest Ophthalmol Vis Sci 2011；52：128-135.

項目起始頁	文献番号	文献

■ 瞳孔視野

110 - 1		Harms H：Grundlagen, Methodik und Bedeutung der Pupillenperimetrie für die Physiologie und Pathologie des Sehorgans. Albrecht von Graefe's Arch Klin Exp Ophthalmol 1949；149：1-68.
110 - 2		吉富正常：網膜部位別刺激による瞳孔対光反応，特に半盲性瞳孔硬直について．日本眼科学会雑誌 1955；59：118-133.
110 - 3		青山達也：Pupillographic perimetry―臨床的応用について―．日本眼科学会雑誌 1977；81：1527-1256.
110 - 4		Kardon R：Pupil perimetry. Editorial review. Curr Opin in Ophthalmol 1992；3：565-570.
110 - 5		Bell A, et al：Dichoptic multifocal pupillography reveals afferent visual field defects in early type 2 diabetes. Invest Ophthalmol Vis Sci 2010；51：602-608.
110 - 6		Yoshitomi T, et al：Comparison of threshold visual perimetry and objective pupil perimetry in clinical patients. J Neuroophthalmol 1999；19：89-99.

■ 多局所 ERG

113 - 1		Sutter EE, et al：The field topography of ERG components in man：I：The photopic luminance response. Vision Res 1992；32：433-446.
113 - 2		Hood DC, et al：ISCEV Standard for clinical multifocal electroretinography (2011 edition). Doc Ophthalmol 2012；124：1-13.

■ 多局所 VEP

117 - 1		Baseler HA, et al：The topography of visual evoked response properties across the visual field. Electroencephalogr Clin Neurophysiol 1994；90：65-81.
117 - 2		Hood DC, et al：An interocular comparison of the multifocal VEP：a possible technique for detecting local damage to the optic nerve. Invest Ophthalmol Vis Sci 2000；41：1580-1587.
117 - 3		島田佳明：臨床と研究の接点 多局所 VEP とその応用．神経眼科 2011；28：432-439.

■ 両眼視野

124 - 1		Grigsby SS, et al：Grating and flicker sensitivity in the near and far periphery：nasa-temporal asymmetries and binocular summation. Vision Res 1994；34：2841-2848.
124 - 2		Wood JM, et al：A regional variations in binocular summation across the visual field. Ophthalmic Physiol Opt 1992；12：46-51.
124 - 3		Wakayama A, et al：Properties of receptive field on binocular fusion stimulation in the central visual field. Graefes Clin Exp Ophthalmol 2002；240：743-747.
124 - 4		Wakayama A, et al：Binocular summation of detection and resolution thresholds in the central visual field using parallel-line targets. Invest Ophthalmol Vis Sci 2005；46：2810-2815.
124 - 5		Wakayama A, et al：Influence of target size and eccentricity on binocular summation of reaction time in kinetic perimetry. Vision Res 2011；51：174-178.
124 - 6		Wakayama A, et al：Influence of background complexity on visual sensitivity and binocular summation using patterns with and without noise. Invest Ophthalmol Vis Sci 2012；53：387-393.
124 - 7		若山曉美：両眼加重の働きと影響因子―なぜヒトは2つの眼があるのか．日本視能訓練士協会誌 2011；40：7-18.
124 - 8		Nelson-Quigg JM, et al：Predicting binocular visual field sensitivity from monocular visual field results. Invest Ophthalmol Vis Sci 2000；41：2212-2221.

項目起始頁	文献番号	文献
124 - 9		Esterman B：Functional scoring of the binocular field. Ophthalmology 1982；89：1226-1234.
124 - 10		American Medical Association：The visual system. In：Guides to the evaluation of permanent impairment. 6th ed. Chicago：American Medical Association；2007. p.281-319.

■ 中心性漿液性脈絡網膜症

項目起始頁	文献番号	文献
147 - 1		Ramchandran RS, et al：Visual fields in retinal disease. In：Ryan SJ, editor. Retina. Philadelphia：Elsevier；2013. p.307-328.
147 - 2		飯田知弘ら：眼画像診断の進歩．黄斑疾患の病態．画像診断による形態と機能解析．日本眼科学会雑誌 2011；115：238-275.
147 - 3		Dinc UA, et al：Correlation of retinal sensitivity and retinal thickness in central serous chorioretinopathy. Ophthalmologica 2010；224：2-9.
147 - 4		Sekine A, et al：Retinal thickness and perimetric sensitivity in central serous chorioretinopathy. Jpn J Ophthalmol 2010；54：578-583.
147 - 5		Chiba N, et al：Foveal sensitivity and visual acuity in macular thickening disorders. Jpn J Ophthalmol 2012；56：375-379.
147 - 6		Fujita K, et al：Correlation of integrity of cone outer segment tips line with retinal sensitivity after half-dose photodynamic therapy for chronic central serous chorioretinopathy. Am J Ophthalmol 2012；154：579-585.
147 - 7		Reibaldi M, et al：Functional retinal changes measured by microperimetry in standard-fluence vs low-fluence photodynamic therapy in chronic central serous chorioretinopathy. Am J Ophthalmol 2011；151：953-960. e2.

■ 網膜静脈閉塞症

項目起始頁	文献番号	文献
151 - 1		Imasawa M, et al：Perimetric sensitivity and retinal thickness in eyes with macular edema resulting from branch retinal vein occlusion. Am J Ophthalmol 2001；131：55-60.
151 - 2		Argon laser scatter photocoagulation for prevention of neovascularization and vitreous hemorrhage in branch vein occlusion. A randomized clinical trial. Branch Vein Occlusion Study Group. Arch Ophthalmol 1986；104：34-41.
151 - 3		飯島裕幸：BRVO の治療指針：視野から考える治療の Rationale. 眼科 2007；49：1773-1778.
151 - 4		瓶井資弘：網膜静脈分枝閉塞症に関する七不思議．日本眼科学会雑誌 2009；113：783-785.
151 - 5		Bell JA, et al：Retinal microangiopathy. Correlation of OCTOPUS perimetry with fluorescein angiography. Arch Ophthalmol 1984；102：1294-1298.
151 - 6		A randomized clinical trial of early panretinal photocoagulation for ischemic central vein occlusion. The Central Vein Occlusion Study Group N report. Ophthalmology 1995；102：1434-1444.
151 - 7		飯島裕幸：網膜静脈分枝閉塞症・網膜中心静脈閉塞症の新しい展開：網膜静脈分枝閉塞症の治療戦略　光凝固か手術治療か　正しいレーザー光凝固治療法，特に黄斑浮腫眼に対して．あたらしい眼科 2005；22：19-25.

■ 加齢黄斑変性

項目起始頁	文献番号	文献
154 - 1		Ramchandran RS, et al：Visual fields in retinal disease. In：Ryan SJ, editor. Retina. Philadelphia：Elsevier；2013. p.307-328.
154 - 2		Imasawa M, et al：Photodynamic therapy for polypoidal choroidal vasculopathy：baseline perimetric results and visual outcomes. Jpn J Ophthalmol 2009；53：588-592.
154 - 3		Sulzbacher F, et al：Correlation of OCT characteristics and retinal sensitivity in neovascular age-related macular degeneration in the course of monthly ranibizumab treatment. Invest Ophthalmol Vis Sci 2013；54：1310-1315.

項目起始頁	文献番号	文献
154 - 4		Prager F, et al：Changes in retinal sensitivity in patients with neovascular age-related macular degeneration after systemic bevacizumab (avastin) therapy. Retina 2008；28：682-688.
		■AZOORなど盲点拡大症候群
158 - 1		Gass JDM：Acute zonal occult outer retinopathy. J Clin Neuroophthalmol 1993；13：79-97.
158 - 2		Gass JD, et al：Acute zonal occult outer retinopathy：a long-term follow-up study. Am J Ophthalmol 2002；134：329-339.
		■黄斑上膜，黄斑円孔
166 - 1		Okamoto F, et al：Effect of vitrectomy for epiretinal membrane on visual function and vision-related quality of life. Am J Ophthalmol 2009；147：869-874.
166 - 2		Okamoto F, et al：Associations between metamorphopsia and foveal microstructure in patients with epiretinal membrane. Invest Ophthalmol Vis Sci 2012；53：6770-6775.
166 - 3		Kinoshita T, et al：Time course of changes in metamorphopsia, visual acuity, and OCT parameters after successful epiretinal membrane surgery. Invest Ophthalmol Vis Sci 2012；53：3592-3597.
166 - 4		Yan H, et al：Visual field defect after pars plana vitrectomy. Ophthalmology 1998；105：1612-1616.
166 - 5		Tsuiki E, et al：Visual field defects after macular hole surgery with indocyanine green-assisted internal limiting membrane peeling. Am J Ophthalmol 2007；143：704-705.
		■癌関連網膜症
172 - 1		大黒　浩ら：悪性腫瘍関連網膜症．眼科 2011；53：93-101.
172 - 2		Espandar L, et al：Successful treatment of cancer-associated retinopathy with alemtuzumab. J Neurooncol 2007；83：295-302.
		■網膜疾患を評価するのに適した視野検査法を教えてください
175 - 1		根木　昭：視野を読む基本．眼科プラクティス 15 視野．東京：文光堂；2007. p.2-22.
175 - 2		石原怜美ら：Multiple evanescent white dot syndrome 5例の静的自動視野検査所見と経過．日本眼科学会雑誌 2007；111：533-538.
175 - 3		飯島裕幸：網膜色素変性の診療：進行予想（ハンフリー視野計での進行）．眼科 2008；50：803-807.
175 - 4		長澤利彦ら：眼底視野計 MP-1 による臨床研究．眼科 2011；53：1853-1860.
175 - 5		今井雅仁ら：網膜疾患における静的自動視野検査．眼科 2009；51：1101-1107.
		■緑内障性視野障害の特徴
180 - 1		Harrington DO：The anatomy of the visual pathway. In：Visual Fields：Textbook and Atlas of Clinical Perimetry. St. Louis：CV Mosby；1956. p.78-98.
180 - 2		Minckler DS：The organization of nerve fiber bundles in the primate optic nerve head. Arch Ophthalmol 1980；98：1630-1636.
180 - 3		Airaksinen PJ, et al：Effect of retinal nerve fibre loss on the optic nerve head configuration in early glaucoma. Graefes Arch Clin Ophthalmol 1983；220：193-196.
		■緑内障視野の病期分類
186 - 1		湖崎　弘ら：緑内障視野の進行様式．臨床眼科 1987；32：39-49, 19.
186 - 2		Aulhorn E, et al：Frequency distribution in early glaucomatous visual field defects. Docum Ophthalmol Proc Series 1977；14：75-83.

項目起始頁	文献番号	文献
186 – 3		Greve EL, et al：Perimetry and other visual function tests in Glaucoma. In：Cairns JE, editor. Glaucoma, Vol 1. London：Grune & Stratton；1986. p.37-77.
186 – 4		Anderson DR, et al：Automated Static Perimetry. 2nd edition. St. Louis：Mosby；1999. p.121-190.

■ 緑内障性視野障害の判定

191 – 1		Collaborative Normal-Tension Glaucoma Study Group：Comparison of glaucomatous progression between untreated patients with normal-tension glaucoma and patients with therapeutically reduced intraocular pressures. Am J Ophthalmol 1988；126：487-497.
191 – 2		Musch DC, et al：The Collaborative Initial Glaucoma Treatment Study：study design, methods, and baseline characteristics of enrolled patients. Ophthalmology 1999；106：653-662.
191 – 3		The Advanced Glaucoma Intervention Study Investigators：The Advanced Glaucoma Intervention Study 2. Visual field test scoring and reliability. Ophthalmology 1994；101：1445-1455.
191 – 4		Weber J, et al：Interpretation and differential diagnosis. In：Atlas of Computerized Perimetry. Philadelphia：WB Saunders；2000. p.187-231.
191 – 5		Caprioli J：Automated perimetry in glaucoma. Am J Ophthalmol 1991；111：235-239.
191 – 6		Anderson DR, et al：Interpretation of a single field. Automated Static Perimetry. 2nd edition. St. Louis：Mosby；1999. p.121-190.

■ 画像診断と視野の関係

195 – 1		Garway-Heath DF, et al：Mapping the visual field to optic disc in normal tension glaucoma eyes. Ophthalmology 2000；107：1809-1815.
195 – 2		Garway-Heath DF：Moorfield Regression Analysis. In：Fingeret M, et al, editors. The essential HRT Primer. San Ramon：Jocoto Advertising, Inc.；2005. p.31-39.
195 – 3		Hood DC, et al：A framework for comparing structure and functional measure of glaucomatous damage. Prog Retin Eye Res 2007；26：688-710.
195 – 4		Wang M, et al：Measurement of local retinal ganglion cell layer thickness in patients with glaucoma using frequency-domain optical coherence tomography. Arch Ophthalmol 2009；127：875-881.
195 – 5		Raza AS, et al：Retinal ganglion cell layer thickness and local visual field sensitivity in glaucoma. Arch Ophthalmol 2011；129：1529-1536.
195 – 6		Tan O, et al：Detection of macular ganglion cell loss in glaucoma by Fourier-domain optical coherence tomography. Ophthalmology 2009；116：2305-2314.

■ 視野進行評価

202 – 1		Mayama C, et al：Statistical evaluation of the diagnostic accuracy of methods used to determine the progression of visual field defects in glaucoma. Ophthalmology 2004；111：2117-2125.
202 – 2		Nouri-Mahdavi K, et al：Influence of visual field testing frequency on detection of glaucoma progression with trend analyses. Arch Ophthalmol 2011；129：1521-1527.
202 – 3		Karakawa A, et al：Detection of progression of glaucomatous visual field damage using the point-wise method with the binomial test. PLoS One 2013；8：e78630.

■ 緑内障多施設共同前向き研究と視野評価法について教えてください

208 – 1		Advanced Glaucoma Intervention Study：2. Visual field test scoring and reliability. Ophthalmology 1994；101：1445-1455.

項目起始頁	文献番号	文献
208 - 2		The Advanced Glaucoma Intervention Study(AGIS): 7. The relationship between control of intraocular pressure and visual field deterioration.The AGIS Investigators. Am J Ophthalmol 2000; 130: 429-440.
208 - 3		Musch DC, et al: The Collaborative Initial Glaucoma Treatment Study: study design, methods, and baseline characteristics of enrolled patients. Ophthalmology 1999; 106: 653-662.
208 - 4		Leske MC, et al: Early Manifest Glaucoma Trial: design and baseline data. Ophthalmology 1999; 106: 2144-2153.
208 - 5		Gordon MO, et al: The Ocular Hypertension Treatment Study: design and baseline description of the participants. Arch Ophthalmol 1999; 117: 573-583.
208 - 6		Comparison of glaucomatous progression between untreated patients with normal-tension glaucoma and patients with therapeutically reduced intraocular pressures. Collaborative Normal-Tension Glaucoma Study Group. Am J Ophthalmol 1998; 126: 487-497.
208 - 7		Garway-Heath DF, et al: The United Kingdom Glaucoma Treatment Study: a multicenter, randomized, placebo-controlled clinical trial: design and methodology. Ophthalmology 2013; 120: 68-76.

■ 各種進行判定プログラムの使い分けと視野検査の頻度について教えてください

214 - 1		Bengtsson B, et al: A visual field index for calculation of glaucoma rate of progression. Am J Ophthamol 2008; 145: 343-353.
214 - 2		奥山幸子: Octopus による診断. 相原　一編. 専門医のための眼科診療クオリファイ 3 緑内障診断ガイド. 東京: 中山書店; 2011. p.118-123
214 - 3		Kovalska MP, et al: Clinical evaluation of a novel population-based regression analysis for detecting glaucomatous visual field progression. Klin Monbl Auquenheikd 2011; 228: 311-317.
214 - 4		Naghizadeh F, et al: Structure-function relationship between the Octopus perimeter cluster mean sensitivity and sector retinal nerve fiber layer thickness measured with the RTvue optical coherence tomography and scanning laser polarimetry. J Glaucoma 2014; 23: 11-18.
214 - 5		Chauhan BC, et al: Practical recommendations for measuring rates of visual field change in glaucoma. Br J Ophthalmol 2008; 92: 569-573.

■ FDT を用いたスクリーニングにおける緑内障性視野障害の感度，特異度を教えてください

220 - 1		Kelly DH: Nonlinear visual response to flickering sinusoidal gratings. J Opt Soc Am 1981; 71: 1051-1055.
220 - 2		Humphrey FDT Screener. Carl Zeiss Meditec; 2003.
220 - 3		Bayer AU, et al: Short wavelength automated perimetry, frequency doubling technology perimetry, and pattern electroretinography for prediction of progressive glaucomatous standard visual field defects. Ophthalmology 2002; 109; 1009-1017.
220 - 4		Cello KE, et al: Frequency doubling technology perimetry for detection of glaucomatous visual field loss. Am J Ophthalmol 2000; 129: 314-220.
220 - 5		Sample PA, et al: Visual function-specific perimetry for indirect comparison of different ganglion cell populations in glaucoma. Invest ophthal Vis Sci 2000; 41: 1783-1790.
220 - 6		Quigley HA: Identification of glaucoma-related visual field abnormality with the screening protocol of frequency doubling technology. Am J Ophthalmol 1998; 125: 819-829.
220 - 7		Yamada N, et al: Screening for Glaucoma with Frequency-Doubling Technology and Damato Campimetry. Arch Ophthalmol 1999; 117: 1479-1484.

項目起始頁	文献番号	文献
220 - 8		Iwasaki A, et al：Performance of glaucoma mass screening with only a visual field test using frequency-doubling technology perimetry. Am J Ophthalmol 2002：134；529-537.
220 - 9		Iwase A, et al：Performance of frequency-doubling technology perimetry in a population-based prevalence survey of glaucoma：the Tajimi study. Ophthalmology 2007；114：27-32.
220 - 10		Francis BA, et al：Population and high-risk group screening for glaucoma：the Los Angeles Latino Eye Study. Invest Ophthalmol Vis Sci 2011；52：6257-6264.
220 - 11		Wang YX, et al：Frequency-Doubling Threshold perimetry in predicting glaucoma in a population-based study. Arch Ophthal 2007；125：1402-1406.

■ 進行した視野障害を有する後期緑内障患者の視野評価法について教えてください

223 - 1		Werner EB, et al：Early visual field disturbances in glaucoma. Arch Ophthalmol 1977；95：1173-1175.
223 - 2		Werner EB, et al：Peripheral nasal field defects in glaucoma. Ophthalmology 1979；86：1875-1878.
223 - 3		Caprioli J, et al：Static threshold examination of the peripheral nasal visual field in glaucoma. Arch Ophthalmol 1985；103：1150-1154.
223 - 4		Seamone C, et al：The value of indices in the central and peripheral visual fields for the detection of glaucoma. Am J Ophthalmol 1988；106：180-185.
223 - 5		Miller KN, et al：Automated kinetic perimetry with two peripheral isopters in glaucoma. Arch Ophthalmol 1989；107：1316-1320.
223 - 6		Wilensky JT, et al：The use of different-sized stimuli in automated perimetry. Am J Ophthalmol 1986；101：710-713.
223 - 7		Zalta AH：Use of a central 10 degrees field and size V stimulus to evaluate and monitor small central islands of vision in end stage glaucoma. Br J Ophthalmol 1991；75：151-154.
223 - 8		Hashimoto S, et al：Development of a new fully automated kinetic algorithm (Program K) for detection of glaucomatous visual field loss. Invest Ophthalmol Vis Sci 2015；56：2092-2099.

■ 視神経，視交叉

228 - 1		Horton JC：Wilbrand's knee of the primate optic chiasm is an artefact of monocular enucleation. Trans Am Ophthalmol Soc 1997；95：579-609.
228 - 2		Kupfer C, et al：Quantitative histology of optic nerve, optic tract and lateral geniculate nucleus of man. J Anat 1967；101：393-401.
228 - 3		Schmid R, et al：Naso-temporal asymmetry and contraction anisocoria in the pupillomotor system. Graefes Arch Clin Exp Ophthalmol 2000；238：123-128.
228 - 4		Osaguona VB, et al：Optic chiasm involvement on MRI with ethambutol-induced bitemporal hemianopia. J Neuroophthalmol 2014；34：155-158.

■ 視索，外側膝状体

245 - 1		Jindahra P, et al：The time course of retrograde trans-synaptic degeneration following occipital lobe damage in humans. Brain 2012；135：534-541.
245 - 2		Malpeli JG, et al：The representation of the visual field in the lateral geniculate nucleus of Macaca mulatta. J Comp Neurol 1975；161：569-594.
245 - 3		Connolly M, et al：The representation of the visual field in parvicellular and magnocellular layers of the lateral geniculate nucleus in the macaque monkey. J Comp Neurol 1984；226：544-564.

項目起始頁	文献番号	文献
245 - 4		柏井　聡：IV. 視路疾患と視野．5. 大脳皮質疾患と視野—特異な視野アトラス．根木　昭編．眼科プラクティス15 視野．東京：文光堂；2006. p.234-235.
		■ 視放線，後頭葉
253 - 1		Horton JC, et al：The representation of the visual field in human striate cortex. A revision of the classic Holmes map. Arch Ophthalmol 1991；109：816-824.
253 - 2		柏井　聡：視覚—網膜から中枢までの歩み．神経眼科 2006；23：27-36.
253 - 3		Horton JC, et al：Quadrantic visual field defects. A hallmark of lesions in extrastriate (V2/V3) cortex. Brain 1991；114：1703-1718.
253 - 4		Allen TD, et al：Homonymous hemianopic paracentral scotoma. Arch Ophthalmol 1938；20：846-849.
253 - 5		柏井　聡：自動静的視野検査の読み方—ハンフリーに隠された5つのリング：The Lord of the Rings．神経眼科 2009；26：243-260.
		■ 神経眼科疾患を評価するのに適した視野検査法について教えてください
268 - 1		藤本尚也：視野 VI 問題篇．神経眼科 2002；19：77-84.
268 - 2		藤本尚也：神経眼科疾患と自動視野計．日本の眼科 2010；81：1260-1265.
268 - 3		Optic Nerve Study Group：The clinical profile of optic neuritis. Experience of the Optic Neuritis Treatment Trials. Arch Ophthalmol 1991；109：1673-1678.
		■ 心因性視覚障害（機能性視覚障害）と詐病
274 - 1		横山尚洋：眼科からみた特徴．八子恵子ら編．心因性視覚障害．東京：中山書店；1998. p.1-12, 37-41.
274 - 2		柏井　聡：自動静的視野計の読み方．神経眼科 2009；26：243-260.
274 - 3		松下賢治：神経症・心身症．眼科診療プラクティス編集委員編．眼科診療ガイド．東京：文光堂；2004. p.699-701
274 - 4		松下賢治：詐病．眼科診療プラクティス編集委員編．眼科診療ガイド．東京：文光堂；2004. p.701-702.
274 - 5		杉山和久：測定時間・疲労．眼科プラクティス15 視野．東京：文光堂；2007. p.72-73.
274 - 6		川瀬和秀：固視不良．眼科プラクティス15 視野．東京：文光堂；2007. p.62-63.
274 - 7		Flaxel CJ, et al：Relationship between foveal threshold and visual acuity using the Humphrey visual field analyzer. Am J Opthalmol 2007；143：875-877.
274 - 8		Charcot JM：the Clinician：The Tuesday lessons. New York：Raven；1987.
274 - 9		黒田紀子：視野検査．八子恵子ら編．心因性視覚障害．東京：中山書店；1998. p.13-21, 37-41.
274 - 10		田淵昭雄：機能的視力視野障害の診断法．柏井　聡編．臨床神経眼科学．東京：金原出版；2008. p.156-162.
		■ 運転免許と視野
292 - 1		青木由紀ら：自治医科大学緑内障外来にて交通事故の既往を認めた末期緑内障患者の2症例．あたらしい眼科 2008；25：1011-1016.
292 - 2		Owsley C, et al：Visual processing impairment and risk of motor vehicle crash among older adults. JAMA 1998；279：1083-1088.
292 - 3		McGwin G, et al：Is glaucoma associated with motor vehicle collision involvement and driving avoidance? Invest Ophthalmol Vis Sci 2004；45：3934-3939.

項目起始頁	文献番号	文献
292 – 4		Tanabe S, et al：The association between primary open-angle glaucoma and motor vehicle collisions. Invest Ophthalmol Vis Sci 2011；52：4177-4181.
292 – 5		青木由紀ら：緑内障患者における自動車運転実態調査. あたらしい眼科 2012；29：1013-1017.
		■ 視覚障害判定と視野
296 – 1		新訂第二版　身体障害者認定基準及び認定要領 解釈と運用. 東京：中央法規出版；2010. p.105-150.
296 – 2		松本長太：身体障害認定基準における量的視野検査の基本的な考え方. 日本の眼科 2013；84：1576-1582.
		■ ロービジョンと視野
304 – 1		Crabb DP, et al：How does glaucoma look？：patient perception of visual field loss. Ophthalmology 2013；120：1120-1126.
304 – 2		Lovie-Kitchin JE, et al：Visual field size criteria for mobility rehabilitation referral. Optom Vis Sci 2010；87：E948-E957.
304 – 3		中村仁美ら：MNREAD-J を用いた加齢黄斑変性患者に対するロービジョンエイドの処方. 日本視機能訓練士協会誌 2000；28：253-261.
304 – 4		Lei H, et al：Using two preferred retinal loci for different lighting conditions in patients with central scotomas. Invest Ophthalmol Vis Sci 1997；38：1812-1818.
304 – 5		Fletcher DC, et al：Patient awareness of binocular central scotoma in age-related macular degeneration. Optom Vis Sci 2012；89：1395-1398.

索引

あ行

アーチファクト	132
アクアポリン4	232
悪性黒色腫	172
悪性黒色腫関連網膜症	172
悪性腫瘍随伴症候群	172
悪性貧血	233
アザチオプリン	174
アズール	158
圧入眼圧計	24
圧迫性視神経症	132, 231, 233, 236
アポスチルブ	8
アルコール性視神経症	278
アルゴンレーザー線維柱帯形成術	209
アレムツズマブ	174
暗室試験	79
暗順応検査	144
暗順応障害	173
暗点	22, 130, 175
暗点描写アルゴリズム	225
鞍部結核	237
鞍部髄膜腫	237
胃癌	172
医原性暗点	152, 153
萎縮型 AMD	154
萎縮変性	143
イソプタ	2, 5, 15, 20, 175, 187
一酸化炭素中毒	262
遺伝性視神経症	231
イベント解析	203, 206, 208
いらいら不眠	288
炒り卵状変性	143
陰性 b 波	142
インドシアニングリーン	169
ウェルニッケ野	264
右眼耳側網膜半切片	250
うっ血乳頭	237, 266
うつむき試験	79
運転	292
運転免許	292
運動維持困難	265
運動性失語	266
運動盲	266
運動療法	288
栄養障害性視神経症	231, 278
液空気置換	169, 171
エスターマン視野（→Esterman 視野）	293
エタンブトール	237
エノラーゼ	173
炎症性筋疾患	172
炎性視神経萎縮	240
黄斑円孔	100, 101, 104, 108, 145, 166, 168, 170
黄斑回避	133, 253, 259, 264
黄斑ジストロフィ	136, 164, 177
黄斑上膜	103, 104, 108, 166, 167
黄斑部脈絡網膜	132
黄斑分割	265
大型自動車免許	295
大型特殊免許	295
オカルト黄斑ジストロフィ	115
小口病	142
奥行知覚異常	266
オクルージョンフォイル	309
オプソクローヌス・ミオクローヌス症候群	172

か行

外顆粒層	154
回帰直線	214
開瞼不全	59
外傷性視神経症	231, 243, 266, 284, 286
外側後脈絡叢動脈	249, 250
外側膝状体	70, 83, 245, 248, 250, 263
外側膝状体核	246, 249
外側膝状体-鳥距溝路	256
概日リズム	84
海馬	266
海馬傍回	258
カウンセリング	288
花環状視野	279−281
角回症状	253
学習効果	59
確率加重	125, 126
確率シンボル	42
過蛍光	144
下垂体腫瘍	237, 268
下垂体腺腫	56
ガス置換	168
家族療法	288
滑車神経麻痺	132
ガドリニウム	241
下鼻側網膜神経線維束	236
下方拡張症	243
下方視野欠損	294
下方水平視野欠損	232
下方網膜線維群	253
顆粒細胞層	71
カルシウム/カルモジュリン依存性プロテインキナーゼⅡ	71
加齢黄斑変性	55, 100, 105, 106, 108, 115, 151, 154, 177
感覚性失語	264
癌関連網膜症	172, 174
眼球回旋	132
眼球振盪	286
眼球電図	23, 142
眼瞼腫脹	59
感情失禁	263
管状視野	279, 280
完全鼻側穿破	183
完全1/4盲	256
眼底視野計	91, 155, 198
眼底対応視野	95
カンデラ	8
間脳	247
感冒様症状	163
偽陰性	40, 42, 59, 64
記憶障害	251, 263, 266
擬似ランダム系列	113
偽スパイク	225
キセノン光凝固	150
偽前房蓄膿	143
輝度	8, 11
機能性視覚障害	274
逆転現象	163
球後視神経炎	115, 231
弓状暗点	2, 171, 180, 181, 183, 184
弓状欠損	130−132
弓状神経線維	180
弓状絶対暗点	189
弓状線維	196
弓状線維束	229, 230
求心性欠損	130, 131
求心性視野狭窄	22, 28, 130, 131, 136, 137, 141, 160, 263, 264, 279, 280, 283, 292, 295, 296, 298
急性期網膜静脈分枝閉塞症	151
急性後部多発性斑状色素上皮症	163
急性視神経症	239
急性帯状潜在性網膜外層症	115, 158, 164
狭窄	22, 130
偽陽性	40, 42, 58
偽陽性の算出法	40

局所（的）沈下	22, 44	抗 Ri 抗体	172	視神経炎	231, 232, 241
虚血	151	抗 YO 抗体	172	視神経管	236
虚血型 BRVO	151	ゴールドマン視野計	24	視神経膠腫	232, 233, 242
虚血性視神経症	132, 171, 231, 232, 241	コーワ AP-6000	95	視神経鞘髄膜腫	233
		コーワ AP-7000™	95, 225	視神経脊髄炎	232
巨細胞性動脈炎	233	極早期緑内障	77, 87, 88, 95, 187, 222	視神経低形成	269, 270
偽落屑	211	湖崎分類	186, 187	視神経乳頭	104, 180, 195, 199
近視性脈絡膜新生血管	92	固視位置	57	視神経乳頭形成異常	231
空間和	13	固視ずれ	42	耳側黄斑線維束	230
くも膜過形成	242	固視点	198, 199, 248	耳側楔状視野欠損	183, 184
グレースケール	39, 41, 50, 81, 88, 110, 148, 181－183, 185, 191, 202	固視不良	40, 42, 63, 253, 265	耳側残存視野	183, 184
		骨小体様色素沈着	139, 141, 144	耳側乳頭黄斑線維束	234
グローバルインデックス	39, 40, 43, 44	コロイデレミア	141, 146	耳側半月	133, 255
経シナプス性逆行変性	248	混乱視	307	耳側半月欠損	253
芸術療法	288			耳側半月症候群	260
ゲイズトラック	39, 40, 42, 64	**さ 行**		耳側縫線	228, 230
形態覚	175			失語	263
罫プレート	309	最大視標輝度	76, 176	失行	263
血管新生緑内障	152	彩度	10	失算	257
血漿交換	174	再発-寛解型ニューロパチー	172	失書	257
楔状（視野）欠損	130, 131, 132, 183	最尤推定量	36	膝状体鳥距路	258
楔状半盲	131, 133	最尤法	36	失認	263
限界フリッカ値	241	左眼鼻側網膜半切片	250	指定医	298
検眼鏡	24	錯視現象	73, 80	自動視野計	25
減光フィルタ	12	詐病	132, 274	自動静的視野検査法	80, 84
幻視	304	詐盲	283	視能率	296, 299－302
原発開放隅角緑内障	71, 110, 184, 190, 192, 209, 215, 231, 293	左右失認	257	視標輝度	11
		サルコイドーシス	233	視標サイズ	11, 13, 61, 224
原発脱髄性視神経症	232	三角症候群	170	視標呈示時間	11
抗アクアポリン 4 抗体	242	三桿法	295	視放線	253, 265, 266
抗アクアポリン 4 抗体陽性視神経炎	232	残存視機能率	44	視放線下方線維群	257
		視蓋前域	247, 249	島状暗点	140
抗エノラーゼ抗体	172	視蓋前域オリーブ核	247	社会的行動障害	263, 266
鉤回発作	257	視蓋前域前核	112	社会福祉審議会	298
光覚	175	視覚確率	276	視野狭窄	136, 175
後期緑内障	131	視覚確率曲線	36, 48	若年網膜分離症	136
虹彩新生血管	152	視覚失調	266	視野欠損	294
虹彩切除術	24	視覚失認	266	視野指標	50
光視症	165, 282	視覚の感度分布	3, 4	視野障害	296
高次脳機能障害	263	視覚の質	154	視野の島	2, 175
抗神経フィラメント抗体	172	視覚誘発電位	110, 117, 121, 278	視野の生理的限界	297
光線力学（的）療法	147, 149, 155, 157	時間和	13	視野の広がり	3
後交通動脈	258	色覚	175, 266	修正パターン標準偏差	43, 44, 191, 211
後大脳動脈	249, 250, 258, 266	色覚異常	136		
抗電位依存性カルシウムチャネル抗体	172	色彩識別能力	295	周波数倍増幻覚	220
		色相	10	周辺視野	223
後天性青黄異常	71	色素上皮剥離	105	周辺網膜	255
光度	8	視脚	257	羞明	173
後頭側頭溝	258	軸索損傷	267	縮瞳	59
後頭葉	253, 265, 266	刺激閾	276	手指失認	257
後頭葉梗塞	111, 112	刺激頂	276	受容野の密度	15
行動療法	288	事故	293	漿液性網膜剥離	105, 147, 155
後嚢下白内障	60	視交叉	228, 230, 233	障害等級表	299
抗網膜双極細胞抗体	172	事故原因	294	上丘	247, 249
後毛様体動脈系	239	視索	230, 234, 245	小細胞系機能	15
抗リカバリン抗体	172, 174	視床	251	小細胞層	71, 248, 249
交流分析	288	視床枕	247	小視症	147, 166
抗 AQP4 抗体	282	篩状板	195, 228	照度	8
抗 hsc70 抗体	172	篩状板部	180	衝動性眼球運動	247
抗 Hu 抗体	172	視床網様体核	249	上方網膜線維群	253
抗 Purkinje 細胞抗体	172	視神経	228, 230	静脈うっ滞性網膜症	241

触放線	257	扇形欠損	256	中心暗点	99, 100, 101, 105, 130, 132,
自律訓練法	288	潜在性半盲	271		136, 147, 149, 160, 168, 170, 173,
心因性視覚障害	274, 275	全体的沈下	22, 131		175, 236, 241, 285, 287
心因性視力障害	122	全点閾値	32, 33, 35, 40, 43	中心窩	199
心因性盲	277	先天性視神経乳頭異常（低形成）	231	中心角膜厚	79
心気症	277	先天停在性夜盲	142	中心残存視野	183, 184
神経膠芽腫	242	前頭葉損傷	264	中心耳側残存視野	183, 184
神経線維腫症I型	242	穿破	133	中心視野	223
神経線維束欠損	131	前部虚血性視神経症	239	中心視野投射	253
神経線維束障害型欠損	231	前脈絡叢動脈	249, 250	中心性漿液性脈絡網膜症	101, 108,
進行性感覚運動性ニューロパチー	172	前脈絡叢動脈症候群	257		147, 148, 175, 177
進行評価	202	双極型コンタクトレンズ	114	中心性輪紋状脈絡膜ジストロフィ	136
滲出型 AMD	155, 156	早期緑内障	187	中心フリッカ値	142, 143
浸潤性視神経症	233	走査（型）レーザー検眼鏡	93, 103	中心 CFF	283
深視力	295	相対的瞳孔求心路障害	231, 243, 248,	中大脳動脈	258
心身症	275		252	中毒性視神経症	231, 237
新生血管黄斑症	101	相貌失認	266	中脳	251
身体化障害	277	測定プログラム	46	中脳背側症候群	248
身体醜形障害	277	側頭葉	264, 267	中脳被蓋	247
身体障害者更生相談所	298	続発緑内障	171, 217	蝶形萎縮	248
身体障害者診断書・意見書	298, 301	側副溝	258	鳥距溝	119, 253, 257, 258
身体障害者福祉法	296, 299, 301	側副三角	255, 256	鳥距溝下唇	266
身体表現性障害	277	粗糙胡麻塩状眼底	144	鳥距溝上唇	265
人的サポート	306	損失率	296, 299, 301, 302	鳥距溝路	247
シンナー	233			鳥距動脈	258, 260
信頼係数	40, 42	**た 行**		蝶ネクタイ型の萎縮	238
信頼性指標	38, 42, 62, 67, 82	対光反射	110, 121	沈下	22, 130, 175
髄鞘融解症	252	対光反応	278, 287	沈下量	214, 216
錐体ジストロフィ	136, 140, 141, 144,	大細胞系機能	15	陳旧性 BRVO	151
	145	大細胞層	70, 248, 249	遂行機能障害	263, 266
水平下半盲	237, 265	対座法	68, 268	低形成乳頭	240, 243
水平経線	184	大視症	166	低線量放射線照射治療	157
水平扇形型	256	対側上 1/4 盲	253	デシベル	9
水平半盲	131, 171	体調不良	60	手引き歩行	306
水平半盲様視症	183, 184	大脳縦裂	260	てんかん	292
水平縫線	196	大脳性色覚異常	266	転換性障害	277
睡眠障害	292	大脳性盲	260	点状脈絡膜内層症	160
水面の反射	162, 165	大脳盲	247	投影式球面視野計	20
スクリーニング検査	46	タイポスコープ	309	頭蓋咽頭腫	232, 237
ステラジアン	8	他覚的視野計	121	頭蓋内胚細胞腫瘍	242
ステロイド	163, 174	多局所 ERG	113, 117, 121, 159, 162, 164	等感度曲線	5, 20
ストラテジ	45, 54, 55	多局所 VEP	117, 118	等級判定	296
青黄チャネル	71	多治見スタディ	75, 222	等級別指数表	299
晴眼者	294	多巣性脈絡膜炎	160	瞳孔括約筋	247
正弦格子	73	脱髄性視神経症	241	瞳孔検査	231
正常眼圧緑内障	55, 56, 185, 192, 207,	多発一過性白点症候群	23	瞳孔視野計	110, 112, 122
	212, 214, 215, 282	多発消失性白点症候群	160	瞳孔反射	84
星状視野	279, 280	単一視野解析	39	瞳孔反応	122, 278
正常視野	21	短期変動	43, 44	同側性接合部暗点	236
精神的利得	277	短後毛様体動脈	233	頭頂後頭溝	258
静的自動視野計	70	小さな視交叉	235, 245	頭頂後頭動脈	258
静的視野検査	32, 39	小さな乳頭	239	動的視野測定	5, 20, 25
静的視野測定	5, 6, 20	地誌の障害	263	糖尿病網膜症	177
赤外線電子瞳孔計	110	地図状暗点	136	同名水平扇形盲	250, 251, 255, 256
赤緑チャネル	71	注意障害	263, 264	同名半盲	112, 252, 253, 269
接合部暗点	133	中隔・視神経異形成症	232	同名半盲性中心暗点	253, 259
舌状回	119, 257	中間透光体	88	同名半盲例	111
絶食療法	288	中期緑内障	187	トータル偏差	39, 42, 81, 88, 98, 188,
絶対暗点	22, 155, 156				191, 203
線維束障害	132			トータル偏差確率	97
線維柱帯切除術	209				

トータル偏差（確率）プロット	191, 210	パターン標準偏差	43, 44, 190, 191, 194, 211	プログラム G	54
読書	265	パターン偏差	42, 81, 82, 90, 181−183, 185, 203	プログラム M	54
特定疾患	144			プロスタグランジン関連薬	157
特発性黄斑円孔	104	白血病	233	平均沈下量	217
特発性頭蓋内圧亢進症	241	半弓状視野計	2	平均偏差	42, 43, 176, 188, 293
ドライビングシミュレータ	294	晩期緑内障	187	閉塞性水頭症	237
トラッキング精度	92	半自動的視野	6	ベースライン眼圧	207
ドルーゼン	105, 154	半自動的視野測定プログラム	25	ベタキソロール	211
トルコ鞍部	247	半視野欠損	192	片眼遮閉用オクルーダーレンズ	308
トレンド解析	203, 208	反射率	8, 9	片眼遮閉用絆創膏	308
		半側空間無視	263, 265	変視	307
な行		半側身体失認	263	変視症	99, 100, 108, 147
		反応時間	26	変視量	103
内因性光感受性網膜神経節細胞	84	半盲	268	偏心視	307, 308
内顆粒層	199	半盲性暗点	131, 133	片頭痛	212
内境界膜	169, 199	半盲性（視野）欠損	131, 133	片麻痺	257
内頸動脈	249, 250	半盲性中心暗点	235	放射状神経線維束欠損性視野	232
内頸動脈瘤	233, 269	半卵円中心	256	放射状線維	196
内視鏡視神経管減圧術	243	被蓋	247	放射状線維束	229
内側後頭側頭回	258	皮下運動性ニューロパチー	172	放射状網膜神経線維束	240
内包	251, 256	比較暗点	22, 37	放射状網膜神経線維束欠損	132, 244
内包後脚	253, 257	比較中心暗点	147	紡錘回	258
内包後脚症状	253	光過敏症	173	紡錘状前大脳動脈拡張症	237
内網状層	83, 199	非虚血型 BRVO	152	縫線	180
乳癌	172	皮質拡大	117	放線冠	257
乳頭黄斑	132	皮質性小脳変性症	172	傍中心暗点	99, 100, 105, 130, 132, 147, 182−184
乳頭黄斑（神経）線維	180, 229	皮質盲	260		
乳頭黄斑（神経）線維束	182, 196, 228−231, 235	ヒステリー	22, 277, 279	傍乳頭微細血管拡張症	233
		鼻側黄斑線維束	230	傍乳頭網脈絡膜萎縮	77
乳頭黄斑線維束露出	246	鼻側階段	2, 32, 132, 181, 183, 184, 191, 230	補間法	41
乳頭周囲脈絡網膜萎縮	132			ポリープ状脈絡膜血管症	93, 155
乳頭腫脹	232, 241	鼻側欠損	191		
乳頭出血	207, 212, 218	鼻側神経線維	180	**ま行**	
乳頭線状出血	185	鼻側穿破	183, 184, 186		
乳頭低形成	219	鼻側放射状線維束	230	マイクロペリメーター	198
乳頭ドルーゼン	132	左同名半盲	265	マイクロペリメトリ	150
乳頭浮腫	132	左半側空間無視	265	マイヤー係蹄	253
認知症	59, 292	非定型網膜色素変性	140	街並失認	266
眠気	59, 67	非動脈炎性	239	慢性うっ血乳頭	231
脳回	118, 119	びまん性軸索損傷	267	水玉様視野	279, 280
脳脊髄炎/純粋感覚性ニューロパチー	172	病期分類	186	脈絡膜新生血管	155−157
		不安緊張	288	脈絡毛細管板	163
脳底動脈先端部	250	不完全鼻側穿破	183	霧視	88
		福祉事務所	298	無盖明	266, 267
は行		副腎皮質ステロイド薬パルス療法	174	無髄	228
		腹側核	248	明度	10
灰色半月	244	浮腫	151	明度識別視野	87
バイオフィードバック療法	288	不全 1/4 盲型	256	メチルアルコール中毒	233
肺癌	172	不同視	166	メチルプレドニゾロン	243
背景輝度	11, 176	不等像視	166, 167	メラノプシン	84
胚細胞腫	237	ぶどう膜炎	217	免疫グロブリン	174
肺小細胞癌	172	プライマリーポイント	36	免許	292
背側核	248	フラッシュ ERG	137−141, 143	毛細血管の閉塞野	151, 152
白杖	306	フリッカ ERG	137−141	盲中心暗点	231, 232, 241
白点	160	フリッカ光	76	盲点拡大	132
白点状眼底	142, 143	フリッカ視野	76, 79, 86, 88	盲点拡大症候群	158
白点症候群	162	フリッカ融合頻度	76, 86, 88	盲点検査法	63
白点状網膜ジストロフィ	143	ブリリアントブルー G	169	盲点中心暗点	130−132, 182, 184
白内障	60, 88, 89, 204	ブローカ野損傷	266	盲点中心領域	182
白斑	23, 160	プログラム 32	54	網膜細動脈瘤	151, 177
				網膜色素上皮	105, 147, 154

網膜色素変性	22, 115, 131, 136−138, 140, 144, 145, 174, 176, 278, 295, 302	
網膜静脈分枝閉塞症		177
網膜静脈閉塞症		151, 177
網膜神経節細胞		15, 180
網膜神経線維層		191, 198
網膜神経線維層欠損		53, 54, 95, 96, 196, 207
網膜神経線維層厚		77, 201
網膜神経線維束欠損性視野障害		243
網膜前膜		101
網膜中心静脈閉塞症		152, 241
網膜中心動脈分枝閉塞症		231
網膜電図		23, 137, 144, 173, 285
網膜動脈閉塞症		177
網膜光毒性		170
網膜部位再現（性）		228, 249, 258
網膜部位再現マップ		118
網脈絡膜萎縮		170
毛様細胞性星細胞腫		242
森田療法		288
モンロー孔		237

や行

夜間高眼圧	282
夜盲	131, 136, 173, 174
夜盲症	141, 143
有線外皮質	258
誘導ライン	307

ら行

ライン走査型レーザー検眼鏡	91, 92
らせん状視野	28, 279, 280
ラタノプロスト	211, 212
卵黄状黄斑ジストロフィ	136, 142
卵黄状黄斑変性	143
卵巣癌	172
リカバリン	173, 174
リム面積	196
流入遅延	163
両眼視野	124, 294
両耳側半盲	237, 242, 271
良性輪状黄斑ジストロフィ	136
両側異名半盲	252
量的視野	3
緑内障	22, 37, 55, 56, 71, 75, 77, 87, 89, 132, 180, 295
緑内障性視野障害	180, 214, 230
緑内障半視野テスト	38, 39, 42, 190, 194
緑内障濾過手術	24
輪状暗点	130, 132, 136, 138, 173, 174, 296, 298, 299
リンパ腫	233
ルーメン	8
ルクス	8
レーザー光凝固	147, 152, 153
レンズ核	253, 257
ロービジョン	304

数字

1/4 盲	133, 256
0.5M−CHARTS™	106
一次視中枢	249
一次視皮質	247, 253, 258
1-level test	46
2-level test	46
4-zone probability 法	77
四重扇形盲	250, 251, 257
四半盲	133
30 Hz flicker ERG	122

ギリシャ文字

α−フェトプロテイン	242

A−E

abnormal high sensitivity	43
absolute scotom	22
Accumap2	117
AchoA	249, 250
acute idiopathic blind spot enlargement syndrome	162
acute posterior multifocal placoid pigment epitheliopathy	163
acute zonal occult outer retinopathy	115, 132, 158, 164, 283
adaptive staircase thresholding algorithm	81
Advanced Glaucoma Intervention Study	191, 209
age-related macular degeneration	154
AGIS	209
AGIS スコア	209
AIBSE	162
AION	232, 239
Albrecht von Graefe	2, 24
alemtuzumab	174
ALT	209
altitudinal	232
AMD	154
Amsler チャート	99, 147, 166, 270
Anderson 基準	191, 194
Anderson 分類	187, 190
aniseikonia	166
ANNA-1	172
ANNA-2	172
anterior ischemic optic neuropathy	239
AP-3000	110
APMPPE	163
apostilb	8
AQP4	282
arcuate scotoma	180
Arden 比	142
argon laser trabeculoplasty	209
asb	8
ASTA-Standard	81

atrophic tract	149
Aubert	2
Aulhorn 分類	186, 188
Aulhorn 分類 Greve 変法	186, 189
AVERAGE EYE	126
a-zone	83
AZOOR	114, 115, 132, 158, 164, 282
AZOOR complex	160
b 波	143
BA	250
BBG	169
Bebie curve	50
Best 病	142
BEST EYE	126
BEST LOCATION	126, 294
binocular sensitivity	126
BINOCULAR SUMMATION	126
binocular summation	124
Bjerrum	180
Bjerrum 暗点	2, 132, 180, 229, 230
Bjerrum 領域	54, 132, 217
blind spot	22
blind spot of Mariotte	189
borderline	43
bracketing（法）	47, 62, 81
branch retinal vein occlusion	151
BRAO	177
break through	184, 233
brilliant blue G	169
Broadmann17 野	258
Broca 野損傷	266
BRVO	151, 177
b-zone	83
CalA	258, 260
calcium/calmodulin-dependent kinase type II	71
CaMK IIα	71
cancer-associated retinopathy	172
candela	8
Caplioli の分類	192
CAR	172
Carl Friedrich Richard Förster	2
C-Armaly	32
cd	8
cecocentral area	182
central retinal vein occlusion	152
central serous chorioretinopathy	147
CFF	86, 122, 241, 282
CFF 値	76, 88
Charcot	279
Charles Bonnet 症候群	304
checkerboard quadrantanopia	260
choroidal neovascularization	155
chronic CSC	149
CIGTS スコア	210
Claudius Galen	2
Claudius Ptolemy	2
Cluster 解析	52, 214, 216
Cluster トレンド解析	52, 216
CLV	51
CNTGS	212

CNV	155−157
Colenbrander	127
Collaborative Initial Glaucoma Treatment Study	191, 210
Collaborative Normal Tension Glaucoma Study	191, 212
comparison	52
concentric contraction	22
congruous	252, 257
constriction	22
corrected cluster 解析	53
corrected loss variance	51
corrected pattern standard deviation	43, 44, 51, 191, 211
cortical magnification	117
corticofugal fibers	253
CPSD	43, 44, 51, 191, 211
CRAO	177
critical flicker frequency	241, 282, 283
critical fusion frequency	76, 86, 88, 122
CRVO	152, 177
CSC	147
dark choroid	145
da Vinci	2
dB	9
decibel	9
Defect curve	50
de Morsier 症候群	232
depression	22
diffuse defect	50
disc edema	241
disk at risk	232
dominance bands	119
dorsomesially	246
double bracketing strategy	34, 35
DS	294
dynamic（法）	6, 77
dynamic strategy	46, 47, 56
early defect	190
Early Manifest Glaucoma Trial	211
EB	237
Edinger-Westphal 核	112, 247
Edme Mariotte	2
electro-oculogram	23, 142
electroretinogram	23, 137, 285
Elfriede Aulhorn	3
ellipsoid line	287
ellipsoid zone	115
EMGT	211
empty sella 症候群	241
EOG	23, 142
EphB1	234
ephrin-B2	234
epimacular membrane	166
ERG	23, 113, 137−140, 142−144, 159, 165, 174, 285
Esterman 視野（検査）	126, 293
Esterman 両眼視野	125
Esterman disability score	293

ethambutol	237
event analysis	203
extra-pontine myelinolysis	252
extrastriate cortex	258
EyeSuite™	45, 49, 50
EyeSuite™ Perimetry	52, 216

F−J

FastPac	32, 33, 35
FDF	80, 85, 86
FDF perimetry	80
FD illusion	73
FDT	70, 73, 77, 78, 85−88, 95
FDT スクリーナー	220
FF-Armaly	32
field view	159
filling in	304
flash ERG	122
flash VEP	243
flicker 融合頻度	122
flicker-defined form	85, 86
flicker-defined-form perimetry	80
flicker perimetry	70
fluid cuff	105
Förster	2
FOSC	36
Franz Fankhauser	3
frequency doubling illusion	73, 86, 220
frequency doubling technology	70, 73, 77, 78, 85, 86−88, 95
Frequency Doubling Technology Screener	220
frequency of seeing curve	36
full threshold	35
Functional Vision Score	127
Galen	2
ganglion cell complex	199, 286, 287
Gaze-Tracking 法	40, 42, 64
GCC	199, 286, 287
Gd	241
general depression	22
general reduction of sensitivity	43
geniculocalcarine pathway	247, 256
Gennari 線	258
Gerstmann 症候群	253, 257, 264
GHT	39, 42, 43, 190, 194, 211, 217
GKP	225
Glaucoma Change Probability	211
Glaucoma Hemifield Test	42, 43, 190, 194, 211, 217
Glaucoma Progression Analysis	214
global index	50, 82
Goldmann 視野（計）	2, 5, 14, 20, 24, 28, 94, 136, 169, 170, 175, 223, 225, 268−271, 296, 301
Goldmann 動的視野	137, 138, 139, 140, 159
Goldmann Kinetic Perimetry	25
GPA	206, 214, 215

Graefe	2
grey crescent	244
Guided Progression Analysis	206
Guillain-Barré 症候群	172
Haag-Streit	20, 25, 72
Hans Goldmann	2, 24
Harms	110
Harry Moss Traquair	2
Heidelberg Edge Perimeter	81, 86, 87, 88
Heidelberg Retina Tomography	195
Heijl-Krakau 法	40, 42, 63
Heins Heinrich Harms	2
hemifield defect	209
Henning Rønne	2
HEP	81, 86−88
Hermann Rudolph Aubert	2
Hermann von Helmholtz	24
HFA	39, 71, 81, 187, 191, 214
HFA II	32
HfaFiles	204
High-pass Resolution Perimetry	85
Hippocrates	2
Hodapp-Parrish-Anderson	187
Hodgkin 病	172
homonymous horizontal sectoranopia	251
Honda セーフティーナビ	294
HPA	187
HRP	85
HRT	195
HRT II	195, 197
HRT3	195
hsc70	173
Humphrey	148, 154−156
Humphrey 自動視野計	37, 71, 110, 280
Humphrey 視野（計）	6, 17, 32, 38, 39, 45, 95, 112, 122, 151, 156, 175, 176, 187, 191, 204, 205, 214, 220, 223, 268, 270, 271, 293, 294
Humphrey FDT	221
Humphrey Field Analyzer	3, 39, 71, 81, 120, 126, 187, 191
Humphrey Kinetic Test	225
Humphrey Matrix	74, 220, 221
ICA	249, 250
ICG	169
incongruous	247, 256
indocyanine green	169
INF	200
inferior fundus ectasia	243
inner plexiform layer	83
Integrated Visual Field	294
interpolation	41
intraretinal cystoid space	156
intrinsically photosensitive retinal ganglion cell	84
ION	232
IPL	83
ipRGC	84

ischemic optic neuropathy	232	maximum likelihood estimation	36	non-perfusion area	151, 152
ISe	165	MCA	258	non-recordable	137, 142, 143, 146
Island of vision surrounded by a sea of blindness	4	M-CHARTS®	99, 101, 102, 166, 168	normal strategy	46, 47, 49, 56
IS/OS	115, 154, 155, 165, 287	M-cone	83, 86	normal tension glaucoma	212, 214
IVF	294	MD	41–43, 51, 126, 176, 188, 204, 206, 211, 214, 215, 221, 293	NPA	151, 152
Jannik Peterson Bjerrum	2	MD slope	176, 204, 214, 215	NTG	192, 212, 214, 215, 217, 218
Johannes Evangelista Purkinje	2	mean defect	51, 217	NTG 疑い	193
Jonas S Friedenwald	24	mean deviation	41–43, 51, 72, 74, 126, 176, 188, 190, 204, 206, 211, 214, 215, 221, 293	NV	152
				NVG	152
		mean sensitivity	51	occult macular dystrophy	164, 285

K-O

K 細胞	228	melanoma-associated retinopathy	172	Octopus（視野計）	3, 5, 6, 45, 51, 151, 214, 220, 223
K 細胞系	83, 86, 180	MELAS	260	OctopusGKP	25
K 細胞層	83	mesial	253	Octopus Goldmann Kinetic Perimetry	225
koniocellular	70	mesially	246	Ocular Hypertension Treatment Study	211
koniocellular layer	71, 83	mesopic perimetry	14		
K pathway	71	metamorphopsia score for horizontal line	103	OCULUS Twinfield Kinetic Perimetry	225
LALES	222				
Lambert-Eaton 症候群	172	metamorphopsia score for vertical line	103	off 中心	84
laser photocoagulation	147			off 中心 parasol cells	84
lateral geniculate nucleus	246, 254	MEWDS	23, 160, 163	OHTS	211
L-cone	83, 86	Meyer's loop	253	on 中心	84
L/D 比	142	MFC	160, 163	on 中心 parasol cells	83
LE	250	mf VEP	117, 120	ONTT	241
LE-4100	113	MH	103	Optic Neuritis Treatment Trial	241
Leber 遺伝性視神経症	232, 233	midget 細胞	70	Optics	2
Leber 視神経症	278, 285, 287	midget cells	83	outside normal limits	43
Leber 病	282	mitochondrial encephalopathy, lactic acidosis and stroke-like episodes	260		
Leonardo da Vinci	2				
LGN	246, 249, 254			## P-T	
likelihood	36	MLE	36		
line scanning laser ophthalmoscop	92	moderate defect	190	P 細胞	228
lm	8	Monro foramen	237	P 細胞系	83, 180
local depression	22	Moorfields Regression Analysis	196	P 細胞層	83
loss variance	51	MP-1	91, 92, 155, 156, 175, 176, 198	paracentral scotoma	182
Lovie-Kitchin	304			parasol 細胞	70
low vision strategy	46, 48	M pathway	70	parasol cells	83
LPC	147	MPPE	163	parvocellular	70
LPchoA	249, 250	MRA	196	parvocellular laminae	248, 249
LSLO	92	MRI	265	parvocellular layer	71, 83
lumen	8	MS	51	pattern deviation	42, 72, 74, 203, 204, 214, 216
lux	8	m-sequence	113		
LV	51	multifocal choroiditis	160, 163	pattern standard deviation	41, 43, 44, 51, 72, 74, 190, 191, 194, 211, 215, 221
LVS	48	multifocal ERG	113, 117, 121		
lx	8	multifocal posterior pigment epitheliopathy	163		
M 細胞	228			PCA	249, 250, 258
M 細胞系	73, 79, 80, 83, 86, 180	multifocal VEP	117	PCV	155
M 細胞層	83	multiple evanescent white dot syndrome	23, 160, 163	PD	203, 204, 214
macular hole	166			PD 確率プロット	194
macular photocoagulation study	157	MV	103	PD probability plots	194
magnetic resonance imaging	265	Na 中毒	252	PDT	147, 149, 157
magnocellular 系反応	73	NAION	239	Perimetron	25
magnocellular laminae	248, 249	NAS	200	peripapillary atrophy area	77
magnocellular layer	70, 83	nasal defect	209	photodynamic therapy	147, 149, 157
maia™	91, 93	nasal step	181, 209	photophobia	158
MAR	172	neovascular glaucoma	152	photopic perimetry	14
Marcus Antonius Ulmus	2	neovascularization	152	PIC	160, 163
Mariotte 盲点	4, 21, 33, 38, 42, 97, 107, 111, 158, 162, 163, 165, 177, 186, 189, 198, 199	nerve fiber layer defect	53, 54, 185	pie-in-the-sky 欠損	253, 256
		NF1	242	pie-on-the-floor 欠損	253
		NFLD	53, 54, 185	PION	232
		non-arteritic AION	239	Piper の法則	13

POA	258	
POAG	71, 110, 190, 192, 209, 215	
Polar 解析	52, 214, 216	
Polar トレンド解析	52, 216	
polypoidal choroidal vasculopathy	155	
PON	247	
PPA	77	
P pathway	70	
preferred retinal locus	308	
preperimetric glaucoma	70, 87, 95	
pretectal olivary nucleus	247	
primary open-angle glaucoma	71, 110, 209	
primary visual cortex	258	
PRL	308	
probability summation	126	
PSD	41, 43, 44, 51, 190, 191, 194, 211, 215, 221, 275	
psychosomatic disorders	275	
PTA	258	
Ptolemy	2	
punctate inner choroidopathy	160, 163	
Purkinje	2	
Purkinje 細胞	172	
QOL	166	
QOV	101, 109, 154, 216	
quadruple sectoranopia	251	
quality of life	166	
quality of vision	101, 109, 154, 216	
RAPD	133, 231, 238, 243, 248, 252	
raphe	180	
RE	250	
reaction time	26	
relative afferent pupillary defect	133, 231, 243, 248, 252	
relative scotoma	22	
reliability factor	50	
retinal ganglion cell	180	
retinal nerve fiber layer	191	
retinal nerve fiber layer defect	95, 207	
retinal nerve fiber layer thickness	77	
retinal pigment epithelium	147, 154	
retinotopic マップ	118	
retinotopy	228, 249, 258	
RF	50	
RGC	180	
Ricco の法則	13	
RNFL	191	
RNFLD	95, 96, 207	
RNFLT	77	
Rönne	181	
Rönne 鼻側階段	229, 230	
RPE	147, 154	

saccades	247	
SAP	70, 77, 80, 85, 87, 88, 220	
Scal	258	
scanning laser ophthalmoscope	93, 103	
Scheie 分類	24	
Scol	258	
S-cone	84	
S-cone blind spot	84	
scotoma	22	
scotopic perimetry	14	
sector defect	256	
Seidel 暗点	230	
serous retinal detachment	147	
Seven-in-One	49, 50	
severe defect	189, 190	
SF	43, 44, 46, 51	
Shaffer 分類	24	
short TI inversion recovery	241	
short term fluctuation	43, 44, 46, 51	
short-wavelength automated perimetry	70, 85-88, 95	
silent choroid	145	
single-photon emission computed tomography	265	
single staircase strategy	35	
singular point	259	
SITA	6, 36, 40, 43, 206	
SITA-Fast	32, 34, 37, 68	
SITA-Standard	32, 33, 34, 36, 38, 68, 81, 97, 190, 197, 294	
SLO	93, 103	
small bistratified cells	83, 84	
SOT	258	
Spaeth 分類	24	
SPECT	265	
SPO	258	
sr	8	
SRD	147	
standard automated perimetry	70, 77, 80, 84, 87, 88, 220	
Stargardt 病/黄色斑眼底群	136, 145	
Stevens の法則	11	
STIR 法	241	
striate cortex	258	
subnormal	141	
SUP	200	
SWAP	32, 70, 85-88, 95	
Swedish interactive thresholding algorithm	6, 33, 81	
TD	188, 191, 203, 204, 209	
TD plots	191	
TEMP	200	
temporal raphe	196	

temporal wedge-shaped defect	184	
Tendency Oriented Perimetry	6, 48, 54, 62, 77	
The Los Angeles Latino Eye Study	222	
Thomas Young	2	
TLE	209	
TOP（法）	6, 54, 62, 77	
TOP strategy	48, 56	
total deviation	42, 72, 74, 188, 190, 191, 203, 204, 209	
total deviation probability plots	191	
trabeculectomy	209	
Traquair	4, 235, 236	
Traquair の接合部暗点	236	
trend analysis	203	
trigone	255, 256	
TSNIT グラフ	198	
Tübinger 視野計	3	

U-Z

UKGTS	212	
United Kingdom Glaucoma Treatment Study	212	
V1	249, 253, 258	
V-4	111	
VEGF	156, 157	
ventromesially	246	
VEP	110, 117, 121, 278	
VERIS™	110, 113, 117, 118	
VFD	214	
VFI	39, 41, 44, 204, 205, 216	
VFI トレンド解析	205	
visual evoked potential	110, 117, 121, 278	
visual field defect	214	
visual field index	39, 41, 44, 204, 205, 216	
visual field staging system	187	
W 細胞	15	
Watzke-Allen（スリット・ビーム）テスト	145, 168, 170	
Weber の法則	11	
Weber-Caprioli の基準	192	
Weber-Fechner の法則	11	
Wernicke 失語	257	
Wernicke 野	264	
Wilbrand 膝	234	
within normal limits	43	
X 細胞	15	
Y 細胞	15, 16	

中山書店の出版物に関する情報は，小社サポートページをご覧ください．
http://www.nakayamashoten.co.jp/bookss/define/support/support.html

専門医のための眼科診療クオリファイ　27
視野検査とその評価

2015年7月31日　初版第1刷発行 ©〔検印省略〕

シリーズ総編集………大鹿哲郎
　　　　　　　　　　大橋裕一

編集……………………松本長太

発行者……………平田　直

発行所……………株式会社 中山書店
　　　　　〒113-8666 東京都文京区白山1-25-14
　　　　　TEL 03-3813-1100（代表）振替 00130-5-196565
　　　　　http://www.nakayamashoten.co.jp/

本文デザイン・装丁……藤岡雅史（プロジェクト・エス）
印刷・製本…………中央印刷株式会社

ISBN978-4-521-73924-3
Published by Nakayama Shoten Co., Ltd.　　　　　Printed in Japan
落丁・乱丁の場合はお取り替えいたします

・本書の複製権・上映権・譲渡権・公衆送信権（送信可能化権を含む）は株式会社中山書店が保有します．

・ JCOPY ＜（社）出版者著作権管理機構 委託出版物＞
本書の無断複写は著作権法上での例外を除き禁じられています．複写される場合は，そのつど事前に，（社）出版者著作権管理機構（電話 03-3513-6969，FAX 03-3513-6979，e-mail: info@jcopy.or.jp）の許諾を得てください．

本書をスキャン・デジタルデータ化するなどの複製を無許諾で行う行為は，著作権法上での限られた例外（「私的使用のための複製」など）を除き著作権法違反となります．なお，大学・病院・企業などにおいて，内部的に業務上使用する目的で上記の行為を行うことは，私的使用には該当せず違法です．また私的使用のためであっても，代行業者等の第三者に依頼して使用する本人以外の者が上記の行為を行うことは違法です．

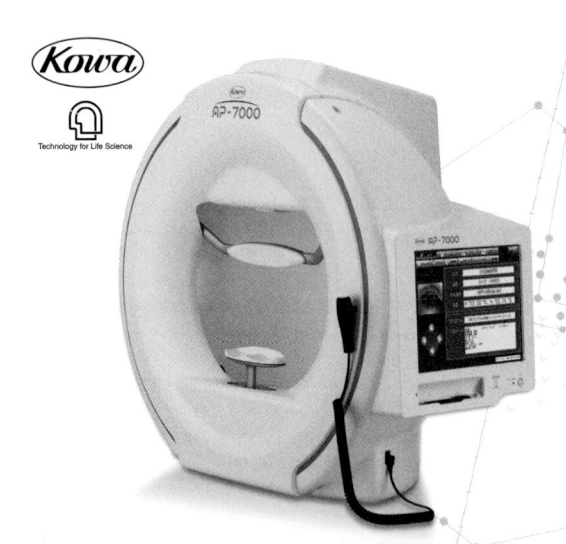

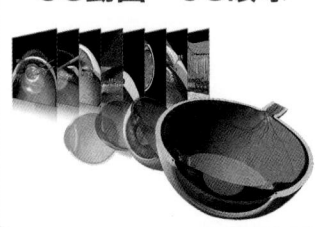

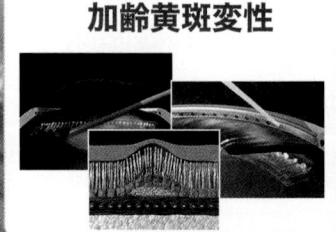

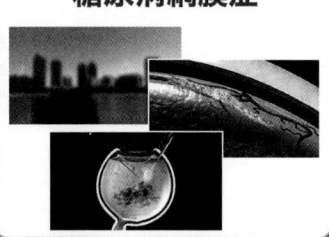